AF462988

ÉTUDE

SUR

LES MALADIES ÉTEINTES

ET

LES MALADIES NOUVELLES

Td 51 67

PRINCIPALES PUBLICATIONS DU MÊME AUTEUR

Toxicologie générale rédigée sur les notes du professeur Joseph Anglada, et accompagnée d'un tableau toxicologique pour servir à la recherche analytique des poisons. 1835, in-8, 356 pages.

Etude sur les spécifiques d'affections et les spécifiques d'organes. 1843.

Contagion de la morve des solipèdes à l'homme. 1845.

De la pathogénie de l'inflammation et de son application à la thérapeutique de cette maladie (thèse de concours. 1849, in-8, 113 pag).

Quels sont les avantages de la connaissance de l'histoire de la médecine pour la médecine elle-même (thèse de concours. 1850, in-8, 183 pages).

Traité de la contagion pour servir à l'histoire des maladies contagieuses et des épidémies. 1853. 2 volumes in-8.

De la pathologie. de son objet, de son but et de ses principes. 1853.

De l'heureuse influence de la civilisation sur la fréquence des maladies populaires. 1854.

De l'importance d'une bonne doctrine médicale pour la thérapeutique. 1856.

De la prétendue dégénérescence physique et morale de l'espèce humaine, déterminée par le vaccin. 1856.

Des causes en médecine. 1857.

Du vitalisme de Montpellier. 1858.

De la maladie et de l'affection morbide. 1859.

Notice sur la bibliothèque de la Faculté de médecine de Montpellier pour servir à l'histoire de cette Faculté. 1859.

IMPRIMERIE L TOINON ET Ce, A SAINT-GERMAIN.

..... N° 89 .....
1869

ÉTUDE

SUR LES

MALADIES ÉTEINTES

ET LES

MALADIES NOUVELLES

POUR SERVIR

A L'HISTOIRE DES ÉVOLUTIONS SÉCULAIRES DE LA PATHOLOGIE

PAR

CHARLES ANGLADA

PROFESSEUR DE PATHOLOGIE MÉDICALE A LA FACULTÉ DE MONTPELLIER
MEMBRE FONDATEUR DE L'ACADÉMIE DES SCIENCES ET LETTRES DE LA MÊME VILLE
CORRESPONDANT DU COMITÉ DES TRAVAUX HISTORIQUES ET DES SOCIÉTÉS SAVANTES
DE LA SOCIÉTÉ IMPÉRIALE DE MÉDECINE DE MARSEILLE
DE LA SOCIÉTÉ MÉDICALE DU DÉPARTEMENT D'INDRE-ET-LOIRE
DE L'ACADÉMIE DE CHIRURGIE DE MADRID, ETC.

BIBLIOTHÈQUE IMPÉRIALE

« Il est certain que des maladies nouvelles apparaissent
» et que des maladies anciennes s'éteignent. S'il y a une
» géographie pour la Pathologie, il y a aussi une chronologie. »

(LITTRÉ, trad. d'Hippocrate, t. V, p. 507.)

« Pourquoi n'y aurait-il pas des maladies historiques, comme
» il y a des animaux et des végétaux fossiles? Pourquoi ne
» pourrait-il pas naître, sous l'influence de circonstances
» passagères, des maladies nouvelles et passagères, comme
» il naît des variétés nouvelles d'animaux et de plantes? »

(CH. BOERSCH, *de la Mortalité à Strasbourg*, p. 96, 1836.)

PARIS

J.-B. BAILLIÈRE ET FILS

LIBRAIRES DE L'ACADÉMIE IMPÉRIALE DE MÉDECINE

rue Hautefeuille, 19, près le boulevard Saint-Germain

LONDRES	MADRID
HIPP. BAILLIÈRE	C. BAILLY-BAILLIÈRE

1869

Tous droits réservés.

PRÉFACE

Ce livre n'est qu'une étude : j'espère que les exigences de la critique ne dépasseront pas la mesure de mes prétentions.

La nature de mon sujet m'a imposé de longues et minutieuses recherches. Dès mes premiers pas, je me suis assuré que les auteurs ont perpétué, en se copiant, des erreurs acceptées sans contrôle, et je n'ai rien négligé pour échapper à ce reproche. Bien décidé à tout voir par moi-même, j'ai rejeté les matériaux de seconde main, et j'ai toujours puisé aux sources. Toutes les fois que la fidélité d'une traduction m'a paru suspecte, je l'ai refaite, et ce n'a pas été la partie la moins ingrate de ma tâche. J'ai tenu, par-dessus tout, à mettre entre les mains de mon lecteur, des pièces justificatives dignes de sa confiance.

En exprimant les opinions que j'ai cru devoir adopter, je me suis fait une loi d'éviter toute affirmation trop absolue. La mobilité du terrain de la discussion, la diversité des points de vue, le contraste ou l'incertitude des interprétations débattues, seront l'excuse de ma réserve. Quand j'ai pris la plume, je me suis bien promis de ne pas oublier « qu'il est dans la destinée de certaines questions de rester » des questions (1). »

(1) L. Peisse, *De la médecine et des médecins*, 1857, t. I, p. 204.

Pline prétend que l'histoire plaît de quelque façon qu'elle soit écrite : « *Historia quoquo modo scripta delectat.* » Si tout le monde pensait de même, je serais sans inquiétude sur l'accueil qui m'attend ; mais j'ai de fortes raisons pour être moins rassuré.

On ne peut se dissimuler que l'histoire a perdu une grande partie de son prestige. La médecine actuelle se vante d'oublier son passé, et de sacrifier au présent l'héritage qu'elle en a reçu. Son idéal est de mettre l'observation des faits contemporains à la place des « *fables traditionnelles* » (le mot n'est pas de moi) qui ont bercé la naïve crédulité de nos pères.

Je n'essaierai pas de désarmer des préventions qu'on élève à la hauteur d'un principe. Je réclamerai seulement contre le dédain irréfléchi d'un moyen d'étude, dont l'utilité me paraît trop manifeste dans certains cas, pour être méconnue.

La question que je traite, ne peut être évidemment éclairée et résolue que par l'histoire. Elle seule contient la révélation de cet aspect particulier de la pathologie, que l'observation, renfermée dans les limites d'un temps et d'un pays, n'aurait jamais soupçonné.

Si les anamnestiques ou les antécédents des sujets forment un des éléments les plus précieux, et souvent même, l'élément décisif du diagnostic des maladies individuelles, les anamnestiques des sociétés humaines, dans l'évolution de leur vie collective, ne sont pas moins nécessaires pour déterminer le caractère de leur constitution pathologique, et les changements qu'elle a subis par l'action des siècles. C'est de ces rapprochements historiques, recueillis depuis les époques les plus lointaines jusqu'à nos jours, qu'est sorti ce grand fait des maladies éteintes et des maladies nouvelles dont il me paraît difficile de nier l'intérêt et l'importance, à moins d'une indifférence préconçue qui équivaudrait à un déni de justice.

En 1850, le hasard des concours m'appela à défendre l'histoire de la médecine contre les attaques qui la discréditent (1). Tout ce qu'il m'est permis de dire, c'est que j'apportai dans l'exécution forcément rapide de ma tâche, la chaleur d'une conviction de longue date, et je serais heureux si l'ouvrage que je publie, renforçait d'un nouvel argument la thèse que j'ai soutenue.

L'Histoire qui comprend toute la dignité de son rôle, occupe, n'en déplaise à ses détracteurs, un rang élevé dans l'Encyclopédie médicale. Mais la valeur des services qu'elle peut rendre est subordonnée au caractère de la philosophie qui l'inspire. Si elle se borne à une simple exposition chronologique, elle rétrécit gratuitement son domaine. En déroulant à nos yeux le fleuve du passé, en décrivant les sinuosités et les accidents de son cours, elle doit dire aussi, quelle est la nature du mouvement qui l'entraîne, et quel est le but où il tend, au milieu des obstacles qui ralentissent sa marche ou en troublent momentanément la direction.

Ce n'est pas le lieu, je le regrette, de développer des considérations que je ne fais qu'indiquer. Je ne dépasserai pas cependant les bornes d'une préface, en disant, sans détour, ma pensée, sur ce parti pris d'abaisser les vieux maîtres et leurs immortels écrits, sur cette ingratitude affichée

(1) Ch. Anglada, *Quels sont les avantages de la connaissance de l'histoire de la médecine pour la médecine elle-même?* Thèse de concours pour la chaire de pathologie et de thérapeutique générales. Montpellier, 1850, 183 pages.

pour ceux qui ont parcouru la carrière avant nous, et nous ont passé le flambeau.

Effacer l'auréole des grands noms qui personnifient, dans la succession des âges, l'ordre scientifique dont on a juré la perte ; proscrire les œuvres consacrées par la sagesse des siècles : tel a toujours été le mot d'ordre des réformes.

Lorsqu'on s'est approprié le programme expéditif de Bacon : « *Instauratio facienda est ab imis fundamentis,* » la logique prescrit de porter hardiment le marteau sur le vieil édifice, et de déblayer le sol des débris vermoulus qui l'encombrent. On avisera plus tard au plan de la construction nouvelle qui doit s'élever sur ces ruines : « *Campos ubi Troja fuit.* »

L'Histoire nous montre cette entreprise dans bien des pages de ses annales; il n'y a de changé que le nom des acteurs et les couleurs de la bannière. Mais à moins de renier les leçons de l'expérience, quand on voit que, dans ce projet de rénovation, tout est en honneur pour les progrès de la médecine, excepté la médecine elle-même, on peut prédire que l'issue de cette croisade ne remplira pas toutes les espérances des chefs habiles qui la dirigent, et de la phalange studieuse qui les suit.

Notre belle Science, restée debout depuis plus de deux mille ans sur sa base hippocratique, et toujours vigoureuse malgré les blessures qu'elle a reçues, ne peut pas être l'esclave résignée de cette tyrannie capricieuse, qui la condamne périodiquement à abjurer ses croyances, pour servir un autre culte. Elle n'est pas sans doute à l'abri d'un coup de main, et doit, pour un temps, subir la loi du vainqueur. Mais revenue de sa surprise, elle reprend son indépendance et ses droits. C'est le partage exclusif de la vérité que sa lumière, voilée par quelques éclipses passagères, se dégage bientôt plus vive et plus pure. Qu'est-il resté de la frénétique ovation qui accueillit naguère l'entrée en scène du grand réformateur de la médecine? A peine un souvenir au milieu de l'indifférence générale!

L'Ecole qui grandit sous nos yeux, montre autant d'imprévoyance que d'injustice. Le mépris qu'elle affecte pour les *antérieurs*, comme disait Leibnitz, retombera sur elle, quand elle comparaîtra à son tour devant ses juges. La représaille sera de bonne guerre, et cette perspective vaut la peine qu'on y songe. Si nos aïeux dans l'ordre médical, ont été le jouet d'une hallucination obstinée; s'ils ont pris pour des réalités, les fantômes de leurs rêves, de quel droit l'Ecole nouvelle vient-elle affirmer sa constante lucidité, et se dire en possession de la vérité absolue et définitive?

Soyons de bonne foi. N'est-on pas aveuglé par son orgueil, lorsqu'on prétend remplacer le labeur éprouvé de vingt siècles, par le produit hâtif de quelques années de travail? Le passé, le présent et l'avenir sont les trois termes, inséparables et solidaires, d'une même équation. La médecine, envisagée dans son évolution historique, doit représenter une chaîne ininterrompue qui n'a fait que s'allonger par l'addition de nouveaux anneaux. C'est un dessin auquel ont participé des hommes laborieux et dévoués, qui l'ont légué à leurs descendants, pour qu'ils accentuent plus nettement les traits ébauchés et qu'ils y ajoutent ceux qui manquent. La médecine, sortant tout armée du cerveau d'un homme ou du génie d'une époque, est un symbole qu'il faut laisser à l'ancienne mythologie.

Personne, je l'atteste, n'admire, plus que moi, cette fiévreuse ardeur qui nous a valu tant de découvertes et nous en promet tant d'autres. C'est le brillant cachet de la période qui s'écoule, et jamais peut-être le « *mens agitat* » *molem* » du poëte n'a été plus éclatant.

Mais quand on observe attentivement la jeune Ecole avec l'intérêt qu'elle mérite, sans partager cependant toutes les illusions qu'elle caresse, on regrette de la voir fascinée, comme le statuaire de la légende, par la contemplation passionnée de son œuvre. Pénétrée de la conscience de sa force et de l'infaillibilité de sa méthode, elle entend se suffire à elle-même, et tout puiser dans son propre fonds. Traditions séculaires, dogmes fondamentaux, lois inscrites au code de notre art, tout cela n'est, pour elle, que reliques surannées, qui ont eu leur temps de foi superstitieuse, et que le réveil de la Raison a dépossédées de leurs vertus imaginaires. Pour marcher librement dans la voie nouvelle, il faut briser ces entraves. Enrichie de l'inépuisable tribut des sciences latérales, armée de précieux instruments d'exploration qu'elle manie avec une dextérité qu'on aurait mauvaise grâce à méconnaître, cette Ecole ne sait pas résister à ces entraînements téméraires qui l'éloignent, sans qu'elle s'en doute, de son but avoué. Sa grande faute est de ne pas comprendre que pour qu'on puisse croire, dans la mesure permise, à la certitude de la doctrine et de l'art qu'elle fonde, elle devrait, avant tout, renoncer à donner comme des vérités acquises, des hypothèses ingénieuses ou des conceptions arbitraires, dont le faux éclat séduit un instant, et s'évanouit au premier souffle de la clinique.

Est-ce à dire qu'il serait bon de comprimer cet élan? A Dieu ne plaise! et je proteste hautement contre toute insinuation malveillante qui m'attribuerait cette arrière-pensée, quoique je sois fermement convaincu qu'il y aurait tout avantage pour le perfectionnement durable et continu de la science, à déplacer le courant qui l'emporte, et à le guider vers les régions d'une philosophie plus tolérante.

Restons de notre siècle, rien de mieux; mais gardons-nous de l'isoler, comme une de ces îles flottantes qui surgissent tout à coup du sein des eaux. Au lieu de proclamer entre les Anciens et les Modernes un stérile et énervant antagonisme, unissons-les franchement par cette indissoluble et féconde alliance, tant désirée par Baglivi : « *Quoad* » *fieri potest, perpetuo jungendi fœdere.* « Puisque, après tout, « on est toujours le fils de quelqu'un » renonçons désormais à la prétention inouïe d'éluder la loi commune.

Il n'y a qu'un moyen de nous assurer que nous avançons : c'est de savoir d'où nous venons et où nous sommes. Faute de cette précaution, indiquée par le bon sens, ceux qui ont toujours à la bouche ce grand mot de progrès « *Os magna sonaturum*, » s'exposent à n'être que stationnaires ou rétrogrades.

Ambroise Paré nous compare à « l'enfant qui est sur le » col du géant. » Cette similitude souvent rappelée est un trait de lumière. Montons sur les épaules de nos devanciers pour étendre notre horizon et contempler ce qu'ils n'ont pu voir. C'est ainsi que la médecine reculera ses frontières, et enrichira son empire sans ébranlement, sans révolution nouvelle. Et quand elle dressera l'inventaire pacifique de ses conquêtes, elle se fera honneur de rendre loyalement aux hommes et aux idées de tous les temps, la justice qui leur est due.

Montpellier, le 9 décembre 1868.

INTRODUCTION

Une opinion très-répandue parmi les médecins, admet l'invariabilité de la pathologie.

Toutes les maladies qui ont existé ou qui éclatent autour de nous sont rapportées à des types arrêtés et préconçus, et doivent rentrer bon gré mal gré dans les cadres établis par les nosologistes.

L'histoire et l'observation protestent à l'envi contre ce préjugé, et voici ce qu'elles enseignent :

A des maladies qui ont disparu et dont on ne retrouve le souvenir que dans les archives de la science, succèdent d'autres maladies, inconnues de la génération contemporaine, et qui viennent, pour la première fois, faire valoir leurs titres.

En d'autres termes, il y a des maladies *éteintes* et des maladies *nouvelles*.

Je connais la ténacité des préventions de doctrine, et je n'ose espérer que ce livre soit pour mes lecteurs, comme il l'est pour moi, la démonstration du grand fait pathologique que j'énonce. Quoi qu'il advienne, je n'ai pas cessé en l'écrivant de m'appliquer cette réflexion de

La Bruyère : « Il faut chercher surtout à penser et à » parler juste, sans vouloir amener les autres à notre » goût et à nos sentiments : c'est une trop grande » entreprise (1). »

Pour poser nettement les termes de la question, écartons dès à présent un malentendu qui pourrait en fausser le sens.

Les maladies se forment de deux manières : par *réaction* et par *affection*. La confusion de ces modes pathogéniques a été le vice radical de la doctrine de Broussais.

Les maladies *réactives* sont celles dont le premier phénomène est un acte morbide qui répond immédiatement à une impression malfaisante venue du dehors. Leurs symptômes varient au gré des agents qui les provoquent et sont en rapport, sauf exceptions, avec la nature de l'impression ressentie et l'étendue du dommage qui en a été la suite. Enfin, ils sont liés si intimement à leur cause initiale, qu'il dépend de nous de les produire à volonté, sous la réserve des contingences vitales.

Par opposition, les maladies *affectives* représentent un état morbide général préparé de longue main, et qui tient sous sa dépendance les localisations éventuelles. Leur origine la plus commune est dans des causes obscures, insaisissables. On ne peut déterminer leur rapport avec les influences morbides ordinaires. Il faut donc que l'activité vivante ait en elle-même la raison suffisante du changement qui s'est opéré dans l'état normal des fonctions et des organes. C'est ce qu'on exprime en disant que ces maladies sont *spontanées*, ou réductibles à une modification insolite de la vie hygide, sans le concours apparent d'une cause extérieure.

(1) La Bruyère, *les Caractères*, chap. I, *des ouvrages de l'esprit*.

Un grand nombre d'affections spontanées sont *spécifiques* (*speciem facere*). Leur nature est incompréhensible et se refuse à toute théorie rationnelle. On en a la notion empirique sans pouvoir s'en faire l'idée. Ces maladies traduisent le plus haut degré de l'individualité morbide, et le cachet original qu'elles portent les distingue nettement de toutes les autres. Elles sont incommutables, ce qui signifie qu'elles ne peuvent se transformer en une autre maladie. Leurs traits essentiels persistent malgré les modificateurs externes. Quoi qu'on en ait dit dans ces derniers temps, elles peuvent se passer de provocations spécifiques, puisqu'on les voit souvent apparaître sans qu'on parvienne à découvrir l'action préalable d'un stimulus approprié.

Le dogme de la spontanéité est en flagrante contradiction avec la doctrine qui place dans le monde extérieur l'origine de tous nos maux. On a tenté de le discréditer en l'accusant d'établir l'existence de maladies *sans cause !*

Il faut être bien pauvre d'arguments sérieux pour prêter une absurdité pareille à une doctrine antipathique.

Quand nous disons qu'une maladie est spontanée, nous ne prétendons pas affirmer, pour tous les cas et d'une manière absolue, qu'aucun facteur externe n'a pris part à sa production. La vie, telle qu'elle nous apparaît dans sa manifestation organique, implique une relation plus ou moins intime entre le mécanisme qu'elle met en jeu et certains agents modificateurs. Mais il reste toujours vrai qu'on chercherait vainement dans les agressions extérieures la cause prochaine des maladies affectives. Dans les cas mêmes où une provocation appréciable n'aurait pas été étrangère au fait pathologique, elle n'aurait pu agir que conjointement avec des modes internes préexistants, dont l'organisme garde le secret.

Les retours périodiques des accès de fièvre, les reprises intermittentes des attaques de goutte, ne sont pas plus l'effet d'une stimulation venue du dehors que les révolutions des âges et les phases successives de la gestation.

On saisira mieux, après quelques exemples, l'importance de la distinction que je viens d'établir.

La découverte de la poudre à canon, qui a amené une grande révolution dans l'art de la guerre, a transformé les blessures et les mutilations du champ de bataille. Devant les plaies par armes à feu, l'art, pris d'abord au dépourvu, a dû éclairer son inexpérience par un long apprentissage. Des instruments appropriés à leur nouvelle destination ont grossi l'arsenal du chirurgien d'armée. Des livres signés des noms les plus illustres ont rédigé le code de cette partie de la thérapeutique. L'observation a réduit à leur valeur une foule de préjugés que le caractère insolite de ces désordres avait paru justifier d'abord, et la pratique a su mettre à profit le redressement de ces théories surannées. Voilà donc un groupe remarquable de maladies réactives qui n'ont pris place dans la science qu'à dater du XIVe siècle.

L'introduction de la vapeur dans l'industrie, en multipliant les machines, a créé pour les ouvriers de nouveaux dangers dont leur imprudence proverbiale les rend trop souvent victimes. Les instruments qu'anime l'aveugle action du moteur déchirent, emportent, broient une portion de chair, un membre, parfois le corps tout entier. Les plaies par arrachement partiel, sauf quelques exceptions dont il est aisé de se rendre compte, sont suivies le plus souvent d'une réaction formidable qui éclate surtout quand l'amputation a été imprudemment différée. Quel que soit d'ailleurs le caractère commun et prévu des phénomènes consécutifs, on doit reconnaître que le mode de formation de ces plaies appartient en propre aux mobiles adoptés par l'industrie moderne. Chez les anciens, la main de l'homme accomplissait l'œuvre échue de nos jours aux puissances mécaniques, et les occasions de remédier à de pareils désordres devaient au moins être bien rares. Celse n'en fait même pas mention dans sa chirurgie.

Ces faits, dont on pourrait grossir le nombre, montrent la mobilité des réactions traumatiques qui intéressent la structure et l'intégrité des organes, et qui sont plus spécialement du ressort de la chirurgie. Mais la même observation s'applique aux maladies réactives que leurs caractères rattachent de plus près à la médecine interne, et qui tiennent une si grande place dans l'histoire des professions.

Ramazzini a touché à ce sujet. Mais une œuvre pareille se compose d'éléments changeants et mobiles qui en exigent la révision fréquente. Si la marche de la civilisation emporte certaines maladies professionnelles, elle ne tarde pas à les remplacer par d'autres, et l'hygiène trouve toujours sur ses pas de nouveaux problèmes : *Uno avulso, non deficit alter* (1).

Naguère encore toutes les statistiques attribuaient aux *doreurs sur métaux* un triste privilége dans le martyrologe de l'industrie. L'ingénieuse application de la galvanoplastie a supprimé la *maladie mercurielle* avec son hideux cortége de symptômes dont la mort était l'inévitable terme.

Tout le monde a entendu parler des accidents formi-

(1) Le livre de Ramazzini (*De morbis artificum diatriba.* Modène, 1701, in-8°), traduit et annoté par Fourcroy en 1777, a été repris et complété en 1822 par M. le docteur Patissier (*Traité des maladies des artisans et de celles qui résultent des diverses professions.* Paris, 1822, in-8°.) Depuis lors, cette étude s'est enrichie d'un grand nombre de publications importantes. Sous ce rapport, les *Annales d'hygiène publique et de médecine légale* (Paris, 1829-1869) ont servi les progrès de la science.

dables et notamment des nécroses des os maxillaires provenant de l'action des vapeurs phosphorées qui se dégageaient dans les ateliers où se fabriquent les allumettes. Ces accidents prenaient des proportions menaçantes, et il était urgent d'assainir une industrie qui mettait incessamment en péril la santé et la vie des ouvriers (1).

La chimie, qui n'est jamais en défaut, s'est chargée de remplir l'indication, et le phosphore rouge a remplacé un poison redoutable par un agent inoffensif. Quand ce procédé, dégagé de quelques entraves qu'il faut encore respecter, aura conquis dans la pratique le monopole que lui assigne l'intérêt bien compris de la salubrité publique, cette étrange forme de réaction qui traduisait l'empoisonnement lent par le phosphore blanc, ne sera plus qu'un souvenir perdu dans les archives de l'hygiène industrielle. Nous aurons vu, en quelques années, naître et mourir une maladie dont on ne retrouve aucune trace dans le passé.

S'il n'existait que des maladies réactives, je ne me serais pas mis en frais d'arguments pour démontrer leurs variations. Tout le monde est d'accord sur ce point. Le rapport qui relie l'impression malfaisante aux actes morbides consécutifs s'impose par son évidence.

Mais on cesse de s'entendre quand on transporte la question dans le domaine des maladies par cause interne. Comme on a décidé, en principe, que le cadre nosologique ouvert à ces maladies est immuable, et qu'il a subi, sans addition ni retranchement, l'épreuve des siècles, s'il s'en présente une dont l'aspect semble révéler la nouveauté, on la confond, sans plus d'examen, avec celle qui s'en

(1) Voyez Bouvier, *Bull. de l'Académie de médecine*, tome XXV, p. 1031; — Tardieu, *Étude hygiénique et médico-légale sur la fabrication et l'emploi des allumettes chimiques* (*Annales d'hygiène*, 2e série, tome VI, p. 5).

rapproche le plus par ses affinités symptomatiques. On lui en donne même le nom, sans se demander si on n'engage pas étourdiment l'avenir, et si les progrès de l'observation, éclairée par une analyse plus exacte, ne réservent pas un éclatant démenti à cette homonymie prématurée. Lorsque je parlerai de la grande épidémie du XIXe siècle, je montrerai que la qualification qu'on s'est hâté de lui assigner, d'après quelques similitudes superficielles, n'a pas peu contribué à entretenir, sur son origine et sa nature, de fausses idées qui n'ont pas encore cessé d'avoir cours. Je cite cet exemple récent parce qu'il s'offre le premier à ma pensée. Mais j'aurai l'occasion de reprocher la même faute aux médecins de tous les temps qui ont décoré du nom de *peste* les épidémies inconnues dont l'apparition est venue les surprendre.

Si je me suis clairement exprimé, on a compris que les maladies réactives, qui paraissent et se retirent avec leurs provocations déterminées, ne peuvent être celles dont j'ai entrepris l'étude chronologique. Comme elles sont sous la dépendance de leurs causes, elles ne doivent offrir qu'un ensemble de phénomènes relativement très-restreint, et qui ne varient, en quelque sorte, que par leur degré. Si l'on en découvre de nouvelles espèces, il est permis d'assurer qu'elles ne s'éloigneront guère des types reconnus.

Mais il en est tout autrement pour les maladies affectives ; leur source est intarissable. Tant que l'espèce humaine habitera ce monde, on pourra s'attendre à en voir surgir de nouvelles dans le vrai sens du mot ; et elles ne se distingueront pas par de simples nuances, mais bien par la spécificité incomparable de leur nature. C'est dans la génération de ces maladies que l'activité interne révèle une fécondité dont on ne peut fixer les bornes. L'histoire, en attestant l'apparition successive de graves affections qui nous sont restées fidèles, laisse entrevoir à l'avenir les mêmes éventualités.

La distinction nosologique que je viens d'établir ne sera pas acceptée sans objection. Rapprochée de ces grands mots : *affection, spontanéité, spécificité,* qui sonnent mal aux oreilles de la science du jour, elle effarouchera peut-être quelques lecteurs qui craindront de me suivre dans les espaces imaginaires. Qu'ils me permettent de les rassurer.

Quelle que soit l'interprétation théorique qu'on adopte et la formule qui l'exprime, il est impossible de contester que les maladies réactives ne diffèrent sensiblement, par leur pathogénie ostensible, de celles que je nomme affectives et spontanées. L'état présent de la science interdit de les confondre. La maladie chronique produite par l'action longtemps continuée d'un poison n'obéit pas, dans sa généalogie, à la même loi que la maladie chronique connue sous le nom de diathèse. La question est du même ordre que celle qui a tant agité la pyrétologie et qui n'a pas cessé d'être grosse de tempêtes. La fièvre traumatique qui succède à l'emploi de l'instrument tranchant ; la fièvre symptomatique provoquée par une lésion organique bien définie, ne sont pas identiques à la fièvre qui paraît indépendante de toute altération matérielle et qu'on appelle pour ce motif *essentielle*. Provisoirement on est bien obligé d'imposer silence à des répugnances de doctrines et d'accepter une distinction aussi évidente, quitte à attendre des perfectionnements de la science la lumière qui lui manque.

Je ne demande pas pour le moment d'autre concession, et je m'imagine que, dans ces termes, elle ne paraîtra pas exorbitante.

Il n'y aura donc d'équivoque pour personne quand je dirai que les maladies dont je viens démontrer l'extinction et la nouveauté dans la succession des âges, appartiennent à l'ordre des maladies affectives, dont la cause échappe à nos sens et à nos moyens d'analyse. Quelles que soient, sur ce point, les prétentions des systèmes en vogue, on peut les défier de déterminer, sans hypothèse, les conditions essentielles de leur développement (1).

A priori, et sur les simples indications de l'analogie, l'existence des maladies nouvelles est trop vraisemblable pour n'être pas réelle. L'expérience vient à son tour confirmer cette prévision en donnant à ce fait la portée d'une loi générale.

A moins d'admettre avec la légende, que les maladies sont tombées un beau jour sur la terre comme une avalanche, il faut bien reconnaître qu'elles n'ont pu être que l'œuvre des siècles. La raison affirme qu'à l'origine toutes les maladies de cause interne sont nées spontanément. On a beau reléguer dans la nuit du passé le plus lointain, la génération première des maladies nouvelles, il faudra bien convenir qu'à leur avénement elles ont eu leur raison d'être. Par quel artifice de dialectique parviendrait-on à interdire ces éventualités au présent et à l'avenir?

Il est sans doute des maladies contemporaines de l'espèce humaine, et qui l'ont toujours accompagnée, soit à l'état sporadique, soit sous forme épidémique. Ces maladies sont inhérentes à notre nature, et dérivent des rapports nécessaires de l'organisme avec le milieu ambiant. De ce nombre sont les maladies *catarrhales*, *inflammatoires*, *bilieuses*, auxquelles on peut joindre les *typhus* d'origine infectionnelle.

Mais les maladies qui tiennent à des causes obscures et lentement actives, celles dont on caractérise d'un mot

(1) Ch. Anglada, *Traité de la Contagion*, t. I, chap. III, *de la Spontanéité des affections contagieuses*. Paris, 1853.

l'individualité profonde en disant qu'elles sont spécifiques, ne se sont incorporées à l'humanité qu'après une longue élaboration.

Certainement la *goutte*, le *scrofulisme*, la *tuberculose*, l'*herpétisme* et autres entités morbides analogues n'ont point été inscrites à la même date dans la vie des sociétés. Le temps a été un élément indispensable à leur prise de possession définitive.

Les médecins qui rejettent par une fin de non-recevoir absolue la nouveauté de certaines maladies n'ont jamais pris la peine de réfléchir aux considérations suivantes qui, par des voies diverses, conduisent à la même conclusion.

Les influences nosogéniques changent avec les pays, et il est des contrées qui ont le monopole exclusif de certaines endémies. La *Plique de Pologne*, le *Bouton d'Alep*, le *Sibbens d'Écosse*, la *Radézyge de Norwége*, la *Lèpre d'Égypte*, le *Pian d'Amérique*, le *Yaws des côtes de Guinée*, le *Tara de Sibérie*, le *Waren de Westphalie*, la *Fégarite d'Espagne*, le *Mal de la Rose des Asturies*, le *Ginklose d'Islande*, le *Noma de Suède*, la *Chilolace d'Irlande*, représentent autant d'espèces morbides qui ne trouvent les conditions de leur développement que dans le concours indéterminé de certaines influences topographiques. L'histoire des voyages élargit tous les jours le cercle de cette observation, et on n'exagère pas en disant que certaines régions ont leur pathologie comme elles ont leur faune et leur flore (1).

Puisque les faits médicaux varient au gré des circonscriptions géographiques, et qu'un simple déplacement nous impose des études nouvelles, quel ne doit pas être, à cet égard, le pouvoir des grandes révolutions terres-

(1) Voyez Boudin, *Traité de géographie et de statistique médicales*. Paris, 1857, 2 vol. in-8°.

tres dont la géologie révèle l'accomplissement après en avoir suivi la marche pas à pas. Les découvertes modernes démontrent en effet que la physionomie mobile du globe ne reste jamais la même. Les transformations qu'il a subies dans la succession des siècles sont si extraordinaires qu'on serait tenté de faire des réserves, si les preuves qu'on en donne n'étaient pas mathématiquement déduites (1). Je demande s'il est possible d'admettre que l'humanité témoin de ces gigantesques ébranlements n'en ait pas ressenti le contre-coup? Pourquoi les maladies qui sont, après tout, des phénomènes naturels, échapperaient-elles à cette loi universelle de mutation dont les effets sont si éclatants?

Le genre de vie des peuples, leurs coutumes, leurs mœurs, leurs habitudes, leurs goûts, leurs conditions sociales se modifient inévitablement, et s'usent, en quelque sorte, par leur durée même. Quand tout se renouvelle ou se transforme autour d'elle, comment la pathologie aurait-elle le privilége de l'immobilité?

L'exemple suivant qui a été souvent cité, se rattache, dans la sphère restreinte d'un fait spécial, à une observation plus générale.

Hippocrate assure, dans un de ses aphorismes, que les femmes n'ont pas la goutte, avant la ménopause. « *Mulier* » *podagra non laborat, nisi ipsam menstrua deficiant* (2). »

Sénèque, qui avait été frappé de cette remarque, signale au contraire la fréquence de la goutte chez les femmes de son temps, et il en accuse vertement leurs mœurs dissolues. Livrées à tous les vices, à toutes les débauches des hommes, les femmes avaient perdu l'ancien privilége de leur sexe. « *Beneficium sexus sui vitiis per-*

(1) Voyez Ch. Martins, *du Spitzberg au Sahara*. Paris, 1866, p. 554.
(2) Hippocrate, *sect.* VI, *aph.* 29.

» *diderunt; et quia fœminam exuerunt, damnatæ sunt morbis* » *virilibus* (1). »

Sénèque partageait l'opinion des médecins qui caractérisaient sommairement l'étiologie de la goutte en la disant fille de Bacchus et de Vénus. Cette vieille croyance est venue jusqu'à nous sans changer de formule; il n'en faudrait peut-être reprendre que l'interprétation trop absolue (2). Une seule chose m'intéresse pour le moment, c'est l'apparition imprévue dans la vie de la femme d'une maladie diathésique qui a vaincu ses dispositions réfractaires. Aujourd'hui le sexe a reconquis l'immunité relative que lui attribuait l'aphorisme hippocratique. Les statistiques les plus récentes sont unanimes. Faut-il s'en prendre à l'adoucissement des mœurs? Je ne demande pas mieux que d'accepter cette explication (3).

L'histoire de la médecine met en relief une observation qui atteste hautement l'influence du temps sur le système des maladies.

Certaines affections abandonnent petit à petit les lieux où elles semblaient établies, et ne sortent plus de leur retraite. D'autres s'amendent sur place et se dépouillent de certains symptômes graves qui les accompagnaient dans l'origine.

La lèpre qui avait désolé, sans désemparer, une longue période du moyen âge, s'est confinée dans son foyer loin-

(1) Sénèque, *epist.* XCV.

(2) Quand on fait peser sur les goutteux la responsabilité de leur maladie, on ne songe qu'à la goutte acquise. On oublie trop l'hérédité qui peut la transmettre aux individus menant la vie la plus régulière. Je l'ai vue chez des femmes qui n'étaient pas encore dans les conditions physiologiques exigées par Hippocrate, et qui auraient mérité l'admiration de Sénèque.

(3) Sur 80 goutteux qu'il a traités à Vichy, M. Charles Petit compte 78 hommes et 2 femmes.

tain. Au XIIIe siècle on comptait, en France, deux mille léproseries, et Mathieu Pâris nous apprend qu'il en existait dix-neuf mille en Europe. Il n'en reste plus que le souvenir historique, et quelques ruines éparses dont le nom populaire rappelle encore l'ancienne destination (1).

La peste, toujours suspendue sur les peuples, a préludé à sa retraite par des invasions partielles, et le calme qui a suivi tant d'orages semble l'augure d'un avenir meilleur. Rentrée dans la Basse-Égypte, premier foyer de son endémie, elle paraît avoir perdu cette force d'expansion qui la déchaînait sur le monde.

Loin de moi la pensée d'atténuer l'efficacité prophylactique de nos institutions sanitaires, et de méconnaître l'heureuse influence de la transformation hygiénique de nos villes. Mais je déclare, qu'à mon avis, ce n'est pas là que réside le secret tout entier. Si la peste a renoncé à ses vieilles habitudes, c'est qu'elle subit à son tour la loi générale qui préside à l'amendement des maladies les plus graves, après un règne de longue durée.

La syphilis, sauf quelques réminiscences accidentelles,

(1) Gui Patin qui constatait au XVIe siècle la retraite à peu près définitive de la lèpre ou ladrerie, a écrit à ce sujet une lettre dont j'extrais un passage qui renferme des détails curieux.

« Il n'y a pas longtemps qu'on me fit voir ici un Auvergnat malade, lequel était soupçonné de ladrerie; peut-être que sa famille » en avoit quelque renom, car pour sa personne il n'y en avoit aucune marque. Cela me fit souvenir de quelques familles de Paris » qui en sont soupçonnées ; mais actuellement, nous ne voyons ici » aucun ladre, si ce n'est à l'égard de l'esprit ou de la bourse. Autrefois il y avoit un hôpital dédié pour les recevoir au faubourg » Saint-Denis. On n'en voit aucun ni en Normandie, ni en Picardie, ni en Champagne, quoique dans toutes ces provinces il y » ait des maisons qui leur étoient destinées, et qui sont converties en hôpitaux de pestes. Autrefois on prenoit pour ladres, » des vérolés que l'ignorance des médecins et la barbarie du siècle » faisoient prendre pour tels. Néanmoins, il y a encore des ladres » en Provence, en Languedoc et en Poitou. » (Gui Patin, *Lettres*, t. III, lettre CCCCXLI), édition Réveillé-Parise. Paris, 1846.)

imputables aux conditions des sujets, n'est plus ce qu'elle était au temps de Jean de Vigo et de Bérenger de Carpi. Le tableau qu'elle présente aujourd'hui semble mettre en suspicion la véracité de ses premiers témoins.

Rendons au traitement spécifique la part légitime qu'il peut revendiquer; mais n'oublions pas aussi que les virus dégénèrent lentement par la multiplicité de leurs transmissions successives. Si quelques circonstances accidentelles viennent réveiller leur vigueur, la règle n'est pas ébranlée par ces déviations apparentes. L'expérience directe a pris sur le fait cet affaiblissement graduel, et de là est venu l'art de ranimer l'activité défaillante du vaccin en le reprenant à sa source (1).

Il fut un temps où le scorbut menaçait d'absorber la pathologie. « Une maladie est nouvelle, disait à ce propos » Malebranche en veine d'ironie. Elle fait des ravages qui » surprennent le monde. Cela imprime des traces si pro- » fondes dans le cerveau, que cette maladie est toujours » présente à l'esprit. Si cette maladie est appelée, par » exemple, le scorbut, toutes les maladies seront le scor- » but. Le scorbut est nouveau, toutes les maladies nou- » velles seront le scorbut. Le scorbut est accompagné » d'une douzaine de symptômes dont il y en a beaucoup » de communs à d'autres maladies : cela n'importe. S'il » arrive qu'un malade ait quelques-uns de ces symptômes, » il sera malade du scorbut, et on ne pensera pas seule- » ment aux maladies qui ont les mêmes symptômes (2). »

Ce passage de Malebranche devrait être médité par ceux qui assistent à l'avénement des maladies nouvelles. Bordeu, à qui j'en ai emprunté la citation, remarque que le philosophe avait deviné juste. Au XVIIIe siècle, Bontékoë

(1) Ch. Anglada, *Traité de la Contagion*, t. I, p. 305.
(2) Bordeu, *Œuvres complètes*, 1818, t. II, p. 679.

attribuait toutes les maladies au scorbut. « Nous avons » vu, dit Bordeu, régner sur cette maladie un délire épi- » démique. Tout le monde voulait avoir le scorbut. On le » voyait partout... Aujourd'hui l'on ne craint plus, le » dirai-je, ou l'on n'aime plus tant le scorbut (1). »

De tout cela il résulte que le scorbut considéré comme une affection nouvelle, avait pris des proportions effrayantes, et déteignait sur une foule de maladies. De nos jours il ne réclame ses anciens droits que dans de courtes et locales apparitions. Proclamons hautement l'ascendant des perfectionnements de l'hygiène, et surtout de l'hygiène navale qui a poursuivi, avec tant de persévérance et de sagacité, le compagnon obstiné des expéditions maritimes. Mais pour expliquer l'éclipse presque totale d'une maladie aussi répandue, il faut que le génie de l'homme ait été secondé par la coopération du temps ; et l'élément qui nous échappe, dans cette prophylaxie complexe, n'est peut-être pas le moins puissant.

Si quelques maladies semblent être rentrées dans des limites plus ou moins restreintes d'extension et d'intensité, il en est d'autres qui n'ont laissé que le souvenir de leur règne. De ce nombre sont, comme j'essaierai de le démontrer plus tard, la peste d'Athènes, la maladie cardiaque de l'antiquité, la peste noire du XIVe siècle. La suette anglaise s'est aussi éteinte depuis trois cents ans, et j'avertis, par anticipation, que la suette que nous observons, n'en est qu'une pâle copie symptomatique, qui cache sous cette menteuse homonymie, une différence radicale de nature.

Entre les maladies disparues et les maladies amendées,

(1) Remplacez le mot *scorbut* par celui de *gastro-entérite ;* ne dirait-on pas que Bordeu dépeint l'inauguration de la réforme de Broussais ? Aujourd'hui c'est le tour de la fièvre typhoïde.

il en est d'autres qui ont eu des alternatives de douceur et de malignité, de rémission et de recrudescence, sans qu'on puisse en donner une explication satisfaisante.

Les Grecs et les Romains ont gardé le silence sur les catarrhes épidémiques, et on n'est pas mieux renseigné par les Arabes et les médecins du moyen âge. Il est permis de croire que ces maladies, destinées, par leur nature même, à ne ne pas se séparer de l'homme, n'avaient pas, jusque-là, dépassé le cercle de la sporadicité, ou tout au moins que leurs expansions épidémiques étaient trop rares, trop resserrées et trop bénignes pour fixer sérieusement l'attention des praticiens et mériter une mention réservée.

A partir du xve siècle, elles agrandissent tellement leur sphère d'activité qu'on les voit à plusieurs reprises envahir le monde entier, mais avec un caractère de gravité très-variable, suivant les stations qu'elles occupent. « En 1414, dit Félibien, il régna un vent de bise si » contagieux qu'il causa une maladie presque générale » qu'on appeloit *coqueluche*, le *tac* ou le *horion*. C'estoit une » espèce de rhume qui causa un tel enrouement, que le » Parlement et le Chastelet furent obligez d'interrompre » leurs séances. On dormoit peu et l'on souffroit de » grandes douleurs à la teste, aux reins et par tout le » reste du corps. Mais le mal ne fut mortel que pour les » vieilles gens de toute condition (1). »

Ce contraste remarquable entre la généralisation de la maladie et son peu de gravité a été noté aussi par Sauval, qui nous a transmis le même récit. D'après lui « plus de » cent mille personnes en furent attaquées, et cependant » personne n'en mourut (2). »

(1) Félibien, *Histoire de Paris*, t. II, p. 776.
(2) Sauval, *Antiquités de Paris*, t. II, p. 558.

Treize ans après (1427) une épidémie catarrhale régna à Strasbourg où elle fut des plus meurtrières. Oséas Schadœus nous apprend que la grande cloche de la cathédrale qui sonnait pour tous les enterrements, se fêla à force d'être mise en branle (1).

M. Bœrsch, qui emprunte ce détail au chroniqueur, explique cette excessive mortalité par l'intensité et la durée des intempéries antécédentes, par le dégagement d'émanations délétères, après une grande inondation ; mais surtout par cette circonstance que la maladie se montrait pour la première fois à Strasbourg, ce qui est généralement une cause puissante d'aggravation.

Plusieurs épidémies de même nature ont été observées au XVIe siècle. Si certaines d'entre elles se sont fait remarquer par leur bénignité, il en est une qui fit un grand nombre de victimes. C'est celle dont Mézeray nous a laissé la description sous le nom de *coqueluche* (2).

Les épidémies catarrhales n'ont rien perdu de leur fréquence en venant jusqu'à nous. La grippe (car c'est le nom qui a prévalu) a fait, en peu d'années, plusieurs apparitions. Mais, malgré l'universalité de sa diffusion, elle s'est montrée assez douce pour justifier l'espoir d'une décroissance graduelle (3).

L'influence que la marche du temps exerce sur les maladies est encore attestée de nos jours par les progrès de la *diphthérite*.

(1) Bœrsch, *Essai sur la mortalité à Strasbourg*. Strasbourg, 1836, in-4°, p. 101.

(2) Mézeray, *Histoire de France*, t. II, liv. V, p. 853. — 1685.

(3) Voyez le beau rapport présenté au ministre par M. le professeur Caizergues *sur l'épidémie vulgairement connue sous le nom de grippe qui a régné à Montpellier en* 1837.

Nul doute que les anciens n'en aient connu et mentionné certaines formes; mais elle n'éclatait pas épidémiquement et la rareté de ses cas sporadiques la dissimulait à l'observation.

Au commencement du siècle actuel, cette redoutable maladie fondit tout à coup sur la France, la Hollande, l'Angleterre et une grande partie de l'Europe. On sait qu'en 1807, à l'occasion d'un douloureux événement, Napoléon Ier fit mettre au concours la question du croup: de nombreux et importants travaux répondirent à cet appel et enrichirent cette branche de la littérature médicale assez pauvre à cette époque.

Les épidémies de croup se multiplièrent, et l'enfance fut décimée pendant plusieurs années sur notre continent. Le fléau porta même ses ravages dans des contrées lointaines. Mais le moment vint où il parut perdre ses forces; ses atteintes furent plus rares et moins meurtrières et l'on eût dit qu'il annonçait sa prochaine disparition.

A Montpellier et dans son ressort médical, les praticiens les plus répandus se souvenaient à peine d'avoir vu quelques cas de croup, et chaque nouvelle attaque était une sorte d'événement public qui semait la terreur dans les familles.

Depuis un certain nombre d'années, la diphthérite, sous toutes ses formes et à tous ses degrés, a pris un nouvel élan, et il a bien fallu se rendre à l'évidence après quelques hésitations intéressées. Le croup est devenu si commun qu'il trahit le règne d'une constitution stationnaire. Ce n'est plus l'enfance qui lui est exclusivement prédestinée; il a franchi la barrière et ne respecte aucun âge. M. de Kergaradec a pu dire que l'angine couenneuse et le croup en particulier « figurent au premier rang » dans les rapports annuels présentés à l'Académie de

» médecine, soit pour le nombre des cas, soit pour la » léthalité (1). »

En somme, on peut affirmer que si la diphthérite n'est pas nouvelle, son extension et son développement sont une nouveauté trop certaine. Sa contagion autrefois méconnue ou vaguement indiquée, non sans protestation, a acquis la notoriété d'un fait vulgaire que personne ne conteste. Des catastrophes récentes ne laissent plus de doutes. Le médecin qui affronte tant de dangers dans l'exercice de son art, sait aujourd'hui qu'en traitant les malades atteints de diphthérite, il ne doit négliger aucune des précautions compatibles avec l'accomplissement consciencieux de ses devoirs.

De tout ce qui précède, il faut bien conclure que le cours du temps qui modifie si puissamment la constitution des maladies, doit amener forcément des combinaisons imprévues d'influences morbides, capables d'engendrer des affections insolites comme leurs causes.

On peut, après tout, vérifier ce fait sans se condamner à de longues recherches dans les vieilles archives de la science. Quand on suit pas à pas la marche de la pathologie, on découvre à tout moment des maladies dont la physionomie imprévue déroute la pratique usuelle.

Quel est le médecin qui ne pourrait pas extraire de ses notes des observations analogues à celles que je vais rapporter ?

« Il vient d'éclater (1849) dans les montagnes du Guipuscoa, en Espagne, une terrible maladie analogue à l'épidémie observée en Pologne, il y a quelques années,

(1) De Kergaradec, *Rapport sur les épidémies qui ont régné en France pendant l'année* 1862. (*Mémoires de l'Académie impériale de Médecine*. Paris, 1863-64, t. XXVI, p. CCXXIV.)

sous le nom de peste noire. Cette maladie, qui paraît plus virulente que la fièvre jaune et la peste, est appelée *Clignotte* parce que les malades sont emportés dans un clin d'œil (1).

« A l'invasion, se montrent des pustules jaunes, verdâtres, aux jarrets, aux avant-bras, à la nuque. En quelques heures, elles sont devenues autant d'ulcères d'où s'échappent, avec une odeur infecte, des myriades de corpuscules microscopiques animés, qui se répandent comme une lave incandescente sur toute la surface du corps dont ils soulèvent l'épiderme pour s'y loger. Au bout de trois heures d'atroces souffrances, le corps du sujet présente l'aspect d'une immense vessie gonflée de liquide, et la fièvre aidant, le malade ne tarde pas à succomber. Deux heures après, la putréfaction est complète, et l'inhumation doit être hâtée pour que le cadavre ne soit pas dévoré par les masses d'insectes qui le couvrent.

» Dans deux villages de quatre à cinq cents habitants chacun, cent vingt-deux personnes de tout âge et de tout sexe avaient succombé dans les trois jours qui ont suivi l'apparition du fléau. »

Il va sans dire que je laisse au journal dont je l'extrais la responsabilité de ce récit.

Il y a une vingtaine d'années que les médecins qui pratiquent en Ecosse, ont observé une maladie nouvelle pour ce pays. Elle se manifeste par une fièvre à exacerbation, de la jaunisse et quelques autres symptômes de la fièvre ardente bilieuse des pays chauds, avec ce caractère particulier que sa faculté contagieuse a été vérifiée. Parmi les suites de cette pyrexie et à des époques plus ou moins distantes du début, figure une ophthalmie inflammatoire qui envahit principalement les parties internes de l'œil et

(1) *Gazette des hôpitaux*, n° du 20 mars 1849.

notamment la rétine, ce qui amène nécessairement un grand trouble dans la vue. La douleur que suscite cette localisation portée à un certain degré, suffit pour interdire le sommeil. D'après le professeur Mackenzie, cette maladie aurait aussi envahi l'Irlande et régné à Dublin (1).

Voici une autre observation du même genre :

Une épidémie singulière (2) commence (1846) à paraître et à s'étendre dans toute la vallée de l'Isère, depuis le Dauphiné jusqu'à la Tarentaise. C'est une fièvre qui saisit instantanément les habitants et se manifeste par des douleurs de reins, des maux de tête et de cœur, accompagnés de vomissements. Cette maladie ne paraît pas jusqu'ici offrir de caractère pernicieux, et l'on ne cite encore aucun cas grave. Elle frappe la plus grande partie de la population ouvrière de nos campagnes. Dans la commune des Molettes, on cite un hameau où, sur quatre cents habitants, cent soixante sont atteints de cette fièvre. Aucun n'a succombé; mais ils restent longtemps dans un grand état de faiblesse.

Ces exemples de maladies nouvelles, ou tout au moins inconnues aux pays qu'elles surprennent, ont été rapprochés par le hasard de mes lectures. On en trouverait un grand nombre d'analogues, en parcourant attentivement les recueils de médecine. J'ai cru devoir en citer pour mémoire quelques-uns des plus saillants.

En 1578, une maladie sans précédents éclata à Brunn, dans la Moravie. Après quelques prodromes généraux, on voyait survenir une violente inflammation sur les parties où, conformément à la pratique en vogue, on avait appliqué des ventouses. Il s'y formait des abcès de mau-

(1) Hippocrate, *Œuvres compl.* Trad. Littré, t. V, p. 140.
Voy. pour la description de l'ophthalmie consécutive, *Annales d'oculistique*, t. XI, p. 76 et 119.

(2) *Gazette médicale de Paris*, 1846.

vaise nature, dégénérant en ulcères sanieux environnés de pustules, dont l'ouverture donnait passage à une humeur claire, séreuse, purulente et corrosive. Alors toute la portion du derme, comprise dans la circonférence de la ventouse, tombait en lambeaux putrides et laissait à sa place un ulcère phagédénique. Chez quelques-uns, tout le corps se couvrait de pustules qui rendaient le visage difforme et horrible. Les progrès de la maladie amenaient des douleurs ostéocopes très-aiguës qui s'exaspéraient pendant la nuit. Le peuple crut à l'empoisonnement des bains et accusa les barbiers qui avaient appliqué les ventouses, d'avoir employé, à dessein, pour les scarifications, des instruments enduits de venin. Rien ne confirma, du reste, la conjecture qui, à défaut de tout autre explication plausible, rapporta cette maladie à la syphilis (1).

En 1729, régna à Tubingue et dans les environs, une maladie étrange, à laquelle Élie Camérarius, qui en fut témoin, avoue ne pouvoir trouver de place dans la nosologie.

Les malades éprouvaient d'abord une lassitude extraordinaire. Les yeux s'obscurcissaient et se couvraient comme d'un nuage. Il survenait de la stupeur et bientôt un tremblement universel, violent et opiniâtre, avec anxiété et oppression. Cet état durait sept ou huit semaines, sans insomnie ni perte d'appétit.

La maladie se jugeait souvent par une toux violente avec expectoration de matières fétides. Aucune fièvre manifeste ne l'accompagnait. Un coryza prolongé, une sueur copieuse ou une diarrhée abondante, étaient autant de crises salutaires. Aucune hypothèse ne put jeter le moindre jour sur son étiologie (2).

(1) Ozanam, *Hist. méd. des malad. épid.*, t. IV, p. 259.
(2) Ozanam, *ibid.*, t. IV, p. 268.

En 1752, les praticiens de Nérac virent, pour la première fois, une maladie épidémique, qui rappelait, par ses principaux symptômes, le Pian d'Amérique, d'où le nom de *Pian de Nérac* qui lui est donné par les auteurs. Le corps entier se couvrait, peu à peu, de pustules, qui devenaient confluentes et ne formaient qu'une seule croûte. Elles dégénéraient en ulcères profonds qui dénudaient les os, et amenaient la mort. On ignore absolument l'origine et la nature de cette maladie (1).

Revenons à l'observation contemporaine et nous serons témoins, à notre tour, de faits du même ordre dont l'histoire de la médecine devra conserver le souvenir.

En 1828, éclate à Paris une maladie qui surprend les médecins par son aspect insolite.

C'est en juin qu'apparaissent les premiers cas, peu nombreux d'abord, mais bientôt multipliés avec toutes les allures du progrès épidémique. Le 3 septembre, dans la caserne de Lourcine, sur 700 hommes, 560 sont atteints. La maladie s'amende pendant l'hiver, et reprend son développement primitif au mois de mars de l'année suivante. Dans la caserne de la Courtille, récemment restaurée et assainie, 200 hommes sur 500 sont attaqués en quatre jours. Enfin, après avoir suivi une décroissance graduelle, l'épidémie paraît complétement éteinte dans le rude hiver de 1829 à 1830. Pendant deux ans on a encore occasion d'observer quelques cas retardataires; depuis lors, il n'en reste plus de traces.

Le tableau symptomatique était mobile et varié. Le premier phénomène, ou du moins celui sur lequel les malades appelaient tout d'abord l'attention, consistait en une sensation d'*engourdissement* et de *fourmillement* des

(1) Ozanam, *Hist. méd. des malad. épid.*, t. IV. p. 293.

mains et des pieds, prenant même quelquefois le caractère d'*élancement*. Ces douleurs, bornées aux pieds et aux poignets, s'irradiaient rarement le long des jambes et des bras. Elles s'accompagnaient d'un sentiment de froid, suivi d'une chaleur brûlante, ou bien d'un état d'hyperesthésie si prononcé que les malades ne pouvaient supporter le moindre attouchement. Cet état allait, dans certains cas, jusqu'à la contracture et la paralysie des membres qui n'en continuaient pas moins à être le siége de fusées douloureuses et de tressaillements.

Les fonctions digestives manifestaient les troubles les plus divers, depuis la simple inappétence, jusqu'aux vomissements, aux coliques, et au dévoiement. Dans les cas graves, les matières des déjections étaient sanglantes. Ces symptômes étaient à peine marqués chez un certain nombre de malades.

Dès le début, la peau était le siége d'un œdème qui constituait parfois une véritable anasarque, mais qui se bornait, le plus souvent, à certaines parties limitées, telles que la face, les lèvres, les joues, les pieds, les mains.

Dans le cours de la maladie, l'enveloppe tégumentaire des mains et des pieds se colorait d'une rougeur érythémateuse, qui passait assez souvent au brun ou au noirâtre sur certains points. A cela se joignaient des éruptions de divers genres, papules, boutons rouges, pustules, phlyctènes, taches cuivrées, furoncles. On les observait surtout autour des pieds et des mains. Ces parties, baignées d'une sueur locale, éprouvaient une desquamation épidermique qui avivait leur rougeur et accroissait leur sensibilité.

Ces symptômes dont les divers groupes étaient plus ou moins accentués, suivant les conditions individuelles, se succédaient sans fièvre, ou avec un mouvement fébrile très-modéré, jusqu'au moment où les troubles digestifs atteignaient leur plus haut degré. L'insomnie provoquée par les douleurs était souvent très-rebelle.

La marche de la maladie variait comme sa durée. Chez les uns, elle se terminait en quelques semaines; chez d'autres, elle se prolongeait pendant plusieurs mois. Mais elle était rarement mortelle, et ne fut guère fatale qu'à quelques vieillards ou aux sujets dont la santé était délabrée.

Les rares occasions que les médecins ont eues de compléter l'étude de cette curieuse affection par les recherches cadavériques, n'ont révélé aucun désordre qui pût expliquer les symptômes observés pendant la vie.

A l'apparition de cette épidémie, les premières préoccupations se portèrent sur son étiologie. Ni l'alimentation qu'on soupçonna d'abord et qui semblait *à priori* devoir en donner l'explication, ni l'altération de l'air attribüée à l'encombrement des lieux où les cas s'étaient multipliés, ne parurent s'adapter convenablement aux exigences de la question. Les faits interprétés d'après ces données se montraient trop contradictoires pour qu'on pût en tirer les éléments d'une pathogénie décisive.

Devant ce nouvel hôte, qui venait pour la première fois réclamer son entrée dans la nosologie, on dut s'enquérir des maladies connues qui s'en rapprochaient par des similitudes suffisantes. On ne manqua pas de signaler quelques analogies symptomatiques avec les maladies céréales qui ont, à diverses reprises, envahi certaines contrées. Mais ces conjectures, qu'on essayait moins peut-être par conviction que pour ne pas rester muet, ont été réduites à leur véritable valeur par l'observation attentive et sincère du fait morbide général. Il a été impossible de retrouver, dans l'épidémie de 1828, les maladies analogues qui avaient pris les devants dans l'histoire des maladies populaires. Il a bien fallu reconnaître que cette épidémie était toute nouvelle et que les annales de l'art n'en présentent pas d'autre exemple. Telle fut la conclusion à laquelle fut amené M. le docteur Genest, un des premiers historiens de cette épidémie, après de consciencieuses recherches d'érudition. C'est l'opinion qui a prévalu dans le monde médical et à laquelle Requin s'empressa de souscrire (1).

Cette maladie nouvelle réclamait un nom. Celui d'*acrodynie*, qui a été adopté, rappelle les douleurs des extrémités qui en étaient le symptôme le plus saillant et le plus commun. Il a cet avantage qu'il ne préjuge aucune théorie sur sa nature et qu'il survivra, sans inconvénient, au progrès de l'observation.

Depuis cette explosion, l'acrodynie a disparu, laissant la cause de sa retraite aussi mystérieuse que celle de son invasion, sans préjudice, bien entendu, pour ses retours possibles.

Il est une maladie qui, après s'être longtemps confinée dans certaines régions, a sourdement franchi ses limites et menace de ne plus rien respecter dans sa marche envahissante. Cette maladie, fatale surtout aux populations agricoles, est venue récemment imposer à la pathologie de nouvelles études, et à l'hygiène publique un de ses plus graves problèmes. Je veux parler de la *pellagre*.

L'intérêt de la question qu'elle soulève, le vide qu'elle avait laissé dans notre littérature médicale, son invasion progressive au milieu de nous, sa préférence pour une certaine classe, toutes ces circonstances, en un mot, ont provoqué de sérieuses recherches, qui ont produit des révélations inattendues. Dans la nombreuse succession

(1) Requin, *Pathologie médicale*, t. II, p. 490. — Voyez Desnos, *Nouveau Dictionnaire de médecine et de chirurgie pratiques*. Paris, 1864, tome I, art. ACRODYNIE.

des travaux remarquables qui ont obéi à l'appel de la science, il est juste de distinguer ceux de M. le docteur Théophile Roussel qui portent la double empreinte du savant et de l'écrivain (1).

Découverte en Espagne, au commencement du siècle dernier; en Italie, vers le milieu de ce même siècle; dans les Landes, en 1818; dans le Lauraguais, vers 1833, et depuis 1842, sur quelques points du centre de la France, la pellagre a pu exister longtemps, sans être clairement reconnue. Cette lenteur de l'observation est un trait de l'histoire des maladies nouvelles, et j'aurai occasion d'en multiplier les preuves; mais il paraît qu'on ne peut guère faire remonter la pellagre au delà du XVIIIe siècle.

La plupart des auteurs, malgré leurs dissentiments sur sa pathogénie, proclament sa nouveauté et reconnaissent qu'elle est sans analogue dans les nosographies.

Strambio assure que c'était l'opinion des médecins lombards. Gherardini, après l'avoir décrite, déclarait que « quiconque est au courant de l'histoire des maladies, doit conclure qu'elle n'a été connue d'aucun auteur. » Il avait attentivement compulsé les vieilles archives et n'y avait rien vu qui se rapprochât de la pellagre. D'après lui, les anciens n'auraient pas manqué de décrire une pareille maladie, s'ils avaient eu occasion de l'observer.

Strambio, Titius, Widemar, etc., qui répugnaient à la considérer comme nouvelle, ne dissimulaient pas leurs regrets de ne pouvoir appuyer leur sentiment sur quelques preuves écrites. Ils n'en persistaient pas moins à affirmer son antiquité, à l'aide de quelques suppositions

(1) C'est en 1845, que M. Roussel publia son premier travail, sous ce titre : *De la Pellagre, de son origine, de ses progrès, etc.* Pendant les vingt années qui ont suivi, il n'a cessé de s'occuper de ce sujet et en a présenté un exposé plus exact et plus complet : *Traité de la Pellagre et des Pseudo-Pellagres.* Paris, 1866, in-8.

accommodantes. Ses caractères, autrefois faiblement accentués et indécis, avaient pris récemment un relief plus saillant. La maladie avait en même temps, et probablement par les mêmes causes, redoublé de fréquence et de gravité. Ces diverses circonstances, disait-on, ont bien pu faire illusion aux médecins qui se sont crus en droit de reconnaître sa date moderne.

L'époque précise de l'apparition des maladies qui viennent prendre rang dans le cadre nosologique, est toujours obscure et vague, à moins qu'elles ne déploient l'appareil des maladies populaires. Appliquée à la pellagre, cette question chronologique change de conclusion, suivant la pathogénie qu'on en donne.

Si l'on adopte d'une manière absolue et exclusive l'étiologie céréale qui la rapporte à l'usage alimentaire du *maïs verdéramé*, hypothèse défendue avec tant de talent par M. Roussel, la pellagre ne peut évidemment avoir paru en Europe que postérieurement à l'introduction et à la culture de la plante exotique. Elle serait donc pour nous une forme nouvelle de maladie, appartenant à la classe des toxicohémies dont l'origine et le mode de développement dépendent des rapports de l'homme avec les modificateurs réprouvés par l'hygiène.

A la rigueur, il pourrait n'y avoir qu'une coïncidence fortuite entre la première importation du maïs dans notre hémisphère, et la révélation incontestée des premiers cas de pellagre. Chacun de ces faits serait nouveau, et il n'y aurait entre eux aucun rapport appréciable. La pellagre pourrait donc être, dans ce sens, une maladie récente, sans qu'on se crût autorisé pour cela, à la considérer comme l'effet direct de l'emploi du maïs.

Mais la pellagre est-elle décidément une maladie céréale? Il y a encore place pour bien des doutes, même après le séduisant plaidoyer de M. Roussel.

Que la plante américaine altérée soit douée d'une appropriation plus spéciale au résultat qu'on lui attribue, c'est ce qu'un grand nombre de faits rendent assez vraisemblable; mais son action préalable n'est point nécessaire à la génération de la pellagre, et dans les termes absolus qui l'expriment, cette étiologie soulève bien des difficultés qui attendent une réponse satisfaisante.

Je n'ignore pas que M. Roussel, qui est familier avec les principes fondamentaux de la causalité médicale, subordonne l'efficacité de l'intoxication maïdienne au concours de la misère et de toutes les souffrances de l'esprit et du corps que ce mot sous-entend. Je sais aussi que l'hérédité de la pellagre, qui paraît avérée, servirait de réplique à bien des objections. Sa contagiosité, qui n'est peut-être pas aussi gratuite qu'on a voulu le dire, serait encore un argument de quelque valeur. Le virus pellagreux remplacerait, à l'occasion, le microphyte sur les individus prédisposés.

J'avoue que, par analogie et après mûre réflexion, je crois pouvoir justifier le parti que je prends, en ouvrant à la pellagre le cadre des maladies nouvelles, qui, sans cause connue et à la suite d'une incubation plus ou moins longue, viennent grossir la liste de nos maux. Aucun texte précis ne dément cette conjecture, et bien des raisons sérieuses lui servent d'appui.

M. le docteur Billod adopte l'opinion contraire, au prix d'une pétition de principe que je crois opportun de rectifier.

« Bien, dit-il, que les premières observations de pel-
» lagre ne datent que de Cazal, il ne saurait être douteux
» que cette affection ait existé antérieurement, et même
» qu'elle remonte à l'origine du monde.

» Du moment, en effet, qu'elle est considérée comme un
» effet de l'insolation s'exerçant sur le corps affaibli par la

» misère ou par d'autres causes, il est impossible d'assi-
» gner à cet effet constant de causes constantes, d'autre
» date que celle du jour où l'influence solaire a commencé
» à s'exercer, et où la misère et autres causes débilitantes
» sont venus disposer le corps de l'homme à la subir. Ce
» qui revient à dire que l'insolation et la misère ayant été
» de tous les temps, il en est ainsi de la pellagre (1). »

Ce raisonnement suppose démontré ce qui est en question, et sa conclusion est nosologiquement inacceptable.

La pellagre, que Sauvages plaçait parmi les cachexies, est, sans contredit, une affection générale, *totius substantiæ*, comme disait Fernel. L'érythème concomitant n'en est qu'une manifestation locale. En dépit de quelques discordances descriptives, imputables à la diversité des points de vue où les auteurs se sont placés pour l'étudier, cette maladie se compose de trois groupes principaux de symptômes qui se montrent du côté de la peau, des centres nerveux et des organes digestifs. Le cachet qu'elle porte est inamovible pour tout médecin familier avec l'observation clinique : sa spécificité ne saurait être un moment douteuse.

Que l'insolation influence l'éruption de l'érythème, c'est ce que je n'ai pas l'intention de nier. Mais cette provocation ne peut être efficace que sur les sujets actuellement en proie au mode morbide pellagreux. A défaut, cette action ne produira qu'un érythème réactif, semblable à tous ceux qui ont même provenance ; et l'on comprend que certaines conditions individuelles puissent lui donner quelques apparences du véritable érythème de la pellagre, quoiqu'il en diffère essentiellement par son origine externe.

Aujourd'hui, il est bien avéré et il était permis de le

(1) Billod, *Traité de la Pellagre, etc.* Paris, 1865, p. 5.

prédire, que les rayons solaires ne sont pas la condition *sine qua non* de l'éruption spécifique, puisqu'on l'a vue se former à l'abri de cette influence. Mais, dans tous les cas, quelle que soit l'énergie provocatrice qu'on prétende attribuer à l'insolation, il est bien certain que cette cause n'engendre pas l'affection pellagreuse interne qui, d'après Strambio, ne cesse pas de suivre son évolution naturelle, même chez les sujets qui évitent avec soin les ardeurs du soleil.

Je ne veux, quant à moi, affirmer qu'une chose, c'est que l'action solaire a provoqué, chez certains individus spécialement prédisposés, des dermatoses *pellagroïdes*, bien longtemps avant que la vraie pellagre se soit montrée avec ses localisations caractéristiques.

Je ne dirais rien d'une autre opinion émise sur la nature de la pellagre, si elle n'avait, en sa faveur, quelques autorités recommandables.

On a prétendu, en effet, que cette maladie n'était qu'un diminutif de la lèpre, et, à ce compte, son origine remonterait à l'antiquité la plus reculée. Cette hypothèse tombe devant le simple parallèle des symptômes actuels de la pellagre avec les symptômes anciens de la lèpre. Un diminutif pourrait se reconnaître à l'atténuation de ses manifestations extérieures, mais il ne présenterait pas une individualité originale aussi distincte.

La lèpre est d'un grand secours dans certains moments d'embarras. Quand la syphilis apparut pour la première fois, il ne manqua pas de médecins pour prétendre qu'elle était une dégénérescence ou une émanation de la lèpre dont on constatait l'effacement sous ses formes primitives. Aujourd'hui c'est à la pellagre que reviendrait cette survivance héréditaire. Ces deux opinions se détruisent mutuellement ; ni l'une ni l'autre n'ont obtenu la sanction de l'observation clinique.

J'attends donc encore des éclaircissements, malgré la multiplicité et le mérite des travaux inspirés par la pellagre. Jusque-là je persisterai à la considérer comme une maladie nouvelle, ignorée des anciens, et qui, après avoir respecté longtemps les limites de son endémie primitive, s'est enfin propagée au loin, sans qu'on puisse prévoir les bornes de son extension future.

J'arrête ici la revue un peu confuse des faits que je viens de réunir. Ils suffiront, je pense, pour prouver qu'il y a eu, qu'il y a et qu'il y aura toujours des maladies indépendantes de l'étiologie vulgaire, et dont l'apparition montre à l'œuvre une faculté primordiale de la vie.

Mais la question générale, décidée en principe par l'affirmative, prend de vastes proportions quand on veut la suivre dans les détails. Un travail qui aurait la prétention d'épuiser le sujet, dépasserait la mesure de mon temps et de mes forces. Mes visées sont moins ambitieuses.

J'aurai rempli, j'espère, les promesses de mon titre en donnant à la doctrine des maladies éteintes et nouvelles l'énorme grossissement du génie épidémique à son plus haut degré d'expansion et d'énergie. C'est dans ces limites que se renferme mon programme.

Ecoutons d'abord un homme à qui ce sujet a dicté d'éloquentes paroles :

« Il est des races d'animaux et de végétaux qui n'existent plus dans leur forme primitive; et chaque jour, » l'art, l'éducation, la civilisation transforment les végétaux et les animaux qui vivent autour de nous. Pourquoi n'en serait-il pas de même des maladies? Pourquoi » n'y aurait-il pas des maladies historiques, comme il y » a des animaux et des végétaux fossiles? Pourquoi ne » pourrait-il pas naître, sous l'influence de circonstances

» passagères, des maladies nouvelles et passagères, » comme il naît des variétés nouvelles d'animaux et de » plantes ? C'est peut-être là l'histoire d'un grand nombre » d'épidémies et de contagions (1). »

L'observation confirme pleinement ces pressentiments de l'analogie.

« Il semble, dit M. Littré, que les peuples, dans le » mouvement et le progrès de leur vie, soulèvent, sans » s'en douter, des agents hostiles qui leur apportent la » mort et la désolation. Ils sont, dans leur sourd et » aveugle travail..... comme les mineurs qui poursui- » vent le sillon qu'ils sont chargés d'exploiter, tantôt » déchaînant les eaux souterraines qui les noient, tantôt » ouvrant un passage aux gaz méphitiques qui les as- » phyxient ou les brûlent, et tantôt, enfin, provoquant » des éboulements de terrain qui les ensevelissent dans » leurs décombres (2). »

Le tableau que représente ce langage figuré est frappant de vérité. L'histoire déroule, en effet, à nos regards la succession séculaire de grands phénomènes pathologiques, véritables trombes de l'ordre médical, dont l'explosion soudaine et terrible marque d'une funèbre empreinte certaines périodes prédestinées de l'évolution des peuples. La science qui serait indifférente au spectacle de ces événements extraordinaires, se condamnerait gratuitement à rester incomplète. Ce n'est pas par le simple attrait de la curiosité que leur étude se recommande, mais aussi par les matériaux précieux qu'elle prépare aux découvertes de l'avenir. Les épidémies sont de grands foyers lumineux qui éclairent les problèmes

(1) Charles Bœrsch, *Essai sur la mortalité à Strasbourg*. 1836, p. 96.

(2) Littré, *Des grandes épidémies* (*Revue des Deux Mondes*, 1836, 4e série, t. V.)

les plus obscurs de la pathologie, et il n'est pas permis de mesurer d'avance l'étendue des services qu'on peut attendre de leur histoire. Parmi ces faits, il en est que la marche du temps ne ramènera peut-être plus ; on serait sans excuse, si on les laissait dormir dans la poussière du passé.

Telle était, il y a près de vingt siècles, la conviction de Plutarque lorsqu'il soumettait la même question à un débat sérieux. Il demande, en effet, *s'il est possible qu'il s'engendre de nouvelles maladies*, et sa réponse est nettement affirmative (1).

L'illustre écrivain met en scène un médecin qui défend l'opinion contraire, en présence d'un cercle nombreux, et il prend à son tour la parole pour la réfuter, alléguant, comme preuve, que la *ladrerie* et la *rage* n'étaient connues que depuis Asclépiades.

Les assistants se récrient, ne pouvant se persuader « que la nature, en telles choses, fust, dedans le corps » humain, comme dedans une ville, amatrice et inventrice » de nouvelletés. »

Plutarque rétorque un à un les arguments très-sérieux qu'il met dans la bouche de son interlocuteur. Un de ses principaux motifs figure parmi ceux que je ferai valoir moi-même : c'est que Thucydide a regardé la peste d'Athènes comme une maladie nouvelle, vu que les animaux ne touchaient pas aux cadavres.

Je n'ai pas besoin de dire que, dans la forme comme dans le fond, l'argumentation de Plutarque se ressent de la science de son temps. Mais sa conclusion très-explicite pourrait être acceptée aujourd'hui dans les termes qui l'expriment : « Sans aller plus loin que nous-

(1) Plutarque, *Œuvres meslées*, trad. d'Amyot. *Question neufiesme.* Paris, MDCIII, t. II, p. 219.

» même, dit-il, le changement de la façon de vivre est suf-
» fisante cause pour pouvoir engendrer des maladies (1). »

Cette observation révélée à la sagacité de Plutarque par quelques rapprochements historiques, a grandi sous la plume de quelques écrivains médicaux qui en ont compris la portée et approfondi l'étude.

Frappé de la récente apparition de certaines fièvres éruptives, Ingrassias n'hésite pas à poser comme une loi générale l'extinction et la nouveauté des maladies à travers les siècles :

« *Multos enim novos et veteribus prorsum ignotos morbos*
» *nostra ætas experitur; quemadmodum contra, priscis quidem*
» *plurimi accidere consueverunt, hodierno tempore penitus in-*
» *cogniti* (2). »

Telle est aussi l'opinion du savant Makittrick :

« *Morbi insoliti et humano generi antea incogniti in historia me-*
» *dica sese offerunt. Horum nonnulli revera fugaces cum à causis*
» *minus constantibus pendeant, post perniciem temporaneam ho-*
» *minibus illatam, nunquam forsan redituri, penitus evanuerunt ;*
» *dum alii, semel oborti, infestare perstiterunt, et semper forte*
» *perstabunt* (3). »

Parmi les auteurs qui ont tiré la même conclusion de leurs lectures, je puis citer encore Fouquet (4), Berthe (5) et Sprengel (6).

Les médecins allemands ont apporté un riche contingent à cet ordre de recherches.

(1) Plutarque, *ouv. cit*, t. II, p. 224.

(2) Joannis Philippi Ingrassiæ, *de tumoribus præter naturam, cap. I*, p. 205, Neapoli, 1552.

(3) Makittrick, *De febre Indiæ occident. maligna flava*, Balding, t. I, p. 91.

(4) Fouquet, *Obs. sur la Constitution des six premiers mois de l'an* V, *à Montpellier*. Montpellier, 1798 (*passim*).

(5) Berthe, *Précis hist. de la maladie qui a régné dans l'Andalousie*, p. 135. Paris, 1802.

(6) Sprengel, *Hist. de la Méd.*, trad. Jourdan, t. II, chap. IX. *Maladies nouvelles*. Paris, 1835.

Je mets au premier rang Godefroy Gruner dont l'immense érudition s'allie à une connaissance approfondie des faits médicaux de tous les temps et de tous les lieux. Dans l'ordre d'idées dont je m'occupe, son livre intitulé : *Morborum antiquitates* (1), est une œuvre à part dont on doit également louer le plan et l'exécution.

La succession de Gruner, si je puis ainsi dire, est échue à son compatriote, M. Charles Hecker, savant professeur de Berlin, dont je redirai plus d'une fois le nom. Personne n'a élucidé avec une plus fructueuse persévérance tous ces problèmes d'archéologie médicale, et son passage dans cette carrière si peu suivie y laissera une trace profonde et durable. La valeur des emprunts que je lui ai faits justifiera le sentiment d'estime et de reconnaissance anticipée que m'avait inspiré la lecture de ses œuvres.

Depuis quelques années, les travaux de M. Hecker, hautement appréciés par un groupe de médecins français, épris comme lui de ces belles études, ont provoqué une heureuse émulation.

En 1836, M. Charles Bœrsch présenta à la Faculté de médecine de Strasbourg une dissertation inaugurale qui mérite d'être distinguée dans l'élite des écrits de ce genre.

Ce travail renferme de belles pages sur la question des grandes épidémies nouvelles et éteintes. On voit que l'auteur avait tout ce qu'il faut pour traiter, *ex professo*, un sujet qui ne se mêlait qu'incidemment à la question spéciale dont il poursuivait l'examen (2).

M. le professeur Fuster a exposé ce point de doctrine

(1) Gruner, *Morborum antiquitates*. Vratislaviæ, 1774.

(2) Ch. Bœrsch, *Essai sur la mortalité à Strasbourg*, *première partie*, chap. III, p. 78. — *Maladies épidémiques*. — *Maladies nouvelles*.

dans un des chapitres les plus substantiels de son livre (1). Le parallèle des *grandes* et des *petites épidémies* y est établi sur sa véritable base; et on ne peut aujourd'hui aborder le même sujet, sans prendre conseil de ce travail.

Enfin, M. Littré, en écrivant sa traduction d'Hippocrate (2), véritable monument élevé à l'honneur de la médecine française, a saisi avec empressement toutes les occasions d'interpréter les rapports de la pathologie ancienne avec celle de notre temps, et ses *arguments* tiennent en réserve de précieuses indications pour ceux qui voudront suivre le sillon qu'il a tracé. Le même auteur a publié, en 1836, un article qui contient en substance tout ce que la science possède de plus important sur les *grandes épidémies*. Si ce travail, moins esclave des exigences du recueil qui en a eu les prémices, avait reçu tous les développements que l'auteur était, mieux que personne, en état de lui donner, je déclare, sans fausse modestie, que je n'aurais jamais eu l'idée d'écrire le présent livre (3).

Il résulte de cet aperçu bibliographique que je n'ai pas manqué de modèles, lorsque j'ai entrepris moi-même les recherches dont j'offre le produit au public médical. Mais il faut reconnaître qu'en France ce terrain a été peu cultivé, et le mérite des travaux que nous possédons en ce genre est un motif de plus de regretter leur petit nombre et leur concision. On n'en compte aucun qui puisse prendre le titre que j'ai choisi. C'est la seule priorité à laquelle on me pardonnera de prétendre.

Il est opportun, avant d'aller plus loin, de rectifier une

(1) Fuster, *Maladies de la France, appendice*, première sect. Paris, 1840, p. 256.

(2) Hippocrate, *Œuvres complètes*, trad. E. Littré. Paris, 1839-1866, 10 vol. in-8.

(3) Littré, *Revue des Deux Mondes*, 1836, 4e série, t. V.

fois pour toutes un vice de langage très-commun, qui n'a pas peu contribué à perpétuer la confusion des maladies populaires les plus opposées par leur nature.

Le mot *peste* (*pestis* des Latins, λοιμος des Grecs) est un terme générique sous lequel on a longtemps compris toutes les épidémies très-graves. Galien, commentant un passage d'Hippocrate, distingue l'épidémie et la peste. La première est celle dont les cas se multiplient, dans un pays et un temps donnés ; la peste est une épidémie *très-pernicieuse* dont la mort est la terminaison ordinaire (1). Dans ce sens, la grippe serait simplement une épidémie, et le choléra moderne prendrait le nom de peste.

Tite-Live mentionnant une maladie qui avait régné à Rome et dans les environs, la qualifie de *pestilentielle*, ajoutant qu'elle se prolongea longtemps *sans devenir mortelle*.

Lancisi, interprétant ce passage, ne reconnaît pas une véritable peste à cette bénignité insolite ; et il juge en conséquence qu'il s'agissait probablement de fièvres paludéennes (2).

Il faut donc se méfier du mot peste qu'on lit dans les auteurs anciens, et qui a même été employé dans le sens figuré par les écrivains étrangers à la médecine, historiens, poëtes, orateurs. Ce n'est qu'à partir du VIe siècle que cette désignation a conquis le droit exclusif de représenter la *peste d'Orient*, inguinale ou bubonique.

Quoique la langue médicale soit devenue plus correcte, l'habitude est encore la plus forte, et il ne manque pas de médecins qui persistent invariablement à qualifier de *peste* toutes les grandes maladies populaires. Cette synonymie qui n'est excusable que dans le sens métaphorique, doit être sévèrement éconduite du vocabulaire orthodoxe,

(1) Galien, édit. Kuhn, t. XV, p. 429.
(2) Mariæ Lancisi, *Opera*, § 9, 1718. *De adventitiis romani cœli qualitatibus.*

comme donnant, au point de vue historique et nosologique, une idée fausse de la nature des maladies qu'elle confond.

On connaît ce mot de Sydenham : La plupart des maladies aiguës viennent de Dieu, les maladies chroniques sont notre propre ouvrage. « *Acutos dico ut plurimos Deum habent* » *auctorem, sicut chronicos ipsos nos* (1). »

Cette distinction pourrait être appliquée aux épidémies, divisées en deux grandes classes.

Les unes dépendent des vices de notre hygiène physique et morale, et nous devons, dans une certaine mesure, encourir la responsabilité de leur origine, de leur développement, de leur reproduction.

Les autres naissent par les seules forces de la nature, c'est-à-dire qu'aucune combinaison humaine ne peut en préparer et en provoquer l'explosion.

Celles-ci sont les *grandes épidémies* ou *épidémies* proprement dites.

Comme les anges exterminateurs des livres saints, elles s'abattent, quand l'heure a sonné, sur les réunions d'hommes et couchent dans la tombe des générations entières. Leur tâche accomplie, elles disparaissent sans qu'on puisse dire si leur retraite sera temporaire ou définitive.

Voici l'énumération sommaire des attributs caractéristiques que leur assigne l'observation.

Apparitions intermittentes à long terme, invasion soudaine, étiologie ignorée et sans rapport appréciable avec les causes communes, domination universelle, léthalité rebelle à tous les efforts de l'art, spécificité profonde,

(1) Sydenham, *Dissertatio epistol. ad Guillielmum Cole, opera omnia*, t. I, p. 242.

aspect étrange sans analogue parmi les maladies connues (1).

Tout est mystère dans ces fléaux extraordinaires, et c'est par là qu'ils se distinguent des *petites épidémies*. Celles-ci sont des maladies vulgaires, momentanément douées d'une force accidentelle de rayonnement. Leur source, leur extension et toutes les circonstances qui s'y rapportent, rentrent sous les lois communes de la pathologie. Je ne dirais pas la vérité tout entière, si je n'ajoutais qu'elles ont contracté certaines apparences insolites qui les rapprochent des grandes épidémies. Elles ont en effet dans leur constitution un je ne sais quoi qu'on s'accorde à désigner, faute de mieux, sous le nom d'*élément épidémique*.

Je n'ai point tracé, on peut m'en croire, un portrait de fantaisie des grandes maladies populaires. On en vérifiera la ressemblance quand je passerai en revue celles dont l'histoire nous a gardé le souvenir.

La première (car nos renseignements ne vont pas au delà), éclata au ve siècle avant notre ère, et elle est restée célèbre sous le nom de *peste d'Athènes*. La dernière, fléau de notre temps, atteste, sous nos yeux mêmes, la réalité de ces épreuves terribles, infligées périodiquement à la famille humaine.

L'ensemble de ces épidémies représente un groupe nosologique qui, sous tous les rapports, mérite d'être étudié à part.

Je serai bref dans les notions générales qui vont suivre, et que j'aurai plus tard de nombreuses occasions de développer.

(1) M. Daremberg considère l'épidémie comme une maladie sévissant sur un grand nombre d'individus à la fois, ordinairement grave, *souvent nouvelle*. (Hippocrate, *Œuvres choisies*, trad. Daremberg, p. 226, 1843.)

La seule différence qui me sépare ici de mon savant confrère, c'est que, pour moi, la nouveauté est surtout le partage des grandes épidémies.

D'où proviennent les grandes épidémies? Cette question a servi de texte et de prétexte à bien des divagations arbitraires. L'imagination des auteurs, même les plus graves, n'a pas reculé devant des hypothèses bizarres ou extravagantes qu'on n'ose pas reproduire.

En désespoir de cause, on est allé chercher dans les régions sidérales ce qu'on ne trouvait pas autour de soi. L'action du soleil, de la lune, des conjonctions planétaires a été invoquée par l'astrologie ancienne qui a affiché si longtemps la prétention de résoudre le problème.

Peut-être faudrait-il un peu d'indulgence pour des folies qui se montrent encore dans ce siècle si justement fier de ses lumières. Les vieux astrologues n'ont-ils pas laissé des héritiers qui ont exhumé, au profit de l'étiologie cholérique, l'intervention de certaines planètes qui ne s'en doutent guère? Je sais bien que ce qui était, au moyen âge, un système publiquement enseigné dans les écoles, et défendu par de grands esprits comme une vérité démontrée, ne peut être aujourd'hui que la tentative isolée d'un cerveau creux en quête de ridicule. C'est notre invincible ignorance qui explique la force de reproduction de ces préjugés. Confions-nous, pour déchirer ce voile, aux promesses de l'avenir. Mais rendons hommage à la sagesse d'Hippocrate qui dédaignait les hypothèses et se renfermait dans sa formule du *Quid divinum* qu'on lui a tant reprochée parce qu'on ne l'a pas comprise.

Que gagne-t-on à mettre ces grandes maladies sous la dépendance d'un concours indéterminé d'influences *telluriques*, tant qu'on n'aura ni précisé leur nature et leur mode d'agir, ni surtout justifié de leur existence? Nul doute que la généralité de la cause ne s'accorde assez bien avec l'expansion sans limite de l'effet qu'on lui attribue. Mais ce n'en est pas moins une explication arbitraire qui échappe à tout moyen de vérification ou de contrôle.

M. Hecker défend avec chaleur l'étiologie *cosmique* qui attribue les épidémies aux grands troubles dans l'ordre physique. D'après lui, la coïncidence serait constante et trahirait un rapport de causalité.

Je veux bien admettre que dans les cas où ces influences déploient un certain degré d'intensité, leur intervention hâte ou favorise l'explosion d'une maladie imminente; mais je nie qu'elle ait le pouvoir de l'engendrer.

Une hypothèse qui invoque l'ascendant combiné des deux influences les plus générales et les plus actives qu'on puisse accuser de provoquer les épidémies, mérite d'être prise en considération, non pour lui reconnaître la valeur d'une vérité définitive, mais pour lui accorder une certaine part de probabilité scientifique. Cette théorie n'a pu être suggérée que par l'interprétation judicieuse des recherches et des rapprochements historiques que renferment les archives de la médecine.

D'après l'ensemble de ces données, M. le professeur Fuster a été porté à croire que le secret si vainement poursuivi des grandes épidémies pourrait bien être dans une *combinaison indéterminée de causes cosmiques et d'influences morales et politiques* (1). Le concours de ces influences précéderait, d'après lui, avec une constance significative, l'explosion des grands fléaux populaires qui ont désolé le monde.

A l'appui de ce système, l'auteur s'est chargé de réunir les faits qui établissent la descendance légitime de ces maladies par rapport aux perturbations de l'ordre moral. Je ne le suivrai pas dans l'exposition habilement présentée de ces grandes crises. J'accorde volontiers que la coïncidence n'a jamais été en défaut depuis la peste d'Athènes jusqu'au choléra de notre temps.

(1) Fuster, *Des Maladies de la France*, p. 261 et suiv.

Quant à la filiation qui relierait la génération des grandes épidémies aux influences cosmiques extraordinaires, M. Fuster en a emprunté les preuves à Noah Webster, physicien américain du commencement de ce siècle. Ce savant a réuni, depuis les temps historiques jusqu'en 1789, tous les documents relatifs à l'agitation désordonnée des éléments, tels que : éruptions volcaniques, tremblements de terre, comètes, météores ignés, chaleurs et froids excessifs, pluies et sécheresses insolites, tempêtes, apparitions de sauterelles, disettes, famines, etc. Après avoir rapproché les dates de ces phénomènes, des époques assignées à l'apparition des épidémies, il a vérifié que les deux faits n'ont jamais marché l'un sans l'autre, et il en conclut, un peu arbitrairement, que la production des épidémies est subordonnée à l'action de ces influences (1).

C'est par la conspiration de ces deux ordres de causes que M. Fuster essaie d'expliquer le mode de formation des grandes maladies populaires. L'auteur ne propose pourtant son système qu'avec réserve, et il serait le premier à reconnaître qu'il n'a pas prévenu toutes les objections. Je me contenterai de la suivante :

Quelle que soit la généralité d'action qu'on veuille bien attribuer à la double influence dont on suspecte les effets, elle ne saurait répondre à l'universalité des grandes épidémies. L'expérience prouve qu'elles ne se bornent pas à notre hémisphère, mais qu'elles se répandent, n'importe comment, dans toutes les parties du monde. Peut-on attribuer cette ubiquité à la combinaison des perturbations morales et météorologiques dont les causes doivent être si variables ?

(1) Noah Webster, *A brief history of epidemic and pestilential Diseases, with the principal phenomena of the physical world which precede and accompany them, and observations deduced from the facts Stated.* Hartford, 1799.

N'est-il pas évident d'ailleurs que cette étiologie laisse dans l'ombre un côté très-important de la question, puisqu'elle ne peut expliquer la spécificité originale des maladies qui en seraient le produit? Au VIe siècle, nous verrons éclater, à peu d'années de distance, la Peste inguinale, la Variole, la Rougeole. Est-il admissible que ces trois entités morbides, radicalement distinctes, soient l'œuvre de l'action combinée des mêmes facteurs ?

En somme, l'hypothèse nouvelle proposée par M. Fuster serre le but de plus près, mais ne l'a pas encore atteint ; et l'on peut se remettre à l'œuvre, en supposant que la solution désirée ne dépasse pas à tout jamais la portée de l'esprit humain.

Je ne viens pas, Dieu m'en garde, grossir le nombre de ces théories. Mais je me suis souvent demandé si ces causes qui exercent tant la sagacité des savants, ne proviendraient pas des mutations internes survenues dans les dispositions des masses, après une longue et inexplicable incubation. Ainsi éclateraient spontanément les affections populaires, comme on voit survenir la maladie sporadique chez un individu préparé à son atteinte.

L'étude des sociétés humaines, dans le temps et dans l'espace, démontre que chacune d'elles a son tempérament, son idiosyncrasie, sa constitution apparente, son activité intérieure, ou, pour parler comme Barthez, ses forces agissantes et ses forces radicales.

C'est dans l'ensemble de ces rapports et dans la proportion variable des facultés qu'ils traduisent, que réside la vie sociale, tantôt expansive et vigoureuse, tantôt énervée et languissante; ici réfractaire aux influences mauvaises, là fatalement condamnée à les ressentir.

Quand les populations sont profondément modifiées,

elles offrent aux épidémies une proie plus facile, et c'est bien moins dans les agents extérieurs que dans l'activité intime de l'organisme qu'il faut en chercher la raison.

Mais je m'arrête parce que je m'aperçois que sous les apparences d'une explication, je m'en tiens strictement à l'expression des faits, et je m'empresse de passer à un autre point de vue.

La science est-elle parvenue à établir les lois qui régissent les explosions des épidémies nouvelles, leurs disparitions momentanées, leurs retours éventuels, leur extinction définitive? Je suis obligé de convenir que nous n'en sommes à peu près, sur ce point, qu'à la simple constatation des phénomènes. Or, l'observation ne nous apprend qu'une chose : c'est que ces grands fléaux sont heureusement rares et largement espacés dans la succession des siècles. C'est pour cela qu'on attend encore et qu'on attendra longtemps le Newton appelé à calculer les évolutions de ces étranges météores de l'ordre pathologique.

Sydenham pensait qu'une observation soutenue, à laquelle ne pourrait suffire la vie d'un homme, finirait par déterminer la marche de certaines maladies qui font le tour du globe et reviennent, avec les mêmes caractères, après un certain temps. Il les comparait aux comètes, et supposait qu'on fixerait aussi leur point d'arrivée et leur point de plus grand éloignement, suivant les temps et les lieux. Nous savons que cette conjecture du médecin anglais est loin encore d'être vérifiée dans les termes qui l'expriment.

Les chercheurs de causes finales ont émis l'idée que la vie collective des peuples se retrempe en quelque sorte dans ces violentes épurations ; et que la civilisation, débarrassée, par ces ébranlements, des impuretés qui en retardent la marche, inaugure une ère nouvelle. Cette supposition, plus poétique que réelle, expliquerait au moins la rareté relative des grandes épidémies. Si elles s'étaient multipliées, comme les petites épidémies de l'ordre commun, ces prétendues épurations de notre espèce auraient bientôt abouti à sa destruction complète.

Que savons-nous sur le mode de propagation des épidémies? C'est ici que la féconde imagination des médecins s'est donné carrière. Mais ces hypothèses prématurées ont été promptement délaissées quand on les a surprises en pleine contradiction avec les faits. Je ne perdrai pas mon temps à reproduire cette insipide revue. J'aime mieux dire ce que nous apprend la simple observation, pure de tout alliage systématique.

Rien n'arrête la marche des grandes épidémies. Partout où elles se portent, elles frappent tous les âges, tous les sexes, tous les tempéraments, toutes les races, toutes les conditions sociales. On a remarqué cependant qu'elles sont plus fatales aux classes abruties par la débauche ou énervées par la misère.

Il est prouvé que ces maladies viennent de l'Orient à l'Occident, suivant le mouvement du système planétaire. C'est notre ignorance qui qualifie de *caprices* les inégalités bizarres de leur marche : autre inconnue à dégager!

Après avoir attribué leur extension au rayonnement d'un foyer infectionnel, imaginé pour les besoins de la cause, on a prétendu surprendre, dans la succession de leurs ravages, une filiation directe et continue qui relierait ensemble tous les cas morbides, comme les anneaux d'une chaîne.

Il est hors de doute que la contagion est leur compagne assidue, et quelques auteurs ont même voulu la leur associer comme un caractère inaliénable. La vérité est qu'elle ne remplit qu'un rôle secondaire dans le progrès de leur développement.

L'incohérence de la marche des grandes épidémies, les

sauts et les bonds qui les transportent inopinément à des distances éloignées, sans toucher les intermédiaires, leurs retours sur les lieux qu'elles ont déjà visités, leur explosion instantanée sur les points opposés des cités populeuses : toutes ces considérations réunies rendent au génie épidémique, abstraction faite du mode virulent, sa complète indépendance. Dans leur course à travers le monde, ces fléaux cosmopolites se propagent par leur activité propre, en vertu d'une attribution primordiale.

Toute épidémie vraie porte avec elle un cachet dont elle ne se sépare jamais, et qui ne trompe pas l'œil exercé du médecin. Le groupe de symptômes qui la traduit est pathognomonique dans toute l'étendue du mot. Devant cette image indélébile, le diagnostic ne peut hésiter longtemps.

L'excessive gravité de ces symptômes est attestée par ce fait trop certain que l'art qui les combat avoue son impuissance absolue. Cette résistance aux méthodes et aux remèdes est un trait caractéristique.

Comment les épidémies cessent-elles? Quelle est la cause qui réduit graduellement le nombre et la léthalité des cas individuels, de telle sorte qu'on peut prédire le terme prochain de la maladie générale? Au moment où elle déploie toute sa fureur, on dirait qu'elle ne sera assouvie que lorsqu'elle aura épuisé toutes les victimes.

Jusqu'à ce jour (car rien ne garantit l'avenir), l'expérience est heureusement plus rassurante. Nous savons que les épidémies qui semblent avoir reçu la mission d'anéantir la race humaine, s'arrêtent devant une invisible barrière. Tout rentre enfin dans l'ordre accoutumé, et il ne reste de tant de désastres que les vides creusés par la mort, et le deuil des survivants qui pleurent leurs pertes.

Ce fait d'observation qui offre, par lui-même, un si

haut intérêt, n'est pas facile à expliquer et a suggéré bien des hypothèses. Faut-il croire que le génie épidémique perd peu à peu son activité, à la manière d'un poison dont l'altération graduelle aurait atténué et détruit la vertu toxique? Seraient-ce les organismes qui finiraient par s'acclimater et supporteraient sans réagir des impressions irrésistibles dans l'origine? Est-ce dans une modification indéterminée de l'air qu'il faudrait rechercher ce secret? On sait combien cette étude est encore peu avancée malgré les efforts persévérants de la science, et je puis bien avouer que je ne suis pas complétement satisfait des vagues approximations qu'elle nous donne. Que d'espérances n'avait-on pas fondées, un moment, sur l'ozone et sa prétendue influence sur les épidémies! Que reste-t-il de ces travaux? Des résultats intéressants, sans application pratique.

Je ne pousserai pas plus loin ces considérations générales. Le moment est venu d'écrire l'histoire des grandes maladies populaires éteintes ou nouvelles, qui se reconnaissent à ce triple attribut: étrangeté des symptômes, domination universelle, léthalité indomptable. L'ordre de leur étude est naturellement indiqué par leur succession chronologique.

Voici les espèces que j'ai cru devoir comprendre dans ce groupe.

La *peste d'Athènes*, la *peste Antonine*, l'*épidémie du règne de Gallus*, la *peste d'Orient*, les *fièvres éruptives nouvelles*, la *maladie gangréneuse* du moyen âge, la *peste noire* du XIVe siècle, la *suette anglaise*, la *syphilis*, le *choléra morbus* de notre temps.

J'aurai l'occasion, chemin faisant, de mettre sous les yeux de mon lecteur quelques documents relatifs à certaines épidémies mentionnées par les vieux auteurs, qui nous ont laissé à deviner des énigmes nosologiques.

On s'étonnera peut-être de ne pas trouver dans l'énumération qu'on vient de lire, une épidémie qui a plusieurs fois parcouru le monde depuis le xve siècle, sous les noms d'*Influenza*, *Coquette*, *Petite-Poste*, *Follette*, *Tac*, *Horion*, *Grippe*. Mon excuse sera facile.

La grippe n'est en réalité qu'une maladie vulgaire, connue de toute antiquité sous la dénomination de *catarrhe*. Depuis qu'elle a ostensiblement affecté la forme épidémique, elle s'est portée à plusieurs reprises dans toutes les parties du globe. Elle a donc de commun avec les grandes épidémies l'universalité de sa domination à un moment donné. Mais là se borne la similitude.

Sans doute, cette affection dont nous précisons nosologiquement la nature, renferme un élément qui nous échappe. « Nous ne connaissons le tout de rien, » a dit Montaigne. Mais nous pouvons la soumettre à l'analyse clinique et traiter avec assurance cette combinaison intime d'un double état nerveux et catarrhal. C'est ainsi que l'art dirigé par l'expérience peut se faire honneur de bien des succès qui lui sont interdits avec les grandes épidémies. Ce qu'il y a de nouveau dans la grippe, c'est son rayonnement illimité : mais elle est restée au fond ce qu'elle était sous les yeux d'Hippocrate.

M. le Dr Calmeil a décrit, avec toute l'autorité d'une science spéciale, les *grandes épidémies de délire* qui ont donné autrefois le navrant spectacle de toutes les défaillances de la raison humaine, de toutes les formes de la folie partielle, de toutes les perversions de la vie nerveuse (1).

C'est avec intention que j'ai gardé le silence sur cette classe de maladies. Outre que je ne pouvais songer à re-

(1) Calmeil, *De la folie, considérée sous le point de vue pathologique, philosophique, historique et judiciaire.... Description des grandes épidémies de délire qui ont atteint les populations d'autrefois et régné dans les monastères.* Paris, 1845.

faire ce qui avait été déjà si bien fait, il est évident que M. Calmeil ne prend pas ces mots : *Grandes épidémies* dans le sens que je leur donne. La *démonomanie*, la *lycanthropie*, la *spectropathie*, la *chorémanie* ou *danse de Saint-Guy*, le *tarentisme*, la *théomanie convulsive*, forment un groupe de *névroses* qui se séparent radicalement des épidémies vraies, non-seulement par leurs noms si expressifs, mais aussi par tous leurs attributs nosologiques. Quelle qu'ait été leur diffusion, on ne les a jamais qualifiées de *pestes*. C'est que leur origine doit être recherchée dans le monde des idées, et leur mode de propagation dans une faculté de l'instinct imitateur. Tantôt leur action porte sur l'intelligence et suscite les aberrations mentales les plus étranges. Tantôt elle retentit sur les appareils sensitifs et moteurs, et amène des troubles fonctionnels dont la gravité apparente reste étrangère à toute altération anatomique appréciable.

Cette brève indication préviendra, j'espère, le reproche que j'aurais pu encourir par une omission préméditée.

ÉTUDE

SUR

LES MALADIES ÉTEINTES

ET LES

MALADIES NOUVELLES

POUR SERVIR

A L'HISTOIRE DES ÉVOLUTIONS SÉCULAIRES DE LA PATHOLOGIE

CHAPITRE PREMIER

DE LA GRANDE ÉPIDÉMIE DU Ve SIÈCLE AVANT L'ÈRE CHRÉTIENNE (PESTE D'ATHÈNES)

La première épidémie bien connue, éclata à Athènes, l'an 428 avant J.-C. Cette circonstance lui a valu le nom qu'elle porte et qui semble la confiner exclusivement dans cette circonscription locale. J'aurai bientôt à redresser cette erreur trop répandue, même parmi les médecins. Nous verrons alors que les documents historiques précisent son point de départ, signalent particulièrement sa station meurtrière dans la capitale de l'Attique, mais en indiquent plusieurs autres, et ne fixent pas de terme à sa propagation ultérieure. Elle inaugure donc, au moins pour nous, l'entrée en scène de ces épidémies cosmopolites qui se remplacent dans le cours des âges, et infligent un tribut inexorable à la famille humaine. Ce n'est pas sans regret que nous sommes condamnés à resserrer nos études dans une période relativement aussi limitée de notre histoire; mais nos informations dignes de foi ne remontent pas plus haut. Les ténèbres qui voilent les temps antérieurs, l'insuffisance ou le défaut de traditions authentiques, refusent à la science une base solide d'observations. On découvre sans doute, en feuilletant les vieilles chroniques, les récits épars de quelques épidémies qui attirent et retiennent l'attention; mais ils manquent de précision technique, et leur forme trahit l'inexpérience médicale de leurs auteurs. On peut bien essayer, sur la nature des maladies qu'ils signalent, quelques hypothèses plus ou moins vraisemblables; mais le lien qui les unit à la série nosologique nous échappe. Ce sont des matériaux certainement très-précieux qu'il nous est interdit de mettre à leur place dans le système de la pathologie.

Si l'histoire médicale des époques lointaines reste muette ou bégaie quelques réponses timides quand on l'interroge sur ces grandes commotions de la santé publique; si elle a légué aux Œdipes de l'avenir bien des énigmes restées indéchiffrables, une bonne fortune inattendue nous a valu les renseignements les plus exacts et les plus détaillés sur la célèbre maladie qui fait le sujet de ce chapitre.

Thucydide résidait à Athènes lorsque l'épidémie s'y déclara. Il en fut atteint lui-même, et n'en réchappa que par une faveur du sort. Ému par tant de désastres, il conçut la généreuse pensée d'être utile aux populations menacées en racontant ce qu'il avait vu. Il ne se contenta pas de retracer les navrantes péripéties du drame dont il avait contemplé les scènes avec ce sang-froid que donne l'habitude du champ de bataille. Il prit d'une main ferme la plume médicale, et décrivit l'horrible maladie avec une finesse d'observation qui pourrait encore servir de modèle. En rédigeant ce récit, l'illustre écrivain n'enrichit pas seulement, d'une admirable page, son histoire magistrale de la guerre du Péloponèse. Il fit de plus une bonne action, et la science lui doit de la reconnaissance pour avoir suppléé, par ce document unique, à l'inexplicable mutisme des médecins témoins, comme lui, de l'épidémie régnante. C'est vainement, en effet, qu'on cherche dans leurs écrits, une trace de cette catastrophe sans précédents. Thucydide nous apprend qu'ils furent prodigues et victimes de leur dévouement, pendant la durée de l'épidémie. Cet honorable témoignage excuse, sans la justifier, leur étrange abstention. Serait-ce que ces révolutions passagères et accidentelles dans l'ordre pathologique semblables à certains météores fugitifs et mobiles du monde physique, étaient censées alors éluder les lois générales qui règlent la marche habituelle et permanente des phénomènes de la nature vivante? Et dans cette persuasion, la science, encore à ses premiers rudiments, se croyait-elle le droit d'abriter son indifférence derrière l'adage vulgaire : *rara non sunt artis?* Hippocrate venait cependant révéler les grandes perspectives que l'étude des maladies populaires ouvre à l'art de guérir. Mais son enseignement n'avait pu encore porter ses fruits; et on peut affirmer que, sans la bonne inspiration de Thucydide, le souvenir de ce mémorable épisode ne serait pas venu jusqu'à nous (1).

Quatre cents ans plus tard, Lucrèce, ce brillant poëte, qui partageait sa vie entre les lettres et les sciences, fut

(1) Les documents recueillis plus tard par l'histoire ne sont que des extraits presque textuels de Thucydide. Diodore de Sicile, qui écrivait du temps de César et d'Auguste, rappelle les chiffres approximatifs de la mortalité générale ; mais il ne dit pas un mot des symptômes. (Voy. *Biblioth. hist.*, lib. XII, p. 110. Hanoviæ, MDCIIII.)

frappé de la lugubre majesté du sujet, en relisant la relation de l'historien grec, et se mit à l'œuvre pour en reproduire les traits principaux. Ce tableau où il a prodigué les plus vives couleurs de sa palette (*ut pictura poesis*), couronne noblement le dernier chant de son poëme *De natura rerum*. On y voit résumés avec une rare flexibilité d'accents, les symptômes variés de la maladie ; sa marche rapide et menaçante, les effroyables mutilations qu'elle provoquait, toutes les phases, en un mot, de cette lutte impuissante contre la douleur et la mort. Jamais la médecine n'avait revêtu d'une forme plus élégante ses images réputées ingrates ou hideuses. J'ajoute que cette alliance inusitée avec la poésie, loin d'altérer la vérité des faits, lui a donné au contraire plus de relief et d'éclat.

Les diverses traductions françaises du récit de Thucydide laissent, en général, beaucoup à désirer. Je me suis efforcé d'en éviter les défauts, et je crois pouvoir garantir au moins l'exactitude médicale de la version que je donne. J'aurais pu, à la rigueur, me contenter d'extraire la description des symptômes qui remplissait mon but. Mais je me suis fait un scrupule de rien retrancher à ce tableau de maître dont les détails concourent à l'harmonie de l'ensemble, et qui représente, par sa date et le fini de son exécution, un véritable monument dans l'histoire générale des épidémies.

Je laisse donc la parole à Thucydide. Je chercherai ensuite le sens médical de son récit (1).

(L'AN 2 DE LA LXXXVIIIe OLYMPIADE — 428 ANS AVANT J.-C.)

« A l'entrée de l'été, les Péloponésiens et leurs alliés » pénétrèrent par deux points dans l'Attique, comme

(1) Θουκυδίδου περι του πελοποννησιακος πολεμου βιβλια η̄ — Thucydidis *de bello peloponesiaco*, libri VIII, p. 130-135. *Excudebat Henricus Stephanus*, MDLXXXVIII.

» l'année précédente, sous la conduite d'Archidamus, fils » de Zeuxidamus, roi des Lacédémoniens ; et après avoir » dressé leur camp, ils se mirent à dévaster le pays. Peu » de jours après, une maladie éclata à Athènes. On assu- » rait qu'elle avait déjà sévi à Lemnos et dans plusieurs » autres lieux. Mais ce qui est certain, c'est que, de mé- » moire d'homme, on n'avait vu nulle part une épidémie » aussi meurtrière. Les médecins étaient désarmés devant » un mal qu'ils ne connaissaient point, et la mort les frap- » pait d'autant plus qu'ils soignaient plus de malades. » Contre un fléau qui déjouait tous les efforts humains, » il ne restait, pour dernière espérance, que la prière au » pied des autels et le recours à l'assistance des dieux. » Mais tout cela fut inutile, et dès lors les habitants » d'Athènes, se sentant inévitablement voués à la mort, » se résignèrent à leur destin, sans rien tenter pour le » conjurer.

» On prétend que l'épidémie commença dans l'Éthiopie, » située au delà de l'Égypte. Bientôt après, elle gagna » l'Égypte et la Lybie, d'où elle se propagea dans la plus » grande partie des États du roi de Perse. Tout à coup elle » s'introduisit dans Athènes par le Pirée, ce qui fit qu'on » accusa les Péloponésiens d'avoir empoisonné les puits » de ce quartier. (Il n'y avait pas encore de fontaines.) » Bientôt la maladie envahit la ville haute avec un redou- » blement de fureur. Permis à d'autres, médecins ou non, » de proposer des conjectures plus ou moins vraisembla- » bles sur l'origine de ce désastre, et sur les causes dont » le concours a été assez puissant pour le produire. Quant » à moi, je vais raconter les faits tels qu'ils se sont passés » sous mes yeux, afin que, si cette calamité devait se » renouveler, ces renseignements exacts puissent venir » en aide à ceux qui l'observeraient pour la première fois. » Je suis d'autant plus autorisé à parler ainsi, que j'ai été

» atteint moi-même et que j'ai vu les autres malades.

» On est généralement d'accord pour reconnaître qu'il » n'y eut guère cette année d'autre maladie. Celles qui se » déclaraient ne tardaient pas à prendre tous les carac- » tères de l'épidémie régnante (1). Le plus souvent c'était » au milieu de toutes les apparences de la santé, qu'on » voyait, brusquement et sans cause appréciable, surgir » les symptômes suivants:

» Le malade ressentait d'abord une chaleur excessive à » la tête. Les yeux étaient rouges et enflammés. La lan- » gue et l'arrière-gorge prenaient rapidement une couleur » sanglante. L'haleine était horriblement fétide. Bientôt » survenaient des éternuments répétés, et la voix prenait » un timbre rauque. Peu après, le mal gagnait la poitrine » et provoquait une toux violente : lorsqu'il se fixait sur » l'estomac, les malades avaient des nausées et vomis- » saient, avec de vives douleurs, des flots d'humeurs » bilieuses, comme disent les médecins. La plupart étaient » tourmentés par un hoquet incessant, accompagné de » violentes convulsions, passagères chez les uns, plus » tenaces chez d'autres. La peau n'était ni chaude au tou- » cher, ni jaune, mais rougeâtre, livide, et se couvrait de » petites pustules et d'ulcères (2). L'ardeur intérieure qui » consumait les malades était telle qu'ils ne pouvaient » supporter les plus simples vêtements ni la moindre » couverture : ils préféraient rester entièrement nus et » aspiraient à se plonger dans l'eau froide. Il y en eut un » grand nombre qui, trompant la vigilance de leurs gar- » diens, se précipitèrent dans les puits pour tâcher de » calmer les tourments de leur soif. Du reste, on avait

(1) Cette circonstance, si souvent vérifiée depuis pendant le cours des maladies populaires, avait assez frappé Thucydide pour qu'il y revienne dans un autre passage.

(2) Φλυκταίναις μικραις καὶ ελχεσιν.

» constaté que ceux qui buvaient largement n'étaient pas » plus soulagés que ceux qui étaient privés de boisson. » L'agitation ne laissait pas un instant de repos. L'in- » somnie était constante. Chose digne de remarque ! les » progrès de la maladie n'épuisaient pas les patients qui » soutenaient, au contraire, la lutte avec plus de vigueur » qu'on ne l'aurait supposé. Aussi la plupart ne succom- » baient à l'ardeur dont ils étaient dévorés que vers le » septième ou le neuvième jour, conservant encore un reste » de force. Chez ceux qui dépassaient ce terme, le mal » s'emparait du bas-ventre et provoquait l'ulcération de » l'intestin, suivie d'énormes déjections alvines qui ame- » naient un affaiblissement mortel (1).

» C'est ainsi que la maladie, qui commençait par la » tête, finissait par s'étendre des parties supérieures à tout » le reste du corps. Quand les sujets avaient pu résister à » ces terribles assauts, le mal se portait sur les extrémités, » et la gangrène dévorait les organes génitaux, les doigts » des mains et des pieds. Chez plusieurs ces parties mor- » tifiées se détachèrent, et la guérison s'ensuivit. D'au- » tres survécurent à la destruction de leurs yeux. On en » vit qui, entrant en convalescence, avaient complète- » ment perdu la mémoire. Ils n'avaient plus conscience » d'eux-mêmes et ne reconnaissaient pas leurs amis.

» Cette effroyable maladie, dont aucune expression ne » saurait rendre l'idée, dépassait, par sa violence, la por- » tée des forces humaines. Mais ce qui prouve bien qu'elle » différait essentiellement des maladies ordinaires, c'est » que les oiseaux de proie et les autres animaux qui se

(1). On ne saurait trop admirer la sagacité de Thucydide lorsque on le voit attribuer à l'ulcération (ελκωσεως) de l'intestin les évacuations colliquatives qui emportaient les malades. Il devançait aiusi de vingt-trois siècles la découverte d'un fait anatomo-pathologique qui devait être si abusivement généralisé par l'école de Broussais.

» repaissent des débris de l'homme, se tinrent éloignés » des nombreux cadavres qui gisaient sans sépulture. » Ceux qui y touchèrent furent aussitôt terrassés. Il est » de fait qu'on ne voyait aucune de ces espèces d'oiseaux » ni à l'entour des corps morts, ni ailleurs. Les chiens, » vivant en compagnie de l'homme, rendirent, par cela » même, plus frappante la particularité que je signale.

» Telle est la description générale de cette maladie, et » je passe à dessein plusieurs formes plus ou moins » affreuses qui se diversifiaient, suivant les individus. » Pendant tout ce temps-là, les maladies communes ces- » sèrent de se montrer à Athènes. Toutes celles qu'on » voyait, portaient invariablement le cachet de l'épidémie.

» La mort n'épargnait pas plus les malades les mieux » soignés que ceux qui étaient dénués de tout secours. On » ne pouvait compter sur l'efficacité d'aucun remède ; car » ce qui paraissait avoir été utile à l'un, était nuisible à » l'autre. Les personnes robustes ou chétives étaient éga- » lement frappées. Rien ne pouvait préserver des atteintes » de ce mal. Ce qu'il y avait de plus terrible encore, c'était » que tous ceux qui se sentaient attaqués éprouvaient aus- » sitôt un tel découragement qu'ils désespéraient de leur » salut, et s'abandonnaient eux-mêmes sans rien faire » pour se soustraire à la mort.

» Il faut savoir que la maladie se communiquait à ceux » qui approchaient les malades, comme cela arrive aux » animaux en temps d'épizootie ; et ce fut là la cause prin- » cipale de l'extension de la mortalité. D'une part, les » citoyens épouvantés du danger de ces contacts, refu- » saient de se porter secours mutuellement, et les malades » mouraient dans l'abandon. Aussi y eut-il bien des mai- » sons littéralement dépeuplées, parce que personne ne » consentait à soigner leurs malheureux habitants. D'un » autre côté, ceux qui se décidaient à affronter la conta-

» gion, tombaient victimes de leur courage. Tel fut, en » particulier, le sort de ceux qui, écoutant la voix de » l'honneur, s'oubliaient pour se dévouer à leurs amis. Du » reste, l'entourage des malades, dominé par l'horreur » de ce spectacle, finissait par rester indifférent aux » plaintes des mourants. Mais ceux qui avaient eu le » bonheur de guérir, témoignaient la plus vive sympa- » thie pour les souffrances des patients et le sort de ceux » qui succombaient, soit parce qu'ils avaient éprouvé les » mêmes maux, soit parce qu'ils étaient, dès ce moment, » garantis contre une nouvelle atteinte. Car on avait » remarqué qu'on n'était pas repris une seconde fois, du » moins mortellement. Aussi les individus qui avaient » réchappé étaient-ils, pour tout le monde, un objet » d'envie : et eux-mêmes, dans l'ivresse de leur joie, se » berçaient de l'espoir d'être désormais à l'abri de toutes » les maladies.

» Le danger de l'épidémie était encore aggravé par » l'affluence des gens de la campagne qui se réfugiaient » dans la ville avec leurs bagages. Ces malheureux se » trouvaient dans la situation la plus déplorable. Faute » d'habitations suffisantes, ils étaient réduits à s'entasser » dans de petites huttes que les ardeurs de la saison ren- » daient suffocantes. Ils y mouraient misérablement, » étendus les uns sur les autres. Ceux qui avaient encore » un reste de vie, se traînaient dans les rues et autour des » fontaines, dans l'espoir d'apaiser leur soif. Les édifices » sacrés qui avaient été disposés pour servir d'asile, » regorgeaient de cadavres. Comme le fléau s'était mon- » tré inflexible, on avait perdu tout respect des choses » saintes. Les lois qui réglaient de tout temps les sépul- » tures furent également violées. Privés de leurs servi- » teurs moissonnés par la mort, et dépourvus de tout ce » qui eût été nécessaire, les citoyens eurent recours à de

» coupables expédients. Les uns, s'emparant des bûchers » qui avaient été dressés par d'autres, y déposaient le » corps qu'ils portaient et y mettaient le feu. On en vit » qui jetaient le cadavre sur celui qui était déjà la proie » des flammes, et se hâtaient de prendre la fuite.

» Ce désordre moral, suite naturelle de l'épidémie, alla » plus loin encore. On ne craignit plus de se livrer à des » actes blâmables dont on aurait rougi dans toute autre » circonstance. En voyant ces bouleversements soudains » de la fortune, les riches subitement enlevés, les pauvres » de la ville s'emparant immédiatement de leurs biens, » on en concluait qu'on n'avait rien de mieux à faire que » de jouir promptement, et sans frein, de ces faveurs » imprévues du sort, dans la persuasion que tout cela » allait s'éteindre avec la vie. Nul ne se préoccupait plus » de projets honnêtes, en face de la mort qui menaçait » d'en prévenir l'exécution. On ne recherchait, comme » bon et utile, que ce qui flattait, à l'heure présente, les » goûts et les passions; et dans cette voie, on n'était » retenu ni par la crainte des dieux, ni par les rigueurs » de la loi. Car on voyait la mort frapper indistinctement » les personnes religieuses et les impies. Et, d'un autre » côté, nul ne comptait vivre assez longtemps pour porter » la peine de ses méfaits. A défaut du jugement des » hommes, on savait que le Destin avait prononcé un » arrêt irrévocable, et, avant de le subir, on était résolu » à mener joyeuse vie jusqu'au dernier moment.

» En résumé, les habitants d'Athènes étaient sous le » coup d'un double malheur : la mort faisant sa moisson » dans l'enceinte de la ville, et l'armée ennemie portant » le fer et le feu dans les campagnes.

» Dans ces douloureuses conjonctures, on se répétait » naturellement une ancienne prédiction que les vieil- » lards retrouvaient dans les souvenirs de leur jeunesse :

» *La guerre Dorique et la peste viendront de compagnie*. On se » demandait, à ce propos, si c'était la *peste* ou la *famine* » qui avait été annoncée (1). Mais en pleine épidémie, on » s'accorda à interpréter l'oracle dans le sens de la *peste*, » dont on était alors témoin. J'estime néanmoins que si » une nouvelle guerre Dorique venait à éclater, et qu'elle » coïncidât, cette fois, avec la *famine*, on ne manquerait » pas d'adopter cette explication. On racontait aussi que » les Lacédémoniens ayant consulté l'oracle sur l'issue » de la guerre, la réponse avait été que la victoire appar- » tiendrait à ceux qui combattraient le plus vaillamment, » et que le Dieu lui-même leur accorderait son appui. » Or les événements présents paraissaient justifier, en » tous points, cette prédiction. Car la maladie commença » au moment même de l'entrée des Péloponésiens dans » l'Attique ; et c'est à peine si elle se montra dans le Pélo- » ponèse. Elle exerça principalement ses ravages à Athè- » nes ; et parmi les villes voisines, elle frappa, de préfé- » férence, celles qui renfermaient la population la plus » compacte.

» ..... A l'entrée de l'hiver, l'épidémie sévit de nouveau » à Athènes. Non pas qu'elle eût complétement disparu ; » mais elle avait eu des temps d'arrêt. Cette reprise ne » dura pas moins d'une année entière. La première inva- » sion s'était prolongée pendant deux ans. On devine » l'atteinte profonde qu'une pareille calamité porta sur » les forces numériques de l'armée athénienne. Il périt » environ quatre mille quatre cents fantassins et trois » cents cavaliers. Quant à la mortalité du reste de la » population, il est impossible d'en donner le chiffre. Je

(1) Le jeu de mots qu'on prêtait à l'oracle n'existe qu'en langue grecque. λοίμος signifie *peste*, et λίμος, qui n'en diffère que par une lettre, veut dire *famine*. Il est probable que la prononciation en faisait le même mot.

» dois ajouter que de fréquents tremblements de terre » furent ressentis à Athènes même, dans l'île d'Eubée, » dans la Béotie, et notamment à Orchomène (1). »

Le récit qu'on vient de lire révèle toutes les grandes qualités de l'écrivain qui en a doté la postérité. On devait s'attendre à les voir briller dans la partie dramatique du sujet. Mais on s'étonne de retrouver, dans le tableau des symptômes, une précision de détails et une finesse d'observation qui feraient honneur à un homme de l'art. Nous avons reproché aux médecins, témoins de l'épidémie, d'avoir déposé leur plume au moment où le devoir leur prescrivait de la prendre. Serait-ce qu'après avoir eu communication de la relation de Thucydide, leur amour-propre aurait reculé devant les chances trop prévues d'une comparaison dangereuse?

Il n'en est pas moins vrai que l'illustre historien, qui portait dans toutes les questions sa sagacité naturelle, n'avait pas été poussé par sa vocation vers l'étude de la médecine. Il n'a donc pu tirer la conclusion didactique et pratique des faits qu'il avait observés. Nous lui avons bien entendu dire que cette maladie se distinguait, par son cachet insolite, des maladies vulgaires, et j'apprécierai plus tard la valeur du motif qui sert d'appui à cette opinion fort juste. Mais il n'était pas en mesure de pousser plus loin son analyse; et sa pénétration, en présence d'un problème de pathologie aussi complexe, ne pouvait tenir lieu des notions spéciales qui lui manquaient.

Mon commentaire va mettre en œuvre les matériaux qu'il a si artistement assortis. Le signalement qu'il a tracé est complet, et nous pourrons en dégager le diagnostic différentiel de la maladie d'Athènes comparée à celles qui s'en rapprochent par quelques caractères communs.

(1) Thucydide, *ouvr. cit.*, p. 232.

La plupart des épidémistes ont traité cette grave question de nosologie avec une inexcusable légèreté. Sachant d'avance ce qu'ils voulaient croire à la fin de leurs recherches, ils ont arbitrairement exagéré la prépondérance de certains symptômes aux dépens de ceux qui ne se prêtaient pas à leurs préventions. A cet égard, nous aurons à redresser bien des torts. Nous devrons rappeler les vrais principes qui règlent, selon nous, la détermination de la nature des maladies, dans les limites permises par la certitude médicale. Après avoir réuni et interprété toutes les données de l'observation qui peuvent servir à éclairer le mode morbide dont nous cherchons le secret, nous serons en présence d'une maladie profondément spécifique qui réunit tous les attributs essentiels des grandes épidémies. Si nous ignorons ce qu'elle est, nous pourrons, en toute assurance, dire *ce qu'elle n'est pas.* Dans l'état actuel de notre science, la nosologie n'a pas encore conquis le droit de se montrer plus exigeante.

La première idée qui se présente, c'est qu'on trouvera de précieux renseignements dans les écrits d'Hippocrate, contemporain de l'épidémie. Le problème nouveau qui venait s'imposer à la pathologie humaine était digne de la plume qui inaugurait ces histoires des constitutions épidémiques, le plus beau fleuron de la médecine antique. Lors même qu'Hippocrate, retenu par les devoirs de sa pratique, plus impérieux encore aux approches d'un fléau menaçant, aurait dû renoncer à recueillir ses observations sur le théâtre même de ses ravages, les informations qui auraient afflué de toutes parts, dans son cabinet de travail, auraient emprunté au prestige de son nom une valeur nouvelle. Quelle belle page que celle qui aurait eu pour titre : « Thucydide commenté par Hippocrate ! »

Le maître en a décidé autrement, ou peut-être ne serait-ce pas lui qui devrait porter la responsabilité d'une omission aussi inattendue. Personne n'ignore que la littérature contemporaine déplore d'immenses vides. Le hasard ou quelque volonté bien résolue a sauvé du naufrage certaines œuvres privilégiées. Mais combien d'autres ont péri sans laisser de traces ! Les ouvrages manuscrits ne pouvaient se répandre et se perpétuer qu'à l'aide de copies dont la reproduction lente et dispendieuse était nécessairement très-limitée, et souffrait trop souvent de l'impéritie ou de la négligence des scribes. Un grand nombre de ces copies disparaissaient avant d'avoir été suffisamment multipliées, ou sans avoir franchi le rayon d'une publicité très-restreinte. D'autres sont parvenues à leur destination lointaine, mutilées et méconnaissables. On a admis longtemps, sur la foi du titre, l'homogénéité de la collection hippocratique; l'érudition moderne a rétabli la vérité. Tout le monde s'accorde aujourd'hui pour y découvrir des travaux de provenances très-diverses. Par la même raison, bien des œuvres décorées, à bon droit, de la signature d'Hippocrate, ont pu être détachées de ses livres, et n'y ont plus repris leur place. Faisons la part, l'histoire à la main, des incendies accidentels, des destructions volontaires, des vicissitudes politiques, etc., et nous n'aurons pas de peine à expliquer l'anéantissement de tant de trésors, prédestinés aussi à une courte vie, par la faiblesse de leur constitution matérielle. Si je fais ces remarques, c'est que je voudrais me persuader que l'écrit d'Hippocrate qui brille par son absence dans sa collection authentique, pourrait bien avoir eu le sort de beaucoup d'autres dont la perte est irréparable.

Cette supposition, toute personnelle d'ailleurs, est remplacée par des légendes dont la critique a fait justice, et que je dois néanmoins rappeler, en peu de mots, ne fût-ce que pour sauvegarder la vérité historique.

La plupart des biographes d'Hippocrate et les écrivains à la suite répètent de confiance qu'il se rendit à Athènes, en pleine épidémie, et qu'il prescrivit d'allumer de grands feux dans les rues et sur les places pour désinfecter l'air. L'auteur du livre *de la Thériaque, à Pison*, ajoute qu'il recommanda de mêler au combustible des fleurs odorantes et des huiles parfumées (1). Cette mesure aurait eu, assure-t-on, les meilleurs effets.

Actuarius va jusqu'à affirmer qu'il employa avec un succès merveilleux un antidote dont il donne même la formule. La reconnaissance publique aurait décerné à l'auteur d'un si grand bienfait de magnifiques récompenses (2).

Il est pour moi une preuve sans réplique qu'Hippocrate n'alla pas à Athènes pendant le règne de la peste. C'est que Thucydide ne prononce pas même son nom et ne fait pas la moindre allusion à un événement qui aurait dû laisser, dans les souvenirs de ce temps, une trace ineffaçable. L'illustre écrivain déplore amèrement l'inutilité des remèdes tour à tour essayés, et l'impuissance absolue de l'art aux prises avec une maladie inconnue. Il déclare qu'il n'a rédigé ce récit, étranger à ses études ordinaires, que pour donner quelques indications utiles à ceux qui étaient menacés des mêmes épreuves. Comment

(1) «*Quum igitur ignem per totam Athenarum urbem incendi jussisset, » non simplicem accensionis materiam, verum serta floresque suavissimos » alimentum ipsius esse consuluit, unguentaque pinguissima et odorifera » ipsis perfundi jussisset, ut aerem purum hoc modo redditum homines in » mali subsidium respirarent.* » (Galeni *ad Pisonem de Theriaca liber*. Ed. Kuhn, t. XIV, p. 281.)

(2) Actuarii Joannis *meth. med.*, lib. v, p. 202. Venetiis, MDLIIII. La formule de ce prétendu antidote, échantillon ridicule de la polypharmacie ancienne, porte ce titre: *Antidotum Hippocratis ad morbum pestilentialem quo usus corona Athenis est donatus.*

Galien ne dit pas un mot de ce remède. D'après lui, la prescription d'Hippocrate se serait bornée à la désinfection de l'air. *Pestem illam... non aliter curaverit quam aeris mutatione alterationeque.* (Ibid.)

croire qu'il n'eût pas salué l'arrivée du médecin le plus célèbre de l'époque apportant à une population décimée et en proie au désespoir un antidote souverain ? Dans quel but le loyal et véridique chroniqueur aurait-il dissimulé un fait dont il aurait bien dû pressentir l'inévitable retentissement ? Le silence qu'il a gardé est un argument qui dispense de tout autre.

Mais si on se place au point de vue purement médical, on peut hardiment affirmer que tout récit qui proclame le triomphe de l'art humain, en lutte avec une grande épidémie, est *ipso facto* convaincu d'imposture. Le médecin qui a suivi l'histoire de ces fléaux exterminateurs, et qui a vu à l'œuvre le choléra de ce siècle, ne se laisse pas prendre à de prétendus prodiges, si cruellement démentis par les réalités de la pratique.

Thucydide nous apprend que la peste qui n'avait pas complétement disparu se montra l'hiver suivant à Athènes. Cette recrudescence se prolongea pendant un an, ce qui porte à trois la durée totale de l'épidémie depuis son invasion. Que devient dès lors l'efficacité des conseils d'Hippocrate et de son héroïque antidote ? A quel bienfait se serait donc adressée la reconnaissance expansive de la population athénienne ?

Faut-il rappeler ici l'anecdote suivante déjà si connue ? Artaxerce Longue-Main, touché du malheur de son peuple, envoya, dit-on, des ambassadeurs à Hippocrate pour implorer son assistance. Celui-ci repoussa fièrement les instances du grand roi, et les riches présents qu'on lui offrait en son nom, « ne voulant pas, dit-il, porter se-
» cours aux barbares qui sont les ennemis de la
» Grèce (1). »

(1) Voy. la prétendue *lettre* d'Hippocrate. (*Œuvres complètes*, trad. Littré, t. IX, p. 317.)

Cette scène, qui a inspiré la peinture moderne, a été adoptée par les médecins comme un symbole de dignité professionnelle.

Quelques biographes ont allégué contre l'authenticité de ce fait, la jeunesse d'Hippocrate. L'objection n'est pas sérieuse. Hippocrate avait alors trente-deux ans environ, et le génie devance l'âge. Il est bien permis de croire que l'homme qui devait porter un jour le titre glorieux de *Père de la Médecine*, avait gagné d'un vol rapide les sommets de la renommée. Mais il est certain qu'il ne pouvait avoir à cette époque, comme on l'a dit, des fils et un gendre en état de répondre à l'appel des villes de la Grèce envahies par le fléau.

En résumé, on peut affirmer aujourd'hui que tous ces récits transmis de main en main sont de pures fables qui n'ont d'autre garantie que des correspondances notoirement apocryphes. La lecture un peu attentive des pièces annexées aux Œuvres d'Hippocrate, en démontre péremptoirement la fausseté (1).

Quelques médecins ne pouvant se résoudre à admettre

(1) Cette discussion est parfaitement exposée par M. Littré dans sa traduction d'Hippocrate (t. I, p. 39). Il y revient encore à propos de nouveaux documents (t. VII, p. XXIV). Les pièces falsifiées dont il s'agit sont réunies sous ce titre : *Lettres, décrets et harangues* (t. IX, p. 312).

Il y a quelques années qu'un philologue éminent, M. Pétersen, a repris la question. M. Littré, après avoir examiné de près ses interprétations, n'en persiste pas moins à traiter de fabuleux le récit contenu dans *le Discours*, « quand même il y aurait un fait réel, » c'est-à-dire, une maladie épidémique autre que la grande peste » et qui parcourut la Grèce. » (T. VII, p. XLI.) Voici comment il résume son opinion : « La peste dont il est question dans le *Discours* » n'est pas la *grande peste* de Thucydide. Les dates indiquées » empêchent de l'admettre, ainsi que les circonstances de l'in- » vasion. Mais comme cette *peste* n'a pas d'autre garantie que le » Discours, qui est lui-même un sujet de doute, on ne sait si elle est » un fait réel ou due soit à l'imagination d'un rhéteur, soit à quel- » que confusion. » (*Ibid.*, p. XLIII.)

qu'Hippocrate se soit abstenu de prendre la parole sur un événement pathologique si étroitement lié à ses études favorites, se sont persuadé que la maladie d'Athènes était désignée dans le passage suivant du livre III *des Épidémies* (4e constitution) :

« Dans l'été on vit un grand nombre de *charbons* et au- » tres maladies putrides, des *éruptions pustuleuses* éten- » dues ; chez plusieurs, de grandes éruptions d'herpès. »

M. le docteur Auguste Krauss prétend que ces diverses déterminations cutanées ne peuvent être que celles qui ont été décrites par Thucydide (1).

Il m'est impossible de partager ce sentiment et de fonder une conjecture plausible sur des éléments séméiotiques aussi insuffisants. Si Hippocrate avait voulu représenter ce type saisissant, cette physionomie originale de la grande épidémie, il n'aurait pas assurément réduit son commentaire à cette rapide et vague allusion. Il n'aurait pas simplement indiqué, comme en passant, un sujet aussi fécond en considérations médicales de premier ordre. La main qui a tracé le tableau de l'épidémie de Périnthe aurait reproduit l'image de la maladie d'Athènes, avec tous les traits du modèle, et il ne serait pas resté la moindre incertitude sur son identité.

Mais laissons ces questions d'érudition qui n'ont, à cette place, qu'un intérêt secondaire, et revenons à l'interprétation nosologique du récit de Thucydide.

Je dois, tout d'abord, avertir qu'on se ferait une fausse idée de la maladie qu'il dépeint, si l'on s'imaginait, sur la foi de sa désignation vulgaire, qu'elle n'a pas franchi l'enceinte de la capitale de l'Attique. C'est ainsi que l'histoire mentionne souvent, sous le nom de *peste de Florence*,

(1) A. Krauss, *Disquisitio historico-medica de naturâ morbi Atheniensium à Thucydide descripti*. Stuttgard, 1831, p. 38.

la fameuse épidémie qui fit le tour du monde au XIVe siècle.

L'étiologie généralement accréditée qui l'attribue à l'encombrement provoqué par l'approche de l'armée lacédémonienne, semble justifier cette erreur. Dans cette hypothèse, elle ne représenterait qu'une forme spéciale de cette fièvre maligne que son origine infectionnelle a fait nommer, selon les cas, *fièvre des prisons*, des *hôpitaux*, des *camps*, des *vaisseaux*.

La vérité est que la maladie, partie de l'Orient, venait d'entreprendre un long voyage dont Athènes ne fut qu'une étape. Thucydide rapporte, comme un bruit public, qu'elle était née dans l'Éthiopie, et qu'elle avait dévasté l'Égypte et surtout la Perse, avant de fondre sur la malheureuse ville où il en fut témoin. Elle ne tarda pas à se propager dans le reste de la Grèce, et attaqua des corps de troupes qui assiégeaient, dans le même temps, quelques villes de la Thrace.

M. Littré fait remarquer judicieusement que, si on ne peut la suivre dans l'Italie et dans les Gaules, c'est qu'à cette époque reculée les écrivains manquent partout ailleurs que dans la Grèce (1).

Thucydide ne nous dit rien de la constitution atmosphérique antécédente, et on ne peut, par conséquent, apprécier la part d'influence qu'elle aurait pu exercer sur l'invasion de l'épidémie. Il note seulement que l'année fut remarquable par sa salubrité, ce qui donne à penser qu'on n'avait observé, pendant l'hiver précédent, aucune intempérie marquée. Dans le passage où il énumère les désastres de tout genre occasionnés par la guerre du Péloponèse, et qui s'étendirent, plus tard, à toute la

(1) Littré, *Des grandes Épidémies.* (*Revue des Deux Mondes*, 1836, 4e *série*, t. V.)

Grèce, il mentionne des tremblements de terre, des éclipses de soleil, de grandes sécheresses, suivies de famines. Mais il ne signale ces événements que comme une fatale coïncidence, sans les rattacher à l'état de la santé publique. Les épidémistes, surtout à certaines époques, se sont beaucoup préoccupés de ces divers météores auxquels ils ont vaguement assigné un rôle étiologique, sur lequel la science conserve encore bien des doutes. Mais il est bon de prendre acte d'un fait qui est assez souvent l'avant-coureur des maladies populaires, pour qu'on soit autorisé à rechercher le rapport secret qui relie peut-être les deux phénomènes.

Au surplus, l'état de l'atmosphère indiqué par Hippocrate, pendant la même période, concorde parfaitement avec les données fournies par Thucydide.

« L'année ayant été australe, humide et douce, la santé » fut bonne pendant l'hiver (1). »

Lucrèce se contente de quelques considérations générales sur l'origine des maladies épidémiques. D'après sa théorie, les germes morbides engendrés dans l'atmosphère, se répandent au loin et parcourent les diverses contrées qu'ils infectent au passage. Ils se mêlent aux boissons ou aux aliments dont l'homme fait usage ou bien ils pénètrent dans l'économie avec l'air inspiré (2). Si le poëte n'a pas cru devoir appliquer ces principes à la maladie d'Athènes, c'est qu'il a tenu naturellement à éluder la partie la plus ardue de sa tâche.

Diodore de Sicile a été plus précis dans l'énumération circonstanciée des influences qui ont concouru, suivant lui, à la production de la mémorable épidémie.

(1) «*Existente igitur anno austrino, humido et leni hyeme quidem salu-* » *briter agebant.*» (Hippocratis, *opera omnia*, *Foësio authore*. Francofurti, MDXCVI. — *De morbis vulgaribus*, lib. III, sect. III. — *Status pestilens.*)

(2) Lucretii *de rerum naturâ*, lib. VI, vers. 1117-1135.

Il raconte que les pluies abondantes qui étaient tombées pendant l'hiver, avaient laissé, sur bien des points, des eaux stagnantes. Les chaleurs excessives de l'été suivant avaient provoqué, dans ces eaux, une fermentation putride dont les émanations délétères avaient imprégné l'air ambiant. Les produits du sol, altérés par ces pluies insolites, ne renfermaient plus que des matériaux impropres à l'alimentation. D'un autre côté, les vents étésiens n'ayant pas soufflé à cette époque, comme de coutume, n'avaient pu tempérer l'ardeur dévorante de la saison. Aussi Diodore attribue-t-il la chaleur intolérable accusée par les malades, à la chaleur de l'air extérieur. Ce qui n'implique pas, dans sa pensée, que les organismes se mettaient en équilibre de température avec l'atmosphère, conformément aux lois de la physique ordinaire. Il veut seulement faire entendre que l'embrasement de l'air, combiné aux autres influences morbides, provoquait chez les sujets atteints, cette ardeur intérieure qui était, selon les théories du temps, le signe caractéristique de l'état putride (1).

Je n'ai rappelé ces conjectures étiologiques que parce qu'elles rentrent historiquement dans mon plan. Nous savons bien que les constitutions atmosphériques n'ont qu'une part bien obscure à réclamer dans la production des grandes épidémies, et que leur pathogénie doit être recherchée dans un autre ordre de conditions.

J'aurai dans le cours de ce livre, bien des occasions de renouveler cette remarque, et je demande grâce d'avance pour des redites difficiles à éviter dans un travail de longue haleine. Ce n'est pas un des caractères les moins curieux des épidémies qui courent le monde que cette espèce d'indifférence pour les modificateurs externes dont l'ascendant est si puissant sur la génération et le

(1) Diodori Siculi, *op cit.*, lib. XII.

développement des maladies vulgaires. Par tous leurs côtés, les grandes maladies populaires paraissent s'émanciper des lois communes de la pathologie.

Aux temps du polythéisme tout phénomène dont on ne pouvait découvrir la cause naturelle était attribué à l'intervention directe des dieux. On simplifiait ainsi l'étiologie des épidémies extraordinaires. C'est Apollon qui passait, chez les Grecs, pour être investi, par délégation spéciale, du pouvoir de susciter ces grands fléaux, d'en prolonger à son gré le cours et d'en fixer le terme, lorsque sa vengeance était assouvie. C'est lui surtout qu'on s'efforçait de fléchir par des supplications et des cérémonies expiatoires.

Les prescriptions religieuses ne furent donc point négligées à Athènes, pendant ces jours de deuil. Tous les jeux furent suspendus, les temples étaient sans cesse remplis d'une foule éperdue implorant la fin de ses maux. Les bacchantes aux cheveux épars, célébraient les dionysiaques, mystères inexpliqués qui avaient la vertu d'apaiser la colère céleste. De longues processions sillonnaient le chemin d'Eleusis. Mais les dieux furent sans pitié, et les malheureux Athéniens, se voyant abandonnés, se résignèrent à leur sort, comme le dit Thucydide, sans rien tenter pour s'y soustraire.

Quand l'épidémie frappa, à l'improviste, ses premiers coups, la population folle de terreur, ne songea pas tout d'abord, à rechercher dans les sphères surhumaines l'origine de ce désastre. On accusa les Péloponésiens d'avoir empoisonné les puits du quartier qui avait été le premier envahi, et on crut expliquer ainsi la forme étrange et la marche rapidement mortelle de ce mal inconnu.

La croyance aux empoisonnements des eaux potables d'une ville ou d'une contrée était alors très-répandue, et on citait des exemples à l'appui. C'est par cet artifice, assurait-on, qu'avait été prise Cyrha, ville de la Phocide, peu distante de Delphes. Pausanias raconte que le général qui commandait le siége, avait donné l'ordre de jeter des racines d'ellébore dans le fleuve qui abreuvait les habitants. De violents flux de ventre se déclarèrent bientôt, et les assiégés renonçant à se défendre se rendirent à discrétion (1).

Ce préjugé n'appartient pas seulement à l'antiquité, et on le retrouve au moyen âge. Quand la peste noire éclata au XIVe siècle, les Juifs furent aussi accusés d'avoir empoisonné les fontaines et les puits, et devinrent, sous cet absurde prétexte, l'objet des plus cruelles persécutions (2).

Les siècles se remplacent sans rien changer aux passions humaines. N'avons-nous pas vu, en 1832, lors de la première invasion de l'épidémie cholérique, le peuple de Paris croire à l'empoisonnement de l'eau et de la viande débitée par les bouchers, et s'acharner contre les prétendus auteurs de ces maléfices?

Disons toutefois, après avoir maudit ces tristes égarements, que ce soupçon si avidement accueilli par la masse ignorante, au début des grandes mortalités, peut être expliqué par la forme arrêtée et identique des cas morbides qui rappelle trop fidèlement les effets ordinaires des poisons spécifiques.

Si on rapproche la maladie d'Athènes des pyrexies

(1) Pausanias, *lib*. X, *cap*. 37.

(2) On raconte que Charles-Quint partageait la croyance populaire à l'empoisonnement des eaux. Il avait soin, quand il marchait en tête de l'armée, de porter une corne de licorne qui lui servait de gobelet pour puiser aux sources qu'il trouvait sur sa route. Cette corne passait alors pour posséder la vertu de neutraliser les agents vénéneux, qu'on supposait dissous dans le liquide de la boisson. (Guyon, *Hist. chronol. des épid. du nord de l'Afrique*, p. 99. Alger, 1848.)

graves qui lui ressemblent, on ne peut se dissimuler, après en avoir bien étudié les symptômes et l'évolution, qu'elle a de grands rapports avec le typhus contagieux si bien décrit par Hildenbrand, un des représentants les plus éminents de l'école clinique de Vienne (1).

Ainsi, on y retrouve la tristesse et l'abattement dès l'invasion, de violents raptus fluxionnaires sur l'appareil respiratoire et les voies digestives; des vomissements de matières bilieuses; des gangrènes partielles, externes et internes, etc. (2).

Autre analogie. La peste d'Athènes, quoique essentiellement aiguë, pouvait dans certains cas reculer son terme fatal, en affectant la marche et la forme d'une maladie chronique.

Les suites du typhus prolongent souvent sa durée commune et se traduisent par un enchaînement de symptômes qui dérouteraient le médecin, s'il ne remontait à leur source. Ce sont tantôt des engorgements viscéraux ou des phlegmasies internes accompagnées d'une fièvre lente qui empêchent la restauration des forces et entretiennent un état de langueur tôt ou tard mortel. Tantôt l'épuisement graduel du malade s'explique par le défaut d'alimentation, la persistance d'une tristesse insurmontable, la survenance d'hémorrhagies, de diarrhées et autres évacuations débilitantes, l'insomnie opiniâtre, les sueurs nocturnes, etc. Le patient finit par succomber dans le marasme (3).

Telle était aussi l'image de la maladie d'Athènes lors-

(1) Hildenbrand, *du typhus contagieux*, trad. de l'allemand, par Gasc. Paris, 1811.

(2) Hildenbrand a vu la gangrène du nez suivre le typhus. Il a observé, en 1806, à Cracovie, pendant le règne d'une épidémie, des gangrènes presque sèches des mains et des pieds dont la peau se détachait sous forme de gants et de bas. (*Ibid.*, p. 163.)

(3) Hildenbrand, *ouvr. cit.*, p. 163-165.

qu'elle dépassait sa durée ordinaire. Thucydide n'a pas mentionné cet ordre de faits qui sortait du cadre limité de son observation. Mais Plutarque nous en a transmis un exemple d'autant plus frappant que c'est Périclès lui-même qui en est le sujet.

Au milieu de la désolation générale, le grand homme se dévoua sans réserve et brava hardiment tous les périls. Le fléau semblait s'être acharné sur ceux qui lui étaient chers. Après avoir largement moissonné ses amis et ses proches, il avait enlevé sa sœur et Xanthippus, l'un de ses fils légitimes. Périclès avait supporté ces horribles épreuves avec une mâle énergie. Mais, lorsque l'impitoyable mort, comblant la mesure, lui ravit son jeune fils Paralus, qui ne survécut que huit jours à son frère aîné, sa fermeté, jusque-là inébranlable, fit place au plus violent désespoir, et à la vue du cadavre de cet enfant bien-aimé, il fondit en larmes pour la première fois de sa vie, et courut se renfermer dans sa demeure pour s'y livrer tout entier à sa douleur (1).

En temps d'épidémie, de tels déchirements sont trop souvent le prélude d'une atteinte mortelle. La population d'Athènes apprit tout à coup, avec stupeur, que le fléau venait de frapper le chef de l'État et mettait sa vie en danger. Mais la maladie ne se déclara pas chez lui, avec ce cortége de symptômes aigus et violents qui la manifestaient généralement chez les autres. Pendant sa longue durée, elle mina lentement ses forces et affaiblit même insensiblement, au dire de Plutarque, ce grand esprit qui avait fait l'admiration de ses contemporains.

Après de nombreuses alternatives d'amendement et de recrudescence, celui qui devait léguer son nom à tout un

(1) Plutarchi, *Vitæ parallelæ. — Pericles,* tom. I, p. 386. Londini, 1729.

siècle, s'éteignit doucement, entouré d'amis qui avaient échappé à la contagion, et étaient venus recevoir son dernier soupir (1).

Ici se présente une question incidente qu'on me permettra d'examiner.

La version de Plutarque est-elle authentique, et faut-il croire, en effet, que la maladie avait porté atteinte aux facultés mentales de Périclès?

Nous avons appris par Thucydide que ceux qui guérissaient avaient complétement perdu la mémoire et ne se reconnaissaient pas eux-mêmes, ce qui dénote une impression profonde sur les fonctions du cerveau. Il n'y aurait donc rien d'invraisemblable dans l'adjonction de cet ordre de symptômes à la longue maladie de Périclès. Je me demande seulement si le fait historique est bien avéré.

Théophraste raconte que l'auguste malade, recevant la visite d'un ami, lui montra une amulette que des femmes lui avaient suspendue au cou, et il donne à entendre que son esprit devait être bien troublé, puisqu'il se prêtait à de pareilles faiblesses.

Ne peut-on pas supposer que Périclès a voulu témoigner, par cette crédulité apparente, le prix qu'il attachait à une marque de sympathie?

Ne sait-on pas, d'ailleurs, que les meilleures têtes ne sont pas toujours en garde contre certaines superstitions populaires? Cette foi aux talismans préservatifs ne s'est-elle pas perpétuée jusqu'à nous? Des auteurs très-sérieux n'ont-ils pas recommandé de porter sur soi, en temps de peste, des vessies pleines de mercure ou des tablettes d'arsenic?

(1) « *Per id tempus videtur corripuisse pestis Periclem non perinde ut » cæteros, acris et acuta, sed quæ lento morbo diuturnoque, et sæpius alter- » nante corpus ejus sensim conficeret et vim obtunderet mentis.* » (Plutarchi *Vitæ parallelæ*, t. I, p. 381.)

Mais voici un fait qui suffit, selon moi, pour démentir l'insinuation de Plutarque.

Périclès allait mourir. Les principaux citoyens d'Athènes, groupés autour de son lit, et croyant n'être pas entendus, soulageaient leur douleur en racontant ses victoires et en énumérant ses trophées. « Ces exploits, dit » le malade en se soulevant avec effort, sont l'ouvrage de » la fortune et me sont communs avec d'autres généraux. » Le seul éloge que je mérite est de n'avoir fait prendre » le deuil à aucun citoyen (1). »

Je ne puis consentir à admettre que le mourant qui a proféré ces belles paroles, dans ce moment suprême, n'était pas en possession de toutes ses facultés.

Le souvenir de la fin de Périclès reporte la pensée sur un contemporain célèbre, qui ne quitta pas Athènes pendant ces jours néfastes, et resta invulnérable au milieu de tant d'hécatombes. Je veux parler de Socrate.

Claude Elien, qui nous a conservé ce détail historique, attribue cette immunité, qui n'est après tout qu'un fait vulgaire, à la vigoureuse constitution du philosophe, et à ses longues habitudes de tempérance (2).

L'expérience prouve que ces conditions de résistance aux influences morbides sont bien loin d'avoir la vertu prophylactique qu'on leur suppose ; et dans l'espèce, Elien a oublié que, d'après la remarque expresse de Thucydide, les sujets les plus robustes, comme les plus chétifs, étaient également frappés.

La préservation de Socrate s'expliquerait-elle mieux par ce calme imperturbable qui fermait son âme à toutes les

(1) Barthélemy, *Voyage du jeune Anacharsis*. MDCCLXVIII, t. I, p. 319.

(2) Æliani *Varia Hist.*, lib. XIII, cap. XXVII, 1731.

émotions vives, et le laissait impassible, en face du danger (1)?

Il est certain que la crainte, et en général les passions tristes, sont une prédisposition menaçante aux coups des maladies populaires ; et bien des épidémistes n'ont attribué leur extension et leur mortalité qu'aux effets de la peur. Mais quoiqu'on ne puisse contester la vérité du principe, maintenu dans les limites assignées par l'expérience, il faudrait bien se garder d'en préjuger l'application dans tous les cas individuels. Pendant que Socrate respirait impunément cet air empesté et restait debout au milieu des mourants et des morts, Thucydide, qui n'en était plus à faire ses preuves de sang-froid et de courage, tombait à son tour, et la maladie ne lui laissait la vie, qu'après lui avoir infligé toutes ses tortures.

Je reprends l'appréciation des rapports que l'observation a pu constater entre le typhus et la maladie d'Athènes. La conclusion de ce rapprochement met en relief des différences qui empêchent de les confondre. L'éruption spéciale qui couvrait la peau de pustules ulcérées, la mortification des globes oculaires, des parties génitales et des extrémités, sans compter d'autres symptômes sur lesquels je n'ai point à revenir, appartiennent en propre à la peste antique, et assurent son individualité.

C'est cependant une opinion généralement reçue qu'elle fut engendrée par l'état de siége, et qu'elle n'est par conséquent qu'un exemple de plus de la fièvre de l'encombrement, dont la disette et les influences morales auraient redoublé l'activité.

Plutarque incrimine, sans hésiter, les mesures prescrites par Périclès et l'agglomération forcée des gens de la cam-

(1) Augustus Schoencke, *de Peste Periclis œtate Athenienses affligente.* Lipsiæ, MDCCCXXI, p. 36.

pagne dans l'enceinte de la ville (1). Ce bruit populaire était perfidement exploité par les ennemis politiques du chef de l'État qui l'accusaient hautement d'imprévoyance, sans tenir compte des nécessités impérieuses de la guerre. Ce fut même un des griefs qu'on allégua pour lui retirer momentanément le pouvoir, qui lui fut rendu peu de temps après, sous la pression des événements.

Diodore de Sicile exprime la même conviction en termes moins affirmatifs. L'armée athénienne, décidée à ne pas combattre, se tenait renfermée dans la ville. Une multitude compacte et hétérogène s'y était réfugiée de toutes parts. Cette condensation dans un espace trop resserré devait provoquer une profonde viciation de l'air, et c'est *probablement* à cette cause (*probabili ratione*) qu'il faut rapporter l'horrible contagion qui se déclara (2).

Les modernes, je l'ai déjà dit, ont généralement adopté cette étiologie qui leur paraît ressortir avec évidence du concours des conditions au milieu desquelles la maladie éclata tout à coup, sans être annoncée par aucun signe avant-coureur. Préoccupés de la prédominance apparente de l'impression infectionnelle, ils ne se sont pas demandé si tous les éléments du fait pathologique, y compris l'ensemble de ses symptômes, concordaient avec cette interprétation.

Mertens, le savant historien de la terrible peste de Moscou, en 1770, fait remarquer que les effets ordinaires de l'encombrement dans une ville murée, rendent probable l'origine miasmatique de la peste d'Athènes qui n'est pour lui qu'une *fièvre putride* (3).

(1) Plutarchi, *Parallela*, t. III, Périclès.

(2) *Biblioth. histor.*, t. II, lib. XII, p. 101. Hanoviæ, MDCIIII.

(3) Caroli Mertens, *Observ. med. de febribus putridis*, etc. Vindobonæ, 1778, p. 179. Je note par anticipation que Mertens, qui s'y connaît, distingue la peste d'Athènes de celle qu'il avait sous les yeux; ce qui ne veut pas dire que je partage sa conjecture sur son étiologie initiale.

Le docteur Dalmas dit à son tour, que l'épidémie qui se déclara à Athènes pendant la guerre du Péloponèse, « était probablement une épidémie de *typhus* » (1).

Cette opinion, malgré ses nombreux partisans, ne tient pas devant les faits, et trahit un examen trop superficiel des termes de la question.

Lorsque la maladie éclata, l'agglomération était toute récente et la pénurie des denrées alimentaires ne s'était pas encore fait sentir. Les ennemis n'avaient pénétré dans l'Attique que depuis peu de jours, et c'est à peine s'ils étaient arrivés sous les murs de la métropole. Nous avons vu d'ailleurs que l'épidémie ne débuta pas dans la partie haute de la ville, qui était le véritable foyer de l'encombrement. C'est au Pirée qu'elle fit ses premières victimes, ce qui permet de soupçonner qu'elle y fut importée par voie de mer, les provenances des pays infectés ayant leur libre entrée dans le port. On sait, en effet, que, pour parer à l'insuffisance des récoltes, on avait fait venir d'Égypte et de Sicile de nombreux navires chargés de blé.

Il est vrai que les progrès du fléau accrurent la mortalité dans l'Acropole où les campagnards, obéissant aux ordres de Périclès, s'étaient entassés dans des réduits malsains. Les morts et les mourants gisant dans les rues, aggravaient l'infection de l'air; et l'horreur de ce spectacle redoublait l'épouvante de la population qui attendait sans cesse sa dernière heure. Nul doute qu'une pareille situation n'ait favorisé l'extension et les ravages de la maladie, comme il était facile de le prévoir. Mais on ne peut lui en attribuer la cause première, et Thucydide ne s'y est pas trompé.

Il ne faut pas perdre de vue aussi que l'épidémie ne resta

(1) Dalmas, *Dict. de méd.* en 30 vol. Paris, 1844, art. *Typhus.*

pas confinée dans les murs d'Athènes; mais qu'elle envahit successivement les villes de la Grèce les plus populeuses, et principalement celles dont le commerce était le plus actif, ce qui revient à dire, en style du sujet, celles qui ouvraient à la contagion un accès plus facile.

La maladie d'Athènes était donc foncièrement épidémique dans toute l'amplitude du mot; et c'est en vain qu'on prétendrait la rattacher originellement à une infection locale. Cette idée n'a pu venir qu'aux médecins qui ont pris au pied de la lettre sa désignation historique sans se donner la peine d'en vérifier la justesse.

Mais l'épidémicité et la contagion, loin de s'exclure, comme l'ont avancé quelques systématiques, généralisant outre mesure certains faits exceptionnels, s'attirent au contraire, en quelque sorte; et le bilan funèbre d'une maladie populaire représente la résultante de ces deux influences combinées.

La peste dont je trace l'histoire, était éminemment contagieuse : on raconte que des généraux de Périclès, ayant conduit des renforts de troupes sous les murs de Potidée, dont on faisait le siége, l'expédition échoua, parce que les nouveaux venus, imprégnés des germes de la maladie d'Athènes, la communiquèrent à ceux qui les avaient précédés et dont l'état sanitaire avait été jusque-là irréprochable; et ils périrent presque tous (1).

La préférence de la mort pour les médecins et surtout pour ceux qui traitaient le plus de malades, n'a pas d'autre signification.

Thucydide va jusqu'à dire qu'une simple approche suffisait pour transmettre la maladie, ce qui est strictement vrai, et se traduit, dans la langue actuelle de la science, par l'*halituosité* du virus. Les animaux eux-

(1) Thucydide, *ouvr. cit.*, p. 86.

mêmes en ressentaient l'action funeste et leur instinct les tenait à distance des débris humains qui exhalaient ces germes mortels.

Thucydide, peu familier avec ce genre d'observation qui, à la rigueur, pouvait être aussi une rareté pour la science contemporaine, ne cache pas son étonnement ; et il en déduit que la maladie différait essentiellement des maladies ordinaires : conclusion prématurée, puisque le même fait, souvent vérifié depuis sous le règne de certaines épidémies, indique tout au plus leur gravité relative, sans rien préjuger sur leur nature.

Tive-Live rapporte que pendant une terrible épidémie qui couvrit Rome de deuil, l'an 174 avant Jésus-Christ, et qui avait été précédée d'une épizootie bovine, ni les chiens ni les oiseaux de proie ne touchaient aux cadavres qui gisaient sans sépulture (1).

Schnurrer a noté la même particularité dans l'histoire d'une épidémie qui régna à Copenhague, en 1523 (2).

Boccace prétend s'en être assuré en 1348, lors de la peste de Florence :

« On n'apprendra pas, dit-il, sans surprise, un fait qui » a eu bien des témoins, que j'ai vu moi-même et que » j'aurais eu de la peine à croire, quoiqu'il m'eût été » affirmé par des personnes dignes de foi. La contagion » de cette maladie était si active qu'elle s'opérait, non-» seulement d'homme à homme, mais, ce qui est bien » plus fort, de l'homme aux animaux, de telle sorte que » tout animal qui touchait un objet ayant appartenu à » un individu malade ou mort de la peste, était frappé » et mourait promptement. C'est ce que j'ai vu, comme

(1) *Cadavera intacta à canibus et vulturibus tabes absumebat, satisque constabat nec illo nec priore anno in tanta strage boum hominumque vulturium usquam visum* (Titi Livii *Decades*. Parisiis, MDXLIII, p. 314, *Decadis quintæ* lib. I.)

(2) Schnurrer, *Chronic. d'Epid.*, II, p. 69.

» je le disais, dans la circonstance que voici. On avait » jeté dans la rue les hardes d'un pauvre homme qui » avait succombé. Advinrent deux pourceaux qui, après » avoir fouillé ces haillons avec leur groin, les saisirent » entre leurs dents et les secouèrent sur leur museau. A » l'instant ils se mirent à tourner sur eux-mêmes, comme » s'ils avaient été empoisonnés et tombèrent morts sur » place (1). »

L'auteur du *Décaméron* n'est pas tenu d'en savoir plus long. Mais outre que le fait qu'il raconte n'est pas aussi merveilleux qu'il a l'air de le supposer, il n'implique nullement la *communication* de la maladie de l'homme aux animaux. Ce qui est incontestable, c'est que les émanations qui s'échappent des cadavres ou des objets à l'usage des malades agissent, en pareil cas, à la manière d'un violent poison, sur les animaux qui les inspirent. Mais on ne peut en déduire rigoureusement que ces miasmes produisent, chez ceux-ci, une maladie semblable à celle dont ils proviennent et capable de se transmettre, par une véritable *contagion*, à l'homme et aux autres espèces animales.

Les médecins, comme il n'y en a que trop, qui professent des principes absolus en matière de communications morbides, pourront s'étonner que la maladie d'Athènes, douée d'une virulence si active, ait épargné le Péloponèse, malgré ses rapports inévitables avec les populations infectées. Quelles sont les barrières qui ont intercepté ou restreint la contagion ? Il n'existait alors rien d'analogue à nos cordons sanitaires. L'hygiène publique devait méditer pendant de longs siècles avant de découvrir la vertu prophylactique de la séquestration. La salubrité prover-

(1) Giovanni Boccaccio, *Il Decamerone*. Londra, 1757, t. I, p. 5. *Giornata prima.*

biale du ciel de cette contrée, dans ces temps reculés, a paru rendre raison de cette immunité imprévue; mais il faudrait être bien novice pour se contenter de cette explication.

Le fait est que les Péloponésiens ont été préservés ; ce qui implique, de leur part, une disposition réfractaire à l'impression du contagium. A quoi tient ce défaut de réceptivité? Je ne me charge pas de répondre. Quand on a quelque expérience de l'épidémiologie, on est préparé à ces prétendues anomalies qui déjouent les prévisions de la règle générale. Les masses ont, comme les individus, leur mode de vitalité, leurs aptitudes morbides, leur résistance aux influences nocives. Il n'est pas plus surprenant de voir une population cernée par des foyers de contagion rester intacte contre toute prévision, que de voir un individu rendre à un varioleux ou à un pestiféré les soins les plus intimes, et rester invulnérable au sein de ces conditions si menaçantes.

L'invincible léthalité des grandes maladies populaires qui en est l'inséparable attribut, n'a pas failli à la peste d'Athènes, et l'art a vu tristement échouer tous ses efforts. Le nombre des décès fut énorme et traduit l'œuvre collective de l'épidémicité et de la contagion.

Thucydide ne nous a transmis que le recensement des victimes appartenant à l'armée, et il se rejette sur l'impossibilité de fixer le chiffre des morts de la population civile.

Diodore de Sicile l'évalue à plus de *dix mille*, ce qui, ajouté aux *quatre mille sept cents* notés par Thucydide, formerait, à peu près, un total de *quinze mille* (1). Ce chiffre,

(1) « *Is (pestis) tantopere illos adflixit, ut peditum ultra* IV. M. *equites* » CCCC, *tum et cætera multitudinem et liberorum capitum et servitutem* » *servientium plus quam* X.M. *amitterent.*» (Diodori Siculi, *op. cit*, lib. XII, p. 110.)

quelque élevé qu'il soit, me paraît encore au-dessous de la vérité, si l'on part de cette supposition très-permise que la population, tant libre qu'esclave, a été proportionnellement aussi maltraitée que l'armée.

Demandons des renseignements à l'abbé Barthélemy, qui fait autorité en tout ce qui concerne la Grèce antique.

On comptait d'après lui, dans Athènes, plus de *trente mille citoyens* (1). De ce nombre, on peut induire qu'il n'y avait pas moins de *quarante mille esclaves* (2). Si on ajoute environ *dix mille étrangers ou domiciliés* (3), on obtient la somme de *quatre-vingt mille* habitants, momentanément grossie par la masse compacte des campagnards qui avaient cherché un refuge dans la ville.

D'un autre côté, Barthélemy nous apprend qu'il y avait dans l'Attique *vingt mille hommes* en état de porter les armes, et il est à présumer que Périclès avait requis pour la défense d'Athènes toutes les troupes disponibles (4).

Je ne crois donc pas m'éloigner de la vérité en portant à *cent dix mille âmes* approximativement la population agglomérée dans la ville, au moment de l'épidémie, et à *vingt mille* pour le moins, le produit général de ce relevé nécrologique (5).

(1) Barthélemy, *Voy. du jeune Anarcharsis*, etc. T. II, p. 119. Paris, MDCCLXXXVIII.

(2) « Dans presque toute la Grèce, le nombre des esclaves surpasse infiniment celui des citoyens..... On en compte environ » quatre cent mille dans l'Attique. » (Barthélemy, *ibid.*, p. 109-110.)

(3) Barthélemy, *ibid.*, p. 113.

(4) *Ibid.*, p. 117.

(5) Si j'ai exposé trop minutieusement peut-être, cette statistique, c'est que j'ai découvert plusieurs inexactitudes typographiques dans le passage où M. Littré s'occupe de cette question. (Hippocrate, trad. Littré, t. I, p. 429.) La population d'Athènes y est élevée à 400,000 âmes, chiffre qui n'a été donné nulle part à ma connaissance. La mortalité y est portée à la somme inouïe de 80,000, etc. Je ne signale ces erreurs que pour éviter, à mon propre calcul, le reproche qu'il semblerait mériter par comparaison, et j'ai pris la précaution d'exprimer toujours mes nombres en toutes lettres.

La nouveauté de la maladie d'Athènes à son apparition, sa léthalité et sa résistance aux remèdes sont autant de caractères des grandes épidémies qui font préjuger d'avance sa profonde spécificité de nature.

Mais avant d'examiner cette difficile question, je demande la permission d'insister en peu de mots sur certains détails du récit de Thucydide qui sont susceptibles d'être diversement commentés.

On se rappelle que bien des malades, échappant à la surveillance de leur entourage, couraient se précipiter dans les puits. Au dire de l'historien, cette funeste détermination était parfaitement raisonnée : C'était, dit-il, pour éteindre l'ardeur dévorante de leur soif.

Je ne saurais y voir, quant à moi, qu'un acte de délire ou de désespoir. Ou bien ces malheureux obéissaient, dans le trouble de leur esprit, à une impulsion instinctive provoquée par l'intolérable chaleur qui les consumait; ou bien ils étaient résolus à terminer plus promptement leurs tortures.

Cette conjecture me paraît d'autant plus probable que la croyance générale à l'empoisonnement des puits les aurait détournés d'affronter ces boissons mortelles. Dans tous les cas, s'ils avaient eu toute leur raison, ils auraient été se désaltérer tout bonnement aux fontaines.

Mon avis est donc qu'il ne s'agit ici que d'une forme de suicide qui se rattache aux observations analogues consignées dans l'histoire des épidémies. Nous verrons plus tard Procope constater les mêmes faits pendant la peste

Gibrat, auteur d'une *Géographie ancienne* qui mérite encore d'être consultée, a donné le relevé de la population d'Athènes du temps de Démétrius de Phalère, un siècle environ après Périclès. « On » y comptait, dit-il, 71,000 habitants dont 21,000 citoyens, 10,000 » étrangers et 40,000 serviteurs ou esclaves. » (T. I, p. 132, Paris, MDCCXC.)

de Constantinople au VIe siècle. Certains malades se précipitaient par les fenêtres ; d'autres se jetaient dans l'eau ; et le chroniqueur fait remarquer qu'ils n'étaient pas poussés par la soif, puisqu'un grand nombre allaient se noyer dans la mer.

D'après Bertrand, l'historien de la peste de Marseille en 1720, on voyait dans les rues bien des malades qui s'étaient jetés par les croisées. Dans d'autres épidémies, les délirants ont attenté à leur vie par la submersion ou la strangulation.

Autre remarque, que je soumets à mon lecteur.

Thucydide a noté que la maladie gagnait les extrémités et les parties génitales, dont la chute était suivie de la guérison.

Lucrèce s'est ici écarté de son modèle pour commettre une erreur qu'il ne sera pas hors de propos de relever. Il a imaginé que le chirurgien détachait les parties gangrénées à l'aide de l'*instrument tranchant*, et que le salut du malade dépendait de cette opération.

Thucydide se contente de dire que les malheureux *privés* (στερισκοντοὶ) des organes mortifiés, revenaient à la santé. Il ne fait pas la moindre allusion à une séparation artificielle.

Ce détachement *spontané* des parties sphacélées est un fait vulgaire dans l'histoire des affections gangréneuses. On a eu de nombreuses occasions de le vérifier, pendant le règne de certaines épidémies rapportées, avec plus ou moins de vraisemblance, à l'ergotisme. Et, pour le dire en passant, l'art paraît avoir fort mal suppléé la nature. Les chirurgiens impatients qui attendaient merveille de l'amputation, ont été bien vite détrompés et se sont empressés d'y renoncer. Il n'est pas douteux pour moi, d'après le témoignage de Thucydide et les termes qui l'expriment, que la nature faisait tous les frais de ces mutilations, au grand avantage des patients. Lucrèce a donc arrangé l'histoire quand il a écrit :

« Et graviter partim metuentes limina lethi,
» Vivebant FERRO privati parte virili (1). »

M. de Pongerville, son interprète, a traduit ainsi ces vers : « Les uns pour s'éloigner du seuil de la mort, livraient au » *fer tranchant* la partie la plus noble de leur être (2). »

J'accorde que le savant académicien était lié par le texte. Mais je suis surpris qu'après avoir enrichi de notes explicatives le sixième livre du poëme latin, à propos de cette peste dont il reconnaît que la description « est pres- » que entièrement tirée du second livre de Thucydide (3), » il n'ait pas cru devoir signaler, sur ce point, la divergence de Lucrèce.

M. le Dr Auguste Krauss exprime une autre opinion que la mienne, dans ses recherches déjà citées sur la peste d'Athènes. Il est aussi d'avis que les chirurgiens durent s'efforcer de prévenir par l'amputation les progrès de la gangrène qui menaçait, dit-il, de s'étendre à l'intérieur. D'après quoi, il donne raison à Lucrèce (4).

Il ne s'agit pas de décider ce qu'auraient pu faire rationnellement les chirurgiens ; mais ce qu'ils ont fait, en réalité, d'après le témoignage le plus autorisé. Or il est évident que la présomption de M. Krauss, dont il n'allègue d'ailleurs que la vraisemblance, tombe devant la lettre du texte grec.

Thucydide déplore l'impuissance absolue de la méde-

(1) Lucrèce, *lib.* VI, vers. 1205-6.

(2) Lucrèce, *De la nature des choses*, poëme traduit en prose. Paris, 1845, p. 457.

(3) Thucydide, *ouvr. cit.*, *note* 39.

(4) Krauss. *Disquisitio historico-medica*, etc., p. 25. — « *Est autem » verisimile medicos, abscindendo artus imprimis pudenda, prohibere » quin prorepens ad intima vitam ipsam extingueret malum tentavisse. » Ergo Lucretius ita interpretans non reprehendus est.* »

cine, et il eût été heureux de la réhabiliter au moins dans ses tentatives chirurgicales, appliquées à ces gangrènes critiques. Un seul mot suffisait, et sa réticence serait inexplicable. Il parle *de visu*, et son observation minutieuse n'aurait pas été en défaut sur un fait aussi saillant.

Une dernière réflexion doit trouver place ici.

Quelques traducteurs de Thucydide, étrangers à notre art, lui font dire que certains malades guérissaient *après avoir perdu la vue*.

Sprengel lui-même, faute d'attention, a pensé que la *perte des yeux* expressément notée dans ce récit, indique l'*amaurose* qui abolit la vision, sans altérer sensiblement la structure apparente de l'organe oculaire (1).

Cette interprétation est nettement démentie par les termes mêmes de Thucydide. Il ne s'est pas, en effet, borné à dire que les malades restaient aveugles. Il affirme qu'ils étaient *dépouillés de leurs yeux* (οφθαλμοι). Le sens de ce passage est d'autant plus clair, qu'il fait immédiatement suite à celui où l'auteur mentionne la mortification de certaines parties. Nous avons vu d'ailleurs que la maladie débutait par une violente ophthalmie; une simple lecture démontre qu'il s'agit d'une *véritable gangrène des globes oculaires*, et que la cécité consécutive n'était pas de nature *amaurotique*. Cette distinction, indifférente pour les gens du monde, puisque, en définitive, il y a également perte de la vision de part et d'autre, est d'une grande importance pour le nosologiste qui recherche avant tout la nature des maladies.

Ce mot me ramène à la question dont j'ai un moment suspendu l'examen, et que je me pose sans me dissimuler que je vais me trouver en présence d'un mystère qu'on ne peut guère se promettre d'éclaircir, quand on est bien résolu à ne pas se contenter d'à-peu-près.

(1) Cit. par Krauss, *Disquisitio historico-medica*, etc., p. 25.

Quelle idée faut-il se faire de la peste d'Athènes et du mode morbide dont elle est l'expression ?

Il va sans dire que le point de vue des auteurs est très-variable, et qu'après avoir comparé la maladie ancienne avec celles qui s'en rapprochent le plus dans la pathologie moderne, ils ont tiré, de ce diagnostic différentiel, des conclusions très-discordantes. Ce défaut d'entente réfléchit la mobilité et l'inconsistance des principes qui dirigent trop souvent ce genre de recherches (1).

Ceux qui n'ont voulu voir que la *rougeur de la peau*, l'*angine* et quelques autres symptômes congénères indiqués par Thucydide, ont prétendu qu'il ne s'agissait que d'une *scarlatine*, préjugeant ainsi gratuitement l'existence de cette maladie dans l'antiquité (2).

D'autres, exclusivement préoccupés des *éternuments*, de l'*ophthalmie*, de la *toux*, de la *teinte rougeâtre* des téguments, etc., ont cru, sans plus de motifs, reconnaître l'image de la *rougeole*.

M. Rosenbaum, qui est à l'affût de tous les témoignages en faveur de l'antiquité de la syphilis, lui attribue la mortification des parties génitales, « observée, dit-il, dans la » peste d'Athènes, comme dans la constitution épidé» mique d'Hippocrate (3). » Mon savant confrère n'est pas

(1) Je me dispenserai de discuter l'opinion de Réad, qui attribue la peste d'Athènes à une intoxication par l'ergot de seigle. Cette hypothèse ne supporte pas l'examen; et quoique l'auteur avoue qu'il n'y tient nullement, il eût été plus sage de la passer sous silence. (Voy. Réad, *Traité du seigle ergoté*, 2e édit. Metz, MDCCLXXIV, p. 52-53.)

(2) Il paraît que Jean-Pierre Frank, qui professait la thérapeutique spéciale à Vienne, émit, en passant, le soupçon que Thucydide avait peut-être désigné la scarlatine. Jean Malfatti, un de ses auditeurs, s'empara de cette idée, et la publia plus tard comme fait incontestable. (*Encyclop. des sc. médicales, pathologie,* de J. Frank, t. II, p. 99.)

(3) Julius Rosenbaum, *Extraits et discussion de l'Histoire de la Syphilis dans l'antiquité*, traduits par Jos. Santlus. Bruxelles, 1847, p. 263.

le premier à hasarder cette étrange opinion qui, malgré cela, n'a pas fait fortune.

Ces affirmations diagnostiques déduites de quelques symptômes arbitrairement groupés, ne sont pas dignes d'une réfutation sérieuse et tombent devant la simple lecture de la description de Thucydide.

Quelques médecins dont le sentiment mérite considération, soutiennent une thèse qui vaut la peine d'être examinée:

La peste d'Athènes n'aurait été, à les entendre, qu'une *variole*, et il faut convenir que le parallèle des deux maladies met en présence de nombreuses similitudes.

Des deux parts, éruption générale naissant à une période déterminée, et formation consécutive de croûtes; symptômes généraux portant sur les voies respiratoires et l'appareil gastro-intestinal, etc.

M. Théodore Krause, qui se flatte d'avoir recueilli un ensemble de documents démonstratifs de l'existence de la variole chez les anciens, a invoqué l'épidémie d'Athènes comme un nouvel argument, et identifié formellement l'éruption décrite par l'historien grec avec celle de la petite vérole (1). Comme je crois fermement à la nouveauté de cette dernière maladie, j'aurai plus tard à faire valoir mes raisons et à justifier le dissentiment qui m'éloigne du médecin allemand. Je me borne, pour le moment, à prendre acte de quelques objections (2).

(1) Le travail où M. Krause expose et défend cette opinion porte ce titre: *Ueber das alter der Menschenpocken*, etc., *Recherches sur l'âge de la variole et de quelques autres exanthèmes*, Hanovre, 1825. M. Littré en a donné un résumé dans l'argument du 2e livre *des Épidémies*, t. V, p. 62 et suiv.

On en trouvera aussi une brève analyse dans le *Bulletin Férussac des sciences méd.*, t. IV, p. 240.

(2) Consulter sur ce point l'écrit déjà cité, *Disquisitio historico-medica*, etc.

L'auteur, M. Auguste Krauss, qu'il ne faut pas confondre avec

1° Les pustules varioleuses que nous connaissons ne se terminent pas par des ulcérations, mais restent pleines d'une sérosité puriforme jusqu'à la période de dessiccation.

2° Parmi les symptômes de la maladie d'Athènes, il en est de très-apparents qui n'ont été signalés par aucun nosographe dans la description de la variole : telle est, entre autres, la gangrène des extrémités, des parties génitales et des globes oculaires. Toutes les maladies qualifiées de *malignes* dont la faiblesse radicale est l'élément dominant, peuvent se compliquer de gangrène, la variole comme les autres. Mais c'est là une éventualité accidentelle qui n'entre pas dans le signalement de la fièvre éruptive, et qui d'ailleurs, le cas échéant, en diffère par le siége et la forme.

3° L'éruption de la variole est incontestablement critique dans son principe, quelle que soit son issue. Thucydide n'en fait pas la remarque pour l'éruption qu'il a observée. Ce contraste seul serait décisif pour tous les praticiens. Il me suffit de l'indiquer, parce qu'il est permis de soupçonner, d'après l'interprétation rationnelle des faits, que Thucydide, absorbé par la gravité constante de la maladie, n'a pas su démêler le caractère foncièrement résolutif de l'exanthème concomitant.

Je me crois donc autorisé à séparer la peste antique de la variole. Bien certainement le spectacle dont Thucydide a été témoin, n'est pas celui qui frappe nos regards dans les invasions de la maladie contemporaine, qui trompent si souvent encore la vigilance de la vaccine. Il est bien entendu que je ne parle que du tableau nosographique. Je n'ignore pas que quand la variole est déchaînée, elle ne

M. Théodore Krause, que je viens de nommer, n'adopte pas, sur la question de diagnostic différentiel que j'examine, l'opinion de son compatriote.

le cède à aucune autre pour l'intensité de ses ravages.

M. le Dr Daremberg, si autorisé dans cet ordre d'études, a été frappé aussi de la ressemblance de la maladie d'Athènes avec la variole. Mais il ne s'est pas dissimulé que la physionomie habituelle de la fièvre éruptive de nos jours était, dans le portrait ancien, profondément altérée. Pour rendre raison de ces apparences insolites, il s'est arrêté à une sorte d'opinion mixte qu'il traduit en ces termes : « Jusqu'à preuve du contraire, la peste » d'Athènes est *une petite vérole compliquée de typhus*, et même » du typhus le plus grave, c'est-à-dire avec gangrène des » extrémités et des parties génitales. C'est l'opinion de » M. Krause, modifiée et complétée (1). »

Je regrette de ne pouvoir partager la conviction de mon érudit confrère, et je propose quelques objections qui attendent une réponse. Si je refuse mon adhésion, ce n'est pas uniquement parce que je proteste contre l'antiquité de la variole, mais aussi parce que les termes de la question me semblent un peu arbitrairement assortis.

Peut-on citer, dans l'histoire, malheureusement si riche, du typhus et de la variole, une seule épidémie résultant de leur association momentanée, qui rappelle, par ses traits essentiels, celle de l'antiquité.

Que le vice des conditions hygiéniques adjoigne, comme complication, l'élément typhique à une petite vérole épidémique et en modifie les symptômes, la marche, la gravité, cette éventualité n'excède pas la mesure des vraisemblances cliniques. Mais que cette combinaison accidentelle marque la fièvre éruptive de ce cachet original si nettement gravé par Thucydide, c'est ce que je ne puis retrouver dans les souvenirs de mes lectures,

(1) Prus, *Rapport à l'Acad. roy. de Méd. sur la Peste et les Quarantaines. Pièces et documents*, p. 238. Paris, 1846.

de mes entretiens avec mes confrères, ou de mon expérience personnelle.

Supposons, pour un moment, que la maladie eût surpris Athènes dans des conditions de salubrité plus favorables, oserait-on soutenir qu'elle n'eût été qu'une variole épidémique, en tout semblable à celle de notre temps, en admettant toujours, ce qui est loin d'être prouvé, que la fièvre exanthématique fît partie de la pathologie ancienne?

Quand on dit que les traits insolites qui la défigurent ne tiennent qu'à son association avec le typhus, on se met manifestement en contradiction avec les témoignages les plus précis qui nous montrent l'épidémie parcourant de vastes contrées sans rien perdre de son signalement, et ravageant un grand nombre de villes dont l'état sanitaire, au moment de l'explosion, était sans reproches. En changeant de milieu, la prétendue variole aurait dû reprendre son indépendance et déposer, si je puis ainsi dire, sa livrée d'emprunt. Et cependant, si nous la suivons dans sa course, nous la voyons toujours reproduire la même image, et frapper de surprise les médecins qui ne l'ont jamais vue. Telle elle était en partant de l'Éthiopie, son lieu de naissance, telle on la retrouve dans toutes ses stations, indifférente aux influences extérieures et se suffisant à elle-même pour son œuvre de destruction.

Thucydide nous apprend que le fléau éclata d'abord au Pirée, c'est-à-dire dans un quartier situé à quarante stades (huit kilomètres) de l'Acropole, et dans lequel il n'y avait pas le moindre indice d'encombrement, et par conséquent de typhus. Il ne nous dit pas que les premiers cas qui y furent observés aient sensiblement différé de ceux qui se multiplièrent plus tard dans la partie élevée de la ville. Or, l'interprétation de M. Daremberg implique que la variole, importée au Pirée, n'aurait pu s'adjoindre le typhus qu'après avoir gagné le foyer infectionnel. Jusque-là elle aurait dû garder sa physionomie ordinaire, et les médecins auraient revu, sans le moindre étonnement, une ancienne connaissance, à moins qu'on ne prétende, par surcroît d'hypothèse, que cette fièvre éruptive prenait alors possession, pour la première fois, de la famille humaine.

Je crois, en résumé, professer une opinion plus conforme à la logique des faits en assignant à la maladie d'Athènes, considérée dans l'ensemble congénère de ses symptômes, une place à part dans la série des entités morbides inscrites au cadre nosologique. Par son éruption si tranchée et soumise à des phases si régulières, elle appartient au groupe des fièvres exanthématiques. Nous venons de voir que les auteurs qui se sont proposé de l'identifier à des maladies connues, sur la foi de quelques analogies superficielles, n'ont tiré de ces rapprochements que des conclusions disparates et nosologiquement inacceptables. On me permettra de me prévaloir de leurs divergences au profit de mon propre sentiment.

M. Daremberg se plaint que, dans l'étude de ces questions historiques qui sont du ressort de la médecine, « on » ne tienne pas assez compte des différences qui séparent » l'antiquité de l'âge moderne. Les anciens, dit-il, n'ob- » servaient pas et ne décrivaient pas les maladies comme » nous (1). »

Il n'est pas douteux que la détermination du siége des maladies sur le vivant, dans les cas où elle est possible, échappait souvent à nos devanciers, dépourvus de puissants moyens de précision. D'un autre côté, le silence forcé de l'anatomie pathologique les privait d'un précieux complément de diagnostic. Leur méthode d'exposition devait

(1) Prus, *Rapport, pièces*, etc., p. 236.

se ressentir, au moins dans les détails, de ces lacunes inévitables de la science. Mais ils n'en sont pas moins restés des modèles, dans la mesure de leurs ressources; et sur bien des points, sans en excepter la nosographie, nous ne les avons pas dépassés, si ce n'est peut-être par la prétentieuse prolixité de nos descriptions symptomatiques.

Le mode d'observation des anciens n'était pas, en réalité, aussi différent du nôtre que paraît l'indiquer M. Daremberg, et sa remarque exige au moins quelques restrictions. Mais j'admets avec lui que « des maladies identiques, » au fond, ont pu, par suite de certaines circonstances et » de complications qu'il est quelquefois possible de déter» miner, se manifester dans l'antiquité, sous des formes » un peu différentes d'elles-mêmes. Il ne faut donc pas *se* » *hâter* de déclarer qu'une maladie ancienne n'a point » d'analogues dans les temps modernes (1). »

La recommandation est aussi sage que judicieusement motivée. Mais à moins de renoncer à aborder et à approfondir ces problèmes historiques, il faut bien nous résoudre à faire usage des éléments qui sont entre nos mains, et à choisir parmi les solutions diversement probables, celles qui semblent s'accorder le mieux avec les faits. Pourquoi serions-nous, en pareille matière, plus difficiles que Tite-Live ? « *In rebus tam antiquis*, disait-il, *si quæ similia* » *veri sint, pro veris accipiantur satis habeam* (1). »

Que manque-t-il, après tout, à la description de Thucydide pour éclairer le médecin qui en recherche le sens? Les mœurs de son temps interdisaient les ouvertures de cadavres, et nous savons, après tant d'épreuves démonstratives, qu'il ne faut pas surfaire l'importance de ces documents posthumes appliqués aux grandes épidémies. Mais

(1) Prus, *Rapport, pièces et documents*, etc., p. 236.
(2) Titus Livius, *op. cit.*, lib. V.

les nosographes modernes ont-ils jamais tracé un tableau plus vivant d'une épidémie à l'œuvre? Nous avons tous les jours sous les yeux des relations bien moins exactes, et nous n'hésitons pas à nous faire une opinion. La question archéologique, dans l'ordre médical comme dans tout autre, commande, j'en conviens, la plus grande circonspection. Mais est-ce à dire qu'on soit réduit à attendre du temps, de la découverte de quelque texte ignoré, etc., le *fiat lux* décisif? Avec de pareils scrupules, on n'oserait jamais toucher à ces problèmes, et le découragement arrêterait bientôt la plume la plus résolue. Faute du *mieux*, on dédaignerait le *bien*, et la science resterait en place dans la crainte de se fourvoyer en avançant.

M. Daremberg croit aux maladies éteintes et aux maladies nouvelles, et on peut être assuré que ce n'est pas sans de bons motifs (1). Mais il n'a pas cru devoir faire l'application du principe à l'épidémie d'Athènes. Il a essayé de la rattacher à notre pathologie actuelle en la représentant comme l'incorporation intime et passagère de deux maladies bien connues. Mon lecteur décidera si j'ai été mieux inspiré en me séparant de lui sur ce point; et si, en défendant ma thèse, je suis resté fidèle à la réserve dont mon honoré confrère conseille prudemment de ne jamais se départir.

Des médecins qui ne doutent de rien ont imaginé de rapporter la *peste d'Athènes* à la *fièvre jaune*, sans plus de souci de la chronologie que de la symptomatologie comparée. Thucydide ne parle ni d'*hémorrhagie*, ni de *jaunisse*, ni de *rachialgie*, ni de *déjections noires*, phénomènes trop frappants pour qu'il eût omis de les signaler. A l'inverse, on ne trouve dans la *fièvre jaune* ni l'*éruption ulcérée* de la maladie d'Athènes, ni l'*enrouement* et la *toux*, ni les *convulsions*, ni les *gangrènes des extrémités et des parties génitales*, etc.

(1) Prus, *Rapport, pièces et documents*, cit., p. 237.

Victor Bally, un des membres les plus éminents de la commission médicale, déléguée à Barcelone pendant l'épidémie de 1821, a pris la peine de comparer méthodiquement les deux maladies, et il a fait justice de cette inqualifiable fantaisie.

Reste maintenant à apprécier l'opinion qui confond la peste d'Athènes et la peste proprement dite. Je serai bref, me réservant de reprendre ce parallèle quand je traiterai de la grande épidémie du VIe siècle.

Ozanam étudie dans le même chapitre ces deux formes de maladies, sans avoir l'air de soupçonner, entre elles, la moindre différence (1).

Ce sentiment, comme il est facile de s'en assurer, est celui de la majorité des médecins. Le mot *Peste* (pestis, λοίμος), synonyme générique d'épidémie meurtrière, leur a donné le change, et cette première impression les a détournés d'un plus ample examen. Il est clair pourtant qu'en comparant les descriptions de la peste antique et de la peste de nos jours, on ne retrouve dans la première aucun des symptômes essentiels de l'autre. Les bubons, les charbons, les pétéchies sont les caractères extérieurs de la vraie peste, qualifiée d'*inguinale* ou *bubonique* (2). Thucydide, si minutieux et si précis, n'en fait aucune mention. Les phlyctènes et les petites ulcérations consécutives qu'il décrit ne peuvent être assimilées aux char-

(1) Ozanam, *Hist. méd., des malad. épid.*, 1835, t. IV, p. 5, chap. *de la Peste*.

(2) « La maladie connue sous le nom de peste d'Athènes, nous » offre plutôt les symptômes d'un typhus compliqué d'une éruption » difficile à caractériser et d'eschares gangréneuses, que ceux de » la peste orientale. » (Prus, *Rapport sur la peste...*, p. 12.) Ce n'est pas le moment de demander à Prus ce qu'il entend par un typhus compliqué d'une *éruption difficile à caractériser*. Il me suffit de noter qu'il distingue la maladie ancienne de la peste orientale qui est l'objet de son rapport.

bons et aux bulles qui les précèdent souvent, puisqu'elles recouvraient toute la surface de la peau.

Inutile de dire que les deux maladies ont quelques traits communs ; mais elles ne les doivent qu'à leur qualité de pyrexies malignes. Leur pathognomonie respective traduit des natures affectives bien différentes, et cette conclusion sera, je pense, suffisamment justifiée quand j'aurai dit qu'elle est adoptée par M. Littré (1), auquel je puis bien joindre M. Daremberg (2).

La maladie d'Athènes fit-elle sa première apparition à l'époque où Thucydide en fut témoin ? Question insoluble dans l'état présent de notre histoire médicale. Les descriptions qui nous ont été transmises et qui se rapportent à des épidémies antérieures, sont trop vagues pour qu'on essaie de déterminer avec quelque certitude leur nature et leur vrai caractère.

Moïse nous a laissé le souvenir d'une grande épidémie qui ravagea l'Égypte l'an 2443 de l'ère ancienne. Mais sa description est trop concise pour qu'on puisse s'y reconnaître. M. Daremberg est d'avis qu'on ne « reste pas sans » quelques doutes sur sa nature pestilentielle, » quand on examine les phénomènes qui précédèrent et préparèrent, pour ainsi dire, son apparition (3). Ce qui ressort de ce récit, c'est la réunion d'une épizootie et d'une épidémie meurtrières, dont le principal phénomène, le seul du reste qui soit expressément mentionné par l'écrivain sacré, fut une éruption de petits ulcères avec phlyctènes « *et erunt* » *super homines et quadrupeda, ulcera, vesicæ effervescentes* (4). »

(1) Littré, *Argument du 2e livre des Épid.*, trad. d'Hippocrate, t. V.

(2) *Pièces et documents*, cit. p. 237.— Je me prévaux ici de l'opinion déjà exposée de M. Daremberg, dans ce qu'elle a de favorable à la mienne.

(3) Daremberg, *Pièces et documents*, p. 234.

(4) Moïse, *Livre de l'Exode*, chap. IX, vers. 9 et 10.

Cette éruption, ainsi caractérisée, rapprocherait, selon M. Daremberg, cette maladie, de celle de Thucydide, et j'avoue que je suis disposé, sous toute réserve, à partager cette conjecture.

On n'est pas mieux renseigné sur la peste de Troie, qui éclata sous le règne de Priam, 1285 avant J.-C. Il est probable qu'elle n'était que le typhus des camps, la *peste de guerre*, comme disait Huxham ; mais il est impossible de mieux préciser, d'après la description trop incomplète d'Homère. Sénèque lui a consacré quelques vers dans sa tragédie d'*Œdipe*, ramage de poëte qui ne donne aucun détail dont nous puissions tirer parti.

L'an 2500 du monde, sous le règne d'Eacus, aïeul d'Achille, la ville d'Égine fut la proie d'une terrible épidémie. Ovide l'a chantée dans ses *Métamorphoses* et la description qu'il en donne a mérité les éloges de quelques savants, entre autres de Scaliger (1).

J'accorde que le tableau des ravages produits sur les hommes et les animaux par une influence morbide générale est tracé en très-beaux vers, et trahit même une vigueur de pinceau qui n'est pas dans les habitudes du poëte romain. Il énumère les phénomènes météorologiques qui ont annoncé et préparé l'explosion du fléau. Il rappelle que les chiens, les loups et les oiseaux de proie fuyaient les cadavres d'où rayonnaient au loin des principes contagieux (*agunt contagia latè*). Il note même quelques symptômes que nous avons retrouvés dans la peste d'Athènes : l'*ardeur intérieure* dès l'invasion, la *rougeur de la peau*, la *soif dévorante* qui attirait les malades autour des fontaines, le *découragement* dont ils étaient frappés aux premiers préludes du mal. Mais un médecin trouve peu à

(1) Ovidii Nasonis *Metamorphoseon*, lib. VII, p. 514, vers. 528 et seq. Amstelodami, MDCCXXVII.

glaner dans ce récit où la fantaisie a peut-être autant de part que la vérité. Les signes positifs sont en trop petit nombre et trop faiblement dessinés pour qu'on puisse en dégager une caractéristique satisfaisante de la maladie qu'ils représentent. Tout ce qu'il est permis de conjecturer puisque rien n'indique le contraire, c'est que cette coopération du génie épizootique et épidémique contrasta par les bornes restreintes de sa sphère d'activité, avec l'expansion sans limites et la juridiction universelle des grands fléaux populaires.

Denys d'Halicarnasse parle d'une maladie épidémique qui apparut la quatrième année de la LXXIXe olympiade (461 ans avant J.-C.). Mais comme il ne dit pas un mot de ses symptômes, nous ne pouvons pas même émettre un soupçon sur sa nature : ce qui est d'autant plus regrettable, qu'elle n'avait précédé la peste d'Athènes que de trente-deux ans, et que ce rapprochement de dates n'était peut-être pas le seul qu'on dût établir entre elles (1).

L'irruption de cette épidémie avait été précédée, comme tant d'autres, d'une épizootie qui avait moissonné avec une fureur inouïe les chevaux, les bœufs, les chèvres et les moutons. (*Pene omne quadrupedum genus absumpsit.*) Après avoir dévasté la campagne de Rome, elle envahit la ville, qui n'avait jamais été, au dire de l'auteur, aussi cruellement éprouvée (*Romani... pestilentia ut nunquam ante vexati*). Le fléau frappa à coups redoublés sur les esclaves et la classe indigente, et la mortalité atteignit de telles proportions, qu'on dut emporter les cadavres par tombereaux, et qu'on prit le parti de jeter, en masse, dans le fleuve, les corps de ceux qui avaient appartenu à la partie la plus infime de la population. L'ordre des sénateurs

(1) Dionysii Halicarnassensis, *opera omnia*, t. I, p. 594, MDCCIV.

perdit le quart de ses membres ; et, parmi eux, deux consuls et la plupart des tribuns. L'épidémie qui avait commencé vers les calendes de septembre, se prolongea pendant tout le cours de cette année, n'épargnant ni sexe ni âge.

Quelle était cette maladie ? On ne nous en fait connaître que la léthalité et la durée : éléments de diagnostic qui perdent toute leur valeur par leur isolement. Denys, dont les écrits renferment tant de renseignements qu'on chercherait vainement ailleurs, n'a pas cru devoir nous laisser un indice qui pût nous mettre sur la voie et justifier une conjecture quelconque. Encore un document complétement perdu pour la science qui n'est pas en mesure de suppléer à ces omissions irréparables !

Papon, l'historiographe de la Provence, a trouvé, dit-il, dans les annales de l'antiquité la plus reculée, la mention de *vingt-deux pestes* qui auraient précédé celle d'Athènes (1).

Cette assertion manque de pièces à l'appui et ne nous apprend pas ce que nous aurions intérêt à connaître. S'agit-il de petites épidémies resserrées dans le rayon de quelques localités isolées ? Leur chiffre réel, dans cette supposition, devrait dépasser de beaucoup celui qu'on indique. A-t-on voulu, au contraire, désigner ces grandes maladies voyageuses qui terrassent, sur leur passage, des générations entières ? Comme nous savons, par expérience, que leurs explosions sont généralement très-espacées dans la succession des siècles, on ne peut admettre que l'histoire en ait inscrit vingt-deux dans ses archives. Les premières de la série se perdraient dans la nuit des temps.

La vérité est que Papon ne s'est pas préoccupé un ins-

(1) Papon, *de la Peste*, an VIII, t. I, p. 55.

tant d'une distinction qu'il ignorait sans doute, faute d'études spéciales. Il s'est borné à prendre note, dans l'ordre de ses lectures, de quelques événements pathologiques, dont la somme, certainement inexacte, comprend, sous le nom commun de pestes, des maladies populaires qui n'ont aucun droit à cette appellation.

Fodéré, que son érudition si compétente en matière d'épidémies aurait dû mieux servir, n'ignorait pas que de nombreuses maladies populaires avaient été observées antérieurement à celle d'Athènes. Mais il a renoncé à pousser plus loin ses recherches, découragé peut-être par l'exiguïté des résultats qu'on en tire ; et le fléau décrit par Thucydide est nommé le premier dans la « *Revue » chronologique des principales épidémies qui ont ravagé le » monde* (1). »

M. le docteur Guyon a été plus heureusement inspiré lorsqu'il a mis en œuvre les matériaux qu'un long séjour dans le nord de l'Afrique lui a permis de rassembler. Il en a composé une *Histoire chronologique des épidémies qui se sont succédé dans cette contrée*, depuis les temps les plus reculés jusqu'à nos jours (2). Ce travail que j'ai déjà eu occasion de citer est d'une lecture attrayante; mais on regrette que les documents, si laborieusement groupés par l'auteur, n'aient pas eu une couleur plus médicale. La plupart se taisent ou passent rapidement sur les caractères symptomatiques des épidémies qu'ils mentionnent; et faute d'indices séméiotiques qui puissent éclairer leur nature, la maladie de Thucydide reste forcément isolée de celles qui l'ont précédée, sans que le lien qui l'unit sans doute à certaines d'entre elles se laisse même entrevoir.

(1) Fodéré, *Traité de méd. légale*, 1813, t. V, p. 392.
(2) Guyon, *Hist. chronol. des épid. du Nord de l'Afrique depuis les temps les plus reculés jusqu'à nos jours*. Alger, 1848.

Interrogeant à son tour les tables chronologiques de la peste, dressées par les historiens et les loïmographes les plus dignes de foi, M. le docteur Prus en compte quarante qui, dans le cours des douze siècles qui ont précédé Jésus-Christ, avaient désolé la Grèce, l'Italie, la Sicile, l'Afrique, la Syrie et la Turquie d'Asie (1).

Je n'examine pas si cette statistique mérite les reproches que Pariset ne lui a pas ménagés (2). Mais M. Prus lui-même m'épargne la peine de lui opposer une objection dont on ne peut, dans l'espèce, contester la portée.

Les anciens (ce n'est pas la première fois que j'en fais la remarque) confondaient sous le nom de *pestes* ou de maladies *pestilentielles* toutes les affections qui entraînaient à leur suite une grande mortalité. Il n'est donc pas possible de distinguer les maladies qui cachent sous cette homonymie des modes intimes disparates, et sont souvent très-distantes dans la série nosologique.

Tout bien pesé, nous sommes obligés de fixer à l'an 428 avant notre ère l'introduction de la peste d'Athènes dans le domaine de la pathologie, et c'est elle qui, jusqu'à preuve contraire, ouvre la marche des grandes épidémies dont la race humaine est condamnée à subir le tribut intermittent. On ne peut certifier, il est vrai, que ce fût son début. Mais, dans l'hypothèse de quelque apparition antérieure, il faudrait au moins reconnaître qu'elle devait dater de bien loin, puisqu'elle n'avait laissé aucune trace dans les chroniques contemporaines. Nous avons vu que les médecins furent complétement déroutés en présence de ce sinistre inconnu, et qu'ils rejetèrent la défaite de l'art sur cette ignorance forcée. Thucydide lui-même ne se décida à déposer un moment le burin de l'histoire et à

(1) Prus, *Rapport sur la peste et les quarantaines*, p. 12 à 14.
(2) Prus, Discussion, p. 903.

parler la langue de la médecine, que pour prévenir la surprise des populations que le redoutable fléau menaçait dans l'avenir.

La maladie que je viens d'étudier était donc une entité morbide *nouvelle*, et j'espère avoir prouvé qu'elle ne peut être identifiée avec aucune de celles qui ont pris rang dans la nosologie actuelle. L'heure venue, elle abandonne la scène, et cède sa place à d'autres qui semblent avoir reçu mission de continuer son œuvre sous une autre forme.

« La peste d'Athènes, a dit M. Littré, est une des affec» tions anciennes aujourd'hui éteintes (1). » Telle est aussi ma dernière conclusion.

Plusieurs siècles vont s'écouler sans que nous entendions parler d'un de ces fléaux destructeurs, dont l'expansion n'a d'autre limite que celle de la terre habitée. Pendant ce long intervalle, la peste d'Athènes s'est-elle obstinément éclipsée? Il est probable que parmi les épidémies signalées par les historiens, sous la seule désignation de *pestes*, plusieurs ne sont que des retours de la mémorable maladie. Mais le défaut complet d'indications ne nous permet que cette conjecture analogique, et nous en sommes toujours à déplorer que l'exemple de Thucydide n'ait point eu d'imitateurs.

Le regret bien naturel que suggère la privation de tant de précieux éléments d'étude, est trop rarement tempéré par la découverte inattendue de quelques récits moins écourtés, qu'on peut consentir à commenter sans s'exposer à se débattre dans le vide. De ce nombre est la relation de l'épidémie qui attaqua l'armée carthaginoise, sous les murs de Syracuse, l'an 395 avant Jésus-Christ. Diodore de Sicile, à qui nous la devons, a bien compris que la mention

(1) Littré, *Revue des Deux Mondes*, 1836.

d'un pareil événement ne pouvait servir les besoins de la science qu'en lui faisant connaître au moins les principaux caractères de la maladie. Le tableau qu'il a tracé a même paru, à certains médecins, assez complet pour qu'ils en aient déduit hardiment la signification nosologique.

J'avoue, pour ma part, qu'il me reste encore bien des doutes. Mais il n'en est pas moins utile de poser les termes du problème, dans l'espoir que des recherches nouvelles pourront l'éclaircir (1).

L'armée carthaginoise, campée devant Syracuse, venait de détruire le faubourg et de piller les temples de Cérès et de Proserpine lorsqu'elle fut atteinte d'une épidémie meurtrière. Diodore énumère avec sagacité les influences étiologiques dont le concours, d'après lui, aurait produit ce désastre. A la vengeance des déesses irritées qu'il n'oublie pas de faire intervenir, selon les idées du temps, il ajoute l'ardeur insolite de la saison, et l'agglomération de plusieurs milliers d'hommes dans un lieu bas et marécageux. « *Locus ille palustris et conçavus existit.* » C'est même à l'insalubrité naturelle de cet emplacement qu'il attribue la maladie qui avait décimé quelques années auparavant les troupes athéniennes, pendant l'attaque infructueuse de la ville.

L'épidémie commença par les Africains dont les cadavres amoncelés gisaient sur le sol, et répandaient dans l'air ambiant des exhalaisons fétides. La mortalité fit des progrès rapides, et comme la maladie se communiquait à ceux qui soignaient les malades, personne n'eut plus le courage de les approcher. Pour surcroît de malheur, tous les efforts humains échouaient contre la violence et la rapidité presque foudroyante de ce mal.

(1) Diodori Siculi *bibliothecæ historicæ*, lib. XIV, p. 291, t. II. Hanoviæ, MDCIIII.

Voici les symptômes qu'il présentait.

Au début, catarrhe, bientôt suivi de tuméfaction du cou; après quoi la fièvre s'allumait peu à peu, et les malades accusaient des douleurs dans le dos et un sentiment de pesanteur dans les jambes. Puis survenaient la dyssenterie et une éruption de pustules (φλυκταιναι) sur toute la surface du corps.

Ces symptômes étaient les plus communs. Quelques individus pris d'un transport furieux avec oubli de toutes choses, couraient çà et là dans le camp et se ruaient sur tous ceux qu'ils rencontraient. Les malades expiraient le cinquième ou le sixième jour au plus tard, en proie à des souffrances atroces. Aussi tout le monde enviait-il le sort de ceux qui étaient morts en combattant.

Cette description nous montre une fièvre éruptive bien caractérisée, et quelques médecins y ont reconnu la variole. J'ai déjà prévenu que je n'en admets pas l'existence à cette époque, et je prie encore une fois mon lecteur de ne pas prendre de décision avant d'avoir entendu mon exposé de motifs. Je crois pouvoir dire, dès à présent, qu'au milieu des analogies qu'on fait valoir, on découvre, en y regardant de près, bien des différences essentielles.

Le catarrhe et le gonflement du cou, précédant l'invasion de la fièvre, n'appartiennent pas à la variole. Les deux éruptions comparées n'ont de commun que leur dissémination sur toute l'étendue de la peau. On serait sans doute trop exigeant si on demandait à Diodore des détails précis sur les phases diverses de la période éruptive jusqu'à la dessiccation. Mais il serait indispensable de bien définir les *phlyctènes* dont il parle. Littéralement ce mot ne peut être accepté comme synonyme de pustule. Peut-être désigne-t-il des bulles pareilles à celles du pemphygus. Est-il permis d'affirmer qu'il s'agit d'une variole avant d'être bien renseigné sur tous ces points?

Remarquons encore que celle-ci, dans ses invasions les plus malignes, n'emporte les malades que dans la période suppurante, le onzième jour et souvent plus tard (1). Nous avons vu que Diodore fixe au cinquième et tout au plus au sixième jour la terminaison funeste de la maladie qu'il décrit. L'opinion que je combats doit, si je ne me trompe, se trouver un peu gênée par tous ces contrastes.

L'épidémie des Carthaginois était une fièvre éruptive comme celle d'Athènes. Mais son exanthème n'est évidemment pas le même que celui qui a été si nettement décrit par Thucydide. La violence de la maladie, la rapidité de sa marche, sa résistance au traitement, le délire, etc., sont des traits qui s'appliquent à toutes les épidémies malignes, mais qui n'excluent pas leurs caractères individuels et distinctifs.

Dans la pensée de Diodore, la maladie résultait de la double action des miasmes putrides et des effluves paludéens. Il est certain qu'une pareille combinaison, coïncidant avec l'agglomération des troupes, aurait expliqué l'apparition d'une grave maladie participant, à la fois, du typhus et de l'affection intermittente : sorte de composé morbide binaire dont les exemples ne sont pas rares dans les fastes de l'épidémiologie (2). Le tableau des

(1) Thom. Sydenham, *opera medica: variolæ anomalæ hujus constitut.* Genevæ, MDCCLXIX, t. I, *sectio quarta*, *p.* 123, *sectio quinta*, p. 145.

(2) Pariset eut occasion, dit-il, de traiter dans le voisinage de l'Ombos « quelque reste d'une singulière fièvre qui réunit en » soi le double caractère de la *fièvre intermittente pernicieuse* et du » *typhus contagieux*, et qui, partant du Sennaar, où elle se forme, » marche sur les pas des caravanes, s'introduit avec elles dans l'in- » térieur de l'Égypte, et s'y répand depuis les cataractes jusqu'au » Caire. » Cette fièvre intermittente et contagieuse est le *vhap-chap du Sennaar*, qui avait été observé par Bruce. Pariset rencontra des malades atteints de cette dangereuse fièvre dans la haute Égypte, à Daraoueh, près de Koum-Ombou. Quelques doses de sulfate de quinine suffirent pour les en délivrer. (Pariset, *Mémoire sur les causes de la peste*, 1837, p. 78 et 221.)

symptômes dément cette prévision. Sans doute on compte, parmi les prodromes du typhus, des indices marqués d'état catarrhal, comme dans la maladie dont je m'occupe et dans beaucoup d'autres. Mais la forme et le caractère de l'éruption sont bien différents dans les deux cas. Quand le typhus est très-grave, il s'accompagne généralement de parotides. Mais elles n'apparaissent qu'avec l'exanthème tacheté ou même plus tard; tandis que le gonflement du cou, signalé par Diodore, en supposant qu'il provînt d'un engorgement glandulaire, se montrait dès le début, avant la fièvre. La *stupeur* qui est, au dire d'Hildenbrand et de tous les praticiens, le symptôme « le plus essentiel, le » plus frappant et le plus constant du typhus dans toutes » ses périodes (1), » n'est pas même indiquée dans la maladie que je lui compare. La durée de celle-ci ne dépassait pas cinq à six jours. Le typhus se prolonge, au contraire, pendant deux semaines au moins, et c'est alors que certains actes critiques amènent la guérison ou la mort (2).

On pourrait objecter que le génie intermittent se mêlant, sous sa forme la plus grave, à l'état typhique, en a accéléré la marche et l'issue fatale. Mais ce ne serait ici qu'une vue théorique suggérée par l'action présumée des émanations paludéennes. Il va sans dire que cette question d'analyse clinique dépassait la compétence de l'historien qui n'avait pas qualité pour la poser.

Prenant donc le récit de Diodore dans sa teneur textuelle, je m'arrête à cette idée que si l'action des influences ambiantes a pu seconder, dans une certaine mesure, l'explosion et le développement de l'épidémie, il faut en rechercher la véritable origine dans une étiologie plus obscure. La *spontanéité* des fièvres éruptives est un fait d'expérience

(1) Hildenbrand, *du Typhus contagieux*, p. 75.
(2) Hildenbrand, *ibid.*, p. 81.

que le paradoxe pourrait seul contester. La maladie des Carthaginois a suivi la loi commune.

Celle dont les Athéniens avaient été antérieurement frappés, n'était pas la même, car Diodore n'aurait pas manqué de nous le dire. Il se contente de la désigner sous le nom vague d'*affreuse mortalité* (*fœda strage*), et il la rapporte formellement à l'action des marais favorisée par les conditions topographiques. Si cette interprétation est juste, ce qui n'a rien d'improbable, nous devons assigner une autre nature à la fièvre exanthématique que l'historien a jugée digne d'une description spéciale.

Cette maladie réunit quelques-uns des attributs des grands fléaux populaires : la léthalité invincible, qui déjoue tous les efforts de la médecine; la contagiosité qui la propage. Mais les circonstances mêmes au milieu desquelles elle se montre, excluent toute idée d'expansion illimitée, et on peut suppléer au silence de l'auteur en assurant qu'elle a dû naître et s'éteindre sur place. Elle mérite donc, dans le langage régulier de la science, la dénomination de *petite épidémie*.

Si nous la rapprochons des autres maladies analogues, groupées dans notre cadre nosologique, nous ne pouvons l'identifier avec aucune d'elles. Se présente-t-elle dans la relation de Diodore, avec sa physionomie habituelle? Est-elle modifiée par les complications accidentelles provenant de l'influence du milieu? Nous connaissons le caractère formidable de malignité que les fièvres éruptives de nos jours empruntent à leur association avec le typhus de l'encombrement ou l'affection paludéenne. Les fastes des armées en campagne renferment un grand nombre d'observations de ce genre. S'agirait-il d'une maladie vulgaire très-connue des anciens pathologistes, et que le génie épidémique aurait transformée momentanément en fléau inexorable? L'auteur a laissé sans réponse ces questions et bien d'autres qu'il aurait pu éclairer. *Tradidit disputationibus eorum.* Il serait imprudent de pousser plus loin ce commentaire.

Je n'ai qu'un mot à dire, et pour cause, d'une terrible épidémie qui vint s'abattre sur Rome l'an 819 de sa fondation, sous le règne de Néron (66 de J.-C.). Suétone se contente de la signaler en passant, et nous apprend qu'elle emporta, dans le cours de l'automne, *trente mille* Romains (1). L'énormité de ce chiffre est le seul motif de la mention que j'en fais. C'est surtout en présence de pareilles catastrophes qu'on en veut aux historiens de leur inexplicable laconisme. Tacite insiste aussi sur la férocité inouïe de cette maladie ; mais il s'abstient de tout renseignement médical. Personne n'était épargné ; les maisons, les rues étaient encombrées de cadavres ; et pendant tout ce temps le ciel resta toujours serein (*Nulla cœli intemperies quæ occurreret oculis*) (2). Contraste souvent remarqué pendant le règne des épidémies, et qui ne laisse pas que de surprendre ceux qui prétendent les rapporter à l'étiologie externe ! C'est dans ce passage, malheureusement si concis, que le grand historien flétrit par un de ces mots sanglants, dont il a le secret, la mémoire détestée de Néron : « Au milieu du deuil de toutes les classes de la » population, la mort des chevaliers et des sénateurs pa- » raissait moins regrettable, parce qu'elle les dérobait aux » fureurs du tyran ! »

On comprend que je n'ai pas la prétention de hasarder une opinion quelconque sur la nature d'une maladie dont on ne nous fait connaître que le nécrologe. En la recueillant dans mes lectures, je n'ai eu qu'une pensée : c'est qu'elle précède de moins d'un siècle une grande épidémie

(1) Suétone, *Duodecim Cæsares*, *Nero*, cap. XXXIX.
(2) Cornelii Taciti, *Annales*, lib. XVI, p. 251, MDXLIIII.

formant, après plus de six cents ans, un nouvel anneau de la chaîne qui commence à la peste décrite par Thucydide. En entreprenant cette étude, je suis encore réduit à répéter que ma tâche aurait été moins lourde, si les écrivains médicaux, mieux pénétrés des intérêts futurs de la science, avaient dispensé, d'une main moins avare, les matériaux qu'elle avait le droit d'en attendre.

CHAPITRE II

DE LA GRANDE ÉPIDÉMIE DU IIe SIÈCLE DE L'ÈRE CHRÉTIENNE (PESTE ANTONINE)

Les commencements du règne de Marc-Aurèle (161 de J.-C.) furent marqués par de grands désastres. Les troubles météorologiques les plus imprévus semblèrent s'y donner rendez-vous. Des tempêtes furieuses se succédèrent sans relâche. Des tremblements de terre ébranlèrent ou détruisirent des villes. Les fleuves chassés de leur lit ravagèrent de riches campagnes. D'immenses nuées de sauterelles, après avoir dévoré les récoltes en Asie, s'abattirent sur l'Europe. Les populations, réduites à la dernière détresse, souffrirent toutes les horreurs de la faim. Des révoltes lointaines à réprimer, des irruptions menaçantes dont il fallait, à tout prix, arrêter les progrès, imposèrent des guerres longues et sanglantes, mêlant des peuples divers sur de nombreux champs de bataille. La peste manquait encore à ce sombre tableau. Mais le temps n'était pas éloigné où elle viendrait en occuper le premier plan, et dévaster à son tour le monde (164-165).

M. le docteur Hecker a fait ressortir, avec la préoccupation d'un système à défendre, ce concours de phénomènes ou d'événements insolites, avant-coureurs constants, d'après lui, des grandes maladies populaires (1).

Il faudrait avoir l'esprit bien enclin au paradoxe pour refuser aux perturbations du monde physique toute participation à la production des épidémies. Mais quand on n'a pas d'opinion préconçue, et qu'on ne se paye pas de mots, on doit reconnaître dans l'état actuel de ce point d'observation, que ces influences de l'ordre externe ne remplissent pas le premier rôle, et que leur coopération aux résultats qu'on leur attribue n'est qu'éventuelle et contingente. Ce principe est fondamental en matière d'épidémiologie; et si je n'insiste pas, c'est que je crains les redites. Écartons les hypothèses plus ou moins ingénieuses, et tâchons de déterminer, sur la foi des témoignages dont nous pouvons disposer, la marche, les caractères et la nature de la grande épidémie *Antonine* (2).

On est assez généralement d'accord pour la faire naître dans la Mésopotamie, et c'est à la prise de Séleucie par les Romains (165) qu'elle aurait d'abord déchaîné toute sa fureur.

La ville assiégée était-elle déjà la proie de l'épidémie quand ils en prirent possession? Ou bien l'entrée de l'armée victorieuse, qu'on peut supposer déjà atteinte, fut-elle le signal de son explosion? La première version me paraît la plus probable; mais les historiens gardent le silence sur ce point.

(1) J'ai dit avec quel talent et quel esprit de suite ce médecin a étudié ce groupe de maladies. Nous lui devons une dissertation remarquable sur la *peste Antonine: De peste Antoniniana commentatio: Scripsit Car. Hecker D. M. Historiæ medicæ in Universitate berolinensi, professor publicus ordinarius*. Berolini, 1835. — Ce travail, aussi bien écrit que sagement pensé, m'a été d'un grand secours pour la rédaction de ce chapitre.

(2) Cette épidémie a été ainsi désignée parce qu'elle apparut sous le règne des Antonins.

Il n'entre pas dans mon sujet de reproduire les inventions ridicules qui eurent cours alors sur l'origine de cette maladie. Celle qui nous a été conservée par Ammien Marcellin semble renouvelée de la boîte de Pandore. Il raconte que lorsque l'armée romaine, commandée par Avidius Cassius, se fut emparée de Séleucie, les soldats, ardents au pillage, envahirent le temple d'Apollon. L'un d'eux, ayant forcé un coffret d'or, il s'en échappa un *souffle pestilentiel* qui frappa d'abord les Parthes et se répandit de proche en proche dans le monde entier (1).

Je me borne à cette fable. Elle prouve une fois de plus que la crédule antiquité mêlait toujours le merveilleux à l'explication des phénomènes naturels, et léguait ainsi bien des embarras à la science future, réduite à débrouiller, trop souvent en pure perte, le sens caché de ces légendes.

La nouvelle maladie était éminemment contagieuse. Sur ce fait, pas de dissentiment. Faut-il croire dès lors qu'elle s'est propagée, hors de son foyer primitif, par la filiation continue des transmissions virulentes? En n'y regardant pas de trop près on pourrait alléguer, à l'appui de cette conjecture, les mouvements et les rencontres des armées belligérantes, sous un ciel de feu, et au milieu d'un concours inouï de conditions fatales.

Cette interprétation serait acceptable, s'il s'agissait d'une de ces épidémies vulgaires dont la force d'expansion ne dépasse pas un rayon limité. Mais le problème ne peut plus être posé dans les mêmes termes quand il s'applique au mode d'irradiation des épidémies voyageuses. L'importation qu'on invoque si à propos pour simplifier l'étiologie, ne représente qu'une partie du fait. Avant et

(1) Ammian. Marcellin., *rerum gestarum*, lib. XXVIII, cap. VI, p. 402. Lugduni Batav., 1693.

au-dessus d'elle plane une force plus générale qui peut seule expliquer l'universalité de ces grands fléaux et la durée de leur règne. Quelle que soit donc la part du virus dans sa propagation, la maladie Antonine relève primordialement du *génie épidémique* qui a eu, si je puis ainsi dire, la haute main sur ce mémorable événement pathologique.

Lucius Vérus, frère adoptif de Marc-Aurèle, venait de terminer, grâce au talent de ses généraux, une brillante campagne qui avait illustré les armes romaines. Partout où se porta son cortége militaire, grossi par une foule compacte de courtisans et d'esclaves, la maladie se déclara avec une nouvelle violence. Lorsque les deux empereurs firent leur entrée à Rome pour y recevoir les honneurs du triomphe, une énorme affluence d'étrangers, attirés par la curiosité, se pressaient dans l'enceinte de la ville où la famine avait déjà élu domicile. Le mal prit, dès ce moment, une telle intensité, qu'il fallut renoncer aux enterrements ordinaires et entasser les corps dans des tombereaux. Cette circonstance, à défaut de relevés nécrologiques, suffit pour donner une idée des proportions de la mortalité qui égala celle des épidémies les plus féroces. Les malheureux habitants de Rome se croyaient revenus aux jours maudits de la peste d'Athènes (1). De hauts personnages furent enlevés, et l'empereur honora la mémoire des plus marquants en leur faisant dresser des statues. Il prescrivit des prières publiques et des cérémonies expiatoires pour fléchir la colère des dieux.

(1) Eutrope ne précise pas plus que les autres historiens le chiffre total des décès. Mais il nous apprend que toutes les classes de la population civile comptèrent un grand nombre de victimes, et que des corps entiers de troupes furent emportés. (*Breviarium rerum Romanarum* lib. VIII, in *Historiæ romanæ scriptores latini veteres*, t. I, p. 657, MDCIX.)

Mais les rassemblements dans les édifices voués au culte, multiplièrent les foyers de contagion et accrurent le nombre des morts ; observation renouvelée de tout temps dans des circonstances analogues.

Le fléau ne tarda pas à envahir le reste de l'Italie, et plusieurs provinces faisant partie de l'empire romain. Des bourgs et des maisons de campagne perdirent tous leurs habitants. Une immense étendue de pays resta sans culture. La crainte de la mort avait paralysé tous les bras, glacé tous les cœurs. L'épidémie s'avança rapidement des bords du Tigre jusqu'aux Alpes, et, après les avoir franchies, elle pénétra dans les Gaules et se porta sur les villes situées au delà du Rhin.

Cette invasion ne fut pas la seule. Des populations qui avaient déjà payé leur tribut virent avec effroi reparaître l'hôte sinistre dont elles se croyaient délivrées. Ces retours sont d'observation vulgaire dans les annales des grandes épidémies.

Malgré quelques divergences chronologiques qui n'ont aucune importance dans la question, je crois avoir adopté la version la plus conforme aux données de l'histoire, en rapportant à l'année 166 le triomphe décerné à Vérus, et l'explosion de l'épidémie dans la capitale de l'empire.

Il est un fait sur lequel tout le monde est d'accord : c'est qu'en 168, Rome se débattait contre les étreintes de l'invisible ennemi. On en trouve la preuve dans la biographie authentique de Galien qui habitait alors cette ville (1). Frappé d'une insurmontable terreur, il partit secrètement pour la Campanie. Mais ne s'y croyant pas

(1) *Vita Galeni conscripta ab Ackermanno*, t. I, édit. de Kuhn. — S'agit-il d'une recrudescence prévue de l'épidémie, qui n'aurait pas désemparé depuis son invasion? L'émotion de Galien et sa fuite précipitée donneraient plutôt à penser que la maladie, qui semblait éteinte, reprit à l'improviste son œuvre momentanément interrompue.

assez en sûreté, il s'embarqua à Brindes pour Pergame, ce qui donne à penser qu'il n'y avait plus trace d'épidémie dans l'Asie Mineure. Vers la fin de cette année ou au commencement de la suivante (169), il fut mandé par les empereurs, revint à Rome et alla les rejoindre à Aquilée. Il est vraisemblable que l'épidémie s'était sensiblement affaiblie, puisqu'on ne ralentit pas les préparatifs d'une grande expédition. Mais au moment où l'on était plein d'espoir, survint une grande recrudescence à laquelle l'agglomération des troupes ne fut probablement pas étrangère. Les deux souverains quittèrent précipitamment Aquilée; et, pendant le retour, Lucius Vérus mourut subitement d'un coup de sang, selon les uns, par le poison, d'après les autres. Cette indécision des historiens, assez indifférente en elle-même, prouve qu'il ne succomba pas à l'épidémie régnante.

Peu de temps après, Marc-Aurèle prit le commandement de l'armée, et comme l'entrée en campagne ne fut point ajournée, il est à croire que la maladie avait cessé d'inspirer des craintes. Mais son terme définitif devait se faire longtemps attendre. Galien atteste formellement qu'elle n'était pas éteinte à l'époque où il rédigeait le Ve livre de sa Thérapeutique. Il y exprime, en effet, le vœu de la voir prendre bientôt fin (1). Or, on sait que Galien était déjà avancé en âge lorsqu'il composa cet ouvrage, où il cite plusieurs de ses écrits antérieurs (2). On ne se trompe donc pas en évaluant approximativement à quinze

(1) «... *In gravis hujus pestilentiæ initio, quæ utinam aliquando cesset!*» (*Method. med.*, lib. V, cap. XII.)

En fouillant les textes de Galien qui pouvaient m'éclairer, j'y ai acquis la preuve que la peste régnait aussi pendant qu'il écrivait son beau traité *de præsagitione ex pulsibus*. «*In pestilentia*, dit-il, *qualis nostra memoria fuit*, ET VIGET ETIAM NUNC. » (Lib. III, cap. IV.)

(2) *Est opus* (*Method. medendi*) *Galeni jam senis, in quo et plurimos suos libros citat.* » (*Vita Galeni ab Ackerman.* Kuhn, t. I, p. CXXVI.)

ans la durée entière de la peste Antonine, que Galien distingue des autres maladies populaires dont il a l'occasion de parler, en l'appelant la *longue peste*, *pestis diuturna*.

Julius Capitolinus a noté un détail des derniers moments de Marc-Aurèle qui pourrait avoir sa valeur dans cette question de chronologie. « Le septième jour, dit-» il, s'étant senti plus mal, il ne voulut recevoir que son » fils, qu'il congédia aussitôt, dans la crainte de lui com-» muniquer sa maladie (1). »

La préoccupation du mourant et les termes qui l'expriment font assez justement supposer à M. Hecker que l'empereur se savait atteint de la peste, dont il n'ignorait pas la transmissibilité. Je suis d'autant plus disposé à adopter cette version, qu'elle n'est contredite par aucun document. A ce compte, il y aurait encore eu des cas de peste en 180, année de la mort de Marc-Aurèle.

Les historiens qui ont consigné dans leurs chroniques le récit de ce funèbre épisode, ont laissé prudemment à l'écart la question médicale. Mais on compte se refaire de leur silence auprès de Galien, qui a saisi, sans doute, avec empressement l'occasion d'ajouter à son œuvre un beau travail de plus. L'épreuve dément bientôt cette espérance.

Galien, qui affecte un grand dédain scientifique pour la description de Thucydide, et qui aurait dû montrer comment il fallait s'y prendre pour faire mieux, a reculé devant les chances du parallèle (2).

(1) *Historiæ romanæ scriptores latini veteres*, etc., t. II, p. 304. Aureliæ Allobrogum, MDCIX.

(2) C'est ainsi qu'il redresse puérilement quelques expressions médicalement incorrectes : *cor* (καρδια) employé pour *os ventriculi* (το στομα της γαστρος) (t. V, p. 275, édit. Kuhn) — *purgatio*, *expurgatio* (καθαρσις, αποκαθαρσις), employés pour *evacuatio* (κενωσις) (t. XVII,

Comprend-on qu'un écrivain aussi fécond, dont la prolixité filandreuse se donne si souvent carrière sur une foule de sujets sans importance, au risque de lasser la patience du lecteur le plus résolu, se soit borné, sur un fait aussi grave, à quelques indications éparses, dont on regrette doublement l'obscurité et la concision (1)!

Alléguera-t-on la manière d'observer des anciens? Mais cette excuse banale tombe devant les descriptions nosographiquement irréprochables qui ne sont pas rares dans leurs livres et sont restées des modèles.

Disons-le sans détour, quoi qu'il en coûte : le motif de l'inexplicable réserve de Galien n'est pas de ceux que la science avoue. Il faut s'en prendre tout simplement à l'effroi qu'inspirait une maladie épidémique et contagieuse, contre laquelle il n'y avait de recours assuré que dans la fuite. A cette époque d'abaissement moral, la fibre du devoir médical restait insensible. Les nobles engagements du serment d'Hippocrate ne trouvaient plus d'écho. Affronter la mort pour soigner des malades était acte de dupe. De nos jours ce lâche égoïsme serait justiciable de l'opinion publique. Au temps de Galien, il avait passé dans les mœurs, et le médecin de l'empereur donnait lui-même l'exemple. Comme le dit avec esprit M. Hecker : au lieu d'observer et de traiter des pestiférés, au péril de sa vie, Galien aimait mieux s'isoler dans son paisible laboratoire pour y préparer sa merveilleuse thériaque d'Andromaque, destinée à calmer les souffrances des souverains et des grands de l'empire (2).

2e part., p. 168). Ce dernier reproche lui tient même à cœur, puisqu'il le reproduit, dans les mêmes termes, au t. XVI, p. 106.

(1) M. Littré fait, à ce propos, la remarque fort juste, que « si nous n'avions pas le récit de Thucydide, il nous serait fort dif» ficile de nous faire une idée de la maladie qu'a vue Galien et qui » est la même (comme M. Hecker s'est attaché à le démontrer) que » la peste d'Athènes. » (Hipp. *Trad.*, t. I, p. 122.)

(2) Hecker, *Commentatio*, p. 19.

Cédant peut-être à un remords secret, il se vante d'avoir soigné d'*innombrables* malades (μυριους), sans s'apercevoir que cette hyperbole, fût-elle même l'expression de la vérité, aggravait le reproche qu'il avait encouru pour avoir traité avec tant d'indifférence, la plume à la main, un fait médical aussi mémorable (1).

Il n'en faut pas moins reconnaître que les renseignements qu'il nous a transmis, tout incomplets qu'ils sont, ont d'autant plus de prix qu'on ne les trouve que dans ses écrits, qu'ils nous viennent d'un témoin oculaire, et que ce témoin est Galien (2).

Voici donc le tableau symptomatique de la peste Antonine, tel que nous avons pu le reconstruire en rapprochant, non sans difficulté, tous les fragments disséminés dans les œuvres les plus disparates du médecin de Rome.

Au contact, le corps des malades ne paraissait pas plus chaud que dans l'état naturel; mais ils ressentaient une ardeur intérieure intolérable (3). La peau n'était pas jaune, mais un peu rouge et livide. A un moment donné, elle se couvrait d'une éruption dont Galien a parfaitement spécifié les caractères. Chez le plus grand nombre, elle occupait toute la surface du corps, sous la forme de *pustules* qui s'*ulcéraient* et se recouvraient d'une *croûte* (εφελκις des Grecs) (4).

(1) Galien indique par le mot μυριους, le nombre des malades qu'il assure avoir traités. Son traducteur latin a écrit *sexcentos* (t. IX, p. 357), ce qui ne représente pas ici un chiffre précis. C'est une forme de langage très-usitée, qui désigne seulement un nombre élevé. Un ancien a dit dans le même sens : « *Uterus sexcentarum œrumnarum mulieribus causa.* » Du reste, si Galien avait en réalité vu et soigné *six cents* malades, on serait mal venu à se montrer plus exigeant.

(2) Galien parle souvent de maladies épidémiques, sous le nom générique de λοιμος, *pestis*. On est averti qu'il fait allusion à la *peste Antonine* par les épithètes qu'il lui accole : *pestis longa, longissima. diuturna, magna, maxima, gravis, immanis.* (*Passim.*)

(3) *Commentar.* I, *in Hippocratis lib.* VI, *epidem.*, *aph.* 29.

(4) Εφελκις, *ulcerum crustula.* (Castelli, *lexicon.* art. *Ephelcis.*)

Quand cette croûte se détachait, elle laissait une *cicatrice solide*. Dans des cas plus rares, l'éruption était « rude » et psorique » (*aspera* et *scabiosa*), c'est-à-dire composée de *papules* qui se terminaient par une sorte de *desquamation* (1).

Cet exanthème spécial ne peut être confondu avec aucun de ceux que nous connaissons. Il diffère totalement des éruptions pétéchiales et miliaires qui accompagnent si souvent les pyrexies épidémiques de notre temps et notamment la peste d'Orient. On ne les voit jamais en effet s'ulcérer, se revêtir d'une croûte et laisser des cicatrices. Si nous y retrouvons quelque analogie avec la pustulation variolique, nous constatons aussi des dissemblances notables. Le champ est donc largement ouvert aux conjectures. Pour nous guider dans la détermination de ce diagnostic différentiel, nous aurions pu tirer d'utiles éclaircissements du rapprochement et de la comparaison d'un certain nombre de faits. Mais j'ai annoncé bien des lacunes, et Galien qui avait, à l'entendre, recueilli tant d'observations, a trouvé bon de ne nous en donner qu'une seule.

Il s'agit d'un jeune homme qui eut, le neuvième jour, le corps entier couvert d'ulcères. Trois jours après, les cicatrices étaient faites, et le malade se sentit assez bien pour s'embarquer et aller achever sa guérison, par l'usage du lait, dans un site renommé pour sa salubrité (2).

D'après le nombre de jours assignés par l'auteur à la formation de l'éruption et des cicatrices, il paraîtrait que cette maladie rappelait par la succession régulière de ses périodes et leur durée prévue, les fièvres éruptives de la nosologie moderne. Mais il ne nous est pas permis d'aller au delà de cette similitude extérieure.

(1) Galien, *Method. med.*, lib. V, cap. XII.
(2) Galien, *Method. med.*, lib. V, cap. XII.

Les pustules étaient *noires* et leur passage à l'ulcération était le fait le plus commun, sans toutefois être constant.

Dans certains cas, il n'y avait ni croûtes, ni cicatrices consécutives, et on ne voyait se détacher qu'une simple pellicule. D'où il résulte que l'éruption affectait la forme de *pustules* ou de *vésicules*. Les premières, profondément implantées dans le derme, laissaient des marques après elles. Les autres, plus superficielles, soulevaient simplement l'épiderme et il n'en restait pas de traces. Dans les cas où il se formait des cicatrices, elles étaient complètes en deux ou trois jours, témoin l'observation qu'on vient de lire.

Lorsque l'exanthème était « sec » c'est-à-dire *papuleux*, la desquamation s'effectuait dans le même temps ; ce qu'il était facile de vérifier sur les sujets dont la peau était semée de pustules et de papules entremêlées.

La couleur *noire* de l'éruption et l'odeur repoussante exhalée par les malades étaient l'expression de l'état malin et putride dont on ne pouvait méconnaître la redoutable association.

Il est heureux que Galien n'ait pas abrégé le signalement de cet exanthème qui est un des traits les plus originaux de la peste Antonine et lui imprime un cachet d'individualité morbide, que nous retrouverons d'ailleurs dans l'ensemble de ses autres caractères.

Les malades accusaient une invincible aversion pour les aliments. Tourmentés par une soif dévorante, ils demandaient à grands cris des boissons froides (1).

Le trouble des facultés intellectuelles prenait diverses formes. Certains malades éprouvaient comme des absences pendant lesquelles ils n'avaient pas conscience d'eux-mêmes et ne reconnaissaient pas leur entourage (2). D'au-

(1) Galien, *De præsagitione ex pulsibus*, lib. III, cap. IV.
(2) Galien, *Quod animi mores corporis temperamenta sequuntur*, cap. V.

tres étaient pris d'un délire furieux, suivi d'un état comateux ou léthargique. Dans ce cas, le pronostic était alarmant. On comptait aussi parmi les symptômes de funeste augure, les inflammations viscérales; les évacuations diarrhéiques colliquatives; la gangrène qui dévorait jusques à l'os les parties en contact avec les excrétions putrides dont le lit était imprégné.

Du côté de l'appareil respiratoire, on observait une *toux sèche* plus ou moins intense avec *timbre rauque* de la voix, signe évident de la phlegmasie de la muqueuse laryngo-bronchique.

Le jeune homme dont nous avons déjà dit un mot, se mit à tousser le jour même où sa peau fut entièrement couverte d'ulcères. Le lendemain il fut pris tout à coup d'une quinte violente qui provoqua l'expulsion d'une croûte semblable à celles de l'éruption cutanée. Le sujet s'était plaint d'éprouver, dans la région latérale du cou, sur le trajet de la trachée-artère, une sensation douloureuse, signe probable de la formation d'un ulcère interne. Galien avait exploré attentivement la bouche et l'arrière-gorge, et n'y avait découvert aucun indice de travail ulcératif. La déglutition des solides et des liquides s'opérait sans la moindre gêne. Le corps étranger, rejeté par le patient, n'était pas ce que nous appellerions aujourd'hui un produit *diphthéritique*. Il provenait des pustules propagées sur la muqueuse des voies aériennes, comme on le voit si souvent dans la variole. Galien reconnut aussitôt une croûte détachée de l'ulcération laryngienne, pareille à celles qui recouvraient la peau. Il eut occasion, s'il faut l'en croire, de vérifier le même

(T. IV, p. 788.) — Galien ne précise pas la période où se montrait cette forme de délire tranquille. D'après un rapprochement qu'il fait, il est à croire qu'il l'a observé surtout pendant la convalescence des atteintes très-graves.

phénomène chez d'autres sujets dont la maladie eut également une heureuse fin. (*Ad postremum similiter alii.*)

Pour préciser le véritable siége de la douleur accusée par le sujet, et s'assurer qu'elle ne dépendait pas d'une lésion gutturale ou œsophagienne, Galien avait eu recours à un singulier expédient. Il avait prescrit une mixture de vinaigre et de moutarde, et comme le contact de cette manière irritante le long de l'œsophage n'avait éveillé aucun sentiment douloureux, il avait acquis la certitude que l'ulcération était établie sur la muqueuse trachéale (1).

Le diagnostic pouvait être porté dès l'invasion, lorsque les yeux étaient enflammés, et que la cavité buccale, la langue et l'arrière-gorge offraient une teinte rouge *sui generis* dont Galien a caractérisé d'un mot la valeur séméiotique en l'appelant *pestilentielle* (2). A première vue, les personnes étrangères à la médecine reconnaissaient la maladie. Cette coloration, que l'auteur compare à celle « de l'érésipèle ou de l'herpès » n'était pas le résultat d'un état phlegmasique local, puisque la déglutition était facile et indolente. Elle annonçait seulement un haut degré d'inflammation dans la muqueuse intestinale.

On n'observa que chez un certain nombre de malades des vomissements de matières jaunes plus ou moins foncées; mais il y eut chez tous des déjections alvines de même couleur, qui devenaient plus tard noirâtres par leur mélange avec le sang. Cette couleur n'apparaissait jamais à l'invasion ou dans la période d'augment, mais toujours vers le déclin ou aux approches de la mort; parfois vers le septième jour; le plus souvent au neuvième; plus rarement au onzième (3). Dans quelques cas, ces évacua-

(1) Galien, t. X, p. 360.
(2) Galien, *De præsagitione ex pulsibus*, lib. III, cap. IV.
(3) *De atra bile*, cap. IV.

tions diarrhéiques parurent salutaires; mais généralement elles furent du plus fâcheux augure. Elles emportèrent le plus grand nombre des malades en épuisant leurs forces.

La survenance des gangrènes locales était aussi des plus graves, sans cependant interdire tout espoir. Galien avait vu les orteils (*extremos pedes*) se séparer spontanément après leur mortification. Plusieurs malades, qui avaient survécu à cette mutilation, ne pouvaient, dit-il, assurer leur marche qu'à l'aide d'un bâton, sur lequel ils étaient même obligés de s'appuyer fortement (1).

Notre auteur qui s'était tant occupé du pouls, nous apprend qu'il restait souvent normal pendant le cours de la maladie, et que les malheureux chez lesquels il conserva ce caractère, périrent tous. Circonstance bien faite, ajoute-t-il, pour donner le change même aux praticiens les plus expérimentés (2).

A côté de ces faits, il faut placer ceux où il avait vu l'urine différer à peine de l'état naturel (3).

Ces deux phénomènes congénères n'appartenaient pas en propre à la peste Antonine. Ils ne s'y rattachaient éventuellement qu'à titre de maladie maligne où « l'affaiblis-
» sement des forces radicales fait cesser les synergies et
» les sympathies les plus ordinaires des organes (4). »

(1) Galien, *De usu partium*, lib. III, cap. V. — Quoique Galien ne parle que de la mortification des orteils, il est probable que ces organes n'en ont pas été le siége exclusif. Quant aux gangrènes de la région sacrée, leur développement est favorisé, comme on sait, par le contact irritant des matières évacuées, et le décubitus dorsal prolongé.

(2) Galien, *De præsagitione ex pulsibus*, lib. III, cap. III.

(3) Galien, *De præsagitione ex pulsibus*, lib. III, cap. IV.

(4) Barthez, *Nouv. élém. de la sc. de l'homme*, t. II, CCXLV. — On a donné bien des définitions des maladies *malignes*. Tissot les comparait A UN CHIEN QUI MORD SANS ABOYER. On les appelle, en ce sens, *insidieuses*. — Sennert les caractérise avec autant de justesse que

Galien vérifiait une fois de plus le célèbre aphorisme de son maître : « *Pulsus bonus, urina bona, æger moritur.* »

Notons enfin, que la maladie pouvait se prolonger et prendre la marche chronique. Après quelques alternatives de rémission et de redoublement, dont la durée était très-variable suivant les individus, la fièvre hectique s'allumait, et le patient succombait dans le dernier degré de la consomption.

Nous possédons, en ce moment, des données suffisantes pour répondre à cette question : Qu'est-ce que la peste Antonine?

En additionnant successivement ses symptômes d'après les indications de Galien, nous avons vu se dessiner peu à peu une individualité morbide dont le signalement complet a fini par reproduire, trait pour trait, l'image frappante de la peste d'Athènes.

Que le lecteur qui a bien voulu me suivre, prenne la peine de confronter les deux descriptions, et j'espère qu'il partagera ma conviction très-arrêtée sur l'identité des deux maladies.

Ardeur inflammatoire des yeux ; rougeur *sui generis* de la cavité buccale et de la langue ; aversion pour les aliments ; soif inextinguible ; température extérieure normale, contrastant avec la sensation d'un embrasement intérieur ; coloration de la peau rougeâtre et livide ; toux violente et timbre rauque de la voix, signes de phlegmasie laryngo-bronchique ; horrible fétidité de l'haleine ; éruption générale de pustules suivies d'ulcérations ; inflam-

d'esprit, dans le passage suivant : « *Morbus malignus...... etsi periculosus sit, tamen accidentia pleraque sæpe non admodum violentia et sæva habet; unde simulatâ benignitate non rarò ægros et medicum fallit, et de quibus salutis spes concipitur, præter spem atque inopinatò moriuntur. Similes nimirum sunt tales morbi hominibus malis qui aliud vultu et verbis præ se ferunt, aliud corde occultant et factis præstant.* » (*De morbis malignis*, t. I, cap. IX, p. 363.)

mation de la muqueuse intestinale; vomissements de matières bilieuses; diarrhée colliquative de même nature épuisant les forces; gangrènes partielles et séparation spontanée des organes mortifiés ; troubles variés des facultés intellectuelles ; délire tranquille ou furieux ; terminaison funeste du septième au neuvième jour. Enfin, dans des cas moins aigus, dégénérescence de la maladie en fièvre hectique mortelle, après des oscillations plus ou moins prolongées.

Tous les symptômes que je viens d'énumérer se retrouvent dans le tableau tracé par Thucydide et dans celui que nous sommes parvenus à recomposer d'après Galien. Deux affections morbides qui ont cette expression commune, ne peuvent évidemment être séparées l'une de l'autre.

Si Galien, au lieu de critiquer son illustre devancier, avait imité son exemple, nous n'aurions eu qu'à rapprocher les deux récits pour que leur conclusion légitime surgît d'elle-même.

Mais il a mieux aimé proposer à ses lecteurs futurs une sorte d'hiéroglyphe nosographique dont il a fallu retrouver les signes, confusément éparpillés dans son œuvre immense, et comme égarés dans des digressions théoriques, au milieu desquelles il n'est pas toujours facile de se reconnaître. C'est ainsi que je m'explique le silence, l'indécision ou le laconisme des loïmographes modernes à l'égard de la peste Antonine. Ils ont trouvé commode de répéter, les uns après les autres, qu'une grande maladie épidémique avait désolé le monde sous le règne de Marc-Aurèle; que Galien, son contemporain, en avait été témoin et qu'il en avait eu grand'peur. Cela dit, ils se croient quittes, de très-bonne foi, envers leurs lecteurs, et n'ont pas l'air de se douter qu'on puisse être plus exigeant.

Il y avait donc une lacune à remplir dans l'histoire ancienne des grandes épidémies. L'entreprise a tenté deux médecins allemands dont l'érudition et l'expérience étaient une garantie de succès (1). J'ai eu l'avantage de venir après eux, et j'ai mis la main sur quelques passages de Galien qu'ils n'avaient pas indiqués. Quelle que soit ma profonde estime pour les travaux de Fodéré et d'Ozanam, je ne pouvais méconnaître qu'en présence de la peste Antonine, ils ne s'étaient pas tenus à la hauteur du sujet; et j'aurais été sans excuse si je leur avais laissé le dernier mot, lorsqu'il y avait tant à dire (2).

Quant à ma conclusion, c'est celle de Galien lui-même qui, frappé de ce qu'il voyait, a reconnu formellement que cette maladie pestilentielle avait le même aspect que celle dont Thucydide avait écrit la relation : «... *In magnâ » hâc peste cujus eadem facies fuit atque ejus qua Thucydidis me- » moria grassabatur* (3). » Galien revient sur cette idée en plusieurs endroits. Les médecins d'Athènes n'avaient pu dissimuler leur étonnement devant ce fléau inconnu qui prenait possession de la pathologie humaine. Il n'en fut plus de même lors de l'apparition de la peste Antonine. Comme homme, Galien fut terrifié ; comme médecin, il n'éprouva pas la moindre surprise. Il n'eut qu'à relire le récit de Thucydide pour s'assurer qu'il assistait au retour d'une ancienne maladie, et que ce ne serait probablement pas le dernier.

Pour compléter cette étude, je crois devoir examiner quelques particularités signalées par Galien qui pourraient

(1) Auguste Krauss, *Disquisitio historico-medica de natura morbi Atheniensium, op. cit.*, cap. XI ; *febris æthiopica Galeni ætate Romam vexans*. — Charles Hecker, *Commentatio cit. de peste Antoniniana*.

(2) Voy. Fodéré, *Leçons sur les épidémies : du typhus oriental ou de la peste*, t. IV, p. 167, 1824. — *Méd. légale*, t. V, p. 390 et 392. — 1813. — Ozanam, *Hist. des malad. épid*, t. IV, p. 9-1835.

(3) Galeni Op., t. XII, p. 191.

fournir matière à discussion si je ne les mettais dans leur vrai jour.

On ne m'opposera pas sans doute que les deux descriptions, envisagées dans leur ensemble, diffèrent sur certains points. Ces divergences sont inévitables, et on les retrouverait, à coup sûr, dans les récits de deux médecins également attentifs et instruits qui auraient observé simultanément la même épidémie et raconteraient ce qu'ils ont vu. Mais on sait que, quelle que soit la mobilité protéique du tableau symptomatique d'une épidémie en cours d'évolution, le type morbide qui la représente garde son relief personnel au milieu des épiphénomènes et des complications qui viennent se grouper autour de lui. Deux maladies qui portent cette estampille sont donc nosologiquement identiques. A cet égard, je crois ma conclusion parfaitement conforme aux principes.

J'ai à répondre à un argument plus sérieux qui exige quelques explications.

Galien donne clairement à entendre, dans plus d'un passage, que l'éruption fut souvent critique, et jugea heureusement la maladie (1). Elle se montra, en effet, chez la plupart des sujets qui guérirent, tandis qu'elle manqua entièrement ou fut incomplète chez ceux qui succombèrent ou dont la maladie fut le plus grave. Thucydide ne fait aucune allusion à cette circonstance qui valait bien la peine d'être notée.

Entre le silence de l'un et l'affirmation de l'autre, où se trouve la vérité? Je me range sans balancer du côté de Galien, et voici mes raisons.

Thucydide n'était pas médecin, et la fermeté de l'homme de guerre ne pouvait lui tenir lieu des connais-

(1) Galien, *Meth. med.*, lib. V, cap. XII, *passim*.

sances spéciales indispensables pour pénétrer le sens des phénomènes morbides qu'il observait.

Galien rachetait par son expérience pratique sa défaillance morale; et sa théorie favorite, dont on ne peut blâmer que l'exagération, le ramenait à l'idée d'un effort conservateur, qui pouvait avoir une issue heureuse.

« La nature, disait-il, éliminait par l'émonctoire cutané » des détritus putrides, produits par la fièvre, dont la per- » sistance dans l'organisme eût été inévitablement mor- » telle (1). »

J'accepte donc l'interprétation de Galien, sauf sa formule surannée, parce que c'est celle qui répond le mieux aux enseignements de la clinique, et je crois à l'efficacité médicatrice de l'éruption, quelle qu'ait été d'ailleurs la rareté des cas où elle s'est heureusement exercée. Cette remarque, pour le dire en passant, s'applique à toutes les fièvres éruptives sans distinction d'espèces.

Il n'est pas un médecin qui mette en doute l'utilité de la pustulation variolique. Les détracteurs de la vaccine s'en font même un grand argument. Revenant, sous prétexte de progrès, aux rêveries du vieil humorisme, ils mesurent les avantages de la période suppurative à la masse de *matière peccante* qu'elle élimine; et ils refusent à l'insignifiante éruption, provoquée par le vaccin, le droit de remplacer l'épuration énergique de la variole naturelle, cette « *crise sublime!* » comme ils l'ont dit dans un ridicule élan d'enthousiasme.

Mais cette opération, dont la fin salutaire est si évidente dans les varioles régulières, subit, en temps d'épidémie grave, des déviations qui en troublent la direction normale. Les praticiens savent bien que la mort survient presque toujours pendant la période de suppuration, c'est-

(1) Galien, *Method. med.*, lib. V, cap. XII (t. X, p. 367).

à-dire quand l'élimination critique est en pleine activité et semble promettre une terminaison favorable. Comme l'archer dont parle Montaigne, la nature manque souvent le but, non-seulement parce qu'elle ne l'atteint pas, mais encore parce qu'elle le dépasse.

Dans le monde moral, on voit tous les jours échouer, contre des obstacles inattendus, une entreprise dont la sagesse et la prévoyance avaient mûri le plan et assuré les chances. Peut-on s'étonner que l'aveugle instinct qui dirige les actes hygides et morbides de l'organisme soit dominé par des influences qui déconcertent ses tendances foncièrement salutaires ? Les gens du monde, étrangers à notre art, ont seuls le droit de nier l'effort conservateur dans les cas où la mort n'a pas permis d'en recueillir le bénéfice. Galien ne s'y est pas trompé. Entre Thucydide et lui, la divergence apparente sur ce fait, se réduit à une question de compétence médicale.

Il me reste à vider une dernière question à laquelle on pourrait donner une importance que je suis loin de lui reconnaître.

Thucydide déplore amèrement, dans son récit, l'impuissance absolue de l'art et l'inutilité des remèdes essayés par les médecins.

Galien, au contraire, exalte avec assurance l'efficacité d'une substance inscrite dans les pharmacopées de l'époque sous le nom de *bol d'Arménie*. « Tous ceux qui en firent » usage, furent, dit-il, *promptement* guéris. Ceux qui n'en » ressentirent aucun effet, moururent : nul autre remède » ne pouvait le remplacer. » Et il conclut, avec une logique douteuse, que les sujets sur lesquels ce médicament échoua, étaient absolument incurables (1).

(1) Galien, *De simplicium medicamentorum temperamentis et facultatibus*, lib. IX, cap. I.

Voilà donc l'innocent *bol d'Arménie* promu par Galien à la dignité de *spécifique*. Son refus d'agir est l'arrêt de mort des malades.

Il m'est impossible d'accepter la question thérapeutique dans ces termes, et je demande la permission de justifier ma méfiance.

Dans toutes les épidémies, la superstition populaire, encouragée souvent par la connivence des médecins, dont il ne faut pas toujours approfondir les motifs, s'est confiée à certaines préparations bizarres, auxquelles on peut du moins accorder l'avantage de relever le moral, indication capitale en pareil cas.

Que le bol d'Arménie ait produit ce dernier genre d'effet, je ne veux pas le nier ; mais qu il ait mérité, comme agent médicamenteux, le panégyrique de Galien, c'est ce que je ne puis me résoudre à admettre.

Le sophisme *post hoc ergo propter hoc*, se dresse en face de toutes les questions de matière médicale appliquée, quand il s'agit de juger les remèdes nouveaux ou d'étendre l'emploi de certaines substances connues. Je soupçonne fort l'ardente imagination de Galien de ne l'avoir pas tenu assez en garde contre cette mauvaise forme de raisonnement.

Non pas que je fonde ma contradiction sur l'inertie apparente ou l'insignifiance pharmaceutique du bol d'Arménie (1).

Le propre de la spécificité médicamenteuse est d'agir directement sur certaines affections par une vertu occulte,

(1) Le bol d'Arménie (*Bolus Armena*) n'était qu'une terre argileuse tirée de Perse et d'Arménie, qui devait sa couleur rouge à de l'oxyde de fer (*Dict. de mat. méd.* de Mérat et de Lens, art. Bol. Paris, 1829, t. I, p. 630, Galien, avant de le préconiser comme un puissant antipestilentiel, en faisait grand usage à titre d'astringent et de dessiccatif, dans le traitement des plaies et ulcères.

sans rapport appréciable avec l'état morbide qu'elle combat. Tout est mystère dans le mode d'action du remède comme dans la nature de la maladie qu'il guérit. On comprend dès lors que la découverte des spécifiques soit un bienfait du hasard; et nous savons, par l'histoire du quinquina, qu'ils doivent faire un long noviciat avant d'obtenir leur droit d'entrée dans l'arsenal thérapeutique. Une fois leurs titres reconnus, l'art a entre les mains une ressource héroïque qui ne lui fait pas défaut quand il sait s'en servir (1).

A la rigueur donc, le bol d'Arménie aurait pu être une de ces conquêtes imprévues; mais pour croire à ses merveilleux effets, l'affirmation intéressée de Galien ne suffit pas.

Quand on veut mettre en lumière les vertus réelles d'un médicament nouveau, il faut réunir un certain nombre de faits observés sans prévention, les comparer entre eux, les débarrasser des causes d'erreur ou d'illusion qui pourraient en altérer le sens. Dans quelle mesure d'activité et de fréquence le remède a-t-il rempli l'attente du praticien? Dans quels cas a-t-il paru indifférent, nuisible ou utile? Quelles sont-les indications et les contre-indications de son emploi, etc., etc.?

Je n'aperçois dans l'œuvre de Galien aucune trace de ce travail. Doué médicalement de toutes les qualités nécessaires pour le mener à bien, il manquait de sang-froid et d'esprit de suite. Dieu me garde d'être injuste envers lui! Mais on peut admirer ses talents et douter de son courage; il n'y a pas de solidarité entre ces deux choses (2).

(1) Ch. Anglada, *Étude sur les spécifiques d'affection et les spécifiques d'organes*. 1843.

(2) Morgagni se livrait dans un hôpital à l'étude de la variole, lorsque deux malades succombèrent sous ses yeux. « Averti par cet exemple, dit-il, je ne voulus jamais visiter ensuite de ces malades,

Quoi qu'il en ait dit, il n'avait vu que quelques scènes détachées du grand drame pathologique. Il est bien permis de croire qu'il a évité autant que possible tout rapport compromettant avec les malades. Nous savons que la peste régnait encore pendant qu'il composait, dans le prudent isolement de son cabinet, quelques-uns de ses écrits les plus remarquables. Est-il un praticien un peu répandu à qui une maladie épidémique ait laissé ces loisirs? Comment croire dès lors aux exploits thérapeutiques de Galien? Cet exemple serait unique dans l'histoire des grandes épidémies. L'expérience a trop souvent montré dans quelles étroites limites est renfermée l'action de la médecine lorsqu'elle entre en lutte avec ces implacables ennemis de la vie humaine. La science doit s'incliner alors devant une sorte de loi fatale dont les peuples sont condamnés à subir l'inflexible arrêt dans certains moments de crises. La maladie traitée par Galien n'a pas sans doute fait exception à la règle générale. La preuve, c'est que le bol d'Arménie n'a pas survécu à sa gloire éphémère. On l'a banni de toutes les pharmacopées, sans encourir le reproche d'ingratitude. Galien, qui croyait ou feignait de croire aux songes, leur a dû peut-être la révélation de son prétendu spécifique. Je ne puis me décider à lui donner une origine plus sérieuse (1).

» pas même lorsque je fus appelé chez des princes. » (Lettre 49, § 33.)

Voilà un aveu dont la naïveté dépasse les limites du genre; ce qui n'empêche pas Morgagni d'occuper un rang élevé parmi les écrivains médicaux.

(1) Le sort du *bol d'Arménie* fait penser à une autre grandeur pharmaceutique bien déchue, je veux dire la *Thériaque d'Andromaque*, dont Galien avait religieusement gardé la formule et qu'il préparait avec tant de mystère. On sait que sa confection était encore au XVIIe siècle l'objet d'une solennité dont la mise en scène provoque aujourd'hui le sourire. Ce monstrueux électuaire, si renommé pour ses vertus antidotiques et antipestilentielles, se composait primi-

Un dernier mot. Lors même que le bol d'Arménie aurait mérité, par ses services éprouvés, l'honneur que lui a fait Galien, je n'aurais rien à changer à mon opinion sur la nature de la maladie Antonine. Cela prouverait seulement que l'art s'était fortuitement enrichi d'une ressource précieuse qui manquait aux médecins contemporains de Thucydide. Avant la découverte du quinquina, les fièvres intermittentes étaient (c'est Sydenham qui l'a dit) l'opprobre de la thérapeutique. Elles en sont aujourd'hui le plus beau titre. Ceci soit dit simplement comme similitude. Le quinquina a fait largement ses preuves, tandis que le bol d'Arménie, un moment exalté, ne s'est plus relevé de l'oubli profond où il est justement tombé.

Nous avons vu que la maladie populaire qui avait si tristement inauguré le règne de Marc-Aurèle, s'était perpétuée avec des alternatives de rémission et de recrudescence jusqu'à l'époque de la mort de cet empereur. A dater de ce moment, le vaste incendie jette encore çà et là quelques lueurs éparses qui ne tardent pas à s'éteindre; le retour trop prévu du fléau paraît ajourné à une échéance lointaine.

Sept ans après, sous le règne de Commode, éclata encore une terrible épidémie, dont la mention nous est

tivement de 64 substances dont l'association semble mettre en cause la raison de l'inventeur. (Charas, *Pharmacopée*, p. 206. Paris, MDCCLXXXI.) Bordeu a dépensé bien de la verve en écrivant l'apologie de « ce chef-d'œuvre de l'empirisme qui est suivant le cœur, suivant l'instinct ou suivant le goût de tous les hommes. » (*Œuv. compl.*, t. II, p. 564.) En dépit de sa prédiction qui lui promettait une éternelle vogue, la thériaque, revue et considérablement diminuée, est bien discréditée dans la pratique actuelle. Elle doit la petite place que lui a gardée la matière médicale à quelques substances actives qu'elle renferme, notamment à l'opium. Mais personne ne la croit indispensable, et on lui préfère bien des succédanés.

transmise, sans autre détail, par Dion Cassius, qui se borne à dire que de mémoire d'homme il n'y en avait pas eu de plus meurtrière.

Il n'est pas douteux pour moi qu'elle ne soit une émanation de la peste Antonine. Ces retours imprévus sont dans les habitudes des grandes épidémies; c'est malheureusement tout ce que je puis en dire. J'ai fait quelques recherches pour m'éclairer; mais aucun des historiens que j'ai consultés ne signale même cette invasion nouvelle, et il m'est resté le regret de ne pouvoir satisfaire sur ce point la juste curiosité de mon lecteur.

M. le Dr Théod. Krause, qui guette au passage les faits favorables à son opinion personnelle sur l'antiquité de la variole, s'est emparé de la relation de Dion Cassius. Selon lui, cette maladie se serait transmise par l'inoculation à l'aide d'aiguilles empoisonnées; ce qui semblerait ne devoir se rapporter qu'à la variole (1).

Il suffit de lire le récit du chroniqueur pour s'assurer que cette interprétation est purement arbitraire.

« En ce temps-là (sous le règne de Commode), éclata » une maladie qui dépassa en violence toutes celles qui » me sont connues. Souvent en un seul jour il succombait » à Rome plus de deux mille personnes. De plus, il périt » beaucoup de monde par un autre genre de mort, non- » seulement dans la ville, mais encore dans presque » tout l'empire romain. Des scélérats, moyennant sa- » laire, empoisonnaient des individus en les piquant » avec des aiguilles préalablement enduites de matières » toxiques (ce qui s'était déjà fait du temps de Domi-

(1) Voy. Hippocrate, trad. de Littré, *Argum. du 2e livre des épid.*, t. V.

Dans le travail déjà cité où M. Krause cherche à établir l'existence de la variole dans l'antiquité, le document fourni par Cassius figure parmi les arguments invoqués à divers titres.

» tien), et ce procédé fit d'innombrables victimes (1). »

Voici maintenant, d'après l'auteur, ce qui s'était passé sous le règne de Domitien :

« Une bande de malfaiteurs empoisonnèrent des ai-
» guilles et s'en servirent pour piquer les individus qu'ils
» avaient désignés d'avance. Plusieurs de ceux qui avaient
» reçu ces piqûres succombèrent sans se douter de la
» cause de leur mort. Mais quelques-uns de ces scélérats
» furent dénoncés et livrés au dernier supplice. Et cela
» arriva non-seulement à Rome, mais pour ainsi dire sur
» toute la terre habitée (2). »

La première pensée que cette lecture fait surgir, c'est que le narrateur est l'écho d'un de ces bruits populaires avidement recueillis par les masses en temps d'épidémie, et qui se perpétuent dans l'histoire, jusqu'à ce que le progrès des lumières en fasse justice. A l'époque dont il s'agit, de graves écrivains rapportaient sans sourciller les fables les plus absurdes ; et j'avoue que je ne puis donner un autre nom au récit de Cassius, qui n'est qu'un tissu d'invraisemblances, si l'on en pèse attentivement les détails.

Ce complot énigmatique contre la vie des citoyens, si cruellement moissonnés par l'épidémie ; ces assassinats salariés et propagés par une complicité inexplicable dans tout l'empire romain et même dans le monde entier ; le procédé infernal imaginé par les exécuteurs de ce pacte homicide ; tout cela ressemble à un mauvais rêve, et n'a probablement pas plus de réalité. Comment les historiens du règne de Domitien et de Commode ont-ils gardé le silence sur un événement aussi extraordinaire qui est resté enfoui dans les œuvres de Cassius?

(1) Dion Cassius, *Excerptæ historiæ ab Joanne Xiphilino. Commodus.* XVIII, p. 290. Excudebat Henricus Stephanus MDXCII.

(2) Dion Cassius, *ibid. Domitianus,* XII, p. 235.

Après tout, les annales de la perversité humaine sont assez riches pour qu'on ne se hâte pas de fixer en ce genre les limites du possible. Mais en supposant vraie de tous points la relation du chroniqueur romain, les partisans de l'ancienneté de la variole qui s'en prévaudraient dans l'intérêt de leur cause, témoigneraient d'une grande pénurie d'arguments. On a beau tordre le texte, on n'en fera jamais sortir ce que M. Krause a cru y voir dans un moment de préoccupation.

Cassius n'a pas dit certainement, et n'a pas même voulu faire entendre que ces aiguilles empoisonnées transmettaient la maladie régnante. La preuve est sans réplique : c'est qu'on ne connaissait de son temps ni les virus, ni par conséquent leur procédé d'insertion artificielle. On prononçait souvent le mot de contagion pour représenter la communicabilité de certaines maladies ; mais on ignorait par quel intermédiaire le passage s'opérait. De longs siècles devaient s'écouler avant que la science, éclairée par Fracastor, soupçonnât l'existence des principes matériels des transmissions morbides.

Je n'insiste donc pas plus longtemps, et je me serais contenté d'une simple indication si je n'avais dû tenir compte de l'autorité de mon érudit confrère. Il n'est pas douteux pour moi que sa prévention et un examen trop superficiel, ont été la seule cause de sa méprise.

CHAPITRE III

DE LA GRANDE ÉPIDÉMIE DU IIIe SIÈCLE APRÈS JÉSUS-CHRIST

Il est à remarquer que plus on s'éloigne de l'époque où Thucydide écrivit la belle page médicale dont j'ai si souvent parlé, plus on regrette l'insignifiance et la concision des documents indispensables pour tracer la monographie des grandes maladies populaires. On ne peut inculper l'ignorance ou la paresse des médecins contemporains, quand on les voit signer, à cette date reculée, tant d'œuvres magistrales qui sont restées l'honneur de la science. Ils méritent pourtant le reproche d'avoir manqué de prévision, en laissant perdre tant de matériaux et d'éléments d'études qu'ils auraient dû, au contraire, religieusement léguer à l'avenir. Il faut sans doute faire la part des moyens incomplets et défectueux de transmission qu'on possédait alors ; mais cette excuse atténuante n'empêche pas que ma remarque subsiste.

On ne trouve quelques indications sur ces grands fléaux que dans les écrits des historiens étrangers à la médecine, obligés d'en mentionner la date. Quand ils en ont noté le point de départ, la léthalité, la durée totale et la disparition, il ne leur reste plus rien à dire, et ils ne s'aventurent pas dans des régions où ils craignent de s'égarer.

C'est ainsi que la maladie dont je vais m'occuper serait restée pour nous une sorte de légende, sans la découverte de quelques lignes noyées, pour ainsi dire, dans l'œuvre d'un écrivain ecclésiastique. Elles renferment, en effet, quelques traits symptomatiques, dont nous sommes, faute de mieux, obligés de nous contenter.

Le règne de Gallus et de Volusien, qui se dénoua, en moins de deux ans, par leur fin tragique, n'est célèbre, selon la remarque d'Eutrope, que par l'avénement de l'horrible maladie qui dévasta alors le monde.

On sait qu'après la mort de Dèce, Gallus partagea, pendant quelques mois, l'exercice du pouvoir avec Hostilien. C'est en ce moment qu'éclata l'épidémie dont Hostilien fut une des premières victimes (252), ce qui permit à Gallus d'associer à l'empire son propre fils Volusien (1).

Cette maladie avait déjà fait de grands ravages en Égypte et surtout à Alexandrie, lorsqu'elle pénétra dans l'empire romain, aux approches de la solennité pascale, d'après Eusèbe (2). Elle se répandit de là avec une sorte de furie sur tout le reste du globe (*et cœteras orbis partes invasit*) (3). Il y eut des villes entièrement dépeuplées. La mortalité fut encore effroyable au commencement du règne de Gallien (253-254). On vit succomber, tant à Rome que dans plusieurs villes de la Grèce, jusqu'à *cinq mille*

(1) Les ennemis de Gallus l'accusèrent de s'être défait de son collègue par un crime. La version que je rapporte est généralement adoptée par les historiens (Eutropii *Romana historia*, lib. X, p. 127. Basileæ, MDXXXII, et Aurelius Victor, *Historiæ romanæ script. latini veteres*, t. I, p. 619 E, *de Cæsaribus*.

(2) Eusebii Pamphilii *Eccles. hist.*, lib. VII, cap. XXII.

(3) Pomponius Lætus, *Roman. hist. compend. in script. latini veteres*, t. II, p. 559.

personnes par jour. Il est peu d'épidémies qui puissent revendiquer un pareil nécrologe (1).

Les chroniqueurs sont à peu près d'accord sur sa durée totale qu'ils évaluent à quinze années, juste le terme de la *longue peste* du temps de Marc-Aurèle. Elle aurait donc pris fin en 267 (2).

La guerre, la famine, les persécutions sanglantes contre les chrétiens, furent ses avant-coureurs ; et quelle que soit notre ignorance constante sur le rapport étiologique qui unit l'incubation des grandes maladies populaires à ce concours de désastres physiques et de souffrances morales, il importe de prendre acte de la coïncidence qui est trop fréquente en pareil cas, pour ne pas laisser suspecter un lien plus intime.

Eusèbe Pamphile, qui nous a transmis une relation de cet événement dans son Histoire ecclésiastique, ne signale, sauf la mortalité et la contagion, aucun fait qui puisse servir à la pathologie (3). Mais il ne faut pas oublier qu'il n'était pas contemporain de l'épidémie, et qu'il a eu à se plaindre, comme tant d'autres, du manque de traditions techniques. Nous lui emprunterons plus tard d'autres observations que la médecine peut s'approprier avec fruit. Dans le récit dont je parle, il dépeint énergiquement l'affreuse situation des villes luttant contre la mort. Il glorifie, dans un chaleureux langage, la belle conduite de ses coreligionnaires qui prodiguèrent leurs soins aux malades, sans penser à leur propre vie dont ils avaient fait

(1) Trabelli Pollionis, *Gallieni duo in hist. rom. script. cit.*, t. II, p. 373.

(2) Georgii Cedreni *compendium historiarum ex versione Xylandri*, p. 258 B. — Joannis Zonaras monachi.... *Annales*, t. I, lib. XII, p. 628. Parisiis, MDCLXXXVI. — *Ea labes*, dit Pomponius Lætus, *vix intra decem annos finem invenit.*

(3) Eusebii Pamphilii *Ecclesiast. hist.*, lib. VIII, cap. XXII, *De morbo qui tum grassatus est.*

d'avance le noble sacrifice. Ce tableau, si vivement coloré, n'a pas la moindre teinte médicale.

Saint Cyprien, qui a écrit dans le foyer même de l'épidémie, était mieux placé pour en retracer l'image. Il n'eût tenu qu'à lui de nous conserver une description qui eût été le digne pendant de celle de Thucydide.

Mais l'illustre évêque de Carthage qui devait, cinq ans après, couronner par le martyre sa vie de dévouement et d'abnégation, rapportait tout à Dieu, et toujours soucieux de la destinée des âmes dont on lui avait confié la charge, il ne voyait dans les tortures corporelles qu'il contemplait sans pâlir (*lues horribilis et feralis*), qu'une épreuve utile au salut. Pour relever le courage et enflammer le zèle de ses frères moissonnés par la faux implacable, il composa cette éloquente homélie *De mortalitate*, dont j'abrége l'éloge en disant que saint Augustin l'admirait sans réserve (1).

C'est dans cet écrit que saint Cyprien a indiqué, en passant, quelques-uns des principaux symptômes de la maladie ; mais, absorbé par des pensées plus hautes, il n'a pas même eu l'idée d'en compléter le signalement, et nous ne pouvons remplacer son silence que par des conjectures. Comme ce document est resté unique, nous sommes privés de tout moyen d'éclaircissement et de contrôle.

(1) Sancti Cypriani Episcopi Carthaginiensis *Opera, lib. de Mortalitate*, p. 229. MDCCXXVI.

Pour qu'on puisse juger du ton général de cette œuvre, bien digne de celui qui passe pour le premier des Pères vraiment éloquents, j'en ai extrait quelques lignes, avec le regret de ne pas la reproduire en entier.

« *Potius, fratres dilectissimi mente integra, fide firma, virtute robusta, » parati ad omnem voluntatem Dei simus, pavore mortis excluso, immor- » talitatem quæ sequitur cogitemus. Hoc nos ostendamus esse quod credi- » mus, ut neque carorum lugeamus excessum, ut cum accersitionis propriæ » dies venerit, incunctanter et libenter ad Dominum, ipso vocante, venia- » mus.* »

Voici cette brève description (1) : « L'invasion s'annon-
» çait par un flux de ventre qui épuisait les forces. Les
» malades accusaient une chaleur intérieure intolérable.
» Bientôt se déclarait une angine douloureuse ; des vomis-
» sements continuels s'accompagnaient de vives douleurs
» d'entrailles. Les yeux, injectés de sang, étaient étince-
» lants. Chez un certain nombre de malades les pieds, ou
» d'autres parties envahies par la gangrène, se déta-
» chaient spontanément. Brisés par ces terribles assauts,
» les malheureux étaient en proie à un état de faiblesse
» qui rendait la marche chancelante. Les uns restaient
» privés de l'ouïe, d'autres avaient perdu la vue (2). »

Ozanam n'a pas reproduit textuellement ce récit, et se contente de dire que « saint Cyprien donne une descrip-
» tion semblable à celle de la maladie d'Athènes (3). »

La vérité est qu'il y a de frappantes analogies entre la maladie du IIIe siècle et celle du temps de Périclès et de Marc-Aurèle. *L'ardeur intérieure, la rougeur inflammatoire des yeux, les vomissements et les déjections alvines, les gangrènes partielles, la cécité résultant de la mortification des globes oculaires, la perte de l'ouïe causée par le sphacèle de l'appareil auditif* : tous ces caractères sont communs aux deux maladies, et leur réunion représente un type morbide original. Mais il nous manque bien des signes pour affirmer l'identité absolue. On ne nous dit rien de l'état du pouls, de la température et de la coloration de la peau, des périodes de la maladie, de sa durée moyenne. Y avait-il une éruption? Le silence de l'auteur sur ce point capital implique-t-il la

(1) Sancti Cypriani *Op. cit.*, p. 232, *lib. de Mortalitate.*

(2) Je fais remarquer dès à présent que Cyprien note expressément comme Thucydide la *chute spontanée* des parties gangrenées. « *Membrorum partes contagio morbidæ putredinis amputantur.* » Il ne saurait y avoir d'équivoque. L'art est resté étranger à cette opération naturelle.

(3) Ozanam, *Mal. épid.*, 1835, t. IV, p. 9.

négative ou une omission involontaire? La conclusion, dans les deux cas, serait essentiellement différente. Il est évident que le récit de Cyprien, accepté dans sa lettre, nous laisse dans l'indécision. Je répète qu'il avait résumé à la hâte ce tableau symptomatique qui le détournait de sa pensée fixe; et ce qu'il a négligé de nous dire était peut-être ce que nous aurions le plus d'intérêt à savoir.

Toujours est-il que l'universalité reconnue de la maladie, sa résistance aux traitements, sa léthalité indomptable, ses caractères accentués et insolites, lui assurent le titre de grande épidémie. Comme la peste d'Athènes, elle se transmettait par tous les modes de contagion, par les vêtements, et même *par le regard*, au rapport de Cédrénus. Ce dernier préjugé, répandu chez les anciens, signifie, dans le langage de la doctrine moderne, que le contact immédiat des malades n'était pas nécessaire, et que le principe virulent, mêlé à l'air, était directement absorbé par les voies respiratoires. C'est le *contagio distans* de l'école allemande.

Tous les auteurs, unanimes sur le concours que la contagiosité a prêté au génie épidémique, sont même portés à amplifier son rôle. J'ai dit bien des fois que les grandes maladies populaires obéissent dans leur course irrésistible à leur propre ressort, et que les communications virulentes ne sont en réalité qu'une condition puissante, sans doute, mais auxiliaire et éventuelle, de leurs irradiations lointaines.

Quelle idée doit-on se faire, en dernière analyse, de la maladie dont je viens d'esquisser le tableau? Deux réponses se présentent.

Ou bien elle constitue une entité morbide nouvelle et sans précédent, et mérite une place à part dans le groupe nosologique des affections populaires. Ou bien, si l'on s'en rapporte à la description de Cyprien, en sous-entendant quelques symptômes, elle serait la troisième invasion bien connue de la *peste antique*. Le lecteur peut choisir entre ces deux hypothèses celle qui lui semblera la plus probable.

Je n'ai pas de répugnance pour la première ; et c'est celle qu'il faudrait bien se déterminer à accueillir, si la découverte ultérieure de quelque texte ignoré venait révéler avec certitude le défaut complet d'éruption. La maladie du IIIe siècle serait, dès ce moment, nettement distincte de la maladie d'Athènes, qui était essentiellement éruptive.

Mais comme en l'absence de tout document certain, le rapprochement des deux images fait ressortir leur frappante ressemblance, la conclusion suivante réunirait peut-être le plus de suffrages, et je la propose, sous bénéfice d'inventaire.

La peste du siècle de Périclès, celle du temps de Marc-Aurèle, et celle qui inaugura le règne de Gallus, ne formeraient qu'une seule et même maladie qui, après avoir parcouru le monde à diverses époques, aurait fini par s'éteindre.

Cette opinion a été adoptée par M. Krauss, qui a voulu la consacrer en quelque sorte en donnant un nom spécial à la maladie ancienne, représentée par ses trois grandes invasions historiques (1).

Thucydide a indiqué l'Éthiopie comme point de départ de la peste qu'il a décrite. Schnurrer fait naître dans la même contrée la peste Antonine, et c'est aussi de l'Éthiopie que serait venue, au rapport de Cédrénus, l'épidémie du IIIe siècle (2).

(1) A. Krauss, *Disquisitio cit.*, p. 54.
(2) Schnurrer serait ici en défaut, puisque M. Hecker assure (*Op. cit.*, p. 10) que tous les historiens s'accordent pour désigner la Mesopotamie.

En considération de cette communauté d'origine, M. Krauss propose d'appeler cette maladie : *typhus éthiopique des anciens*, ou *fièvre éthiopique putride*, ou mieux encore *typhus pustuleux des anciens*, en supposant que la maladie du temps de Gallus ait compté parmi ses principaux symptômes une éruption pustulo-ulcéreuse.

Que mon savant confrère me permette quelques objections.

Le mot *typhus* implique étymologiquement un état de *stupeur* et ne convient, en conséquence, qu'aux maladies qui présentent ce symptôme. Or, nous ne le trouvons dans aucune des descriptions de la maladie ancienne. Une vicieuse synonymie que l'usage consacre sans la justifier, adapte au *vrai typhus*, à la *fièvre jaune*, à la *peste bubonique*, les noms de *typhus* d'*Europe*, d'*Amérique*, d'*Orient*. Ne dirait-on pas une seule et même fièvre grave, distinguée selon les cas par sa provenance? L'incongruité nosologique de cette nomenclature s'aggraverait encore par l'addition inopportune d'une nouvelle espèce de *typhus*.

Il y a plus. Ce mot qui sous-entend l'intervention initiale d'une influence *infectionnelle*, est en défaut lorsqu'on l'applique aux épidémies qui retrouvent dans les milieux les plus disparates, les conditions de leur développement. Dans l'espèce, il serait d'autant plus déplacé qu'il semblerait donner gain de cause aux médecins pour qui la peste d'Athènes n'est encore que le typhus de l'encombrement. Opinion manifestement contraire aux faits, comme j'espère l'avoir précédemment démontré.

Désigner une épidémie cosmopolite d'après son point de départ, c'est faire supposer qu'elle s'élabore toujours dans ce foyer générateur pour s'élancer de là sur le reste du monde ; ce qui n'est pas confirmé par l'histoire de ces fléaux voyageurs.

La dénomination que je repousse a enfin cet inconvénient qu'étant employée de tout temps dans la langue nosologique, pour représenter une entité morbide bien définie, elle semble indiquer une maladie vulgaire, ce qui en donne une fausse idée.

Puisque la nouveauté incontestable de cette affection réclame un néologisme, nous aurons, je crois, rempli toutes les exigences en l'inscrivant dans nos cadres, sous le nom de *lœmos pustuleux*, grande épidémie aujourd'hui éteinte après une existence plusieurs fois séculaire, pendant laquelle trois apparitions à longue échéance semblèrent annoncer la fin du monde (1).

Serait-ce à dater du IIIe siècle que ce fléau aurait déserté la pathologie ? Impossible de répondre.

La lecture attentive des historiens qui se succèdent à cette époque, met de temps en temps, sous les yeux, la simple mention de quelques épidémies cruelles, renfermées dans l'enceinte de certaines villes ou, tout au moins, dans un rayon circonscrit. Quoique le silence absolu qu'on garde sur les symptômes laisse tout à deviner, on n'excède pas les limites des vraisemblances permises, en admettant que ces indications cachent plus d'un retour partiel de la grande épidémie, préludant ainsi graduellement à sa retraite définitive. Si quelque document nouveau exhumé des vieilles archives, venait confirmer cette présomption, je n'aurais rien à changer à l'opinion que j'ai exprimée. Nous savons en effet que le VIe siècle tient en réserve un autre fléau aussi terrible qui prendra la place vide, se perpétuera jusqu'à nous, et finira par resserrer le cercle de son action dans les bornes que les progrès de la science

(1) Le mot *lœmos* (λοιμός) emprunté aux anciens, indique l'antiquité de la maladie. Quant à la qualification de *pustuleux* que j'y adjoins, elle rappelle qu'il s'agit d'une *fièvre à éruption* tranchée. Ce caractère est pathognomonique. S'il était bien avéré qu'il a manqué à la maladie du IIIe siècle, elle serait *ipso facto* séparée des deux autres.

et de la civilisation semblent lui avoir assignées. Le lœmos pustuleux n'est plus dès lors qu'un souvenir historique et la vraie peste prend possession, à son tour, de la société humaine. Avant d'en entreprendre l'étude j'ai quelques mots à dire d'une épidémie *charbonneuse*, dont Eusèbe Pamphile nous a laissé une courte description (1).

Cette maladie observée l'an 302 de J.-C., sous l'empereur Maximien, régnait conjointement avec une *pestilence* sur laquelle le choniqueur ne nous apprend rien qui puisse nous être utile, quoiqu'il lui ait consacré un long article et qu'il en ait parlé *de visu*.

Il paraît seulement qu'elle se compliqua d'une horrible disette, et Eusèbe voudrait bien pouvoir faire la part de la faim et de la peste dans ce désastre commun. Mais ce problème d'analyse clinique, qui était digne d'un épidémiste expérimenté, dépassait la mesure de sa compétence ; et c'est précisément ce qui rend son silence plus regrettable encore. Comme il avait toute la fermeté qu'exige ce genre d'observation, s'il eût pensé à recueillir quelques-uns des traits les plus saillants de la maladie dont il était témoin, nous aurions essayé de suppléer à ses réticences et de recomposer, à l'aide des matériaux qu'il nous aurait transmis, une synthèse pathologique qui aurait trouvé sa place dans la biographie générale des épidémies.

Eusèbe s'est contenté de nous peindre le funèbre spectacle auquel il assistait. La mortalité fut énorme tant dans les villes que dans les campagnes. Le peuple était réduit à brouter l'herbe des champs. Des malheureux décharnés, semblables à des ombres, tombaient épuisés sur

(1) Eusebii Pamphili *Ecclesiastica historia*, lib. IX, cap. VIII, p. 355. Parisiis, MDCLIX.

le sol, implorant un morceau de pain, et c'était leur dernier cri de détresse au moment d'expirer. Des cadavres nus restaient entassés plusieurs jours dans les rues et sur les places, et les chiens s'en disputaient les lambeaux (1); ce qui donna l'idée de les tuer dans la crainte qu'ils ne devinssent enragés et ne s'en prissent aux vivants. Des familles entières furent enlevées en peu de temps, et Eusèbe voyait emporter de la même maison deux ou trois cadavres. La classe riche semblait n'avoir échappé aux horreurs de la faim que pour tomber victime de la maladie régnante, sous ses formes les plus aiguës et les plus rapides. C'est ainsi, dit le narrateur, que « la mort apparaissait armée de deux traits : la famine et la peste. »

Serions-nous ici en présence d'une nouvelle invasion du *lœmos pustuleux*, renfermé cette fois dans un cercle plus restreint? Nous n'aurions guère en faveur de cette hypothèse que la léthalité de la maladie et sa date assez rapprochée de celle du IIIe siècle. Ces reprises partielles sont un attribut des grandes épidémies.

Mais laissons ces conjectures sans vérification possible, et jetons un coup d'œil sur la maladie charbonneuse qui vint compléter cette trilogie de fléaux.

Voici le récit d'Eusèbe :

« Après un hiver remarquable par l'abondance et la » durée insolite des pluies, survint une famine inattendue, » à laquelle s'adjoignit bientôt une peste. Pour sur» croît de malheur, régnait une autre maladie, consistant » dans une plaie qu'on appelait *anthrax* (*carbunculus*), parce » qu'elle semblait avoir été produite par le feu. Ce mal

(1) Nous avons vu que dans d'autres épidémies, les animaux fuyaient les corps morts ou tombaient frappés en les touchant. Peut-on conclure que la maladie décrite par Eusèbe n'était pas généralement contagieuse? que son virus était moins actif? ou que les animaux étaient réfractaires à ses effets? Je remarque que l'historien ne dit pas, cette fois, un seul mot de la contagion.

» gagnant petit à petit tout le corps, mettait en grand » danger ceux qui en étaient atteints. Il affectait de pré» férence les yeux, et priva de la vue un nombre infini de » gens des deux sexes et de tout âge (1). »

Plusieurs opinions peuvent être émises sur la nature de cette maladie.

Les défenseurs obstinés de l'antiquité de la petite vérole prétendent la reconnaître à cette éruption générale, disposée à se porter sur les yeux.

D'après eux, les anciens désignaient par le mot *anthrax* le bouton varioleux dans certaines conditions spéciales. J'ajourne pour le moment la réfutation de cette synonymie arbitraire. A mon avis, l'étymologie seule exclut le rapprochement.

Mais est-il certain qu'Eusèbe ait désigné une éruption générale? N'a-t-il pas plutôt voulu faire entendre qu'un premier charbon a été suivi de plusieurs autres sur diverses régions du corps; ce qui s'observe en effet dans bien des cas d'affection charbonneuse? Un médecin décrirait-il une variole confluente en disant qu'un bouton s'étend peu à peu sur toute la surface du tégument? On sait bien que le visage se couvre simultanément d'un grand nombre de pustules.

D'un autre côté, l'invasion des globes oculaires par les boutons varioliques et la cécité consécutive n'ont jamais atteint, sous les épidémies les plus malignes, la proportion signalée par Eusèbe.

Quelle que soit la nature de la maladie en question, je déclare pour ma part que, dans ma conviction, elle n'est pas la variole.

Quand on rapproche divers passages empruntés aux auteurs anciens, on s'assure qu'ils ont connu une maladie

(1) Eusèbe Pamphile, *loco cit.*

charbonneuse, désignée sous le nom d'*anthrax* ou de *carbunculus*, souvent observée à l'état sporadique, prenant, par intervalles, la forme et l'extension des épidémies. Cette maladie tenait même dans la pathologie de leur temps une plus grande place que celle qu'elle occupe dans la nôtre, et j'aurai à y revenir plus tard (1).

M. Littré, examinant rapidement cette question, fait remarquer qu'aujourd'hui même la science n'est pas définitivement fixée sur la distinction qui sépare le charbon malin de la pustule maligne. D'où il déduit *à fortiori* qu'il doit être très-difficile de porter un diagnostic rétrospectif sur les descriptions si incomplètes, disséminées dans les écrits des anciens (2).

Je conviens qu'au point de vue de ses caractères extérieurs, la lésion locale peut prêter à la confusion des deux maladies. Mais, outre que leur marche respective est loin d'être la même, l'étiologie initiale de la *pustule maligne* lui est exclusive. La pathologie actuelle, en dépit de quelques contradictions qui n'ont pas reçu la sanction de l'expérience, professe que cette maladie virulente n'est *jamais spontanée* chez l'homme, et provient toujours de l'inoculation directe ou médiate d'un principe morbide élaboré par certains mammifères atteints de fièvre charbonneuse. Elle n'est donc pas susceptible de prendre la forme épidémique, pas plus que la morve, qu'on peut lui comparer sous ce rapport.

Sans doute elle règne, comme endémiquement, dans quelques provinces françaises, telles que la Lorraine, la Franche-Comté et surtout la Bourgogne. On en voit même les cas se multiplier dans certains milieux, et à des époques déterminées de l'année, de manière à présenter

(1) Galien, t. II, p. 224 et 803. — T. VII, p. 293. — T. X, p. 979. — Paul d'Égine, IV, 25.

(2) Hippocrate, *trad.* Littré, t. V, p. 53.

l'aspect d'une petite épidémie. C'est ainsi qu'on l'observe souvent dans les bas quartiers de Chartres, et qu'elle y dépassa de beaucoup, en 1835, ses proportions ordinaires (1).

Mais il ne faut pas se laisser prendre à ces apparences. La pustule maligne ne se montre que dans des conditions d'insalubrité locale et sous l'influence de certaines constitutions atmosphériques qui provoquent et propagent chez les animaux les fièvres charbonneuses. Les sujets qu'elle affecte sont précisément ceux que leur profession expose au contact des débris organiques qui recèlent ces germes virulents. Tous les faits bien observés se rattachent, en dernière analyse, à cette cause originelle. On les constate en effet presque exclusivement chez les *bouchers*, les *tanneurs*, les *corroyeurs*, les *mégissiers*, les *ouvriers de marchands de laine*, les *conducteurs de bestiaux*, etc.

Personne n'ignore aussi que la pustule maligne s'établit avec une préférence significative sur les parties habituellement découvertes, c'est-à-dire directement exposées à l'accès du principe charbonneux : le visage, le cou, la poitrine, les avant-bras, le dos de la main. Quand elle se forme sur des régions protégées par les vêtements, comme dans de rares exemples, on finit toujours par en découvrir la raison dans quelque particularité de l'imprégnation. Mais la préférence si marquée de l'anthrax épidémique du IVe siècle pour le globe oculaire n'appartient pas à la pustule maligne. Cet organe n'est pas, en effet, le plus exposé à l'application immédiate du virus carbunculaire. Ce qu'on peut affirmer, c'est qu'il y a bien peu de borgnes, et encore moins d'aveugles, qui tiennent

(1) L. Leuret, *Note sur la fréquence des affections charbonneuses à Chartres*. (*Annales d'hygiène publique*, t. XVIII, p. 489. 1837.) — Voyez Raimbert, *Nouveau dict. de médecine et de chirurgie pratiques*, art. CHARBON, Paris, 1867, t. VII, p. 143.

leur infirmité d'une pareille origine. Le siége assigné par Eusèbe à l'anthrax qu'il observait, suffirait donc, à mon sens, pour mettre hors de cause la *pustule maligne* (1).

On a pu remarquer, au surplus, que l'auteur ne fait allusion à aucune épizootie coexistante ; ce qu'il n'aurait pas manqué de rappeler, à l'exemple des anciens, qui ont eu de nombreuses occasions de signaler ces associations morbides.

Il reste donc évident, pour moi, qu'Eusèbe a décrit l'anthrax malin épidémique ; c'est-à-dire le charbon de cause interne dont Pline et Celse surtout ont parfaitement précisé les caractères (2).

Cette tumeur n'est que la détermination cutanée d'une affection fébrile qui se développe sous l'empire d'une constitution médicale appropriée et dont les cas se multiplient souvent dans certaines salles d'hôpital. La pustule maligne en diffère essentiellement dans ce sens qu'elle est primitivement locale, formée sur le point d'application du virus, et passible, au début, du traitement topique ou chirurgical. Elle est promptement suivie, si on la laisse marcher, d'un trouble général toujours très-grave et trop souvent mortel. Mais on peut l'éteindre sur place, et c'est encore un caractère qui la distingue nosologiquement de l'anthrax contre lequel Celse prescrivait toujours le traitement interne.

Au rapport de Pline, cet anthrax était de son temps

(1) L'éraillement de la paupière inférieure est souvent a suite d'une pustule maligne qui a siégé sur cette partie sans intéresser le globe de l'œil, ni compromettre la vue. Il est, en France, des localités où la fréquence de l'ectropion atteste l'endémicité des fièvres charbonneuses, dont le virus s'est mis en contact avec l'homme par cette voie spéciale.

(2) Plinii secundi *Historiæ*... lib. XXVI, p. 469. Parisiis, 1548. — Corn. Celsi, *de medicina lib. quintus*, cap. XXVIII, p. 236, *De Carbunculo*.

spécialement endémique dans la Gaule narbonnaise, et il aurait été porté en Italie sous la censure de L. Paulus et de Q. Martius. Les consuls F. Rufus et Q. Lecanius Bassus en furent victimes (1). L'auteur dit formellement que le mal se fixait sur les *parties les plus cachées* (*occultissimis corporum partibus*) et souvent sous la langue, ce qui exclut la pustule maligne (2). Cette maladie, dont le symptôme dominant était un état soporeux, emportait les sujets en trois jours, ou même plus rapidement, quand la tumeur siégeait à l'estomac ou à l'arrière-gorge.

Les traits principaux énumérés par Pline s'adaptent parfaitement au charbon malin de nos jours. Pendant les chaleurs exceptionnelles de l'été de 1724, on observa à Montpellier des cas nombreux de cette fièvre gangréneuse. Ils se multiplièrent surtout dans le voisinage de cette ville et dans les villages situés sur nos côtes marécageuses, dont l'insalubrité constante exerça concurremment avec les ardeurs insolites de la saison une influence puissante sur le développement de cette épidémie (3). Elle n'a plus paru depuis, dans notre région languedocienne, assez généralement accusée de réunir les conditions favorables à sa production. Le charbon malin s'y montre bien encore à l'état sporadique ; mais il est incontestable qu'à cet égard les prédispositions populaires se sont heureusement modifiées, et que la pathologie a subi encore un de ces revirements qui s'offrent à notre étude, sous tant d'aspects divers. Les améliorations progressives de l'hygiène, qui ont si efficacement retenti sur la vie

(1) Plinii *op. cit.*, ibid.

(2) Le charbon siégeant sous la langue rappelle le *glossanthrax* des herbivores, souvent épizootique en France, en Suisse, en Allemagne. En 1731, Sauvages le vit régner dans le Languedoc, sur cette classe d'animaux, à l'exception du mouton.

(3) Fournier, *Observations et expériences sur le charbon malin avec une méthode assurée de sa guérison*. Dijon, MDCCLXIX.

matérielle et notamment sur la bromatologie publique, ne sont certainement pas étrangères à ce changement. Les anciens, au contraire, étaient livrés sans défense à l'assaut de ces cruelles maladies ; et ces épidémies, accidentelles et rares dans des temps plus rapprochés de nous, tenaient une grande place dans leur pratique et dans leurs écrits.

Celse, en traitant du charbon de cause interne, ne lui assigne pas de siége d'élection. Il se contente de dire que s'il attaque l'œsophage ou l'arrière-gorge, le malade peut mourir subitement suffoqué (1). Mais il étudie aussi, dans un article spécial, le charbon des yeux qui devait être commun de son temps (2). Supposez une épidémie, et cette particularité de localisation sur le globe oculaire lui donnera un cachet spécial qui l'assimilera à celle du IVe siècle.

Je me résume. L'anthrax, dont Eusèbe nous a conservé le souvenir, était une de ces affections gangréneuses auxquelles la forme qu'elles impriment aux altérations locales qui en dépendent, a valu le nom de *charbon* ou *fièvre charbonneuse*. L'épidémie observée par Fournier dans les premières années du siècle dernier, reproduit l'image de l'épidémie ancienne dans des proportions plus restreintes, et sauf quelques différences extérieures qui ne changent rien au mode morbide interne. Certes, si de nos jours, il est reconnu que les vices de l'alimentation réclament une grande part dans la production, l'extension et la gravité des fièvres charbonneuses, cette condition étiologique n'a pas manqué à la maladie d'Eusèbe. L'affreuse disette dont il décrit les effets, l'usage des produits les plus malsains auxquels la population se trouvait réduite pour tromper sa faim,

(1) Celsi *lib. quintus*, cap. XXVIII, *De Carbunculo*.
(2) Celsi *lib. sextus*, cap. VI, *De Carbunculis oculorum*.

étaient des avant-coureurs menaçants dont on aurait pu, en quelque sorte, prédire les suites. Et comme ce concours d'influences a été renforcé par l'intervention adjuvante d'une constitution pestilentielle, dont nous connaissons au moins l'irrésistible activité, l'explosion d'une maladie charbonneuse s'explique naturellement, toutes réserves faites pour le mode pathogénique essentiel dont il ne nous est jamais permis de pénétrer le secret tout entier.

CHAPITRE IV

DE LA GRANDE ÉPIDÉMIE DU VIe SIÈCLE (PESTE INGUINALE)

On admettait généralement, jusqu'à ces derniers temps, que la peste proprement dite avait fait sa première apparition au VIe siècle. Aucun document historique n'était venu démentir cette opinion. Les médecins spécialement versés dans la recherche des antiquités pathologiques concluaient dans le même sens, après s'être assurés du silence des textes. M. Hecker, poursuivant son système favori, n'hésitait pas à rattacher étiologiquement cette explosion au contact et au mélange désordonné des barbares de l'Asie avec les peuples de l'Europe. Leur fameuse irruption du Ve siècle aurait préparé, d'après lui, dans une longue et trop féconde incubation, l'horrible épidémie qui semblait faire présager l'anéantissement de la race humaine.

On affirmait donc que la maladie populaire qui éclata sous le règne de Justinien, et qui, de l'aveu de tous, n'est autre que la peste inguinale, avait forcé pour la première fois l'entrée de la pathologie et continuait le rôle de ces fléaux inconnus, dont les invasions plus ou moins distantes portent avec elles autant de surprise que de terreur.

Dans son éloquent plaidoyer en faveur de l'étiologie miasmatique qu'il n'a cessé de défendre, Pariset présente expressément la peste comme une maladie sans précédent, avec laquelle la médecine entrait en lutte. Il dévoile, avec ce charme de style et cette habileté de dialectique dont il possède le secret, la signification incomprise de ce désastre qui venait faire expier à l'Égypte, protégée autrefois par ses coutumes, le déplorable oubli de son antique hygiène (1).

Pariset, dont la plume obéissait à une prévention très-arrêtée, ne soulevait pas de contradiction lorsqu'il montrait ce pays exempt de peste à l'époque de la grande ferveur des embaumements. Cette immunité était un fait, et l'on n'en contestait que l'interprétation trop exclusive.

De nouvelles recherches ont changé la face de la question. Un texte ignoré, dont la publication ne remonte qu'à quelques années, établit que la peste avait existé bien avant l'ère chrétienne, dans la région où elle a conservé son endémicité originelle.

Cette rectification imprévue du préjugé général est due au savant cardinal Angelo Maï, qui a découvert à Rome, en 1831, un passage décisif de Rufus, d'Éphèse, enfoui dans un ouvrage inédit d'Oribase, médecin de l'empereur Julien (2).

Il n'est pas indifférent de noter que Rufus ne traitait pas précisément de la peste, mais des *bubons*, considérés par les anciens comme complication habituelle des fièvres de mauvais caractère : remarque importante, en ce qu'elle prouve que la formation de ces tumeurs glandulaires était autrefois bien plus fréquente que de nos jours, dans le cours de certaines pyrexies qui n'avaient, au fond, rien

(1) Pariset, *Mémoire sur les causes de la peste et les moyens de la détruire*. Paris, 1837.

(2) Rufus vivait sous le règne de Trajan au IIe siècle de notre ère.

de commun avec la peste inguinale. D'où il suit qu'il faut y regarder de bien près avant d'attribuer à cette maladie les épidémies indiquées par les médecins de l'antiquité, sous le nom vague de *lœmos* ou *pestilentia*, lors même qu'elles compteraient les engorgements de l'aine parmi leurs symptômes.

Rufus commence par rappeler que le bubon qui s'élève au cou, aux aisselles et aux cuisses, sous l'influence provocatrice de causes très-variables, est avec ou sans fièvre. Quand la fièvre s'y joint, il s'accompagne de frissons ; et s'il ne survient aucun accident, sa guérison est facile. Cela dit, il écrit les lignes suivantes dont je donne la traduction littérale :

« Les bubons appelés pestilentiels sont les plus dange-
» reux et suivent une marche très-aiguë, surtout ceux
» qu'on observe en Lybie, en Égypte et en Syrie, et dont
» a fait mention Denys surnommé le Tortu. Dioscoride et
» Posidonius en ont longuement parlé, à propos surtout
» de la peste qui a régné de leur temps en Lybie. Ils disent
» que cette épidémie fut caractérisée par les symptômes
» suivants : fièvre violente, douleurs, tension de tout le
» corps, délire, éruption de bubons volumineux, durs,
» n'arrivant pas à suppuration, se développant non-seu-
» lement dans les lieux accoutumés, mais encore aux
» jarrets et aux coudes (1). »

A cette description il n'est guère possible de méconnaître la peste de notre temps, celle qu'on observe encore dans les contrées où elle aurait déjà régné trois siècles avant l'ère actuelle. La peste ne saurait donc être rapportée à une étiologie moderne, et le brillant échafaudage de Pariset croule sur sa base.

(1) *Classicorum autorum è vaticanis codicibus editorum*, t. IV, p. 11, Curante A. Maio, in-8°. Rome, 1831.

Sans doute, la gravité et la concordance des témoignages contemporains, attestant la salubrité permanente de l'ancienne Égypte, portent à croire, comme on l'a dit, que les cas auxquels Rufus fait allusion étaient sporadiques, et que cette contrée était indemne de vraies épidémies de peste (1). Il serait inconcevable, en effet, que Rufus, après avoir noté ses ravages en Lybie, eût gardé le silence sur ses invasions générales en Égypte, et on ne comprendrait pas davantage que l'histoire écrite dans les chroniques ou gravée sur les monuments n'en eût pas conservé la mémoire.

Malgré mon penchant pour cette conjecture, si favorable à ma thèse, j'avoue que mon adhésion ne serait que conditionnelle. Si l'on accorde que la peste s'est montrée dans ce temps-là, en Égypte, sous forme sporadique, il est difficile d'admettre qu'elle n'ait jamais rompu la barrière fragile qui la séparait de l'épidémicité. Mais il n'en resterait pas moins ce fait désormais acquis, que la maladie qui doit exclusivement porter le nom de peste, quelles que fussent les limites de son extension, a existé bien antérieurement au VIe siècle, dans les lieux où on l'avait déclarée inconnue.

Comme on ne renonce pas sans résistance à une opinion longtemps caressée, dont on a poursuivi le triomphe au prix même de son repos, Pariset a formulé, avant d'avouer sa défaite, quelques objections qui, selon moi, font encore assez bonne figure dans ce débat. On dira qu'il avait un système à soutenir, et que son impartia-

(1) A la rigueur même, d'après le texte ancien, les bubons observés en Égypte, auraient pu appartenir aux manifestations de certaines pyrexies malignes ou même de maladies sans fièvre qui ne peuvent, en conséquence, être identifiées à la peste. C'est même l'interprétation à laquelle je me serais arrêté, si Rufus n'avait pas conjointement emprunté à Dioscoride le souvenir de l'*épidémie pestilentielle* de la Lybie.

lité devient par cela même suspecte. Mais comme sa loyauté est inattaquable, et qu'il possédait à fond la question, il faut juger ses raisons sans parti pris et avec la déférence qu'il mérite. Je suis obligé à regret d'abréger ma citation dont je n'ai gardé que les traits essentiels.

« On parle d'épidémies de véritable peste, de peste à » bubons et à charbons, lesquelles se sont montrées en » Libye, en Syrie, en Égypte, *trois siècles* avant notre ère. » C'est Oribase qui le dit sur la foi de Rufus. C'est Rufus » qui le dit sur la foi de trois médecins, Dioscoride, Posi- » donius et Denys le Court. Où vivaient ces trois hommes? » On l'ignore. Dans quel temps? Posidonius était contem- » porain de Dioscoride, puisqu'ils ont vu ensemble la peste » de Libye. Et Dioscoride? Lequel? On en connaît quatre. » Le plus ancien vivait 30 ans avant J.-C. Le second, » 90 ans plus tard. Ne parlons pas des autres. Et Denys? » Personne, si ce n'est Rufus, n'en a parlé. Je me trompe : » c'est Hermippe de Smyrne qui en a parlé, dit-on, 280 ans » avant J.-C...... Mais où sont les relations originales? On » les a perdues. Malgré la juste défiance que doivent ins- » pirer ces citations, je suppose que Rufus et Oribase ont » cité fidèlement... Pour m'en tenir à ces pestes de la » Libye qu'a mentionnées Rufus, quand je pense que ni » Celse, ni Galien, l'élève de l'école d'Alexandrie, n'en ont » point parlé ; ni dix à douze médecins de premier ordre, » entre autres, Dioclès, Praxagore, Sérapion, Soranus, » élève lui aussi d'Alexandrie ; quand je pense que le tra- » ducteur ou plutôt le copiste de ce dernier écrivain, Cœlius » Aurelianus, a été, sur les bubons, sur les charbons, sur » la peste, aussi muet que tous les autres, lui qui vivait » dans le ve siècle de notre ère et qui pratiquait la méde- » cine à Sicca, dans le cœur même de la Numidie, je suis » forcé d'en conclure que si pendant sept à huit siècles,

» des pestes ont paru, elles ont été si rares, si transi-
» toires et si bornées qu'elles ont tout au plus attaché
» l'attention de deux ou trois observateurs ; qu'elles
» n'ont point formé de véritables épidémies ; qu'elles ont
» pu s'associer, comme autant d'épiphénomènes, à des
» maladies d'une tout autre nature, comme l'a vu Hip-
» pocrate, comme on le voit peut-être encore aujourd'hui
» à Erzéroum et sur les bords du Danube, et qu'enfin
» n'ayant point laissé de traces dans le souvenir
» des hommes, elles étaient complétement oubliées,
» lorsque parut sous Justinien, la grande peste de 542,
» que les médecins de Constantinople prirent pour une
» maladie toute nouvelle (1). »

Quel que soit le jugement qu'on porte sur la question d'érudition discutée par Pariset, il me semble qu'on peut être d'accord avec lui sur la conclusion qu'il en tire. Le défaut de relations originales, le silence unanime de tant de médecins éminents si bien placés pour étudier une affection telle que la peste, et si compétents pour en parler savamment, démontrent en effet, que les épidémies de ce nom, observées huit à neuf siècles avant la mémorable explosion qui a dépeuplé le monde, ont été si distantes, si restreintes, si fugitives, qu'elles ont à peine été remarquées par quelques praticiens et qu'elles n'ont été sommairement indiquées que par un très-petit nombre d'écrivains, qui ne leur ont pas donné l'importance qu'on leur prête. Je laisse de côté les *pseudo-pestes* qui se sont certainement glissées parmi les pestes légitimes, à la faveur de l'homonymie trompeuse usitée à cette époque ; ma conviction bien réfléchie est que la pathologie moderne a subi, sous ce rapport, de profondes mutations. Les bubons ne sont si souvent mentionnés

(1) Prus, *Rapport sur la peste. Discussion* .., p. 900-902. Paris, 1846.

par les anciens soit à l'état sporadique, soit comme expression particulière d'une constitution médicale, que parce qu'ils étaient d'observation commune, et traduisaient des prédispositions populaires dont la marche du temps a effacé ou tout au moins bien amoindri les effets. Mais les engorgements inguinaux ou parotidiens ne s'associaient si fréquemment aux pyrexies graves qu'à titre d'épiphénomènes qui ne préjugeaient rien sur leur nature foncièrement *pestilentielle.* La lecture des vieux maîtres met à tout moment, sous nos yeux, des observations de ce genre. Toujours est-il que les pestes anciennes, pour ne parler que de celles qui ont droit à cette désignation, avaient été oubliées, et que la tradition en était perdue lorsque éclata la grande épidémie qui sema partout la stupeur et l'épouvante par la nouveauté de ses caractères et la rapidité de ses coups. Jamais on n'avait vu pareille destruction d'hommes, et l'hydre devait dévorer la terre pendant plus d'un demi-siècle. C'est alors que le nom de *peste* (*pessimum?*) jusque-là sans signification déterminée, fut consacré, d'un commun accord, à cette étrange maladie, comme pour faire entendre qu'elle méritait le premier rang parmi les plus malignes. Alors aussi le latin, cette langue des savants et des médecins, s'appropria tous ces néologismes de *lues inguinaria, morbus inguinarius, clades inguinaria, pestis bubonica* et autres synonymes rappelant le principal symptôme.

« C'est un volcan, a dit Pariset, qui, allumé du temps » de Justinien, jette continuellement des étincelles et » menace de faire explosion (1). » Il y aurait peu à changer à ces lignes écrites avant la révélation de Rufus.

On pourrait dire, en suivant la similitude, que les matières en ignition qui bouillonnaient, de temps immé-

(1) Pariset, *ouv. cit.*, p. 92.

morial, dans ce cratère, se frayaient, par intervalle, une issue, sans se porter au loin. Mais tout à coup sans cause appréciable, l'éruption éclate avec une fureur inouïe; la lave longtemps comprimée, renverse ses anciennes digues et se précipite, comme un torrent, sur le monde, entraînant, dans son cours, des générations entières.

Telle est l'image qui représente l'effroyable cataclysme du VIe siècle.

Si donc la peste ne peut plus être considérée historiquement comme une maladie nouvelle, il reste toujours vrai qu'elle était ignorée de l'Europe avant ce formidable débordement; qu'elle ne s'est imposée sérieusement à l'étude des médecins qu'à partir de cette époque; et que c'est alors seulement qu'elle a inauguré la série de ses invasions intermittentes. Une fois déchaînée hors de sa retraite, elle a désolé l'Europe sans trêve ni merci. Du XIe au XVe siècle, elle s'y montre trente-deux fois, et chacune de ses reprises se prolonge, en moyenne, pendant douze années. Londres et Paris, ces grandes agglomérations, vouées à tous les maux, dans l'enfance de l'hygiène publique, étaient périodiquement condamnés à ses étreintes. Sydenham, qui vivait au XVIIe siècle, rendait grâce à Dieu de ce que la métropole de l'Angleterre ne subissait que tous les trente ou quarante ans l'assaut d'une peste meurtrière (1).

Pour tous ces motifs, je devais donner chronologiquement à la peste la place qui lui appartient dans la succession des grandes maladies populaires dont ces pages reproduisent le tableau.

Il y a aujourd'hui treize cent vingt-six ans qu'elle mit hardiment le pied sur son vaste domaine, et c'est alors

(1) Thomæ Sydenham, *Opera*, t. I, p. 64. Genevæ, 1769.

que la science vit se dresser devant elle ce problème sans cesse renaissant.

. . . .

La détermination du mode de propagation de la peste qui représente un grand intérêt social, a longtemps passionné les esprits, et nos Académies ont pris à certains jours l'aspect tumultueux des assemblées politiques.

Cet interminable débat semble arrivé enfin à une période d'apaisement qui permet d'espérer un accord définitif. Si la solution impatiemment attendue a été trop longtemps ajournée, c'est qu'on s'obstinait à la poursuivre en dépit des principes qui régissent la matière, et avec l'intention de plier les faits à des théories préconçues. N'est-il pas curieux, pour ne pas dire plus, de voir la contagiosité de la peste attaquée avec violence en plein XIXe siècle, comme une superstition d'un autre âge? Heureusement la raison a sanctionné le dernier mot de l'expérience, et il ne reste que le regret de tant d'agitation stérile. Le rapport de M. Prus à l'Académie de médecine, malgré quelques impropriétés de langage que je ne suis pas le premier à lui reprocher, attestera les préoccupations d'une société qui prétend rester en état de légitime défense et ferme l'oreille aux utopies qui voudraient la détourner de son but.

La transmissibilité, véhémentement soupçonnée avant d'avoir conquis la certitude d'un axiome, impliquait logiquement une prophylaxie toujours en éveil, et prête à prévenir ou arrêter des importations menaçantes. Tel fut le motif de l'érection tardive des lazarets, destinés à séquestrer les germes virulents; épreuve déjà faite, sur une grande échelle, pendant les croisades, contre les envahissements de la lèpre.

Félicitons-nous hautement que l'anathème imprudent du paradoxe n'ait pu prévaloir contre cette précieuse égide de la santé publique. La révision des anciens règlements n'a servi qu'à confirmer, encore une fois, l'absolue nécessité d'en maintenir le principe. Tout le monde, à peu près, s'accorde pour reconnaître que la civilisation aurait reculé jusqu'à la barbarie, si, sous prétexte de progrès, elle avait renié ce qu'on appelait avec mépris les vieilles idoles. Ce n'est pas sur le coup de dé d'une hypothèse qu'on peut jouer la vie des hommes. *Salus populi suprema lex !*

On n'oubliera pas de longtemps l'importation de la fièvre jaune à Saint-Nazaire. Ce fait qui a parlé si haut, a amené bien des conversions doctrinales et pratiques. Éclairés enfin par cette lueur sinistre, les adversaires radicaux de nos institutions sanitaires paraissent avoir compris qu'il serait par trop téméraire de courir les aventures, et qu'un système de protection, fût-il même imparfait, est préférable à la béate expectation du fatalisme (1).

Ces grandes questions que je devais indiquer parce qu'elles se lient à l'histoire de la peste, ne sont pas heureusement comprises dans mon programme. Aussi bien, arriverais-je trop tard, après tant de travaux, de plaidoyers, de discussions qui ont enfin rendu à la vérité le terrain qu'elle avait perdu, et sur lequel, il faut l'espérer, elle restera désormais inébranlable.

Je n'ai point à écrire une monographie de la maladie inguinale qui serait, après tant d'autres, une redite inutile. Ma tâche se borne à dégager des traditions du passé le type morbide original qui a surgi au VIe siècle, et dont

(1) Voy. sur les événements de Saint-Nazaire, le remarquable livre de M. le professeur Bertulus : *Marseille et son intendance sanitaire*, 3e part., p. 307. Paris, 1864. — Et Mélier, *Relation de la fièvre jaune survenue à Saint-Nazaire en* 1861. Paris, 1863, in-4, avec 3 cartes.

les reproductions fidèles, sauf les variations secondaires, se sont perpétuées jusqu'à nous.

Parmi les nombreux chroniqueurs qui ont été témoins de cet événement et nous racontent ce qu'ils ont vu, il en est trois qui se distinguent par l'importance des documents qu'ils nous ont laissés.

Le signalement, trop sommaire, tracé par Agathias, réunit les traits principaux du modèle (1). Il faut savoir seulement qu'il n'a pas décrit la première invasion de Constantinople, mais celle qui eut lieu quinze ans après (558), et qui ne fut, pour mieux dire, qu'une recrudescence ; car l'auteur remarque expressément que la maladie n'avait jamais complétement disparu, et que le feu n'avait pas cessé de couver sous la cendre.

C'est probablement par inadvertance, qu'il rapporte à la cinquième année du règne de Justinien, la première explosion qui appartient à la quinzième. Il est bon d'en être prévenu pour éviter certaines confusions (2).

Evagre a dépeint le fléau dans toute son horreur tel qu'il l'avait vu à Antioche pour la quatrième fois depuis sa venue. Dans son jeune âge, alors qu'il allait encore à l'école, comme il nous l'apprend lui-même, il en avait été atteint et avait eu des bubons aux aines. Devenu homme, il fut plus cruellement frappé encore dans ses affections les plus chères. Chacun des retours de la maladie, astreints, s'il faut l'en croire, à des échéances périodiques, infligea à son cœur de nouveaux déchirements. Il perdit d'abord plusieurs de ses enfants que leur mère ne tarda pas à suivre dans la tombe. A une autre époque, la mort s'acharna sur ses parents. Enfin quand il écrivait, à cin-

(1) Agathiæ, *De Imperio et rebus gestis Justiniani imperatoris, lib.* V, p. 148. Lugduni Batavorum, MDXCIIII.

(2) Justinien monta sur le trône en 527, et la peste parut pour la première fois en 542.

quante-huit ans, le récit de la quatrième invasion d'Antioche, dont il avait été témoin deux ans auparavant, il pleurait encore sa fille et son neveu que l'inexorable contagion lui avait ravis : nouvel et douloureux exemple de ces prédispositions fatales qui semblent condamner les membres d'une même famille à inscrire leurs noms dans l'obituaire des épidémies (1).

La relation de Procope l'emporte de beaucoup sur celles d'Agathias et d'Evagre, par son étendue et la multiplicité des détails qu'elle renferme. On y trouve de plus une précision technique, qui n'appartient qu'aux hommes du métier, ou qui révèle au moins un rare instinct d'observation, capable de suppléer, dans une certaine mesure, au défaut de connaissances spéciales. Mon choix ne pouvait être douteux, et j'ai traduit ce récit sans retranchement, pour qu'on pût le mettre en regard de celui de Thucydide. Le rapprochement de ces deux grandes peintures historiques, faites à onze siècles de distance, offre au moraliste non moins qu'au médecin, un intéressant sujet d'études (2).

«..... Vers le même temps, dit Procope (542), éclata une » épidémie qui consuma presque tout le genre humain. Il » peut se faire que des esprits subtils s'avisent d'en rap- » porter l'origine à quelque influence occulte provenant » du ciel. Ceux qui ont la prétention d'être familiers avec » ces problèmes se livrent souvent à de grands flux de » paroles pour démontrer l'intervention de certaines » causes qui dépassent la portée de l'intelligence ; et en

(1) *Maxima bibliotheca veterum patrum*, t. XI, p. 1002. — Evagrii, *Hist. Ecclesiasticæ, lib.* IV, cap. XXVIII : *De pestilente morbo*. Lugduni, MDCLXXVII.

(2) Procopii Cæsariensis, *Historiarum sui temporis libri VIII*, interprete Claudio Maltreto, t. I, cap. XXII et XXIII, p. 141 et seq. : *Pestilentia gravissima*, 1662.

» énonçant des théories puisées dans leur imagination » bien plus que dans l'observation de la nature, ils savent » bien que tout ce verbiage est sans valeur. Mais ils sont » satisfaits s'ils ont pu en imposer à quelques interlocu- » teurs crédules. Quant à moi, il me paraît impossible » d'attribuer cette maladie à une autre cause qu'à Dieu » lui-même. Car elle ne sévit ni dans une partie limitée de » la terre, ni sur une seule race d'hommes, ni dans un » temps déterminé de l'année, ce qui aurait pu insinuer, » sur sa génération, quelques conjectures plus ou moins » spécieuses ou probables. Elle parcourut le monde en- » tier, frappant cruellement les peuples les plus divers, » n'épargnant ni sexe ni âge. Les différences d'habitation, » de régime, de tempérament, de profession, ou de toute » autre nature, ne l'arrêtaient point. Ceux-ci étaient » atteints en été, ceux-là pendant l'hiver ou dans les » autres saisons. Que le philosophe disserte gravement, » que le météorologiste prononce, chacun suivant son » point de vue! Mon but à moi est de faire connaître le » lieu de naissance et les caractères particuliers de cette » épidémie.

» Elle commença par la ville de Péluse en Egypte, d'où » elle s'étendit suivant un double courant, d'une part, sur » Alexandrie et le reste de l'Egypte ; de l'autre, sur la Pales- » tine qui touche à l'Egypte. Après quoi elle envahit l'uni- » vers, marchant toujours par intervalles réguliers de » temps et de lieux. Elle semblait, en effet, obéir à une loi » prescrite d'avance, et s'arrêtait dans chacune de ses sta- » tions un nombre fixe de jours, respectant, chemin faisant, » les populations intermédiaires, et se propageant dans » toutes les directions jusqu'aux extrémités du monde, » comme si elle craignait d'oublier, sur son passage, le » moindre coin de terre. Pas d'île, pas de caverne, pas de » sommité habitée par l'homme, qu'elle ne visitât. Si elle dé-

» passait quelque lieu sans y toucher ou en se contentant » de l'effleurer, elle y revenait bientôt, dédaignant cette » fois les populations voisines qu'elle avait déjà ravagées ; » et elle ne se retirait qu'après avoir prélevé, dans cette » étape, un tribut de victimes proportionné à celui qu'elle » avait imposé antérieurement aux localités ambiantes. Elle » débutait toujours par les côtes maritimes, et s'avançait » de là progressivement dans l'intérieur des terres. Au » printemps de la seconde année (543), elle s'introduisit à » Constantinople où je me trouvais par aventure. Voici » comment elle s'annonçait :

» Plusieurs croyaient voir des esprits, ayant revêtu la » forme humaine. Il leur semblait alors que l'individu qui » se dressait devant eux les frappait à certains endroits » du corps. Ces apparitions étaient le signe du début de » la maladie. Tourmentés par ces visions, les malheureux » imploraient, pour s'en délivrer, l'assistance des saints » et recouraient à toutes sortes d'expiations. Mais tout » cela était en pure perte, puisque la plupart rendaient » l'âme dans les églises mêmes où ils s'étaient réfugiés. » On en vit aussi qui s'enfermaient dans leur chambre, » refusant de répondre à la voix de leurs amis ; et quoi- » qu'on les menaçât du dehors en heurtant leur porte, » ils feignaient de ne rien entendre, dans la crainte d'avoir » affaire à un spectre.

» L'invasion de la maladie n'avait pas lieu chez tous de » cette manière. Quelques-uns ne voyaient ces apparitions » qu'en rêve, et ne croyaient pas moins ouïr une voix qui » leur annonçait leur inscription sur la liste de ceux qui » devaient mourir. Le plus grand nombre n'étaient obsé- » dés ni pendant la veille ni pendant le sommeil, de ces » apparitions ou prédictions sinistres. La fièvre les pre- » nait tout à coup, les uns au moment de leur réveil, les » autres à la promenade, plusieurs au milieu de leurs

» occupations habituelles. Leur corps ne changeait pas de » couleur, et leur température n'était pas celle de l'état » fébrile. On n'apercevait aucun indice d'inflammation. » Du matin au soir, la fièvre était si légère qu'elle ne » faisait pressentir rien de grave soit au malade, soit au » médecin qui tâtait le pouls. Aucun de ceux qui pré- » sentaient ces symptômes ne paraissait en danger de » mort. Mais, dès le premier jour, chez les uns, le len- » demain, chez d'autres, ou quelques jours après, chez » plusieurs, on voyait naître et s'élever un bubon, non- » seulement à la région inférieure de l'abdomen qu'on » appelle les *aines*, mais encore dans le creux des ais- » selles ; parfois derrière les oreilles ou sur les cuisses.

» Les caractères principaux de l'invasion étaient à peu » près chez tous, ceux que je viens d'indiquer. Pour le » reste, je ne puis rien préciser, soit que les variations » qui survenaient tinssent au tempérament des sujets, soit » que l'Auteur suprême de la maladie lui imprimât, par » un acte exprès de sa volonté, ces modifications acciden- » telles. Les uns plongés dans un profond assoupissement, » d'autres en proie à un délire furieux présentaient les » divers symptômes observés en pareil cas. Ceux qui » étaient assoupis restaient dans cet état, comme ayant » perdu le souvenir des choses de la vie ordinaire. S'ils » avaient auprès d'eux quelqu'un pour les soigner, ils » prenaient de temps en temps les aliments qu'on leur » offrait. S'ils étaient abandonnés, ils ne tardaient pas à » mourir d'inanition. Les délirants privés de sommeil et » sans cesse poursuivis par leurs hallucinations, se figu- » raient voir devant eux des hommes prêts à les tuer, et » ils prenaient la fuite en poussant d'horribles hurlements. » Les individus qui étaient attachés à leur service, se trou- » vaient dans une situation des plus pénibles, et n'inspi- » raient pas moins de pitié. Ce n'est pas qu'ils fussent plus

» exposés à contracter la maladie dans l'intimité de ces » rapports; car ni médecin, ni toute autre personne ne la » gagnèrent par le contact. Ceux même qui lavaient et » ensevelissaient les morts, restaient contre toute attente » sains et saufs pendant leur besogne. Plusieurs d'entre » eux, atteints dans un autre moment sans motif appa- » rent, mouraient subitement. On ne plaignait donc les » serviteurs des malades que pour la fatigue écrasante » qu'ils subissaient. Sans cesse occupés à replacer dans » leur lit ceux qui se roulaient par terre, ils devaient aussi » arrêter et contenir de vive force ceux qui cherchaient à » se précipiter par les fenêtres. D'autres, voyant de l'eau, » couraient s'y jeter, non pour calmer leur soif, puisqu'il » y en eut qui se plongèrent dans la mer, mais parce » qu'ils n'étaient pas maîtres de leur raison. Il fallait » aussi lutter avec les malades pour leur faire prendre » quelques aliments qu'ils n'acceptaient pas sans résis- » tance. Il y en eut un grand nombre qui, faute de soins, » moururent de faim ou de toute autre manière, hors de » leur maison. Les bubons s'affaissaient chez certains » malades qui n'avaient eu ni assoupissement ni délire, » et ils succombaient dans des souffrances atroces. Il est » probable qu'il en était de même pour les autres; mais » ils ne manifestaient rien, parce que le trouble de leur » esprit leur ôtait le sentiment de la douleur.

» Comme on ne comprenait rien à cette étrange mala- » die, certains médecins pensèrent que sa source secrète » résidait dans les bubons, et ils prirent le parti de prati- » quer l'ouverture des cadavres. La dissection des bubons » mit à nu des charbons sous-jacents, dont la malignité » amenait la mort soudainement ou après quelques jours. » Il ne manqua pas de malades dont le corps entier se » couvrit de taches noires de la dimension d'une lentille. » Ces malheureux ne vivaient pas même un jour, et ex-

» piraient tous dans une heure. D'autres, en assez grand
» nombre, mouraient tout à coup en vomissant du sang.
» Ce que je puis affirmer, c'est que les plus savants méde-
» cins avaient condamné bien des malades qui furent
» bientôt sauvés contre toute espérance. A l'inverse, on
» en vit succomber beaucoup au moment même où on
» leur promettait la guérison. C'est que les causes de la
» maladie dépassaient les bornes de la raison humaine,
» et l'événement trompait toujours les prévisions les plus
» naturelles. Le bain qui avait été utile aux uns était nui-
» sible aux autres. Parmi ceux qui étaient abandonnés et
» restaient sans secours, un grand nombre perdaient la vie;
» mais beaucoup aussi se tiraient d'affaire contre toute
» probabilité. Quant au traitement essayé, les effets en
» étaient très-variables suivant les sujets. En somme, on
» n'avait découvert aucun moyen efficace, soit pour pré-
» venir à temps l'invasion de la maladie, soit pour en
» conjurer la terminaison funeste quand elle s'était décla-
» rée. On ne savait en effet ni pourquoi l'on tombait ma-
» lade, ni pourquoi l'on guérissait.

» Les femmes enceintes qui étaient attaquées étaient
» inévitablement vouées à la mort. Les unes succom-
» baient en avortant; d'autres, arrivées au terme de la
» gestation, mouraient aussitôt en accouchant, de même
» que leurs enfants. On n'en compta, dit-on, que trois qui
» survécurent, après s'être délivrées de fœtus morts dans
» leur sein. On n'en cite qu'une seule dont le nouveau-né
» continua à vivre, quoique sa mère eût rendu l'âme en le
» mettant au monde.

» Ceux dont le bubon prenait le plus d'accroissement et
» mûrissait en suppurant, réchappèrent pour la plupart,
» sans doute parce que la propriété maligne du charbon
» déjà bien affaiblie avait été annihilée. L'expérience avait
» prouvé que ce phénomène était un présage presque as-

» suré du retour de la santé. Ceux, au contraire, dont la » tumeur ne changeait pas d'aspect depuis son éruption, » étaient frappés des accidents redoutables que j'ai signa- » lés. On en voyait chez qui les cuisses se desséchaient; » ce qui empêchait la tumeur, quoique bien développée, » d'entrer en suppuration. Quelques-uns se guérirent au » prix d'une infirmité de la langue, qui les réduisit pen- » dant tout le reste de leur vie à bégayer ou à n'articuler » que des paroles confuses et inintelligibles.

» L'épidémie de Constantinople dura quatre mois, et » pendant trois mois elle sévit avec violence. Au commen- » cement, on comptait quelques décès de plus qu'à l'or- » dinaire. Mais avec les progrès de la maladie, le chiffre » des morts s'accrut chaque jour jusqu'à cinq mille, pour » s'élever enfin à dix mille et même davantage. Dans le » principe, chaque famille enterrait les siens; les cadavres » étaient jetés furtivement ou de force dans des cercueils » destinés à d'autres. Bientôt, au milieu de la confu- » sion générale, le désordre se mit partout. Les domesti- » ques restèrent sans maîtres, et les citoyens les plus » opulents ne trouvèrent plus de serviteurs, soit qu'ils » fussent malades ou qu'ils eussent été emportés. Un grand » nombre de maisons étaient presque désertes, et les corps » restaient plusieurs jours sans sépulture, faute de gens » qu'on pût employer à cet office.

» Touché comme il devait l'être de tant de malheurs, » l'empereur donna des soldats et de l'argent à Théodore » qui fut chargé de veiller à tous les intérêts. Ce magis- » trat remplissait les fonctions de *référendaire*, pour em- » ployer l'expression usitée chez les Latins, c'est-à-dire » qu'il présentait au souverain les placets qu'on lui » adressait, et annonçait la décision dans sa réponse. Les » survivants dans les maisons qui n'avaient pas perdu » tous leurs habitants, étaient tenus de mettre leurs

» voisins au tombeau. Grâce à la munificence du prince » et à l'aide de ses propres deniers, Théodore faisait pro- » céder à l'inhumation des pauvres. Lorsque les sépulcres » et les cercueils antérieurement construits furent gorgés » de cadavres, et que la mort eut moissonné les ouvriers » employés à creuser les terrains attenant à la ville pour » y entasser les corps pêle-mêle, les nouveaux fossoyeurs, » excédés par le nombre croissant des décès, eurent l'idée » de monter sur les tours qui flanquaient le mur d'en- » ceinte, d'en enlever la toiture et d'y jeter les morts au » hasard. Quand toutes ces tours furent comblées, on les » couvrit de nouveau; mais les exhalaisons infectes qui » s'en dégageaient, surtout lorsque certains vents souf- » flaient du côté de la ville, devenaient de jour en jour » plus intolérables.

» On avait renoncé aux règlements et aux cérémonies » ordinaires des funérailles. Les morts étaient portés » sans cortége ni chants religieux, et on se contentait de » les déposer sur la plage. Quand il y en avait un certain » nombre, on les entassait dans des bateaux qu'on laissait » flotter à l'aventure vers la pleine mer.

» Les citoyens, antérieurement désunis par leurs dis- » sensions politiques, abjurèrent leur vieille haine, pour » concourir en commun aux nécessités des enterrements » et donner la sépulture aux corps de leurs anciens » ennemis.

» Ce n'est pas tout encore. Les hommes livrés à tous les » débordements de la débauche et de la volupté et qui se » complaisaient dans cette vie coupable, parurent y re- » noncer et s'adonnèrent avec ferveur aux pratiques du » culte. Non pas qu'ils eussent été éclairés sur la honte » de leur inconduite et qu'ils eussent senti naître dans » leur âme l'amour du bien; car les malheureux qui sont » rivés au vice, par leur nature perverse ou une longue

» habitude, ne peuvent subir une conversion aussi complète que lorsqu'ils ont été touchés par la grâce spéciale » de Dieu. Mais ils étaient terrifiés à la vue de tant de » désastres; et, croyant la mort suspendue sur leur tête, » ils se voyaient contraints à réformer leur manière de » vivre. Dès qu'ils furent délivrés de toute crainte, comptant être désormais hors de danger par la retraite définitive du fléau, ils se livrèrent avec une ardeur nouvelle » à leurs criminelles passions, et se surpassèrent eux-mêmes par l'excès de leur turpitude et de leurs méfaits. » Si bien qu'on pourrait dire avec vérité que cette peste, » soit par l'effet du hasard, soit peut-être par une sorte » de dessein prémédité, avait laissé les méchants pires » qu'ils n'étaient auparavant; ce qui ne devint que trop » clair par la suite.

» Pendant tout ce temps, la grande place de Constantinople était à peu près déserte. Tous ceux qui étaient » bien portants restaient chez eux pour soigner les malades ou pleurer leurs pertes. Si l'on rencontrait quelqu'un dans les rues, c'était un porteur de cadavres. » Tout commerce était interrompu. Les artisans n'exerçaient plus leur métier ; l'ouvrage inachevé leur était » tombé des mains. Aussi cette cité où tout affluait naguère à profusion, se vit-elle réduite à une horrible » famine dont la population souffrit au delà de ce qu'on » peut imaginer. On ne se procurait qu'avec la plus grande » difficulté, et par une faveur inespérée, un morceau de » pain ou tout autre aliment, en quantité à peine suffisante. D'où il advint que, chez quelques malades délaissés, le manque de nourriture avança l'heure de la » mort. J'ajoute, en terminant, qu'on ne voyait personne » portant la chlamyde, principalement pendant la durée » de la maladie de l'empereur (car il eut aussi un bubon). » Tous les habitants de cette ville si brillante de la pompe

» impériale, se tenaient renfermés dans leurs maisons » vêtus comme de simples citoyens. Ce que je viens de » dire de l'épidémie de Constantinople, s'applique à celle » qui dévasta le reste de l'empire romain. Elle envahit » aussi la Perse et toutes les autres nations barbares. »

Quand on compare ce long récit à celui de Thucydide, ce qui frappe tout d'abord, à la première lecture, abstraction faite de toute préoccupation médicale, ce sont les traits communs du tableau qui représente l'effet moral de l'épidémie. Les deux relations semblent calquées l'une sur l'autre.

C'est que l'histoire qu'elles racontent est de tous les temps et de tous les lieux, l'histoire de l'humanité, qui se débat contre un ennemi invisible dont les coups frappent au hasard. Au milieu de ces orgies de la mort, la pensée du salut absorbe tout autre sentiment. Dominée par l'instinct de la conservation, l'âme étale sans pudeur, sa lâcheté, son égoïsme, ses superstitions. Les liens sociaux se brisent; les affections du cœur s'éteignent. La couche des malades est désertée; on fuit avec horreur cet air empesté et ces contacts mortels. Les cadavres abandonnés sans sépulture attisent par leurs exhalaisons putrides le foyer virulent. Le désordre moral bouleverse toutes les conditions ordinaires de l'existence. Les passions n'ont plus de frein; la voix de l'autorité est méconnue; les rouages de la civilisation s'arrêtent.

Tel fut le lamentable spectacle que présentèrent, Athènes cinq cents ans avant J.-C., Rome sous Marc-Aurèle, Constantinople au VIe siècle, Florence au XIVe, etc.

Il est vrai que dans ces pages lugubres, pleines de hontes et de misères, on voit surgir, par contraste, quelques images consolantes; le dévouement de certaines âmes d'élite s'élève jusqu'à l'héroïsme. Mais ces rares exceptions ne font que mieux ressortir le dérèglement général, et l'oubli de tout ce que les hommes ont de plus cher et de plus sacré.

Disons-le hautement à la louange du présent. Ces douloureuses scènes n'ont pas frappé nos yeux dans ces temps de malheurs dont notre siècle a vu le commencement sans en prévoir encore la fin. Nos villes, décimées par le choléra, ont fait bonne contenance. Jetons un voile sur les égarements de l'ignorance qui n'ont pas survécu à la première impression de terreur, et reconnaissons que personne n'a déserté le poste de l'honneur. En face du péril commun, les liens de la famille et de l'amitié se sont resserrés. L'abnégation et le dévouement n'ont pas reculé devant le sacrifice même de la vie. La philanthropie, sous le nom chrétien de charité, a veillé jour et nuit au chevet des mourants. La science, aux prises avec un mystère impénétrable, ne s'est pas laissé troubler, et a prodigué ses secours et ses encouragements. La prévoyance tutélaire de l'administration est restée à la hauteur de tous ses devoirs. Des hôpitaux vastes et salubres ont été organisés. L'ordre le plus parfait a présidé aux inhumations. L'approvisionnement des subsistances a conjuré l'horrible famine, cortége inévitable des épidémies, aux jours néfastes. A la vue d'un pareil tableau, est-il permis de méconnaître l'amélioration des mœurs publiques, et notre époque, si décriée, ne mérite-t-elle pas, sur ce point, qu'on lui rende pleine justice?

On peut objecter que les épreuves infligées autrefois aux populations ont dépassé de beaucoup la mesure de celles de notre temps. On vit en un jour périr à Constantinople plus de dix mille personnes pendant la peste du VIe siècle. Le nombre des décès, produits à Paris, dans l'espace de neuf mois, par la peste noire de 1348, fut évalué par la Chronique des Pères Carmes de Reims, à quatre-vingt mille, sur une population qui s'élevait à peine au sixième de son chiffre actuel.

Le nécrologe général du choléra est loin d'être aussi chargé. L'invasion de 1832, qui dura six mois, n'enleva à Paris que dix-neuf mille victimes environ.

J'avoue aussi que sa contagiosité, qui est pour moi un des faits les plus certains de notre science, n'a pas cette activité d'expansion et cette énergie de virulence, qui redoublaient la gravité des pestes anciennes et rendaient si dangereuse la simple approche des malades. Mais si l'on veut bien se reporter au souvenir des premières irruptions du fléau indien, alors que nous n'avions pas eu, en quelque sorte, le temps de nous blaser sur son imminence constante et ses reprises périodiques, on conviendra que le tribut qu'il n'a cessé de prélever, parmi nous, depuis son arrivée, a été assez lourd pour que je n'aie rien à rabattre de l'hommage que je rends à notre civilisation.

Je ne pousserai pas plus loin ces considérations qui ouvrent un vaste champ aux méditations de la philosophie, et j'aborde le commentaire nosologique du récit de Procope. Je vais étudier la maladie qu'il a décrite, en complétant ses renseignements par ceux que nous donnent d'autres chroniques. Je comparerai ensuite cette peste avec la maladie d'Athènes pour en établir le diagnostic différentiel.

Le développement que Procope a donné à sa relation et sa description minutieuse des symptômes, confirment la remarque que j'ai déjà faite. Il suffit de parcourir ses œuvres pour se convaincre de sa prédilection pour la médecine. Toutes les fois qu'un fait de cet ordre se présente sous sa plume, il s'y arrête avec complaisance, et l'interprète conformément aux théories de son temps. On découvre, en maint endroit de ses écrits, des observations pleines d'intérêt, relatives à des cas chirurgicaux. Il insiste en connaisseur sur les blessures par armes de guerre. Il en précise anatomiquement le siége, et en pose le pronostic. Il apprécie l'indication de tel ou tel procédé opératoire adapté à l'extraction de certains projectiles. On voit qu'il manie avec aisance la langue technique de l'époque. Rien ne prouve, quoi qu'on en ait dit, qu'il ait pratiqué la médecine; mais je ne mets pas en doute qu'avant d'entrer dans la carrière où il s'est fait un nom, l'historien du règne de Justinien n'ait obéi à un penchant naturel pour un genre d'études qu'il se réservait d'appliquer à ses travaux futurs.

Les effets de la peste sur les femmes grosses ou en couches, l'action si variable des bains, le caractère insidieux de la fièvre échappant à l'exploration du pouls, le contraste entre la bénignité apparente de certains symptômes et la gravité réelle du pronostic, forment autant d'observations dont on n'a pas besoin de signaler l'importance aux médecins.

Procope a reconnu le premier que la maturation graduelle et la suppuration des bubons, constituent un acte critique dont les tendances sont foncièrement salutaires; et il confirme son assertion par la contre-épreuve des effets funestes qui succèdent à l'affaissement prématuré des tumeurs glandulaires, dans leurs divers siéges. Ce fait n'a plus perdu dans l'histoire ultérieure de la peste la place qui lui a été donnée alors; la thérapeutique en tire son indication capitale.

Au milieu de tant de détails dont l'ensemble compose la monographie la plus complète qu'on pût tracer de la peste à l'époque de sa grande explosion, on s'étonnera peut-être que l'auteur ait passé sous silence les antécédents de l'épidémie, les influences de l'ordre externe qui en auraient préparé ou provoqué la venue. Il se hâte au contraire d'avouer son ignorance personnelle ; et s'il recommande ce problème au philosophe et au météorologiste, il est facile de voir qu'il n'a pas grande confiance dans le résultat de leur enquête.

C'est qu'il a compris qu'on ne pouvait guère se promettre de découvrir la cause d'une maladie qui couvrait le monde entier et dominait tous les obstacles. Comment un fait morbide qui est, sur tous les points, en flagrante discordance avec les lois ordinaires de la pathologie, subirait-il le joug d'une étiologie banale ?

Devant un pareil prodige, Procope incline sa raison, et c'est à Dieu seul qu'il fait remonter l'origine du fléau qu'il voit à l'œuvre. Ce qui revient à dire, en changeant la formule, que son principe réside dans une sphère inaccessible à l'esprit humain. La science actuelle est-elle, à cet égard, plus avancée que celle du VIe siècle, et n'est-elle pas réduite à faire le même aveu, en d'autres termes ?

Certains chroniqueurs plus hardis, n'ont pas manqué de rattacher à chaque invasion locale de la peste, un concours de phénomènes avant-coureurs qui, d'après eux, en renfermeraient l'explication ; mais le merveilleux qui vient toujours s'y mêler est un témoignage de l'impuissance de la science sérieuse, aux prises avec ces questions insolubles.

Dès les premières lignes du récit de Procope, nous sommes prévenus qu'un des traits principaux de la maladie qu'il dépeint, est l'étrange mobilité de ses symptômes qui dissimule si souvent son individualité. « Partout, dit » Pariset, elle déploya ses variétés bizarres et ses ano- » malies insidieuses (1). » Procope en est si frappé, qu'il

(1) Pariset, *Mémoire sur les causes de la peste*, p. 82.

se demande s'il n'y faudrait pas voir encore un acte exprès de la volonté de Dieu. On comprend dès lors, les divergences qu'on remarque parmi les écrivains qui n'ont pas raconté la même invasion.

En 558, c'est-à-dire quinze ans plus tard, Agathias observe la maladie dans les mêmes lieux. Après avoir dit expressément qu'elle ressemblait à la première, qu'il y avait fièvre continue et éruption de bubons, il nous apprend qu'un grand nombre d'individus tombaient morts, comme frappés d'apoplexie, soit dans les rues, soit au milieu de leurs occupations ordinaires, sans avoir ni fièvre ni tout autre malaise sensible (1). Comme cette impression foudroyante n'a été mentionnée ni par Procope ni par Evagre, il est permis d'admettre qu'elle fut le cachet particulier de la maladie dans sa seconde étape de Constantinople.

M. le docteur Grassi a eu de fréquentes occasions de voir, en Égypte, parmi les noirs, une espèce de peste qui, à raison de la rapidité de sa marche, pourrait, dit-il, recevoir le nom de peste *apoplectique* (2).

Le récit d'Agathias prouve que cette observation date des premières apparitions de la peste, et qu'elle n'est pas exclusive à la race nègre, comme M. Grassi semblerait l'insinuer. Les loïmographes de tous les temps en ont fait ressortir l'importance au point de vue des inhumations précipitées.

Il est certain que quand cette action sidérante du principe pestilentiel ne produit qu'une mort apparente avec tous les traits de la mort réelle, la nécessité de se débarrasser au plus vite des cadavres, peut occasionner de funestes méprises : « *Quis ignorat*, disait Lancisi, *pestis tem-*

(1) Agathiæ historici, *loc. cit., lib.* V, p. 148.
(2) Clot-Bey, *De la peste observée en Égypte*, p. 16.

» *pore omnem rem non nisi tumultuarie peragi, ac perinde leve* » *dumtaxat studium ad secernendos veros à pseudo-mortuis* » *adhiberi?* (1) » Bruhier a réuni plusieurs faits de ce genre qui ne laissent pas de doute (2). Mais il faut savoir que la peste, même à une période plus ou moins avancée de son cours, plonge parfois le malade dans un état de léthargie ou de syncope qui peut simuler le trépas irrévocable. Diemerbroeck en a cité un exemple que je lui emprunte, parce qu'il n'est pas le moins curieux de ceux qui ont été inscrits dans ce groupe.

Il s'agit d'un individu habitant un bourg voisin de Nimègue, qui fut atteint d'une peste violente à laquelle il parut avoir succombé le troisième jour. Ses parents qui l'entouraient, l'enveloppèrent d'un suaire et le déposèrent sur son lit. Ses héritiers se partagèrent ses hardes et, par crainte des voleurs, vidèrent la maison de tout ce qu'elle contenait. Ils commandèrent le cercueil à un menuisier et firent les préparatifs de l'enterrement qui devait avoir lieu le jour suivant. L'ouvrier, surchargé de travail manqua de parole à l'heure fixée, et le convoi dut être remis au troisième jour. Le lendemain, au moment où l'on allait mettre le prétendu mort dans la bière (il avait passé cinquante-deux heures sans donner le moindre signe de vie), il commença à soulever sa poitrine et à agiter ses bras, et un quart d'heure après, il était sur pied, en proie à une sorte de délire furieux qui obligea les assistants à lui attacher les mains. Cet état dura environ cinquante-quatre heures; après quoi, revenu à lui, il vit ses parents revêtus de ses habits dont il se hâta de reprendre possession, ainsi que des autres meubles qui lui avaient été

(1) Lancisi, *De subitaneis mortibus illarumque causis.*

(2) Bruhier, *Dissertation sur l'incertitude des signes de la mort*, MDCCXLV, 2e part., p. 416, § V. *Fausses apparences de mort dans la peste.*

enlevés. Neuf ans s'étaient écoulés depuis cet événement, au moment où Diemerbroeck en écrivait le récit, et le sujet, plein de santé, était au service d'un noble Hollandais (1).

On a vu que Procope avait noté expressément l'égalité des âges et des sexes devant la peste qu'il observait. Dans l'invasion ultérieure dont Agathias fut témoin, les femmes étaient épargnées ; le fléau frappait les hommes, et principalement les jeunes gens. Sous les yeux de Diemerbroeck, la peste de Nimègue respecta les vieillards (2). L'épidémie de Gaza, étudiée par les médecins français pendant l'expédition d'Egypte, choisissait ses victimes parmi les femmes et les enfants (3).

Ces caprices sont familiers à la peste; mais elle n'en a pas le monopole.

Evagre, qui n'a décrit que la quatrième invasion d'Antioche, un demi-siècle environ après celle dont il avait été atteint lui-même dans son jeune âge, considère la maladie comme formée par la réunion de plusieurs autres (*morbus iste ex variis morborum generibus compositus fuit*) (4). Moins familier que Procope avec l'observation médicale et le langage qui la traduit, il n'a pas su grouper autour de l'affection mère, les symptômes et les épiphénomènes qui n'en sont que des manifestations éventuelles. Mais les renseignements qu'il donne, n'en ont pas moins leur valeur nosographique. Ainsi la maladie débutait chez les uns, par la rougeur comme sanglante des yeux, et la bouf-

(1) Diemerbroeck, *op. cit.*, *historia* LXXXV.
(2) Diemerbroeck, *op. cit.*, lib. I, cap. VI.
(3) Desgenettes, *Hist. méd. de l'armée d'Orient*, 1802, p. 58.
(4) Evagrii, *Histor. eccles. Maxima biblioth. veterum Patrum*, t. XI, p. 1002.

fissure de la face; chez d'autres, par une angine; chez certains, par un flux diarrhéique. Plusieurs étaient atteints tout d'abord de bubons, avec fièvre ardente, sans que les facultés mentales éprouvassent le moindre trouble jusqu'à la mort qui survenait le second ou au plus tard le troisième jour. D'autres étaient pris d'un violent délire qui ne cessait qu'avec la vie. Il y en eut un grand nombre qui succombèrent avec une éruption de charbons à la peau (1).

Il est évident qu'Evagre a décrit à une autre époque et dans un autre siége, l'affection observée à Constantinople sous Justinien. Mais s'il avait pris la peine de s'éclairer par la lecture de la relation de Procope, il aurait été averti de bien des lacunes qu'il n'aurait pas manqué de remplir. On est surpris, au contraire, de le voir affirmer dès son entrée en matière, que l'histoire de cette peste n'était écrite nulle part, et qu'il était le premier qui eût songé à la publier. « *Jam venio narraturus historiam* » *numquam anteà memoriæ proditam de morbo qui quinquaginta* » *duos annos inter homines grassatus est*, *et ita invaluit ut universum orbem terrarum depasceretur.* » Or Procope était mort depuis quelques années, laissant dans le monde des lettres, des travaux très-connus auxquels Evagre lui-même passe pour avoir fait de nombreux emprunts. On ne pourrait disculper celui-ci qu'en admettant qu'il a parlé d'une autre maladie : supposition insoutenable, et qui se réfute à chaque ligne de son récit.

Procope a signalé, comme du plus mauvais augure, l'apparition de *pétéchies*. Evagre n'a rien dit de ce symp-

(1) Ni Procope ni Evagre, n'ont indiqué, en moyenne, le nombre des charbons qui apparaissaient sur la peau. On sait que ce nombre est très-variable; on en a compté de 10 à 12 dans l'épidémie du Caire en 1834-35. Un seul malade en a eu 30 à la cuisse et à la jambe droite, avec cette particularité inattendue qu'ils ont tous été bénins. (Clot-Bey, *De la peste*, p. 34.)

tôme, ce qui peut donner à penser qu'il a été relativement moins fréquent dans l'épidémie dont il a tracé l'image; mais la gravité de cette éruption comme élément de pronostic n'a point échappé aux loïmographes.

Diemerbroeck assure que sur six cents pestiférés, ayant des *pétéchies*, c'est à peine s'il en a vu guérir un seul (1).

Sydenham a fait la même remarque pendant la peste de Londres, en 1665. « Quelquefois, dit-il, la maladie » n'est précédée d'aucun mouvement fébrile et emporte » subitement les sujets dont le corps s'est couvert, en » pleine rue, de *taches pourprées* (*maculis purpureis*), présage » certain d'une mort imminente (2). »

Hodges, qui a raconté la même épidémie, parle d'une dame qui avait survécu à toute sa famille. Jetant par hasard les yeux sur sa poitrine, elle la vit parsemée de taches, comprit ce sinistre avertissement, et expira bientôt après, sans avoir présenté aucun autre symptôme (3).

L'observation de Procope relative aux funestes effets de la peste sur les femmes grosses ou en couches, n'a été reproduite ni par Agathias ni par Evagre. Il est certain qu'*à priori*, une maladie comme la peste doit troubler violemment la gestation, provoquer l'accouchement prématuré et entraîner la mort du fœtus et de la mère.

Diemerbroeck a vu les femmes enceintes avorter ou accoucher à terme, pendant une attaque de peste et mourir promptement ainsi que leurs enfants. Les exceptions furent, dit-il, excessivement rares (4).

(1) Diemerbroeck, *op. cit.*, lib. I, cap. xv.

(2) Thomæ Sydenham, *Opera medica*, t. I, sect. II, cap. I, p. 65. Genevæ, MDCCLXIX.

(3) Hodges, *Pestis nuperæ apud populum Londinensem grassantis narratio historica*. Lond., 1672, p. 57.

(4) Diemerbroeck, *Op. cit.*, lib. I, cap. IV.

D'après Samoïlowitz, les femmes grosses atteintes de la peste, pendant l'épidémie de Moscou faisaient, à coup sûr, une fausse couche. Car, ajoute-t-il, « l'orifice de la » matrice se relâche avec autant d'aisance que celui de la » vessie ou de l'anus (1). » Il est vrai qu'il restreint ce redoutable accident aux cas où une métrorrhagie s'était déclarée. Dans ces conditions, l'avortement a toujours été mortel.

Mais quoiqu'on ait eu bien des occasions de vérifier l'exactitude de l'observation de Procope, il faut toujours réserver la part des contingences expérimentales. Les recueils des épidémistes prouvent que la peste a épargné pendant certaines constitutions, la vie des femmes grosses ou accouchées qu'elle avait frappées.

L'insidiosité de la peste qui démentait indifféremment le pronostic grave ou favorable porté par les médecins, devait être, pour son premier historien, un sujet d'étonnement. Les malades dont la fin semblait prochaine, guérissaient contre toute attente. Ceux dont les symptômes avaient un caractère de bénignité rassurante expiraient à l'improviste. Ces dehors hypocrites, que les médecins ont eu tant d'occasions de démasquer depuis la révélation de Procope sont un des attributs les plus saillants de la peste. Ce fait a fixé l'attention de la commission médicale chargée d'étudier l'épidémie du Caire, en 1835. Un amendement sensible s'opérait dans les symptômes, et les malades qui se trouvaient soulagés, succombaient au moment où l'on s'y attendait le moins. D'autres, dont l'état semblait accuser un danger imminent, éprouvaient, comme instantanément, une amélio-

(1) Samoïlowitz, *Mémoire sur la peste qui, en 1771, ravagea l'empire de Russie, surtout Moscou, etc.*, p. 135. Paris, MDCCLXXXIII.

ration manifeste (1). C'est ainsi qu'après treize siècles, les observations se rejoignent à l'appel de la science.

La question de la contagiosité de la peste est présentée par Procope sous un aspect assez imprévu pour que je m'y arrête un moment. L'opinion qu'il exprime, acceptée dans sa lèttre et sans critique, serait un argument de quelque poids en faveur des prétentions modernes qui ont refusé, à cette maladie, toute faculté virulente. Si l'on y regarde de plus près, on voit que Procope se met en contradiction avec lui-même, et qu'il était tout au moins contagioniste sans le savoir.

Il affirme, avec surprise il est vrai, que personne ne gagna la maladie par le contact des malades, et que les ensevelisseurs accomplissaient tous leur office sans être frappés.

Comment Procope s'est-il assuré de l'innocuité de ces rapports ? Certainement, il n'a pas voulu dire que la maladie avait épargné tous ceux qui s'y s'étaient exposés. Quel motif a-t-il donc pu avoir pour disculper la contagion, quand il a vu tant de maisons entièrement dépeuplées ? J'accorde qu'il n'est pas permis de mesurer la part des transmissions virulentes dans le nombre total des attaques. Mais est-il possible de méconnaître le concours qu'elles ont prêté au génie épidémique ?

Après avoir admiré l'immunité constante des ensevelisseurs à l'œuvre, Procope nous apprend qu'ils mouraient subitement, dans d'autres moments, sans cause appréciable. N'est-ce pas que le virus, antérieurement absorbé, n'a manifesté ses effets qu'après une incubation plus ou moins lente ? Quelle que soit la mobi-

(1) Clot-Bey, *ouv. cit.*, p. 72.

lité de ses apparences, le phénomène se réduit toujours à ces termes. On ne croirait jamais à la contagiosité des cadavres, si l'on exigeait qu'elle se révélât au moment même de l'imprégnation. Nous ne partageons pas la surprise de Procope, parce que notre doctrine nous a rendus familiers avec cet ordre de faits.

Écoutons Évagre, qui a envisagé la même question sous un point de vue plus large et plus conforme à l'observation générale.

D'après lui, la peste pouvait être contractée dans les conditions les plus diverses. Pour les uns, il suffisait de se voir ou de vivre ensemble. D'autres étaient saisis en entrant dans la maison habitée par des malades. Il y en eut qui furent frappés dans la rue. Un certain nombre fuyant les villes infectées, sans avoir la maladie, la donnaient aux personnes bien portantes. Parmi ceux qui fréquentaient les pestiférés, ou qui rendaient les derniers devoirs aux morts, beaucoup furent préservés. Des individus que des pertes cruelles avaient dégoûtés de la vie, et qui espéraient s'en débarrasser en multipliant et prolongeant à dessein leurs rapports avec les patients, restaient imperturbablement réfractaires, comme si la mort n'en eût pas voulu (1).

Certes, on ne peut pas affirmer plus explicitement la contagion médiate ou immédiate de la peste. Les restrictions apparentes rentrent dans l'esprit de la doctrine qui pose comme un principe fondamental la contingence du phénomène.

Propager une affection dont on porte sur soi les germes sans en avoir subi l'imprégnation; soigner impunément les malades ou les cadavres; affronter volontairement le poison morbide et rester invulnérable : tous ces faits

(1) Evagrii, *loc. cit.*

sont vulgaires dans l'histoire de la contagion. Mais il n'en est pas un seul qui puisse ébranler la croyance à la transmissibilité, quand elle repose sur des observations positives. Avant que la pratique de l'inoculation de la variole eût apporté, contre ses dangers, un secours inattendu, on exposait les enfants à la contagion pendant les épidémies bénignes, avec l'espoir de les mettre ainsi à l'abri des épidémies meurtrières. Cette attente était souvent trompée par les prédispositions des sujets. S'est-on jamais avisé d'en conclure que la petite vérole n'est pas contagieuse ? Et la même remarque ne s'applique-t-elle pas à toutes les maladies dont la virulence peut différer d'activité, sans être pour cela moins certaine ?

La peste se transmettait donc au VIe siècle comme de nos jours ; mais à aucune époque, sa contagion n'a été constante ou fatale. « On a raisonné sur ce point avec des » idées aussi absolues, aussi positives que s'il s'agissait des » effets de la poudre à canon ou de tout autre effet mé» canique (1). » C'est ce paralogisme antimédical qui a embrouillé et tenu si longtemps en échec une question que les faits interprétés sans prévention, avaient résolue depuis de longs siècles.

Il est facile de voir du reste que Procope, malgré ses réticences, soupçonnait la communicabilité de la peste, puisqu'il constate avec étonnement, l'innocuité des rapports compromettants. Ne remarque-t-il pas aussi expressément que la maladie voyageuse débutait toujours *dans les ports de mer*, d'où elle gagnait progressivement l'intérieur des terres ? Or, nous ne disons pas autre chose aujourd'hui quand nous signalons le danger trop certain des importations par la voie des navires. Seulement, du temps de Procope, l'opinion publique n'avait

(1) Fréd. Bérard, *Disc. sur le génie de la méd.*, p. 24.

que des notions vagues sur ce fait empirique qui était pour elle un mystère. C'est Fracastor qui justifia plus tard, au nom de la science, les craintes populaires, en proclamant l'efficacité préventive de la séquestration et de l'isolement.

On trouve dans la relation d'Evagre une observation qui a échappé à Procope, et qu'il aurait jugée moins étrange s'il en avait compris la véritable interprétation.

Les personnes qui habitaient une ville en proie à l'épidémie et qui comptaient s'y soustraire en se réfugiant dans des localités jusque-là préservées, étaient frappées seules, au milieu de la population saine.

N'est-il pas évident qu'il ne s'agit ici que de ce qu'on appelle aujourd'hui des *cas importés?* Les individus qui allaient mourir dans une ville intacte, après avoir quitté un foyer de peste, recélaient en eux le germe morbide dont les effets éclataient après un certain temps d'incubation. Ce genre d'observation a acquis une notoriété populaire dans l'histoire du choléra moderne.

Les médecins qui, pour complaire à certaines théories, ont nié les récidives de la peste, auraient pu s'assurer que la question avait déjà été décidée au VIe siècle, dans le sens contraire.

« Des individus, dit Evagre, qui avaient réchappé une » première et même une seconde fois, ne résistaient pas à » une nouvelle attaque (1). »

Ce fait a été depuis lors souvent vérifié : Samoïlowitz, qui était chef de service d'un grand hôpital

(1) « *Evenit etiam interdum ut qui semel atque iterum hoc morbo » correpti evasissent, rursus eodem oppressi interirent.* » (Evagrii, *op., loco cit.*).

de Moscou, pendant la peste, en fut atteint *trois fois* (1). Pariset va plus loin, et assure qu'on a compté jusqu'à *huit*, *dix* et *douze* reprises (2).

Desgenettes raconte que, pendant la peste du Caire, pour subvenir aux besoins du service, il avait formé des convalescents à soigner les malades. Mais, dit-il, plusieurs reprirent la maladie, contrairement à l'opinion émise par bien des médecins (3).

Quand on met en regard les récits contemporains de la grande invasion pestilentielle, pour les compléter l'un par l'autre, il ne faut pas perdre de vue qu'Evagre, beaucoup plus jeune que Procope, lui avait survécu pendant de longues années. L'épidémie, qui n'avait pas cessé de parcourir le monde, avait multiplié les faits qui se rattachent à son histoire. Lorsque Evagre prit la plume pour consigner ce souvenir, il avait recueilli quelques renseignements nouveaux que leur date recommande à l'attention des épidémistes.

« Il n'était pas rare, dit-il, de voir dans les villes in-
» fectées, certaines familles complétement détruites. Sou-
» vent tout se bornait à l'extinction d'une ou deux familles,
» le reste de la population étant épargné. Enfin, les
» familles qui n'avaient pas compté de victimes, étaient
» seules atteintes l'année suivante. » Cette dernière observation avait sans doute étonné Evagre, puisqu'il croit devoir en garantir spécialement l'exactitude : « *Sicut accurata* » *observatione comperimus.* »

(1) Samoïlowitz, *Mémoire sur l'inoculation de la peste,* Strasbourg, 1782, p. 12. — Samoïlowitz proposait l'inoculation de la peste, sur ce motif qu'on ne l'avait pas deux fois pendant le cours de la même épidémie. Le hasard, qui joue souvent le rôle de mystificateur, le choisit pour donner un démenti personnel à sa théorie.

(2) Pariset, *Discuss. cit. sur la peste,* p. 960.

(3) Desgenettes, *Hist. méd.*, p. 88.

Ces simples lignes mériteraient un long commentaire. Je me contenterai de faire remarquer, qu'elles mettent en évidence cette communauté de dispositions héréditaires et consanguines, qui semble désigner aux coups des épidémies les membres d'une même famille. J'ai dit ailleurs qu'Evagre avait eu le malheur de donner à ce fait sa confirmation personnelle ; le fléau qui l'avait frappé dans son enfance s'était impitoyablement acharné sur les siens, prélevant un nouveau tribut à chaque reprise.

La parenté, comme l'a dit Sénac, est, en pareil cas, une espèce de contagion (1). Il est certain qu'elle est la source de susceptibilités morbides congénitales, que renforce naturellement, dans une foule de cas, l'action prolongée des mêmes influences de climat, d'atmosphère, d'habitation, de régime, de profession, etc. Qu'une maladie populaire vienne à éclater, elle trouve des organismes modifiés dans le même sens, et préparés à en féconder le germe. Cette explication ne s'adapte pas uniquement aux observations d'Evagre, mais à certains faits analogues qui ont fixé l'attention de plusieurs épidémistes, et qu'on a traités d'incroyables parce qu'on n'a pas su s'en rendre compte.

Diemerbroeck a vu, par exemple, plusieurs familles dont les membres, quoique séparés et résidant dans des lieux exempts de peste, en étaient attaqués en même temps que ceux de leurs parents qui n'avaient pas quitté le foyer de l'épidémie.

Un habitant de Nimègue, effrayé des progrès de la peste, envoya deux de ses fils à Gorcum, ville hollandaise dont la salubrité était parfaite, et il garda le troisième auprès de lui. Les deux émigrants passèrent trois mois dans le meilleur état de santé ; mais ils furent tout à coup mortellement frappés par le fléau, à une époque très-rap-

(1) Sénac, *Traité des causes, des accidents et de la cure de la peste*. Paris, 1744.

prochée de celle où leur père et leur frère, qui n'avaient pas quitté Nimègue, furent aussi emportés (1).

S'agit-il d'une attaque de peste spontanée? ou bien d'une incubation virulente qui aurait duré trois mois? Quelle que soit l'explication qu'on préfère, la coïncidence vaut la peine d'être notée (2).

Les documents que j'ai extraits des principales relations contemporaines de la fameuse irruption de la peste inguinale, suffisent pour lui attribuer la caractéristique des grandes maladies populaires : universalité de domination, originalité de symptômes, spécificité de nature, léthalité indomptable, résistance au traitement : rien n'y manque, si ce n'est, dira-t-on, la nouveauté, qui n'est plus admissible dans l'état actuel de la question. Mais à ce point de vue même, on ne contestera pas qu'elle était inconnue à notre Occident, lorsqu'elle entreprit pour la première fois son voyage autour du monde, et qu'elle ne rappelait aucune des maladies inscrites dans le cadre nosologique officiel.

Après avoir ravagé Constantinople, où nous l'avons étudiée, elle se répandit dans la Ligurie, dans les Gaules, dans l'Espagne, d'où elle fut portée à Marseille par un navire infecté. Elle reparut ensuite en Orient, et, dans ses retours périodiques, elle déploya toujours la même fureur.

Il est un fait que je tiens à bien établir. C'est que la peste est restée fidèle à ses précédents, et qu'elle a con-

(1) Diemerbroeck, *Opera omnia*, lib. I, cap. IV, annotat. VI.

(2) Si on se décide pour une incubation prolongée, ce qui me paraît assez probable, ce fait viendrait grossir la liste de ceux qu'on peut opposer à la prétention de réduire systématiquement à une huitaine de jours, la durée de cette première période de la peste.

servé à travers les siècles, cette mobilité et cet imprévu de formes qui avaient tant étonné Procope.

Sans doute, Diemerbroeck a été autorisé à caractériser la peste de Nimègue par la réunion des *tumeurs glandulaires*, des *charbons* et des *pétéchies*. Ce sont, dit-il, les indices extérieurs auxquels le peuple la reconnaît. Mais il n'est pas moins en droit d'affirmer que c'est à peine si l'on trouvait deux malades offrant le même aspect. « Il » n'est pas, d'après lui, de signe isolé dont la présence » atteste nécessairement une attaque de peste ; pas plus » qu'il n'en est dont l'absence soit une preuve qu'il s'agit » d'une autre maladie (1). » Ces lignes devraient servir d'épigraphe à toutes les monographies de la maladie inguinale.

A Marseille, pendant l'épidémie de 1720, les médecins eurent de nombreuses occasions de recueillir des observations analogues à la suivante, qui a été rapportée par Chicoyneau.

Un jeune homme revenant d'une maison de campagne où il était allé voir une femme qu'il aimait, rentra chez lui et alla se jeter sur son lit. Sa sœur, qui le suivit pour lui offrir ses soins, le trouva glacé, sans mouvement, le visage cadavéreux, les yeux éteints, ne donnant presque aucun signe de vie. Tous les secours furent inutiles ; il expira en deux heures, sans aucun vestige de bubons, de charbons ou de toute autre éruption (2).

(1) *Loco cit.*, lib. I, cap. VII. — La peste décrite par Diemerbroeck dura de 1635 à 1637. Elle dévasta la Belgique, une partie de l'Allemagne, et principalement la province de Gueldre. A Nimègue, elle fut terrible, n'épargnant pas une famille, dépeuplant des maisons, déjouant tous les efforts de la médecine. C'est dans cette station que Diemerbroeck recueillit les matériaux de ce traité magistral qu'on ne saurait trop consulter. Il l'a enrichi de 120 observations qui forment un répertoire clinique dont il serait difficile de trouver le pendant, parmi les travaux consacrés à la peste épidémique.

(2) Chicoyneau, *Traité des causes, des accidents de la peste*, etc., imprimé par ordre du Roy. Paris, MDCCXLIV, p. 244. (Sans nom d'auteur.)

Beaucoup de malades mouraient sans symptômes apparents, avec le pouls presque normal, et n'accusant que de la faiblesse et de l'abattement; ils avaient seulement les yeux étincelants et égarés, et cet indice suffisait pour révéler la nature de leur maladie.

Quelques médecins ont cru poser une objection gênante, en demandant comment on pouvait déterminer le diagnostic d'une maladie aussi changeante. Les épidémistes ne sont pas embarrassés pour répondre.

Si l'on entend parler de la peste *sporadique*, il est certain qu'on ne peut la reconnaître, que lorsque les traits principaux de son signalement typique sont nettement dessinés et que l'observation n'a pas franchi le rayon de sa juridiction endémique. Partout ailleurs, les mêmes symptômes pourraient donner le change et dissimuler l'identité de la maladie qu'ils traduisent.

Mais, en temps d'épidémie, l'expérience et le tact médical, éclairés par la comparaison des cas morbides, apprennent à démêler la maladie, sous ses formes les plus insolites. Le praticien prononce alors hardiment qu'un sujet est pris et meurt de la peste, quoiqu'il n'ait présenté que quelques symptômes vagues et indécis, et qu'il ne porte pas la moindre trace de bubons, de charbons et de pétéchies.

Avant de terminer cette étude de la peste du VIe siècle, il m'a paru qu'il y aurait pour nous un intérêt de plus à la suivre un moment dans notre Occident, et j'ai emprunté à Grégoire de Tours, quelques faits peu connus, sur les courses du fléau dans la Gaule. L'illustre écrivain rédigeait à cette époque son *Histoire des Francs*, et consignait jour par jour les renseignements qu'il recueillait. J'ai cru devoir traduire sans omission les extraits qu'on va lire. Quelle que soit l'élévation de son esprit, Grégoire n'avait pas encore rompu avec toutes les superstitions de son siècle. C'est ainsi qu'on le voit énumérer de prétendus prodiges, parmi les avant-coureurs obligés des irruptions épidémiques. Quant aux troubles météorologiques et autres phénomènes naturels dont il ne manque jamais d'accuser l'intervention, on peut lui reprocher d'en avoir amplifié ou faussé le rôle; mais nous savons bien que cet ordre d'observations renferme une part de vérité dont il s'agit seulement de fixer les limites.

(A) « Pendant ce temps (549) la maladie qu'on nomme » *inguinale*, ravageait plusieurs pays, et la province d'Arles » était cruellement dépeuplée (1). »

(B) « Nous apprîmes cette année que la ville de Nar- » bonne était dévastée par la *maladie des aines*, si bien que » quand on était frappé, on succombait aussitôt.

» Félix, l'évêque de Nantes, en fut atteint et parut très- » gravement malade..... La fièvre ayant cessé, l'humeur » se porta sur les jambes qui se couvrirent de pustules. » C'est alors qu'après l'application d'un emplâtre trop » chargé de cantharides, ses jambes tombèrent en pour- » riture, et il cessa de vivre dans la trente-troisième » année de son épiscopat et dans la soixante-dixième » de son âge (2). »

(C) « Avant que le fléau eût envahi l'Auvergne, de » grands prodiges avaient terrifié la contrée. On avait vu » apparaître autour du soleil trois ou quatre grandes » clartés très-brillantes; ce qui faisait dire aux paysans : » voilà trois ou quatre soleils ! Néanmoins un certain » jour des calendes d'octobre, le soleil s'obscurcit telle- » ment qu'on n'en voyait pas même luire le quart. Il était » sombre et décoloré, et présentait l'aspect d'un sac. A la » même époque, un de ces astres qu'on nomme comètes,

(1) Gregorii Turonensis *Opera omnia*, lib. IV, cap. v. 1699.
(2) Gregorii, *ibid.*, lib. VI, cap. XIV.

» ayant un rayon en forme de glaive, se montra pendant » une année entière au-dessus du pays. Le ciel paraissait » en feu et on vit beaucoup d'autres signes..... L'épidé- » mie survint (567) et il y eut, dans toute cette région, » une telle mortalité qu'il est impossible de donner le » nombre des individus qui périrent en masse. Les cer- » cueils et les planches étant venus à manquer, on enter- » rait dix corps et même plus, dans la même fosse. Un » certain dimanche, dans la basilique de Saint-Pierre » (à Clermont), on compta jusqu'à trois cents cadavres. » La mort en effet était soudaine. Il naissait à l'*aine* ou » sous l'*aisselle* une plaie en forme de serpent, dont l'action » était telle sur les hommes, qu'ils rendaient l'âme le » deuxième ou le troisième jour, et que sa violence leur » ôtait complétement le sens..... L'évêque Cautin, après » avoir erré en divers lieux, dans la crainte d'être atteint, » rentra dans la ville et succomba à la contagion, la veille » du dimanche de la Passion. A la même heure, mourut » Tétradinus, son cousin germain. Dans ce temps-là, » Lyon, Bourges, Châlons et Dijon furent fortement dé- » peuplés par la même maladie (1).

(D) « Cette année (590) la terre fut éclairée, pendant la » nuit, d'une lumière si brillante qu'on se serait cru au » milieu du jour. On vit aussi de nombreux globes de feu » sillonner le ciel, pendant la nuit, et éclairer le » monde..... Un violent tremblement de terre fut ressenti » le 14 juin, à l'aube du matin. Vers le milieu du hui- » tième mois, le soleil s'éclipsa et sa lumière diminua » au point qu'il ne donnait pas plus de clarté que le » croissant de la lune au cinquième jour. Il y eut pen- » dant l'automne, d'abondantes pluies, accompagnées » de violents coups de tonnerre, et les eaux grossirent

(1) Gregorii, *ibid.*, lib. IV, cap. XXXI.

» considérablement. Les villes de Viviers et d'Avignon » furent cruellement ravagées par la *maladie inguinale* (1).»

(E) « La quinzième année du règne de Childebert (590) » notre diacre, qui revenait de Rome, avec les reliques » des saints, nous raconta que l'année précédente, au » neuvième mois, le Tibre avait tellement débordé qu'il » avait couvert la ville entière. Les édifices antiques » avaient été renversés, les greniers de l'église empor- » tés, et plusieurs milliers de mesures de froment furent » perdues. Une multitude de serpents et un dragon du » volume d'un gros soliveau, furent entraînés vers la » mer; mais étouffés par les flots salés, ils furent rejetés » sur le rivage. Immédiatement après, éclata cette mala- » die épidémique qu'on appelle *inguinale*. C'est au milieu » du onzième mois qu'elle apparut...., et frappa tout » d'abord le pape Pélage qui succomba aussitôt. Après » sa mort, la population fut ravagée..... Notre diacre qui » était présent, assure que pendant une supplication pu- » blique, il avait vu, en une heure, tomber et expirer » quatre-vingts personnes (2). »

En 587, la peste éclata à Marseille. Grégoire en a tracé le tableau et je le lui emprunte en entier, parce qu'on croirait lire la description d'une de ses invasions modernes à Smyrne, à Alexandrie et à Marseille même.

(F) « ... Sur ces entrefaites, un navire venant d'Espagne, » chargé de marchandises, entra dans le port de Marseille. » Il recélait par malheur le foyer de la maladie. Plusieurs » personnes ayant fait divers achats, tous les habitants » d'une maison au nombre de huit furent enlevés par » cette contagion. L'incendie ne gagna pas tout d'abord » le reste de la ville. Mais, après un certain temps, comme

(1) Gregorii, *ibid.*, lib. X, cap. XXIII.

(2) Gregorii, *ibid.*, lib. X, cap. I.

» lorsque le feu couve dans une moisson, l'embrasement » s'étendit sur Marseille tout entier. L'évêque (Théodore) » se tint renfermé dans l'enceinte de la basilique de Saint » Victor, avec le petit nombre de personnes qui étaient res» tées auprès de lui; et c'est là, qu'au milieu de la désola» tion générale, il implorait, par des veilles et des prières, » la miséricorde de Dieu, jusqu'au moment où la fin de la » mortalité ramena le calme (1). Après deux mois d'inter» ruption, la population rassurée crut pouvoir rentrer » dans la ville; mais le fléau reparut, et ceux qui étaient » revenus furent emportés. Depuis lors, la même maladie » ravagea Marseille à plusieurs reprises (2). »

L'arrivée du navire marchand de provenance suspecte, sa libre communication avec les habitants, les premiers cas de peste, suivis d'une sorte d'incubation, sa propagation rapide à toute la ville, sa cessation apparente pendant deux mois, sa reprise après la rentrée prématurée des fuyards, toutes ces circonstances se retrouvent dans l'épidémie de 1720, racontée par les contemporains.

On ne peut douter que la maladie qui désola Strasbourg en 591, n'ait été la grande peste inguinale qui courait alors le monde. Telle est du moins l'opinion de M. le docteur Bœrsch, qui en a découvert la mention dans la chronique locale avec laquelle il est familier. Kleinlauel dans

(1) Je ne puis m'empêcher ici d'opposer à la prudence de l'évêque du VIe siècle, l'héroïsme de Belzunce, qui donna, pendant la peste de 1720, un des plus beaux exemples d'abnégation chrétienne dont les annales des calamités publiques aient gardé le souvenir. Courant de maison en maison à travers les cadavres qui jonchaient les rues, c'est surtout aux pauvres qu'il prodiguait ses secours, et ses consolations. (Voir le *Journal abrégé de ce qui s'est passé en la ville de Marseille, depuis qu'elle est affligée de la contagion, par le sieur Pichatty de Croissainte, procureur du roi de la police.*)

(2) Gregorii Turonensis, lib. IX, cap. XXII.

sa chronique en vers, et Oséas Schadœus, dans l'appendice de sa chronique manuscrite, en parlent dans les mêmes termes, quoiqu'on ne possède aucun renseignement sur les ravages que fit cette maladie à Strasbourg même. Voici ce qu'en disent ces auteurs :

« En 591, il y eut une grande mortalité dans tous les » pays, au point que les hommes tombaient dans les » rues, dans les auberges, dans les sociétés et étaient » trépassés. Et quand une personne éternuait, son âme » s'envolait. De là vient le mot : Dieu vous aide ! Et quand » une personne bâillait, elle mourait. De là vient que » quand on bâille, on fait le signe de la croix devant la » bouche (1). »

On n'a pas oublié que trente-trois ans auparavant, Agathias avait noté la soudaineté de la mort, et cette similitude a bien sa signification. Il est à regretter que le passage si laconique que je viens de citer, ne nous éclaire pas mieux sur les autres symptômes. La maladie de Strasbourg s'y présentait-elle sous un aspect nouveau? Tout ce que nous savons, c'est qu'elle débutait brusquement par des éternuments et des pandiculations. M. Bœrsch est frappé de la conformité de ces symptômes avec ceux qui annonçaient la maladie d'Athènes, et il s'en prévaut pour s'associer à la pensée d'Ozanam qui confond les deux maladies. J'ai exprimé ailleurs l'opinion contraire, et j'aurai bientôt l'occasion d'y revenir. Mais je suis surpris qu'un nosologiste de la force de M. Bœrsch ait donné une telle valeur séméiologique à des prodromes insignifiants qui se retrouvent dans les maladies les plus diverses (2).

(1) Ch. Bœrsch, *Essai sur la mortalité à Strasbourg*, p. 79.

(2) Nous verrons plus tard que bien des sujets frappés par la *suette anglaise* étaient également tourmentés par des *bâillements* et des *éternuments* répétés.

Le débordement qui porta la peste sur toute la surface du globe, ne dura pas moins de cinquante-deux ans. Evagre en vit le commencement et la fin. Jamais fléau plus terrible n'avait moissonné la race humaine. On a estimé qu'il a fait disparaître de la terre, pendant cette fatale période, près de cent millions d'habitants.

Après avoir, pour ainsi dire, assouvi sa fureur, la maladie se retira dans son foyer primitif, dont elle avait franchi les limites, et c'est de là qu'elle n'a cessé de menacer les contrées qui n'ont pas su se garantir de ses atteintes.

Depuis plus d'un siècle, elle ne s'est plus montrée parmi nous. En France, ses derniers coups ont été pour Marseille et la Provence (1). La Russie et surtout Moscou ont été cruellement ravagées en 1771 (2). Le Caire et Constantinople, autrefois condamnés à des invasions très-rapprochées, sont épargnés depuis un certain nombre d'années. Ce répit imprévu semble autoriser des espérances auxquelles il serait sans doute imprudent de se livrer sans réserve. On ne me taxera pas de pessimisme si je prétends que les intendances sanitaires, bien loin de s'endormir dans une trompeuse sécurité, doivent redoubler de vigilance pour rester à la hauteur de leur tâche. Ne sait-on pas que la peste a été, depuis 1720, importée *neuf fois* dans le lazaret de Marseille, et s'y est éteinte presque à l'insu de ses habitants? Quelle réponse les adversaires systématiques des quarantaines pourront-ils faire à un aussi vigoureux argument (3)?

(1) La peste de Marseille fut importée à Toulon, et d'après les relevés du Dr Bertrand, témoin aussi véridique que compétent, le nombre total des décès, dans les deux villes, s'éleva au chiffre véritablement effrayant de 87,659.

(2) D'après la statistique officielle, présentée au sénat et au conseil de santé, cette épidémie enleva à Moscou 80,000 hommes. (Mertens, *De febribus putridis*, p. 124.)

(3) M. le Dr Bertulus a donné le relevé exact de ces importa-

Ce propos me remet en mémoire, par rapprochement d'idées, un fait peu connu qui se rattache à l'histoire de cette peste, et dont le récit ne sera pas déplacé ici, fût-ce même comme digression anecdotique.

On sait que l'effroyable épidémie, dont le souvenir glace encore de terreur la grande cité phocéenne, fut étudiée sur les lieux par les courageux mandataires de la Faculté de médecine de Montpellier. Deux de ses professeurs, Chicoyneau et Deidier, auxquels furent adjoints les docteurs Verny et Sollier, rivalisèrent de philanthropie et d'amour de la science, pendant leur périlleuse mission qui ne dura pas moins d'une année.

Chicoyneau soutenait que la maladie dont il contemplait les ravages, n'était pas contagieuse, et il se défendait énergiquement d'obéir au mot d'ordre de son beau-père Chirac, médecin du Régent, qui proclamait la même opinion par entêtement, et avec le parti pris de fermer les yeux à la vérité (1).

Deidier, abstraction faite de ses idées personnelles sur l'étiologie originelle du fléau, croyait à sa transmissibilité, et la démontrait sans réplique en inoculant avec succès à des chiens la bile virulente des pestiférés.

Jusque-là nous ne voyons qu'un exemple de plus, des discordances proverbiales des médecins.

De retour à Montpellier, acclamés par la reconnaissance universelle, les deux collaborateurs attendaient im-

tions dont la dernière date de 1837. C'est par erreur que d'autres documents en ont compté onze. (*Marseille et son intendance sanitaire*, p. 67. 1864.)

(1) « On n'a jamais bien sçu, dit Astruc, si M. Chicoyneau croyoit » ce qu'il disoit sur la non-contagion de la peste, ou s'il paroissoit » soutenir cette opinion pour plaire à son beau-père, qui en étoit » fortement persuadé. » (*Mémoires pour servir à l'histoire de la Faculté de méd. de Montp.* Paris, MDCCLXVII, p. 290.) Il va sans dire que je laisse à Astruc la responsabilité de son insinuation.

patiemment l'occasion de mettre le public dans la confidence de leur dissentiment.

Le 26 octobre 1722, Chicoyneau prononça, pour l'ouverture solennelle de la Faculté, un discours où il se posa résolûment en adversaire déclaré de la contagion (1).

Trois ans après, dans la même chaire, à pareil jour et devant le même auditoire, Deidier prend la parole sur le même sujet, mais pour se mettre en pleine contradiction avec son collègue et affirmer en termes très-vifs la contagiosité (2).

Il m'a semblé que cette lutte oratoire de deux antagonistes également recommandables, dans les circonstances où elle s'était engagée, valait la peine d'être rappelée. Au lieu d'égayer la galerie toujours disposée à rire de nos querelles, il eût été de bon goût d'éviter ce scandale ; mais il eût fallu un peu de cet esprit de conciliation qui n'est pas la vertu dominante des médecins, et les contendants, si fermes devant la mort, ne purent résister au plaisir de se faire une malice. Je ne crains pas de dire, quant à moi, qu'avec des principes mieux arrêtés en matière de contagion, on se serait facilement mis d'accord. Mais cette question a le singulier privilége d'agacer les fibres irritables (*genus irritabile*), et de là, tant de divagations qui ont si mal servi les intérêts de la vérité.

Le dernier mot est resté à Deidier, puisque tout le monde aujourd'hui croit à la contagiosité de la peste. L'opposition de quelques retardataires est plus apparente que réelle ; au fond, ils pensent comme la masse.

(1) *Traduction du discours latin prononcé pour l'ouverture solennelle des écoles de méd...*, par M. François Chicoyneau, chancelier, le 26 octobre de l'année 1722. (La traduction est de Chicoyneau lui-même. — Montp., 1723.)

(2) *Dissertation où on a établi un sentiment particulier sur la contagion de la peste (le latin à côté) pour l'ouverture solennelle de l'École de méd de Montpellier, faite le 22 octobre 1725 par M. Deidier.*

Pour être juste, il faut rendre au hasard la part qui lui revient dans les expériences dont le résultat a dépassé peut-être l'attente de celui qui les a entreprises. L'auteur repoussait obstinément, contre l'opinion générale, l'importation par un navire infecté. Il s'était entiché sur quelques données plus que douteuses, de l'idée que l'épidémie était due à l'altération des céréales livrées à la consommation (1). Le trouble de la nutrition provoqué par ce régime avait, selon lui, spécialement retenti sur les fonctions hépatiques, et c'est la bile profondément viciée qui constituait le « venin pestilentiel. » Fort de cette théorie imaginaire, Deidier injecte cette humeur à des chiens, et leur transmet la peste avec tous ses caractères. Il multiplie les épreuves, et toutes font la même réponse. Un pas de plus, et la substitution du pus des bubons à la bile eût probablement épargné à l'avenir bien des discussions oiseuses. Mais, dans l'hypothèse adoptée par Deidier, le pus devait être irréprochable, et la découverte de sa virulence eût été un grand embarras. L'expérimentateur aurait dû refaire son thème, ou trouver des accommodements auxquels il n'était pas préparé, malgré son goût décidé pour les explications paradoxales (2). Toujours est-il que ses épreuves, suggérées en principe par une supposition inadmissible, ont apporté à la contagiosité de la peste un argument qui défie toute contradiction. C'est pour moi, un grand sujet d'étonnement que M. Prus, qui a donné dans son célèbre Rapport, tant de preuves d'érudition, n'ait pas dit un seul mot de ces ingénieux essais

(1) Deidier a exposé sa manière de voir dans une lettre au Dr Montressé que j'ai textuellement insérée dans mon *Traité de la Contagion*, t. II, p. 78. Paris, 1853.

(2) « Ce professeur, dit Astruc, avoit de l'esprit et du sçavoir; » mais, pour ne rien dissimuler, il paroît qu'il couroit après la nou- » veauté, beaucoup plus qu'après la vérité. » (*Mémoires cit.*, p. 286.)

dont l'authenticité n'est pas plus attaquable que leur conclusion directe (1).

Je reviens à la question qui doit être, d'après le plan de mon livre, l'indispensable complément de ce chapitre.

La peste inguinale est-elle identique à la peste d'Athènes? Thucydide et Procope n'ont-ils décrit que des invasions différentes d'une seule et même maladie?

Je ferai d'abord remarquer qu'avant la révélation imprévue des textes de Rufus sur l'antiquité de la peste à bubons, l'opinion presque unanime la considérait comme ayant éclaté pour la première fois au VIe siècle. Or comme personne, au moins parmi les médecins, n'ignorait que cinq cents ans avant Jésus-Christ avait apparu une épidémie désignée sous le nom de peste d'Athènes, j'en déduis qu'on reconnaissait tacitement la distinction des deux maladies.

Le préjugé très-répandu qui assimile la maladie ancienne au typhus de l'encombrement, milite encore dans le même sens. J'ai montré ailleurs que cette interprétation était en contradiction avec les faits. Mais il n'en reste pas moins acquis, que ceux qui se sont placés à ce point de vue, confessent, par cela même, la séparation dont il s'agit, puisque le typhus et la peste proprement dite constituent, dans la nosologie, deux entités morbides bien tranchées.

L'opinion exprimée par M. Clot-Bey sur l'objet de ce débat, me paraît avoir besoin d'être revue et corrigée.

« Supposons, dit-il, que l'épidémie d'Athènes ait offert » la physionomie que lui donne Thucydide, serait-on pour » cela en droit de conclure que cette maladie n'était pas » la peste? *Mais à quel genre d'affection pourra-t-on la ratta-*

(1) J'ai rapporté et commenté les expériences de Deidier dans mon *Traité de la Contagion*, t. II, p. 70-72.

» *cher ? Quelle est donc la maladie qui de nos jours présente ces*
» *gangrènes, ce sphacèle des membres, et ces désordres de l'intelli-*
» *gence aussi extraordinaires que les lésions physiques ?... Pour-*
» *quoi donc, s'il est impossible de rapporter à aucune affection*
» *connue* la maladie d'Athènes, pourquoi lui contester sa
» nature, lui enlever son nom de *peste*, sous lequel on la
» désignait à cette époque (1) ? »

Les motifs que M. Clot-Bey allègue pour confondre la peste antique et la peste moderne, sont précisément ceux qu'on peut faire valoir pour les séparer. Les différences capitales qu'il reconnaît dans leur symptomatologie comparée, démontrent péremptoirement qu'elles ne sont pas la même espèce morbide. Pour que M. Clot-Bey pût compter sur le succès d'un raisonnement qui ébranle à son insu, son sentiment personnel, il aurait dû prouver d'abord que la pathologie humaine est, de tout temps immuable ; qu'il n'y a ni maladies éteintes, ni maladies nouvelles. A défaut, puisque d'après son propre aveu, « il est impos-
» sible de rapporter à aucune affection connue la maladie
» d'Athènes, » la logique prescrivait de déclarer qu'elle a disparu et qu'elle ne peut plus figurer sous le nom de *peste* dans la nosologie moderne. M. Clot n'ignore pas que les anciens représentaient ainsi vaguement toute épidémie meurtrière, sans distinction de nature. J'ai proposé un nom qui m'a paru autant que tout autre, convenir à la maladie antique en indiquant qu'elle n'est plus de notre temps. Le mot *peste* doit désormais s'appliquer exclusivement à la maladie du VIe siècle, qu'une synonymie usitée, mais vicieuse, appelle aussi *typhus d'Orient*. Je n'hésite pas, malgré les apparences contraires, à compter M. Clot-Bey parmi les autorités dont l'assentiment justifie le mieux cette détermination.

(1) Clot-Bey, *de la Peste*, p. 47.

Je suis surpris que Procope n'ait pas songé à ce parallèle, et peut-être en a-t-il été détourné précisément par les divergences symptomatiques qu'il a constatées. Evagre s'en est préoccupé, et sa conclusion est très-explicite quoiqu'il ne l'ait pas motivée : « Cette maladie a, dit-il, » quelques traits de ressemblance avec celle qui a été » décrite par Thucydide; mais elle en diffère beaucoup, » en bien des points (1). »

Ranchin, chancelier de l'Université de médecine de Montpellier, a observé la peste qui désola cette ville en 1629 et 1630. Il en a tracé l'histoire et personne plus que lui n'était au courant de ce qui avait été écrit sur cette maladie. Après avoir littéralement reproduit le récit de Thucydide, « voilà, dit-il, une description de la peste bien » extravagante (extraordinaire), et qui ne s'accorde pas » avec les signes de la nostre (2). »

Fodéré n'est pas contraire à cette opinion, quoiqu'il soit moins affirmatif : « La peste d'Athènes décrite par » Thucydide, ainsi que celle qui dévasta l'Europe et l'Asie » sous Marc-Aurèle *où l'on n'a observé ni bubons ni charbons,* » mais bien la gangrène des extrémités... pourraient bien » n'avoir pas été la véritable peste (3). » Et ailleurs :

(1) Evagrii *Op cit.*, ibid.

(2) F. Ranchin, *Opuscules et traités divers et curieux en médecine.* 3e part. Lyon, MDCXL. — Ranchin était alors maire lorsqu'on lui dénonça le premier cas de peste, le 6 juillet 1629. Le professeur Delort l'avait vu dans le couvent des capucins. Bientôt vingt malades pareils furent signalés en ville; mais il y eut quelques jours de répit, ce qui fit croire qu'on s'était mépris. Tout à coup la maladie reparut dans les premiers jours d'août, avec plus de fureur qu'auparavant. L'épidémie pendant laquelle Ranchin se montra constamment magistrat courageux et administrateur plein de ressources, dura huit mois, et emporta cinq mille personnes; chiffre énorme, si l'on considère que l'émigration avait diminué la population de plus des trois quarts. (*François Ranchin,* par le prof. Victor Broussonnet, p. 14. 1844.)

(3) Fodéré, *Dictionnaire des sciences méd.* en 60 vol., art. *Peste.*

« On n'est pas bien sûr que l'épidémie d'Athènes, à laquelle » Périclès a succombé, ait été véritablement la peste, » quoique cela soit vraisemblable (1). »

On peut regretter qu'un épidémiste aussi exercé que Fodéré n'ait pas jugé à propos d'éclairer ses doutes par un examen plus approfondi ; mais il faut au moins prendre acte de son indécision.

M. Littré déclare catégoriquement que « la peste d'A» thènes est une affection tout à fait différente de la peste » d'Orient (2). »

Nous avons vu précédemment que M. Daremberg ne reconnaît pas la peste bubonique dans celle qui a été décrite par Thucydide.

Pariset, de son côté, pose « *comme une vérité capitale* que » la peste d'Athènes n'a point été la peste d'Orient (3). » « Assimiler l'une à l'autre, dit-il encore, serait tomber » dans une étrange confusion (4). »

Il m'eût été facile de multiplier les témoignages en faveur de la distinction que je veux établir ; mais j'ai pensé qu'il valait mieux mettre en regard, dans un tableau synoptique, les principaux caractères des deux maladies. Mon lecteur saisira ainsi d'un coup d'œil l'ensemble des contrastes qui interdisent de les confondre.

(1) Fodéré, *Leçons sur les épidémies*, etc., t. IV, p. 169.

(2) Hippocrate, *Trad.*, t. III, p. 8. — J'ai déjà dit que dans un autre endroit de ses œuvres, M. Littré établit que la *maladie de l'antiquité est éteinte*, ce qui signifie implicitement qu'elle n'est pas la maladie inguinale, puisque celle-ci n'a jamais abandonné la pathologie.

(3) Pariset, *Mémoire cit.*, p. 79.

(4) Pariset, *Ibid.*, p. 76.

MALADIE D'ATHÈNES (Ve siècle avant J.-C.)	MALADIE DE CONSTANTINOPLE (VIe siècle après J.-C.)
1° Chaleur excessive à la tête, rougeur sanglante des yeux, de la langue et de l'arrière-gorge.	1° Hallucinations effrayantes ou invasion subite d'une fièvre légère.
2° Éternuments répétés, voix rauque, toux violente.	2° Nul indice local d'irritation inflammatoire.
3° Vomissements abondants et douloureux de matières bilieuses.	3° Pas d'évacuations.
4° Coloration rouge ou livide de la peau.	4° Coloration normale de la peau.
5° Éruption générale de petites pustules ulcérées.	5° Éruption de taches noires, de bubons inguinaux, axillaires, etc.
6° Gangrènes des extrémités, des organes génitaux, des globes oculaires.	6° Eschares charbonneuses de la peau.
7° Insomnie opiniâtre, agitation incessante.	7° Assoupissement continu ou délire furieux.
8° Mort le 7e ou le 9e jour.	8° Mort soudaine ou du 2e au 3e jour.
9° Dans la convalescence, perte de la mémoire.	9° Dans la convalescence, bégaiement ou articulation confuse de la parole (1).

Il me semble qu'après un pareil rapprochement, il ne peut rester la moindre équivoque sur la séparation radicale des deux espèces morbides. Le parallèle pourrait même être résumé en deux mots. La maladie d'Athènes n'était pas la *peste bubonique*, par la raison péremptoire qu'elle n'avait pas de *bubons*. A la rigueur, ce trait de dissemblance pourrait tenir lieu de tous les autres.

Cette conclusion, également conforme à la lettre et à l'esprit du récit de Thucydide, a cependant trouvé des contradicteurs, parmi lesquels je distingue M. Frédéric

(1) Dans l'épidémie du Caire en 1834-35, on observa chez les individus qui avaient subi les plus graves atteintes, un *mutisme* qui se prolongea cinq ou six mois après la convalescence. (Clot-Bey, *ouv. cit.*, p. 36.)

Osann, auteur d'une dissertation latine sur la peste de Libye, d'après le texte de Rufus, conservé par Oribase (1).

Dans cet écrit, M. Osann se demande si toutes les pestes originaires d'Afrique ont même forme et même nature, ce qui autoriserait à les confondre; et comme il opte, sans balancer, pour l'affirmative, il prétend que le mot αιδοια, que tous les interprètes de Thucydide ont traduit par *organes génitaux*, ne s'est appliqué, dans sa pensée, qu'aux parties molles voisines, c'est-à-dire à la *région inguinale* qui aurait été le siége d'une tumeur (2). D'où il s'empresse de déduire qu'il n'existe pas de peste sans bubons, et que la maladie de l'Attique, qu'une fausse interprétation avait dépossédée de ce caractère essentiel, ne différait pas, sous ce rapport, de la peste de Libye décrite par Rufus, et de celle du VIe siècle qui n'en est qu'une réapparition.

Le ton d'assurance avec lequel M. Osann prétend rectifier, sur ce point, l'opinion générale, me surprend d'autant plus qu'il ne dissimule pas son incompétence médicale, et avoue qu'il est tenu à de grandes réserves en traitant

(1) Osann, *De loco Rufi Ephesii medici apud Oribasium servato sive de peste Lybica disputatio.* Gissæ, MDCCCXXXIII. L'auteur qui est professeur de philologie, a dédié son œuvre à son oncle Guillaume Hufeland, qui occupa un rang si élevé dans la médecine contemporaine.

(2) La version de Lucrèce est celle de tous les traducteurs :

« ...*Tamen in nervos huic morbus et artus*
» *Ibat et in* partes genitales *corporis ipsas.* »

(Lib. VI, vers 1204-5.)

M. le Dr Phillippe, après avoir transcrit la tirade du poëme latin qui se termine ainsi, ajoute que « le dernier vers ne nous permet » guère de douter qu'il ne soit question de bubons. » (*Histoire de la Peste noire*, p. 175. Paris, 1853.)

Comment l'auteur, qui est familier avec toutes ces questions, a-t-il pu fausser le sens d'un passage aussi clair? La prévention serait-elle à l'esprit ce qu'est, à la vision, la maladie désignée par Sauvages sous le nom de *suffusio colorans, berlue colorante?*

une question qui l'éloigne de ses études philologiques habituelles.

Il ne peut cependant s'empêcher de convenir que Thucydide n'a pas spécifié les bubons inguinaux en termes assez explicites pour prévenir toute ambiguïté. Mais, dit-il, on ne peut exiger d'un simple historien la précision technique qu'on devrait attendre d'un homme de l'art (1).

Est-il croyable que l'exactitude descriptive de Thucydide eût été en défaut sur un fait aussi saillant? Le mot *bubon* (βουβων) était très-usité dans la langue grecque, et il était le seul qui représentât nettement ce genre de tumeur. On peut être certain que si Thucydide en a employé un autre, c'est qu'il voulait exprimer autre chose; et la gangrène des organes génitaux qu'il désigne à ne pas s'y méprendre, n'a rien de commun avec la tuméfaction des ganglions de l'aine. Ne dit-il pas d'ailleurs que les parties sur lesquelles « s'était porté le mal » se détachaient au grand avantage des patients? Est-ce ainsi, je le demande, qu'il aurait parlé des bubons inguinaux? Et comment cette remarque a-t-elle échappé à M. Osann?

J'ai une dernière réflexion à faire avant de passer à un autre sujet.

La résistance trop avérée des grands fléaux populaires à tous les efforts de l'art, nous prive d'un moyen précieux de délimitation nosologique. Le traitement est, en effet, le meilleur criterium de la nature des maladies, et rien n'est plus vrai que l'aphorisme d'Hippocrate : *Naturam morborum curationes ostendunt*, pourvu qu'on n'en exagère pas le sens pratique. Si la peste ancienne et la peste moderne avaient cédé au même spécifique, il n'y aurait plus eu de doute sur leur identité affective. Si, au contraire,

(1) Osann, *Op. cit*, p. 15-19.

chacune d'elles avait eu son remède exclusif, on en aurait déduit, avec assurance, qu'elles représentaient deux entités morbides foncièrement distinctes.

Mais nous savons ce qu'il faut penser des spécifiques, acclamés par la crédulité publique ou prônés par le charlatanisme, en temps d'épidémie. Ni l'antidote fantastique vanté par Actuarius contre la peste d'Athènes, ni le bol d'Arménie prescrit par Galien contre la peste Antonine, ni l'éternelle thériaque, toujours opposée à la vraie peste, à titre d'Alexipharmaque éprouvé, n'ont obtenu la sanction d'une pratique sérieuse. Les médecins d'Athènes, comme ceux de Rome, comme ceux de Constantinople, n'ont eu que la ressource tristement impuissante de la cure symptomatique qui n'attaque que les dehors de la maladie, sans atteindre sa source. Le contrôle de la thérapeutique nous manque donc complétement. Mais, dans l'espèce, ce surcroît de démonstration n'était pas indispensable, puisque la caractéristique individuelle des deux maladies ressort nettement du contraste de leurs symptômes.

CHAPITRE V

ES ÉPIDÉMIES DE FIÈVRES ÉRUPTIVES NOUVELLES, APPARUES AU VIe SIÈCLE DE L'ÈRE CHRÉTIENNE

Pendant que la peste inguinale fauchait impitoyablement, dans sa course effrénée, les populations qu'elle rencontrait sur son passage, on vit éclater une autre maladie inconnue, non moins fatale, qui venait, de plus, infliger à tous les hommes un tribut permanent et inévitable. J'ai nommé la variole.

Cette coïncidence de deux fléaux, associés pour leur œuvre d'extermination, est un fait digne de remarque dans l'histoire de la médecine. L'observation semblait séparer leurs échéances par de longs intervalles; la variole a éludé cette loi générale. Pendant plus de vingt ans, elle a couru le monde à côté de la peste, dont la grande invasion n'était pas encore à son terme.

Mais la variole n'était pas seule. Elle menait à sa suite la rougeole, et l'on peut dire au moins qu'elle préparait les voies à la scarlatine qui devait tôt ou tard s'y joindre.

Le moment était venu, où la médecine serait mise en demeure de compter, sans relâche, avec ce mode morbide exanthémateux, en permanence constante à l'état sporadique et toujours prêt à passer à l'état d'épidémie.

Si l'on en juge par ce qui se voit de nos jours, on est très-porté à croire que ces trois fièvres éruptives par excellence ont pris simultanément possession de leur domaine.

L'observation clinique prouve, en effet, que s'il est des périodes de l'année exclusivement fécondes en varioles, en rougeoles, en scarlatines, on voit aussi souvent ces fièvres se partager, en proportions presque égales, certaines constitutions qui méritent la qualification générique d'*éruptives*, sans distinction d'espèces.

De Haën a insisté sur les faits qui démontrent que la variole et la rougeole sont souvent épidémiques en même temps. Il avait vu en 1752, les divers membres d'une même famille contracter ces maladies, l'une après l'autre (1).

Willan a reconnu aussi que la petite vérole, la rougeole, la scarlatine prennent la forme épidémique à peu près aux mêmes époques, et se développent souvent tour à tour sur le même sujet.

Le docteur Lettsom a vu une famille entière, composée du père et de la mère, de huit enfants et de trois servantes, pris à la même époque de rougeole ou de scarlatine. Les uns contractèrent d'abord la première, les autres la seconde. Tous eurent la scarlatine. Quelques-uns avaient eu antérieurement la rougeole ; mais aucun ne fut atteint des deux en même temps, autant du moins qu'il fut permis d'en juger par la réunion et le caractère des symptômes (2).

Ces faits bien connus des praticiens, mettent en relief l'étroite affinité qui rapproche ces trois fièvres exanthé-

(1) Cit. par Joseph Adams, *Observations on morbid poisons chronic and acute*, p. 11. London, 1807.

(2) Adams, *ouv. cit.* Ibid.

matiques, sans préjudice de leur individualité morbide incommutable.

Cette affinité ressort bien mieux encore des associations, sur un même sujet, de la rougeole et de la variole, de la variole et de la scarlatine, de la scarlatine et de la rougeole. Dans certains cas, les deux maladies réagissent l'une sur l'autre et sont plus ou moins modifiées dans leurs caractères habituels. Quelquefois, l'une d'elles suit sa marche ordinaire, tandis que l'autre ressent l'influence du voisinage. Enfin on les voit fréquemment parcourir régulièrement leurs périodes, manifestant, l'une par rapport à l'autre, une tolérance singulière.

Nous pouvons donc expliquer, jusqu'à un certain point, par l'intimité de leurs rapports, l'avénement collectif de ces maladies, lentement et sourdement préparé par un concours d'influences communes. Mais si nous essayons d'en pénétrer le *progrès caché*, comme disait Bacon, nous sommes arrêtés par une inconnue que toutes nos analyses sont impuissantes à découvrir, et nous vérifions une fois de plus ces paroles de Baglivi : « *In morbis enim » sive acutis sive chronicis producendis viget occultum quid, per » humanas speculationes fere incomprehensibile.* »

J'abrége ces considérations générales, et j'aborde l'histoire des fièvres éruptives nouvelles, en commençant par la variole qui a été la première dans la série, et, sans contredit, la plus remarquable.

SECTION I

DE LA VARIOLE CONSIDÉRÉE COMME MALADIE NOUVELLE

« Malgré des recherches très-profondes et très-intéres-
» santes, a dit M. Littré, l'existence de la variole dans
» l'antiquité est restée un point fort incertain de la patho-
» logie historique (1). »

Cette question est en effet du nombre de celles qui ne sont pas susceptibles d'une démonstration rigoureuse. Mais je déclare qu'après avoir rapproché et interprété, sans parti pris, les nombreux documents recueillis dans mes lectures, l'origine moderne de la variole m'a paru s'en dégager, comme la conclusion de beaucoup la plus probable.

Telle était aussi l'opinion bien arrêtée du savant Gruner qui la défend comme une vérité évidente, sans dissimuler le désaccord qui divise les médecins sur ce point.

Parmi les partisans de l'antiquité, il compte Manard, Fernel, Forestus, Zacutus de Lisbonne, Fracastor, Augénius, Meibomius, Sennert, Wedel, Hahn, Triller, Marc-Antoine Plenciz.

Dans le camp opposé, figurent Rodericus de Fonseca, Jérôme Mercuriali, Lister, Stahl, Mead, Clerc, Freind, Werlhof, Van-Swieten (2).

Il serait difficile de choisir entre des autorités qui se

(1) Hippocrate, *Trad.* E. Littré, t. V, p. 60.
(2) Gruner, *Morborum antiquitates*, p. 16-18. Vratislaviæ, 1774.

recommandent également au respect de la science ; et la critique devrait, avant tout, peser et non compter les suffrages (*non numerandæ sed perpendendæ*). Ce n'est pas sur ce terrain que la question doit être posée, et le jugement à intervenir ne peut être dicté que par l'examen direct des pièces de conviction.

Simplifions tout d'abord le débat, en écartant les témoignages qui prétendent résoudre *à priori* par des vues théoriques plus ou moins arbitraires, un problème qui est tout entier dans les textes et leur interprétation légitime.

Lazare Rivière, une des gloires de notre école au XVIIe siècle, professe l'antiquité de la variole, qui était, de son temps, un grand sujet de dispute ; mais uniquement parce que cette opinion concorde avec l'humorisme qu'il enseignait. Comme, d'après lui, la variole ne peut avoir sa source que dans le *vice du sang de la mère* (*sanguinis materni impuritatibus*), et que cette cause est inhérente à la nature humaine, il s'ensuit que cette maladie doit avoir existé de tous les temps.

Rivière reconnaît pourtant que les anciens ont *à peine* fait mention de la variole et de la rougeole. Ces éruptions, dit-il, n'étaient pour eux que des *accidents* des fièvres synoques ou malignes, remplissant l'office de crises, et ne représentant en conséquence aucune individualité assez tranchée pour constituer une espèce morbide distincte.

L'auteur va plus loin, et affirme que la variole et la rougeole, grâce à la douceur du climat de la Grèce, n'étaient que de simples indispositions, ne réclamant pas même les secours de l'art. Dans la suite des temps, ces maladies se sont aggravées, en étendant leur sphère d'action, parce que les impuretés du sang maternel, n'étant plus neutralisées par la salutaire influence de l'atmosphère, ont contracté une *qualité vénéneuse* (*accedente venenata qualitate*) (1).

Quelle que puisse être l'excuse atténuante des doctrines en vogue du temps de Rivière, on regrette de lui voir prêter l'appui de son nom à de pareilles fantaisies. On conviendra que si l'antiquité de la variole n'avait pas à son service de meilleurs arguments, elle serait déjà condamnée.

Melchior Sebizius soutient la même opinion, et n'est pas plus heureux, comme on va le voir, dans son exposé de motifs :

« I. — Les anciens ont souvent mentionné la variole sous le nom d'*exanthème*.

» II. — La principale source de la variole est dans la persistance de certaines impuretés dans le sang qui a nourri le fœtus, pendant la vie intra-utérine. L'éruption est destinée à en débarrasser l'économie par l'émonctoire cutané. D'où il suit que les anciens Grecs et Latins qui partagent, avec le reste des humains, les charges primordiales de la génération, ont dû jouir du bénéfice de la dépuration variolique qui les allége.

» III. — L'éruption n'est souvent qu'un accident de la fièvre synoque, et ne traduit pas une espèce morbide particulière, ce qui explique pourquoi les Grecs n'en ont parlé qu'avec une sorte de négligence.

» IV. — La douceur du climat de la Grèce, et l'art, si avancé alors, de régler la diète, avaient rendu cette fièvre éruptive si légère qu'elle n'a pas attiré l'attention sérieuse des médecins contemporains. »

Cette argumentation, qui rappelle en bien des points celle de Rivière et n'en vaut pas mieux pour cela, est un

(1) Lazari Riverii *Oper. med.*, sect. 3, cap. III, p. 461. Genevæ, MDCCXXXVII.

tissu de contradictions et d'hypothèses qui se réfutent elles-mêmes.

Sebizius commence par affirmer que les Grecs ont désigné la variole sous le nom d'*exanthème*. Cette raison les vaudrait toutes ; mais c'est précisément ce que l'auteur était tenu de démontrer, et il n'en donne d'autre preuve que sa parole.

S'il était vrai que la variole est une loi naturelle primordialement imposée au genre humain, son existence dans l'antiquité, malgré le silence des textes, serait *à priori* un fait indiscutable. Pour adopter cette hypothèse, il faudrait faire à l'humorisme de Sebizius des concessions qui dépassent la mesure de ma déférence pour son autorité.

Comment ose-t-il soutenir que la variole n'était, sous le ciel clément de la Grèce, qu'une simple indisposition dédaignée par les médecins, alors qu'elle est si meurtrière dans les conditions climatériques dont on connaît l'analogie avec celles de la région où Hippocrate pratiquait la médecine?

De quel droit enfin Sebizius fait-il peser sur l'infériorité supposée de la diététique moderne, la redoutable aggravation de la variole que nous traitons? Y a-t-il un rapport rationnellement déterminable entre la prétendue cause et le désastreux effet qu'on lui attribue?

L'auteur de ce raisonnement n'en était pas moins un des médecins les plus considérés du XVIIe siècle, un érudit très-estimé de Haller, et remarquable par sa fécondité. Mais la prévention est une mauvaise préparation à la recherche de la vérité. On ne se méfie pas assez de l'entraînement d'une prémisse vicieuse et, comme dit Malebranche, « quand on n'est pas dans la bonne voie, plus » on fait de chemin, plus on s'égare. »

Il n'y aurait qu'un moyen de démontrer, sans réplique, l'antiquité de la variole ; ce serait d'en vérifier les traces authentiques dans les écrits des classiques anciens. A défaut, on devra bien reconnaître qu'elle n'existait pas de leur temps.

Voilà, en effet, une fièvre éruptive remarquable entre toutes, qui prélève un huitième environ de la mortalité générale ; détruit la vue ou l'ouïe ; souille le visage d'empreintes difformes et ineffaçables ; donne l'élan à une foule de maladies consécutives trop souvent incurables; frappe enfin tout le monde, « sauf, comme disait Lacondamine, ceux qui ne vi- » vent pas assez pour l'attendre. » Et un pareil type morbide aurait échappé à l'observation si pénétrante des anciens (1) !

Si d'autre part, on soutient qu'ils l'ont connu et mentionné, est-il croyable qu'Hippocrate, Celse, Arétée, Galien, Cœlius Aurelianus, Aétius, Alexandre de Tralles et tant d'autres à qui nous devons des descriptions nosographiques aussi claires que précises, se seraient contentés de quelques indications si vagues et si ambiguës que la postérité n'aurait pu s'y reconnaître?

Remarquez de plus que les maladies populaires qui ont

(1) Il va sans dire que l'universalité du tribut imposé par la variole compte des exceptions. Des familles entières en ont fourni des exemples. Diemerbroeck nous apprend que sa grand'mère, son grand oncle, son père, ses deux cousins germains, tous plus qu'octogénaires, n'avaient jamais eu la variole, et lui-même en était encore exempt à 70 ans, malgré ses longs et nombreux rapports avec les varioleux qu'il avait soignés. Mais on sait que l'âge avancé n'est jamais une garantie d'immunité définitive. Lacépède se croyait épargné lorsqu'il fut mortellement frappé à 70 ans. — Werlhof avait vu un paysan qui avait toujours joui d'une bonne santé et qui se tira parfaitement de la petite vérole dans sa quatre-vingtième année (*Disquisitio cit. de variolis et anthracibus*, p. 21). Dezoteux et Valentin parlent d'un homme qui eut, à 94 ans, une variole dont il guérit (*Traité de l'inoculation*, p. 111, an VIII). — Pendant une épidémie qui régnait à Cette, en 1838, le Dr Lassalvy, a observé en même temps la variole sur un enfant le surlendemain de sa naissance, et sur un vieillard de 80 ans. (Bousquet, *Nouv. traité de la Vaccine*, p. 277.)

accompli leur œuvre sous les yeux des anciens, vivent encore dans les souvenirs historiques qu'ils nous ont laissés. Si l'on y cherche vainement la variole, et ses épidémies si fréquentes et si cruelles, il n'y a pas, ce me semble, deux manières d'expliquer cette omission.

On essaie de se rejeter sur la concision habituelle d'Hippocrate qui s'attacherait surtout aux vues d'ensemble, aux principes généraux, et négligerait trop souvent les détails de l'observation.

Je n'examine pas la portée du reproche adressé au peintre des *Constitutions épidémiques*; mais on m'accordera, je pense, que deux lignes dans le style des aphorismes, la simple mention de la dépression centrale du bouton varioleux, auraient suffi pour dissiper toute incertitude. Galien, plus prolixe que son maître, aurait complété le signalement. S'il a imité son silence sur un fait d'aussi haute importance, on peut être sûr qu'il n'avait rien à en dire.

Les partisans de l'antiquité de la variole ont parfaitement compris la force de l'objection et ils s'en sont débarrassés, d'un tour de main, en affirmant que les textes démonstratifs fourmillent dans les écrits des anciens, et que ceux qui le nient n'ont pas su les trouver.

En 1733, Godefroy Hahn de Breslau publia une dissertation où sont groupés les témoignages qui prouvent, selon lui, pour la première fois, que les Grecs connaissaient la variole et la désignaient sous le nom d'*anthrax* (1).

Gottlieb Werlhof répondit à cet écrit en praticien con-

(1) Cette dissertation devenue rare porte le titre suivant : « *Variolarum antiquitates nunc primum e Græcis erutæ a Joanne Gothofredo Hanh, phil. et med., doctore et natur. curios. socio.* — Brigæ imprimebat Gothofredus Trampius. 1733, in-4°. »
Gruner, qui ne partageait pas l'opinion de son compatriote, le dépeint toutefois comme un médecin très-considéré et très-répandu à Breslau, très-versé dans l'étude de l'antiquité et cherchant de bonne foi la vérité.

sommé, également versé dans les études philologiques. Après avoir loyalement rendu hommage au talent et à la sincérité de son adversaire, il n'eut pas de peine à démolir, pièce à pièce, son ingénieux édifice, en démontrant sans réplique, que cette opinion toute personnelle sur l'identité du bouton variolique et du charbon, ne résiste pas aux démentis d'une vérification impartiale (1).

Hahn ne se tint pas pour battu, et riposta l'année suivante, par un autre travail où il prétend établir les caractères distinctifs du *charbon pestilentiel* et du *charbon varioleux* (2). Mais le coup était porté, et l'assentiment presque unanime du corps médical resta acquis à Werlhof. Comme tant d'avocats, dont l'habileté n'est pas douteuse, Hahn avait compromis, par excès de zèle, la cause dont il rêvait le succès.

Suivons-le un moment sur le terrain où il s'est placé, pour apprécier sa méthode et ses preuves. Le ton tranchant de ses formules pourrait donner le change, si l'on ne pesait pas avec attention la valeur de ses arguments. Comme la thèse qu'il soutient n'a pas, que je sache, de champion plus autorisé, il me suffirait d'avoir raison contre lui. Il n'hésite pas à reconnaître que les médecins de son temps les plus instruits croyaient à la nouveauté de la variole, dont ils fixaient l'avénement à l'époque de la domination des mahométans en Asie. C'est, dit-il, qu'ils ignoraient ou comprenaient mal les textes anciens

(1) *Disquisitio medica et philologica de variolis et anthracibus, ubi de utriusque affectus antiquitatibus, signis, differentiis, medelis disserit* Paul. Gottlieb Werlhof, D. medicus in aula Hannoverana regius. Hannoveræ, MDCCXXXV.

(2) Hahn (Jo. Gothofr.), *Carbo pestilens a carbunculis sive variolis veterum distinctus.* Vratislav, MDCCXXXVI.

qui désignent clairement cette maladie. Comment l'érudition de Hahn justifie-t-elle ces graves reproches, et quelle confiance méritent les interprétations qu'il propose? C'est ce qu'il s'agit d'examiner.

Nul doute que l'antiquité médicale n'ait nommé et décrit bien des éruptions fébriles, que nous classerions aujourd'hui parmi les fièvres exanthématiques. Je n'en voudrais d'autre preuve que le passage suivant d'Hérodote, qui nous a été conservé par Aétius (1) :

« Chez les fébricitants, vers la fin de la maladie, on » voit très-souvent survenir des éruptions autour des » lèvres et des narines. Mais au début des fièvres graves » qui dépendent d'une profonde dépravation des hu» meurs, le corps entier ou les membres se couvrent de » *petites taches semblables aux morsures des cousins*. Dans les » fièvres malignes et pestilentielles, ces éruptions s'ul» cèrent souvent et prennent l'aspect de *charbons* (ανθρακωδη). » Toutes ces éruptions attestent la surabondance des » humeurs viciées qui corrodent l'économie. Les plus » mauvaises de toutes sont celles qui s'établissent au » visage. Celles qui sont abondantes, étendues, persis» tantes ou provoquant un sentiment de brûlure, sont » pires que celles qui sont moins nombreuses, moins » étendues, promptes à disparaître ou accompagnées » d'une simple démangeaison. Celles qui se montrent » pendant la constipation ou conjointement avec des » évacuations modérées sont salutaires. Celles qui s'ac» compagnent de diarrhée ou de vomissements pénibles » sont fâcheuses. Quand leur apparition resserre le ventre, » cela est d'un bon augure. Dans les fièvres malignes, où » les éruptions se rapprochent du charbon, nous pres-

(1) Hérodote était un médecin du premier au deuxième siècle de notre ère.

» crivons dès le début la saignée, sans interdire les ali-
» ments, parce que l'abstinence augmente la putridité
» et épuise les forces qu'il importe de ménager dans
» toutes les fièvres et principalement dans celles qui
» sont pestilentielles... Nous adoucissons par des lotions
» chaudes les éruptions du visage. Quant à celles du reste
» du corps, nous y appliquons des éponges imbibées
» d'eau chaude, surtout quand le malade accuse de la
» démangeaison (1). »

On ne peut évidemment rapporter qu'au groupe des exanthèmes, ces *taches* rappelant les piqûres des cousins ; cette éruption devenant ulcéreuse et prenant parfois l'aspect de *charbons*, dans les fièvres malignes et pestilentielles ; ces *efflorescences* d'autant plus fâcheuses quand elles siégent à la face, qu'elles sont plus abondantes ou plus volumineuses. On s'explique donc que certains auteurs aient cru retrouver ici la petite vérole. L'éruption d'apparence charbonneuse semble appartenir à la variole confluente et maligne dont les croûtes prennent une couleur noire.

J'accorde volontiers que ces traits conviennent assez bien à la variole. « Mais, comme l'a dit M. Littré, il est
» certain aussi que ce tableau n'est pas assez caractéris-
» tique pour fixer la conviction, surtout quand il s'agit
» d'une maladie ayant, comme la variole, un type très-
» déterminé (2). »

L'opinion assez plausible que pourrait suggérer un premier aperçu est bien ébranlée par les réflexions subséquentes. La nature maligne et pestilentielle, assignée par Hérodote aux fièvres dont l'éruption abondante et étendue prend la teinte noire, donne plutôt à penser

(1) Aetii Amideni lib. V, cap. cxxx, Basileæ, MDXXXV : *Curatio pustularum in febribus quas exanthemata vocant ex Herodoto.*

(2) Hippocrate, *Trad.* Littré, t. V, p. 62.

qu'il ne s'agit que des complications gangréneuses, si communes dans ce genre de maladies, provoquées par l'exhaustion des forces et l'état putride qui en est l'effet ordinaire (1). Dans tous les cas, la seule conclusion certaine qu'on puisse tirer de ce passage, c'est que les anciens connaissaient des fièvres éruptives, ou tout au moins des éruptions accompagnées d'état fébrile, et qu'ils les observaient même sous forme épidémique. Dans cette catégorie se rangent certaines fièvres qualifiées par la forme de l'éruption concomitante : *Febris puncticularis*, — *Febris peticularis*, — *Febris miliaris sive purpurata*, — *Febris urticata*, etc. Les anciens ont signalé aussi une foule d'efflorescences, ou, comme ils disaient, de *vices de la peau*, (*vitia cutis*) *eczema*, *epinyctides*, *papulæ*, *pustulæ*, *vitiligo*, *alphus*, *leuce*, *psora seu scabies*, *lichenes*, *lepra Græcorum*, etc. Il est à regretter que la multiplicité des noms portés par la même maladie soit, pour les médecins, un grand sujet d'embarras, et qu'elle obscurcisse le sens de certains textes originaux.

Mais on dirait que les défenseurs de l'antiquité de la variole ont eu leurs raisons pour se contenter d'approximations. Ils ont trouvé commode de s'épargner de longues et minutieuses confrontations de symptômes, et n'hésitent pas à interpréter en leur faveur les plus simples apparences. « Ne voyant jamais une description précise » de la variole, ils la trouvent partout, parce qu'elle n'y » est point (2). »

(1) Si je me sers au besoin des mots, *putridité*, *malignité*, c'est qu'ils expriment, à mon sens, un état bien défini de l'organisme, quelle que soit la théorie qu'on en donne. Ces expressions sonnent mal aujourd'hui à quelques oreilles délicates ; mais les faits qu'elles traduisent n'ont pas vieilli, et la clinique actuelle ne peut répudier cet héritage de la pathologie ancienne. Ce n'est pas ma faute si ce langage qui a, dit-on, fait son temps, me parait encore préférable à celui qui aspire à le remplacer.

(2) Paulet, *Hist. de la petite vérole*, t. I, p. 57. MDCCLXVIII.

Ainsi, par exemple, si Oribase mentionne *certaines pustules qui naissent sur la peau des enfants* (1), ils reconnaissent la variole, sans considérer que l'auteur ne dit rien de la fièvre, ce qui prouve qu'il n'a entendu parler que de ces éruptions régulières ou anomales qui tiennent une si grande place dans la pathologie du jeune âge.

La détermination de la véritable *nature* d'une éruption n'est pas un problème aussi simple qu'on paraît le supposer; et j'en fais dès à présent la remarque, parce qu'elle se rattache à un principe fondamental qu'on ne saurait trop rappeler.

On croit généralement avoir établi le diagnostic d'un exanthème quand on en connaît les formes extérieures; cette opinion est grosse d'erreurs pratiques.

Aujourd'hui même où la dermatologie clinique a conquis, après bien des vicissitudes, une précision qu'elle ne pouvait se promettre chez les anciens, on s'exposerait à des méprises impardonnables, si l'on préjugeait exclusivement, d'après les caractères apparents des éruptions, la nature du mode morbide qu'elles traduisent. Les praticiens connaissent bien ces pustules *varioliformes*, qui cachent les affections les plus disparates sous les dehors de la variole. Mais puisque l'observation moderne est tenue, en pareil cas, à de grandes réserves, comment espérer démêler la variole dans les esquisses vaguement tracées par les anciens?

Comme exemple des bévues auxquelles peut conduire l'ignorance ou l'oubli de ces principes, je rappellerai un fait qui remonte seulement à quelques années.

Les praticiens ont remarqué que parmi les pustules provoquées par les applications topiques de la pommade stibiée d'Autenrieth, il en est qui présentent une res-

(1) Oribase, *Synopsis*, V, 6, p. 176, *Collect. Steph.*

semblance frappante avec celles de la vaccine. Il n'en fallut pas davantage pour qu'on se crût sur la voie de la découverte d'un succédané du vaccin. On s'empressa d'inoculer le liquide renfermé dans ces boutons. Ai-je besoin d'ajouter que cette étrange expérience ne donna que des résultats insignifiants? On ne s'y serait pas exposé si l'on avait pris la peine de réfléchir que l'humeur vaccinale ne tient sa spécificité virulente que du mode morbide interne qui l'élabore, et non de la forme et de la texture anatomique du réservoir qui la contient.

Demandons, avant d'aller plus loin, quelques renseignements à Celse dont le langage précise clairement le sens de certains mots qui désignaient, de son temps, les éruptions les plus répandues dans la pratique. Outre que nous serons en garde contre des confusions trop légèrement accueillies, nous aurons de plus la preuve que le médecin romain n'a pas connu la variole, puisqu'on cherche en vain, parmi les indications techniques qu'il donne, celles qui pourraient se rapporter à l'éruption de cette fièvre.

Nous apprenons tout d'abord que le mot pustule (*pustula*), qui semblait impliquer, sur la foi de l'étymologie, un dépôt de pus, était un terme générique représentant les diverses espèces de boutons qui peuvent éclore sur la peau. Celse note avec soin les caractères qui distinguent les pustules suppurantes de celles qui ne suppurent pas.

Plusieurs espèces de pustules se montrent principalement au printemps. Il en est qui recouvrent tout le corps ou une région limitée, et donnent à la peau une sorte de rugosité. Elles rappellent les *piqûres des orties* ou les *miliaires provoquées par la sueur*. Ce sont les *exanthèmes* des

Grecs. Tantôt leur couleur est rouge, tantôt elle ne diffère pas de celle de la peau (1).

Je n'ai pas à m'enquérir, en ce moment, de la véritable nature de ces pustules ; mais on m'accordera bien que si Celse avait voulu sous-entendre la pustulation variolique, il ne l'aurait pas assimilée aux piqûres d'orties ou aux miliaires sudorales.

Les anciens ont beaucoup parlé d'une éruption qu'ils ont appelée *épinyctide*, et qu'on n'a pas manqué aussi de rapporter à la variole.

Elle est formée, dit Celse, par des pustules de mauvais caractère, noirâtres ou blanches, qui se montrent principalement la nuit, d'où leur est venu le nom qu'elles portent (2).

Il n'est pas possible de préciser l'espèce d'exanthème ainsi désigné, et il est certain que cette description ne s'adapte nullement aux éruptions de même nom, observées par les modernes. Il n'est pas moins évident que la variole n'offre pas ces caractères (3).

L'auteur latin signale aussi des phlyctènes (φλυκταιναι)

(1) Cornel. Celsi *De Medicina*, lib. V, cap. XXVIII. *De pustularum generibus*.

(2) Celsi lib. V, cap. XXVIII, 15.

(3) « On trouve, dit Alibert, dans les livres de l'art, des descrip» tions inexactes d'épinyctides, dont il ne faut ici tenir aucun » compte. » (*Monographie des dermatoses*, t. I, p. 132, 1832.) Mais à moins de supposer que Celse a décrit une éruption imaginaire, il faut bien accepter les caractères qu'il lui assigne. Alibert la place parmi les eczémas. Il a eu, sans doute, ses motifs. Mais comme l'eczéma qu'il décrit sous ce nom n'est pas le même que celui de l'auteur latin, la nature de l'épinyctide ancienne reste toujours indécise. Peut-être a-t-elle disparu de la pathologie. Ce qui est certain, c'est que Lorry, grande autorité en matière de maladies cutanées, assure ne l'avoir jamais vue. « *Mihi vero epinyctidem » qualem veteres medici describunt, serò periodicè dolores concitantem » atroces, de die quiescentem, videre nunquam contigit.* » (*Tractatus de morbis cutaneis*, p. 264. Parisiis, MDCCLXXVII.)

livides, pâles, noires ou de toute autre couleur anormale, mettant à nu par leur rupture une espèce d'ulcération.

On retrouve bien dans cette éruption quelques traits de la *variole noire;* mais on ne peut pousser plus loin l'assimilation, puisque Celse lui assigne pour cause l'*action du feu*, du *froid* ou de *certains topiques* (1).

Les anciens donnaient le nom de *phlyzacie* (φλυζακιόν) à certaines pustules assez dures, blanchâtres et pointues dont la pression donne issue à un liquide. Elles dégénèrent parfois en ulcères secs ou humides qui tantôt s'accompagnent seulement de prurit, tantôt sont douloureux avec tous les signes de l'inflammation. Dans ces cas, il en sort du pus, de la sanie ou un mélange de ces deux liquides. C'est surtout chez les enfants qu'on les observe, et leur siége ordinaire est aux extrémités (2). Ce dernier trait suffirait pour écarter tout soupçon de variole.

Celse à décrit encore, sous le nom de *phyma*, une élevure *plus grosse que le furoncle*, laissant écouler du pus, et attaquant plus particulièrement les enfants (3).

Les interprètes latins, et Celse lui-même, ont souvent rendu *phymata* par *tubercula*, c'est-à-dire *petites tumeurs*, que les Français ont traduit littéralement par *tubercules*, ce qui ne s'accorde nullement avec l'idée nouvelle attachée à ce mot. La description de Celse paraît s'adapter à une espèce bien définie de *bouton*, en dépit de l'étymologie qui désigne une éruption extérieure quelconque (4).

(1) Celse, lib. V, cap. XXVIII. — *De pustularum generibus.*

(2) La forme que Celse assigne à cette éruption, la distingue de celle que Villan et Bateman mentionnent sous le même nom et qui est constituée par des pustules larges, d'un rouge très-vif, et remplacées, en se desséchant, par une croûte épaisse dure et foncée. La phlyzacie est le caractère des pustules de la dermatose que les auteurs appellent *ecthyma.*

(3) Celse, ibid., *De phymate.*

(4) Le mot *phyma* dérive en effet de φυω, naître, et désigne *tout ce*

Il faut être très-porté à se faire illusion pour retrouver la variole dans les éruptions que je viens de passer en revue. Nul doute que les fièvres exanthématiques ne se touchent par quelques éléments communs qui justifient leur rapprochement dans un des groupes les plus naturels de la nosologie ; mais ces similitudes n'excluent pas leurs différences radicales.

La question n'est donc pas de savoir si les anciens ont vu des éruptions comparables, par quelques côtés, à la variole. Je suis même prêt à admettre qu'ils ont connu des espèces morbides de cet ordre, aujourd'hui perdues. Mais ont-ils observé l'entité varioleuse, sa marche, ses périodes, en un mot, ce cortége de symptômes originaux qui lui donnent une physionomie si tranchée? « Il y a » bien, disait Gui Patin, chez iceux (les anciens), quelques » pustules, quelques taches ; mais il n'y a, en aucun en» droit, *talis congeries symptomatum qualis est in nostris va*» *riolis* (1). »

Hahn l'a si bien compris qu'il s'évertue à composer l'image complète de la variole, en réunissant quelques traits épars empruntés à diverses fièvres éruptives de l'antiquité : synthèse arbitraire qui ne saurait remplacer le modèle.

Toutes les fois qu'il lit, dans l'œuvre d'Hippocrate, le récit de maladies succédant à de longues pluies, s'accompagnant de pustules ulcérées, de boutons recouvrant la peau, surtout chez les enfants et les adolescents, de pustules larges et autres efflorescences pareilles, il ne peut, dit-il, se défendre de songer à la variole, à la scarlatine,

qui fait éruption au dehors. (Hippocrate, *Aphor.*, traduits par Lallemand et Pappas, p. 26. Note, 1839.)

Cette leçon est adoptée par Castelli : « *Phyma comprehendit absces-* » *sus, pustulas, ulcera, etc.* (*Lexicon,* au mot *Phyma.*)

(1) Gui Patin, *Lettres,* t. I, lettre CLXXIV. 1846.

à la rougeole (1). Même soupçon quand il voit Hippocrate signaler le danger des déjections bilieuses pendant le cours de ces éruptions, et opposer les suites funestes de leur rétrocession ou de leur avortement, aux effets salutaires de leur évolution régulière et de leur maturation progressive.

Hahn serait dans son droit si ces observations s'appliquaient exclusivement aux trois fièvres éruptives qu'il désigne ; mais il sait bien que toutes les éruptions aiguës ou chroniques, n'importe leur nature, s'aggravent par leur refoulement ou leur développement incomplet. La peau est devenue l'aboutissant d'une fluxion qui ne peut, dans aucun cas, être entravée ou comprimée sans exposer sérieusement les jours du malade, par le transport à l'intérieur des actes morbides délogés de leur siége primitif. De là, le précepte absolu de respecter ces localisations cutanées, ou de n'agir qu'avec prudence et graduellement, dans le traitement qu'on leur oppose.

Hippocrate décrit des pustulations générales qui apparaissent dans le cours des fièvres continues et qui se terminent par la mort, si elles n'aboutissent pas à la suppuration. « *Quibus per febres assiduas pustulæ toto corpore enas- » cuntur, lethale est, nisi quid purulentum abscedat* (2). » « Comment, s'écrie Hahn, ne pas reconnaître la variole ! »

Il sait bien cependant que ce sont précisément les varioles les plus bénignes qui se passent de la suppuration. La varioloïde s'arrête au moment même où l'in-

(1) Hahn a reconnu une telle solidarité entre ces trois fièvres éruptives, qu'il a recours aux mêmes preuves pour établir leur ancienneté. C'est précisément un des arguments qui me paraissent démontrer le mieux leur origine moderne, quand on l'a prouvée pour l'une d'elles.

(2) Magni Hippocratis..., Foesio authore. Francofurti, 1596, p. 120.

tensité des symptômes semble annoncer l'imminence de cette période. D'autre part, c'est pendant le cours de la suppuration que les malades succombent le plus souvent. Sydenham est très-explicite sur ce point. Qu'il y ait des tumeurs ou des pustules qui doivent naturellement se terminer par la formation du pus, c'est ce qui est aussi vrai dans nos doctrines actuelles que dans l'humorisme d'Hippocrate. La coction, comme on disait, doit succéder à la crudité, sans quoi le pronostic est funeste. Qu'une variole parvenue normalement à sa période suppurante, s'aggrave quand une complication accidentelle l'arrête dans son cours et provoque la résorption, c'est un fait clinique vulgaire. Mais ce n'est pas là, je le répète, un attribut exclusif de la variole. Remarquez encore qu'on a essayé bien des moyens pour prévenir la suppuration et ses dangereuses péripéties. Sydenham ne fit pas autre chose quand il proscrivit la méthode échauffante qui avait été si funeste.

On trouve, dans un aphorisme d'Hippocrate, l'indication nominale de plusieurs éruptions survenant au printemps, parmi lesquelles il en est qui s'accompagnent de sécrétions purulentes.

« Au printemps les lèpres, les lichens, les dartres » farineuses, les exanthèmes ulcéreux en grand nombre » et les abcès (1). » *Vere quidem lepræ, impetigines, vitiligines et pustulæ ulcerosæ plurimæ et tubercula.*

Les traducteurs français sont loin d'être d'accord sur le sens des termes employés par Hippocrate, sauf sur les mots *pustulæ ulcerosæ*, *pustules ulcéreuses*, *exanthèmes ulcéreux*. Ceux-ci, au dire de Hahn, ne peuvent appartenir qu'à la variole. Mais n'est-il pas une foule d'efflorescences cuta-

(1) Hippocrate, *Aphorismes*, section IIIe, aphorisme 20, trad. de Daremberg. Paris, 1855.

nées qui sécrètent un liquide séreux ou purulent, se recouvrent de croûtes, et n'ont rien de commun avec la pustule varioleuse? Le printemps est de nos jours, comme autrefois, la saison d'élection de ces fluxions dermatosiques, qui, sous forme de boutons, de taches, de papules, de vésicules, traduisent certains états morbides, passagers ou diathésiques, complétement étrangers au mode varioleux.

Quand nous voulons aujourd'hui tracer l'histoire des fièvres éruptives, nous réunissons d'abord les traits communs qui les rattachent à la même classe nosologique. Pour les distinguer entre elles, nous mettons en relief, les attributs respectifs qui leur donnent une individualité bien marquée. Hahn procède autrement pour les besoins de sa cause, et il est en cela d'autant moins excusable qu'il est familier avec ces principes. Quelques analogies lui suffisent pour faire rentrer bon gré mal gré dans la variole, les éruptions symptomatiques des maladies les plus disparates. N'est-ce pas le cas de répéter après Montaigne : « Quelque diversité d'herbes qu'il y ait, » tout s'enveloppe sous le nom de *salade* (1). »

Arétée a décrit les derniers moments des malades atteints d'*aphthes pestilentiels* à l'arrière-gorge, et Hahn prétend que ce tableau ne peut représenter que la fin des varioles.

« Fétidité horrible de l'haleine, intolérable pour le sujet lui-même ; pâleur ou lividité de la face ; fièvre violente ; soif dévorante excitée par l'ardeur interne, mais refus de boissons par crainte d'exaspérer la douleur gutturale et de provoquer le reflux très-pénible des liquides par les fosses nasales ; inspirations profondes et expirations courtes ; raucité de la voix ou aphonie

(1) Montaigne, *Essais*, chap. XLVI.

» complète; accroissement de tous ces symptômes jusqu'à » la mort qui est soudaine (1). »

J'accorde à Hahn qu'on ne dépeindrait pas autrement la terminaison funeste des varioles confluentes. Mais comment n'a-t-il pas vu que la plupart des phénomènes indiqués par Arétée, tiennent uniquement au siége spécial des ulcères sur l'arrière-gorge, et qu'en conséquence, on doit les observer dans toutes les fièvres graves qui se localisent sur cette région. Quel est le praticien qui n'a pas constaté cet ensemble de symptômes aux approches de la mort, chez les sujets atteints de scarlatine maligne dont l'angine gangréneuse est la complication familière?

Comme il était difficile, après tout, de vérifier l'identité de la variole antique sous ses noms présumés, Hahn s'est avisé d'un expédient qui révèle son embarras. Il soutient donc que l'*anthrax* des Grecs et le *carbunculus* des Latins représentent la pustule variolique, toutes les fois qu'on ne peut sous-entendre leur association à la peste. Consultons d'abord sur ce point notre lexicographe classique :

« *Carbunculus*, dit Castelli, *significat tumorem illum igneum* » *et malignum qui dicitur anthrax aut carbo* (2).

Le savant philologue parle comme tout le monde, et il ne lui est pas venu à l'esprit d'insinuer un rapprochement quelconque avec le bouton varioleux.

Il est certain que lorsque les Grecs et les Latins écrivent les mots *anthrax* et *carbunculus*, ils désignent, sans équivoque possible, la tumeur à laquelle nous donnons comme eux le nom de charbon. Le nosographe moderne

(1) Aretæi Cappadocis, *De causis et signis acutorum morborum lib. primus*, cap. IX. *De pestilentibus faucium vitiis*. MDCIII.

(2) Castelli, *Lexicon medicum*, au mot *Carbunculus*.

le plus exigeant n'aurait rien à changer aux descriptions qu'ils nous ont laissées (1).

La synonymie gratuitement imputée aux anciens par Hahn est le pivot de son argumentation; mais on peut dire que son plaidoyer ressemble plutôt à une gageure qu'à la défense d'une conviction sérieuse. Il n'est pas aujourd'hui un praticien qui acceptât la discussion dans ces termes. Werlhof prit au sérieux l'œuvre de son compatriote et se conforma aux habitudes de son temps, en lui opposant la dissertation dont j'ai parlé et qu'on peut offrir comme un modèle (2). Je ne le suivrai pas dans sa longue polémique. Il me suffira pour le moment de prendre note des principaux contrastes qui séparent le bouton varioleux et le charbon.

1° Bien loin d'être imposé à tous les hommes comme l'éruption variolique, l'anthrax est une maladie relativement rare.

2° Une première atteinte n'est point une garantie contre la récidive, et il peut se reproduire plusieurs fois comme symptôme de maladies très-diverses.

3° La marche de l'anthrax diffère essentiellement de celle de la variole. Il n'a pas comme celle-ci, une période d'invasion bien dessinée par ses symptômes et sa durée. Son éruption, qui est le plus souvent soudaine, n'éteint ni ne diminue le mouvement fébrile, mais le rend au contraire plus actif. On ne peut admettre dans l'anthrax une période de suppuration, car par lui-même il ne produit pas de pus, et celui qui s'écoule provient des parties ambiantes auxquelles l'inflammation s'est communiquée. La mortification de la partie où siége l'anthrax, est son

(1) Voy. Celse, lib. V, cap. XXVIII.

(2) Werlhof, *Disquisitio de variolis et anthracibus*. — Quand on a lu cet écrit, on n'est plus surpris que les contemporains se soient rangés du côté de Werlhof.

caractère pathognomonique et n'appartient point heureusement à la pustulation de la variole commune. Il n'y a point non plus de période de dessiccation sur la fin de l'anthrax. L'eschare en tombant, découvre seulement un ulcère large et profond, lent à guérir, qui n'a pas d'analogue dans la terminaison de la pustule varioleuse.

4° L'anthrax est une maladie de tous les âges. Rien ne démontre que l'enfance y soit plus spécialement sujette.

5° Quand on a eu occasion de comparer la cicatrice de l'ulcère charbonneux et le creux variolique, on ne peut avoir la pensée de les confondre. A défaut d'expérience clinique, la lecture de leur description suffit pour en montrer les différences. J'ajoute que la cicatrice caractéristique de l'ulcération charbonneuse en est la suite constante et inévitable; tandis que le bouton varioleux ne laisse très-souvent aucune trace après lui.

On pourrait encore extraire du rapprochement de la variole et de l'anthrax, bien d'autres traits distinctifs qui séparent profondément ces deux maladies.

Dans le traitement de la variole ordinaire et même confluente, l'œuvre du chirurgien est à peu près nulle, à moins qu'il ne surgisse quelques complications accidentelles ou qu'on n'ait à craindre des suites graves. On sait, au contraire, qu'il est de précepte constant de porter sur la pustule gangréneuse du charbon, dès son apparition, soit le fer rouge fortement appliqué, soit un caustique potentiel très-actif. Cette pratique recommandée par Celse, a été suivie par tous les chirurgiens anciens et modernes. En est-il un seul qui oserait prescrire l'emploi de pareils moyens contre les pustules varioleuses?

Le traitement interne du charbon n'a pas moins d'importance que le traitement local, et ne diffère pas au fond de celui des fièvres ataxiques ou adynamiques.

La variole simple dont aucune complication n'entrave

l'évolution régulière, peut être le plus souvent livrée à elle-même ou ne réclame que des médications peu actives.

Si je voulais maintenant résumer en deux mots le parallèle que je viens d'esquisser, je dirais avec Werlhof, que la tumeur charbonneuse et le bouton varioleux diffèrent « par leur nature, leur mode de développement, leur » volume, leur siége, leur marche, leur traitement (1). »

Comment croire après cela que les anciens, qui ont si bien étudié l'anthrax, et qu'on suppose de plus avoir connu la pustule varioleuse, n'aient pas été frappés de leurs divergences nosographiques, et qu'ils leur aient affecté la même dénomination sans prendre souci de la confusion qu'ils devaient jeter dans leur pratique et leurs écrits ?

Malgré ma répugnance pour les longueurs, je n'en ai pas encore fini avec Hahn.

Aétius a remarqué que le charbon peut envahir les paupières et le globe de l'œil, et amener la cécité par l'évacuation des humeurs.

Comme il n'est pas rare que ce grave désordre soit l'effet de l'implantation des pustules de la variole sur la cornée, Hahn insiste avec intention sur cette analogie.

Cependant, s'il avait été moins absorbé par son idée fixe, il aurait reconnu que ces altérations des yeux, et la perte irrémédiable de la vue qui en est la conséquence, ne sont pas des caractères inhérents aux deux maladies qu'il voudrait confondre. Tout dépend ici du siége que le hasard ou quelque autre circonstance a assigné au bouton. Quand le virus charbonneux des animaux imprègne

(1) Werlhof, *Disquisitio cit.*, p. 46-52.

le globe de l'œil, comme on en cite des exemples, la pustule maligne consécutive prive aussi le malade de la vision. Faudra-t-il en conclure que cette pustule et le bouton varioleux ont de grandes affinités, alors que tout les sépare sous les rapports étiologique, anatomique et nosologique?

Galien parle souvent d'épidémies *charbonneuses*; mais comme il ne mentionne pas la coexistence d'une constitution pestilentielle, Hahn se hâte de prononcer qu'il ne peut être question que d'épidémies de variole. N'a-t-il donc jamais vu, comme nous l'observons nous-mêmes, certaines influences générales, multiplier les maladies gangréneuses dont les localisations s'établissent sur la peau sous forme de charbon, sans que les praticiens aient jamais imaginé de les assimiler aux boutons varioleux?

Dans le second livre des épidémies, Hippocrate décrit la constitution estivale de Cranon, et les charbons (ανθρακες, *carbunculi*) dont il parle, ne peuvent être, d'après Hahn, que les pustules varioleuses.

« A Cranon, des anthrax en été. Pendant les chaleurs, » il y eut des pluies abondantes et continues, surtout par » le vent du midi. Il se formait dans la peau, des humeurs » qui renfermées s'échauffaient et causaient du prurit; » puis s'élevaient des phlyctènes semblables à des bulles » produites par le feu, et les malades éprouvaient une » sensation de brûlure sous la peau (1). »

Quelles que soient les apparences qui rapprochent au premier coup d'œil cette éruption de celle de la variole, il ne peut pas rester la moindre indécision sur la nature de la maladie signalée par Hippocrate, et c'est Galien qui nous la révèle. Dans le commentaire qu'il nous a laissé

(1) Hippocrate, *De morbis vulgaribus, lib. secundus, sectio prima.*

de ce récit, il nous apprend que Cranon est situé dans un lieu creux et exposé au sud, ce qui explique, dit-il, la fréquence des charbons et des maladies putrides qui affectent les habitants (1). Est-il un médecin qui ait jamais subordonné les invasions de la variole à de pareilles conditions topographiques? Ces tumeurs causant du prurit, ces phlyctènes semblables aux bulles produites par des brûlures, appartiennent sans contredit aux maladies charbonneuses de tous les temps. « En vérité, dit à » ce propos Gruner, il faut avoir des yeux de lynx pour » découvrir dans ce passage d'Hippocrate tout ce que » Hahn prétend y voir. »

Il est évident que Hahn veut, à tout prix, retrouver la variole dans l'antiquité, et il n'hésite pas à prendre de toutes mains, les documents qu'il croit favorables à sa thèse, tant la prévention trouble les meilleurs esprits!

Rhazès, dont le nom est inséparable de l'histoire de la petite vérole, affirme, dès les premières lignes de son *Traité*, que Galien a nommé cette maladie dans plusieurs endroits de ses écrits, et il reproche aux médecins qui le nient, de ne pas connaître cet auteur, ou de l'avoir lu légèrement (2).

Hahn s'empare de ce témoignage sans prendre la peine d'en vérifier la valeur. Il exprime seulement le regret de n'avoir pu, faute de loisir, rechercher laborieusement (*operosè*) dans l'immense recueil du médecin de Pergame, les textes vaguement signalés par l'auteur arabe.

Mais avec un peu d'attention, il aurait vu que Rhazès lui-même s'était chargé de simplifier sa tâche. Étranger,

(1) Galien, édition de Kuhn, t. XVII, A., p. 36.

(2) Rhazès, *Traité sur la petite vérole et la rougeole*, p. 17, *ad calcem* du *Traité* cit. de Paulet.

de son propre aveu, à la langue de Galien, il avait dû se fier à des traductions arabes postérieures au VIe siècle. Or les interprètes, ne se doutant pas que la variole était nouvellement incorporée à la pathologie, avaient cru la reconnaître dans certaines dermatoses signalées par Galien, et en particulier dans cette espèce de bouton du visage, appelé par les Grecs, ιονθος, et par les Latins, *varus;* et ils avaient donné à ces éruptions le nom arabe de *giodari*, ou tout autre nom affecté de leur temps à la variole (1). Rhazès a donc commis un lourd anachronisme sur la foi de quelques traducteurs ignorants, et Hahn s'en est rendu complice.

Ce n'est pas tout encore. L'écrivain arabe s'étonne que Galien, « d'ordinaire si exact dans la recherche des causes des maladies et de leur meilleur traitement, se soit borné à des indications insignifiantes, à l'égard d'une affection aussi répandue que la variole et aussi digne d'attirer l'attention des médecins (2). »

Cette surprise de Rhazès aurait dû avertir Hahn qu'il fallait s'enquérir avant tout, du degré de confiance que méritaient les interprètes dont il avait accepté la version. Un homme rompu comme lui aux recherches d'érudition, n'est pas excusable d'avoir accepté sans critique, des renseignements provenant d'une source aussi suspecte.

Voici enfin, en faveur de la nouveauté de la variole, un dernier argument qui n'est pas, selon moi, le moins sérieux.

Si cette maladie eût existé du temps des anciens, on ne

(1) Werlhof fait remarquer que les mots arabes avec ou sans l'article, *Giodari, Giadari, Algiodari, Algiadari*, sont exclusivement affectés à la variole, et que jamais ils n'ont servi, dans cet idiome, à désigner le charbon. (*Disquisitio cit. de Variolis et Anthracibus*, p. 62.)

(2) Rhazès, *Ouv. cit.*, p. 20.

peut admettre qu'ils n'eussent rien dit des cicatrices si caractérisées qu'elle laisse après elle. Dans une société qui professait le culte de la forme et dressait des autels à la Beauté, l'œuvre dégradante de la variole eût soulevé un concert de malédictions, dont les écrivains de Rome et d'Athènes nous auraient transmis les échos. Les satiriques latins surtout, qui semblaient se complaire dans le tableau des maladies cutanées et des stigmates hideux dont elles marquent leurs victimes, auraient trouvé dans les suites de la variole un sujet toujours renaissant d'épigrammes. Les contemporains des Coclès, des Scævola, des Corvinus, des Cicero, des Nasica, des Lentulus, n'auraient pas épargné les allusions à ces *visages en écumoire*, illustrés par la caricature moderne.

Ce fait est si compromettant pour la thèse de Hahn qu'il a pris le parti de le nier. Il affirme donc que les anciens écrivent souvent ces mots : *cicatrices, coutures* (*cicatrices, suturæ*) et qu'il est impossible de n'y pas reconnaître les traces de la variole confluente. Il ne conteste pas qu'ils n'aient signalé d'autres espèces de cicatrices, ne fût-ce que celles qui résultent des brûlures (1) ; mais comme ils insistent sur celles qui succèdent au charbon, et que dans leur langage *tumeur charbonneuse* et *bouton variolique* sont synonymes, Hahn ne prévoit pas la moindre objection à son commentaire.

Il sait pourtant bien qu'une foule d'éruptions, aiguës ou chroniques, sans rapport avec la variole, laissent sur la région où elles siégent, des marques indélébiles. Les *scrofulides*, en particulier, ont pour caractère la production de cicatrices qui ne manquent jamais, qu'elles aient

(1) Oribase mentionne les *cicatrices qui succèdent aux dermatoses impétigineuses : cicatrices quæ ex impetigine fiunt* (cité par Gruner, *Morborum antiquitates*, p. 41. — *Apud Oribasium, Curat. morb.*, III, 36, p. 631. *Collect. Stephan.*).

été précédées ou non d'ulcérations. Leur forme déprimée, leur aspect réticulé, leur adhérence aux tissus sous-jacents, défigurent trop souvent les sujets qui en sont atteints. Ces cicatrices ont certainement leur place parmi celles que les anciens ont signalées, mais leur origine les éloigne radicalement de celles de la petite vérole.

Les dermatologues ont même remarqué que les ulcérations de la *scrofulide pustuleuse du visage*, se terminent par des cicatrices dont la réunion représente une surface, violacée d'abord, qui passe ensuite au blanc, et imite assez bien les cicatrices couturées de certaines varioles confluentes (1). Supposez que les anciens, qui les connaissaient sans doute, en eussent donné une description fidèle, ne se serait-on pas cru en droit d'affirmer leur origine variolique ?

Puisque les anciens ont en effet parlé d'empreintes cutanées tout à fait étrangères à la variole, et qu'ils n'ont jamais indiqué ces creux caractéristiques qu'une assimilation fort juste a comparés aux effets de la grêle, on ne peut non plus rien préjuger du mode de traitement qu'ils ont prescrit pour rétablir l'état normal des tissus.

Leurs écrits abondent en topiques résolutifs, adoucissants, caustiques, produits monstrueux de l'art pharmaceutique de leur temps. Mais rien ne prouve que ces agents soient destinés à réparer les méfaits de la variole; et l'efficacité qu'on leur attribue suffirait, à mon sens, pour démentir cette conjecture. Si l'on avait possédé jadis un spécifique capable de restaurer les visages grêlés ou couturés, nous l'aurions reçu de la tradition, et nous ne déplorerions pas, après tant d'essais infructueux, cette lacune de la matière médicale.

(1) Hardy, *Leçons sur les malad. de la peau*, p. 141, 1860.

Criton, médecin de Trajan, conseille une série de topiques contre les *rugosités*, les *fissures*, les *cicatrices noires*, et garantit l'infaillible vertu de certaines lotions contre les traces que laisse sur la figure l'espèce de boutons appelés *vari*. Quelques médecins, trompés par la similitude des noms, ont sous-entendu les marques de la variole, et Hahn a adopté cette interprétation avec empressement (1); mais la question est vidée depuis longtemps. L'éruption dont il s'agit diffère de celle de la petite vérole, par sa forme, sa marche, son origine, et le mode morbide interne qu'elle traduit.

Dioscoride vantait aussi des substances propres à effacer les cicatrices difformes du visage, qu'il a distinguées avec soin de celles qui succèdent aux blessures de guerre; rien ne permet de supposer qu'il ait eu en vue les marques varioleuses.

Pline, son contemporain, insiste sur les mêmes remèdes, et recommande aux femmes l'emploi de la *litharge* comme le meilleur correctif des empreintes disgracieuses, si préjudiciables à leur beauté. C'est aux femmes exclusivement qu'il donne ce conseil sous le prétexte, fort discutable, que les hommes sont bien plus accommodants sur le chapitre de leurs agréments physiques (2).

Cette remarque n'est pas indifférente, parce qu'elle donne à penser que Pline a entendu désigner uniquement ces éruptions de la peau, passagères ou opiniâtres, qui désespèrent d'autant plus les femmes que leur sexe y est plus sujet (*lentigo*, *ephelis*, *acne miliaris*, *couperose*, *etc.*). Ce qui appuie cette conjecture, c'est que Celse fait la

(1) Hahn, *Ouv. cit.*, p. 124.

(2) Les remèdes vantés par Pline, contre les cicatrices et autres vices de la peau, semblent imaginés pour reculer les bornes de l'absurdité humaine. Je recommande, comme échantillon, le chap. XII du livre XXX qui porte ce titre : *Ad ignem sacrum, ad carbunculos, furunculos, ambusta*, etc. (Plinii secundi *Hist.*, 1543.)

même restriction que Pline, à propos du traitement des stigmates de la face. « Comment, dit-il, détourner les » femmes de l'importance qu'elles mettent aux soins de » leur beauté (1)! » Quel que soit, en réalité, le degré de modestie des hommes, il n'est pas admissible que ceux qui auraient porté les marques de la petite vérole, eussent laissé à la coquetterie féminine l'usufruit exclusif d'un moyen héroïque de restauration. Il ne s'agit donc dans le passage de Pline, que d'une application spéciale de cette cosmétique dont Galien a flétri les abus avec tant d'énergie. Toutes ces drogues, ces onguents, ces huiles, ces poudres, s'attribuaient la vertu de rendre au teint sa fraîcheur, à la peau sa souplesse et son poli. Je n'ai pas à m'enquérir jusqu'à quel point les effets répondaient aux promesses; mais on conviendra que nous sommes bien loin des cicatrices de la petite vérole et de leur panacée.

Avicenne, reproduisant le passage de Dioscoride que j'ai indiqué plus haut, ajoute qu'il recommandait l'*écume d'argent* (*argenti spuma*) contre certaines ophthalmies et contre les traces de la petite vérole (*vestigia variolarum*) (2).

Pour le coup, Hahn chante victoire, en entendant nommer la variole dès le Ier siècle de notre ère. Comment n'a-t-il pas vu que ces mots *vestigia variolarum*, ont été écrits par Avicenne, qui vivait au Xe siècle, ou pour mieux dire, par son traducteur, et nullement par Dioscoride qui, pour de bons motifs, n'a jamais songé à s'en servir. Que l'anachronisme soit du fait de l'auteur arabe ou de son interprète, Hahn ne mérite pas moins le

(1) Celse, lib. IV, cap. v. — Le titre du chapitre est significatif : *De varis, lenticulis et ephelide.*

(2) Les mots *argenti spuma* désignent ou une préparation particulière d'argent, ou la *litharge blanche.*

reproche de s'y être laissé prendre, faute de réflexion.

Les partisans de l'antiquité de la petite vérole ont encore émis bien des allégations arbitraires dont je pourrais leur demander compte. J'ai déjà trop abusé du temps de mon lecteur pour ne pas clore ce débat.

En résumé, si l'on fait abstraction des auteurs qui défendent cette opinion par des vues théoriques plus que suspectes; de ceux qui, au prix d'un cercle vicieux, soutiennent que les anciens ont tout vu et tout su en fait de maladies; de ceux enfin qui repoussent, comme une chimère, les révolutions de la pathologie, dans le cours des âges et, par conséquent, l'accession de maladies nouvelles, on est en droit de certifier que l'immense majorité des suffrages sérieux a sanctionné l'origine récente de la variole.

Ainsi en ont jugé, après mûr examen, quelques médecins dont la science est habituée à respecter les décisions, et qu'on me permettra bien d'appeler en témoignage pour relever mon crédit personnel.

« La petite vérole, dit Martin Lister, est une maladie » d'un genre nouveau ; et quoique les anciens aient fait » mention d'une espèce de pustule qui a paru à quelques » écrivains n'être autre chose que celle de la petite » vérole, ce qu'ils en ont dit est si concis et si vague, » qu'on peut affirmer que la maladie dont ils parlent » n'est pas celle de nos jours. Certes, ils auraient été bien » négligents, s'ils avaient gardé le silence sur une mala- » die aussi grave, aussi répandue, aussi fréquente. Ce qui » démontre assez la nouveauté de cette affection, c'est » qu'elle est complétement inconnue dans certaines parties » du monde (1). »

(1) Martini Lister, *Exercitationes medicinales*, p. 265. Londini, MDCXCVII. *De Variolis.* — Lister écrivait aux XVIIe et XVIIIe siècles.

Freind, l'historien de la médecine, n'est pas moins catégorique.

« Depuis Hippocrate jusqu'à nous, dit-il, je ne crois pas » qu'il y ait rien d'aussi remarquable que la naissance de » cette nouvelle et étonnante maladie (1). »

Quant à ceux qui persistent à soutenir que la petite vérole et quelques autres maladies dont l'origine récente est avérée, étaient connues des anciens, quoiqu'ils n'en aient pas donné de description exacte, Freind renonce à discuter « avec des esprits entêtés qui, pour l'honneur » de l'antiquité, voudraient peut-être nous faire accroire » que la découverte de la circulation du sang n'appartient » pas aux modernes (2). »

Mead, contemporain et ami de Freind, nourri comme lui de la moelle des anciens, tient le même langage.

« Il n'est pas douteux que la petite vérole ne soit une » maladie nouvelle, c'est-à-dire inconnue aux médecins » de l'antiquité grecque et romaine. C'est en vain que » quelques auteurs ont prétendu que les *anthrax*, les *épi-* » *nyctides* et autres éruptions semblables de la peau étaient » la petite vérole de notre temps. Il faut croire en effet » que les premiers maîtres de l'art, qui se sont montrés si » exacts dans la description et la distinction des maladies, » ne se seraient pas contentés d'une mention rapide, mais » qu'ils en auraient longuement tracé l'histoire, s'ils » avaient connu cette affection à la fois terrible et conta- » gieuse (3). »

Ecoutons Sydenham, ce grand peintre de la petite vérole :

« Je ne vois pas, dit-il, pourquoi on condamnerait une

(1) Johannis Freind, *Opera omnia med.* Londini, MDCCXXXIII. P. 525.
(2) Freind, *ibid.*, p. 487.
(3) Richard Mead, *De variolis et morbillis*, p. 2. Londini, 1747.

» méthode nouvelle de traiter une maladie dont on ne » trouve aucune trace ni dans Hippocrate ni dans Galien, » à moins de donner la torture à quelques passages..... » Il est en effet très-vraisemblable, pour ne pas dire plus, » que la variole n'existait pas dans l'antiquité. Si cette » maladie avait régné à cette époque comme de nos jours, » je suis convaincu qu'elle n'aurait pas échappé à la saga- » cité d'Hippocrate. Ce grand homme, qui a mieux connu » les maladies et qui les a décrites plus exactement qu'au- » cun de ceux qui sont venus après lui, nous aurait cer- » tainement laissé, selon son habitude, une histoire simple » et fidèle de la variole (1). »

Plus près de nous, Pinel, si familier avec la lecture des classiques de l'antiquité, n'a pas trouvé non plus, dans leurs écrits, la trace certaine de la variole.

« Il est sans doute facile, dit-il, à l'aide de quelque in- » terprétation oblique ou de quelque terme équivoque, » de faire remonter la connaissance de la variole jusqu'aux » premiers temps de la médecine antique. Mais si l'on » veut être sévère dans ses jugements, on finit par con- » venir que cette maladie n'était point connue avant Rha- » zès et Avicenne (2). »

Les deux épidémistes français, Fodéré et Ozanam, sont d'accord sur l'origine moderne (3).

M. Littré, sans être aussi affirmatif, et tout en donnant les raisons qui peuvent justifier encore certaines réserves,

(1) Thomæ Sydenham, *Oper. med.*, t. I, p. 149. Genevæ, MDCCLXIX.

(2) Pinel, *Nosograph. philosophique*, t. II, p. 22. 1810.

Pinel a-t-il voulu dire que les premières descriptions sérieuses de la variole dataient de Rhazès et d'Avicenne, je n'ai rien à reprendre. Mais je devrais rectifier son erreur, s'il a entendu que la maladie n'a commencé qu'au temps de ces écrivains.

(3) Ozanam, *Hist méd. des malad. épid.*, t. III, p. 318. — Fodéré, *Leçons sur les épid.*, t. IV, p. 297.

penche évidemment pour la nouveauté, comme on s'en assure dans maints passages de ses écrits (1).

M. Rayer ne pense pas autrement, et ce sera ma dernière citation. « Plusieurs auteurs, dit-il, ont avancé que la » variole avait été observée par les médecins grecs. Wil- » lan a fortifié cette opinion de nombreuses et savantes » recherches qui ne m'ont pas convaincu (2). »

Ici s'élève une difficulté que je ne dois pas omettre d'examiner en passant.

Le silence des anciens prouve bien, dit-on, que la variole leur était inconnue ; mais on n'en peut inférer rigoureusement qu'elle n'existait pas de leur temps. Tout ce qu'il est permis d'en conclure, c'est qu'elle n'était encore venue ni dans la Grèce, ni à Rome, et qu'elle était restée confinée dans sa circonscription originelle, en attendant l'heure plus ou moins éloignée de son apparition sur un autre théâtre.

Telle est en effet l'opinion des Chinois. Personne n'ignore leurs prétentions à la priorité des arts et des sciences sur tous les autres peuples ; ce que l'on sait moins, c'est qu'ils revendiquent aussi le triste privilége de les avoir devancés dans la connaissance de la variole.

D'après leurs vieilles archives, cette maladie aurait régné épidémiquement parmi eux, depuis plus de trois mille ans, et cette tradition paraît avoir été acceptée par les missionnaires de Pékin (3). On précise même les dates, et c'est 1122 ans avant J.-C. qu'on l'aurait vue pour la première fois. Ainsi s'expliqueraient l'étude toute particulière que la médecine chinoise aurait faite de cette

(1) Littré, *Revue des Deux-Mondes*, art. cit. et Hippocrate, *Trad.* E. Littré, t. V, *Argument du 2e livre des Épid.*

(2) Rayer, *Traité des malad. de la peau*, t. I, p. 550. 1834.

(3) Bousquet, *Nouv. traité de la Vaccine*, p. 21. 1848.

maladie et les volumineux travaux qu'elle aurait inspirés.

L'interprétation des chroniques est-elle sans reproche? La maladie qu'elles désignent était-elle bien la variole de notre temps? La tradition a-t-elle traversé trente siècles sans rien perdre en route de sa pureté primitive?

Je pose ces questions, mais je n'ai pas la moindre envie de remonter aussi loin et sans guide, dans le passé de la science. Je ferai part seulement de deux motifs de doutes qui s'offrent à mon esprit et qu'on voudra bien prendre pour ce qu'ils valent.

Le premier m'est suggéré par ce fait, que la variole, à son avénement en Chine, aurait montré, d'après les documents historiques, une douceur qui contraste avec la férocité de ses débuts authentiques en Europe. Ce n'est pas ordinairement avec ces allures bénignes que les maladies nouvelles inaugurent leur prise de possession. Il faudrait au moins reconnaître que ses mœurs ont bien changé et qu'elle s'est singulièrement aggravée en vieillissant, contrairement aux données générales de l'observation (1).

D'un autre côté, quelle que soit l'inviolabilité des barrières qui isolaient le Céleste Empire du reste du monde, on ne saurait comprendre qu'elles n'aient pas laissé passer le virus expansif de la variole, et que le fléau, renfermé aussi longtemps qu'on voudra dans son pays natal, n'ait jamais franchi ses frontières, pendant cette longue série de siècles qui auraient précédé son invasion parmi nous.

Ce qu'on peut assurer, c'est qu'à partir du VIe siècle, tous les doutes disparaissent devant l'irruption d'une

(1) Il paraît qu'en 1767 la variole aurait enlevé, dans la seule ville de Pékin, près de *cent mille* enfants.

maladie nouvelle qui surprend les populations en pleine lutte avec la peste. Deux chroniqueurs contemporains, témoins de cet événement, s'empressent de l'inscrire dans leurs annales. Ces premiers documents sont brefs, mais précis : plus d'équivoque ou de double sens ; plus de textes ambigus ; plus d'interprétations contradictoires. On peut regretter, j'en conviens, que ces premiers historiens n'aient pas tenu une plume médicale exercée ; mais l'image dont ils ont reproduit quelques traits d'après nature, ne s'adapte qu'à la variole, et il est impossible de s'y méprendre.

Marius, évêque d'Avenches, annonce le premier la fatale nouvelle.

« L'an 570, une violente maladie, avec cours de ventre » et *variole*. affligea cruellement l'Italie et la Gaule. »

« *Anno* 570, *morbus validus cum profluvio ventris et variola,* » *Italiam Galliamque valde affecit* (1). »

Ce renseignement serait sans doute bien insuffisant pour attester avec certitude l'existence de la variole. Le nom employé pour la première fois, par Marius, semblerait décisif, puisque c'est celui qui est resté à la fièvre éruptive. Mais, selon moi, ce mot n'a pas encore dans la pensée du chroniqueur, le sens nettement défini qu'on lui donne aujourd'hui. Il assimile seulement la maladie nouvelle à d'autres déjà connues. *Variola* n'exprime donc

(1) Marius, évêque d'Avenches, en Suisse, né vers l'an 532, mort à Lausanne en 596, est l'auteur d'une Chronique abrégée qui s'étend depuis 455 jusqu'en 581, et qui a été insérée par Dom Bouquet dans le *Recueil* des *historiæ Francorum scriptores*, t. II, p. 12.

Le passage que je viens d'extraire est immédiatement suivi de cet autre : « *Anno* 571 *infanda infirmitas atque grandula cujus nomen est* » *pustula, in supra scriptis regionibus innumerabilem populum vastavit.* »

Cette *glande* appelée *pustule* n'est que le *bubon* de la peste qui régnait alors, et qu'on désignait ainsi parce que le vocabulaire n'était pas encore bien arrêté. Il ne s'agit nullement de la *pustule varioleuse*, comme on aurait pu le croire à la première lecture.

qu'une éruption de boutons ressemblant à ceux que les Latins appelaient *vari*. Ou mieux encore, Marius a-t-il voulu faire entendre que la peau des sujets atteints de ce flux abdominal, offrait un aspect *tacheté*, ou, comme on pourrait dire, *bariolé* (1).

Ce qui rend, à mes yeux, cette interprétation la plus probable, c'est que le mot *variola* n'a pas été emprunté à Marius par les écrivains de son temps, qui ont parlé de la même maladie, et notamment par Grégoire de Tours qui se sert, dix ans après, des mots *morbus dysentericus*, *lues valetudinaria*, ne rappelant en rien l'éruption concomitante. Si, dans certains passages, il remplace ces dénominations par celle d'*ægritudo varia*, il est évident qu'il ne fait allusion qu'à l'aspect bigarré de la peau, sans prétendre spécifier une entité morbide bien distincte. Dans la suite, quand la maladie a été mieux connue, le nom de *variole*, qui n'indiquait, dès le principe, que l'éruption cutanée, a représenté, pour tout le monde, la fièvre exanthématique varioleuse, à l'exclusion de toute autre. Mais il est à remarquer que ce mot, employé au pluriel, a fini par s'appliquer spécialement aux pustules; témoin cette formule, familière aux épidémistes : *febris variolosa sine variolis*.

Il n'en faut pas moins reconnaître que, sans la dénomination inaugurée par Marius, on n'aurait pu soupçonner la nature de la maladie nouvelle qu'il entendait désigner. Le cours de ventre n'est point un caractère patho-

(1) « *Substantive varii et variæ dicuntur qui et quæ maculas et papulas » in facie distinctas habere solent.* » (Castelli, au mot *Varius*.)

La qualification de *varius* qui désignait, chez les Latins, tout individu dont le visage était bourgeonné ou parsemé de taches, inspira à Cicéron un jeu de mots qui trouve ici sa place. S'adressant à Q. Servilius Isauricus : « *Miramur*, dit-il, *cur Servilius pater tuus, » homo constantissimus, te nobis tam varium reliquit.* » (Cit. par Lorry, *Tractatus de morbis cutaneis*, p. 539. MDCCLXXVII.)

gnomonique de la variole, et indiquerait plutôt une maladie bien différente.

Grégoire de Tours a été moins laconique que son collègue d'Avenches, et il nous a transmis les principaux symptômes de la maladie épidémique qui se reproduisit dix ans après dans les Gaules. Le nom du chroniqueur et la date de ses récits en doublent l'intérêt. Quand on a fait la part du temps où il écrivait, on y découvre d'instructives révélations (1).

« La cinquième année du roi Childebert (580), la ré-
» gion d'Auvergne fut inondée par un grand déluge,
» car la pluie ne cessa pas de tomber pendant douze
» jours. La Limagne fut couverte d'une telle quantité
» d'eau, qu'en beaucoup d'endroits les semailles furent
» impraticables. Les rivières de la Loire et de l'Allier,
» ainsi que les autres torrents qui viennent s'y jeter,
» grossirent à tel point, qu'elles franchirent les limites
» qu'elles n'avaient jamais dépassées. Ce qui amena de
» grandes pertes dans les troupeaux, la destruction des
» récoltes, et la chute de nombreux édifices. Le Rhône,
» qui se joint à la Saône, sortit aussi de son lit, causant
» de grands dommages aux populations, et renversant
» plusieurs pans des murs de la ville de Lyon. Les pluies
» ayant cessé, les arbres refleurirent, quoiqu'on fût alors
» au mois de septembre. A Tours, cette même année, on
» vit, un matin, avant le point du jour, un feu qui sillonna
» le ciel et alla s'éteindre à l'horizon du côté de l'orient.
» Dans toute cette contrée, on entendit un bruit pareil
» à celui d'un arbre qui tombe, mais qui tenait à toute
» autre cause, puisqu'il retentit dans un rayon de cin-
» quante milles et au delà. Cette même année, la ville de
» Bordeaux fut violemment ébranlée par un tremble-

(1) Gregorii Turonensis, *Opera omnia*, lib. V, cap. XXXIV et seq.

» ment de terre; ses murs d'enceinte furent sur le point » de crouler. Le peuple fut si terrifié qu'il craignit d'être » englouti avec la ville, s'il ne se hâtait de prendre la » fuite; en sorte qu'un grand nombre cherchèrent un » abri dans d'autres villes. La secousse se propagea à » quelques cités voisines, et fut ressentie jusqu'en Espa- » gne, mais à un moindre degré. Cependant d'immenses » quartiers de roches, détachés des monts Pyrénées, » écrasèrent des animaux et des hommes. Un incendie » allumé par la main de Dieu, dans les bourgs bordelais, » embrasa soudainement les maisons et les granges avec » le produit des récoltes; et rien n'expliquait l'appari- » tion de ce feu, si ce n'est peut-être la volonté divine. » Un terrible incendie dévora aussi la ville d'Orléans, de » telle sorte qu'il ne resta absolument rien aux person- » nes les plus riches; et ce qu'on parvenait à arracher » aux flammes, devenait à l'instant la proie de vo- » leurs sans cesse aux aguets. Dans le territoire de Char- » tres, le pain rompu laissa écouler du vrai sang, et la » ville de Bourges fut dévastée par la grêle.

» Tous ces prodiges furent suivis d'une épidémie meur- » trière. Au moment où les rois en discorde, se préparaient » de nouveau à la guerre civile, *la maladie dysentérique* » *(morbus dysentericus) envahit presque toutes les Gaules* (1). *Ceux* » *qu'elle attaquait, avaient une fièvre violente, accompagnée de* » *vomissements, de grandes douleurs dans la région rénale et de* » *lourdeurs dans la tête et le cou. Les matières rejetées par la* » *bouche étaient jaunes ou mêmes vertes. Plusieurs assuraient que*

(1) Dans sa traduction française de Grégoire de Tours (t. I, p. 298, 1861), M. Guizot a rendu littéralement ces mots *morbus dysentericus*, par *dysenterie*, maladie bien différente de celle que désigne le texte. Quelque étranger que le traducteur fût à la médecine, il était facile de voir que les symptômes indiqués ne répondaient pas à la maladie qui porte ce nom vulgaire.

» *c'était un poison secret. Les paysans appelaient cela pustules* » *corales* (CORALES PUSULAS). *Ce qui n'est pas invraisemblable;* » *puisque après l'application de ventouses aux épaules ou aux* » *jambes, il s'élevait des cloches qui, en se rompant, donnaient* » *issue à de la sanie; ce qui en sauva beaucoup* (1). *Les breuvages* » *composés avec des simples, propres à combattre les poisons, furent* » *aussi très-efficaces.*

» Cette maladie qui avait d'abord commencé au mois » d'août, *attaqua d'abord les enfants* et les emporta. Nous » perdîmes nos doux et chers petits enfants que nous avions » pressés contre notre cœur, bercés entre nos bras, et » nourris de notre propre main avec une constante sollici- » tude.... En ces jours-là, le roi Chilpéric fut aussi grave- » ment frappé, et lorsqu'il commençait à se rétablir, le » plus jeune de ses fils, qui n'avait pas encore été régé- » néré par l'eau et le Saint-Esprit, fut pris de la mala- » die, et quand on le vit à l'extrémité, on lui donna » le baptême. Peu de temps après, il se trouva mieux, et » son frère aîné nommé Chlodobert, fut atteint à son tour... » Après cela, le plus jeune mourut consumé de langueur... » On plaça Chlodobert sur une civière, et on le transporta » à Soissons, dans la basilique de Saint-Médard. On le mit » en contact avec le saint tombeau, en faisant des vœux » pour lui. Mais exténué et déjà presque sans souffle, il ren- » dit l'âme vers le milieu de la nuit.

».... En ces jours-là, Austrechilde, femme du roi Gon- » tran, fut de même emportée par le fléau.... Nantin, » comte d'Angoulême, succomba aussi au même mal... » *Son cadavre devint si noir, qu'on eût dit qu'il avait été calciné* » *par des charbons ardents* (2). »

(1) On sait qu'à cette époque l'usage des ventouses était en grande vogue.

(2) En notant ce fait vulgaire dans l'histoire de la variole, Grégoire y voit un acte de la vengeance de Dieu, irrité contre Nantin qui s'était rendu coupable de graves outrages envers les prêtres.

La description qu'on vient de lire, tout incomplète qu'elle est, ne permet pas de méconnaître une invasion de variole. La fièvre violente, les vomissements, la céphalalgie, la douleur lombaire, l'éruption générale de pustules, la couleur noire du corps, représentent évidemment cette maladie, qui révèle déjà sa prédilection pour les jeunes enfants.

On a remarqué sans doute l'expression *corales pusulas*, que j'ai cru devoir traduire littéralement par *pustules corales*. Le sens de ces mots a été très-diversement compris. Les uns ont supposé, je ne sais trop pourquoi, qu'ils désignaient des *pustules du cœur* (*pusulæ in corde ortæ*). D'autres ont prétendu que Grégoire avait écrit : *coriales pusulas* (pustules du cuir ou de la peau), ce qui en donnerait une juste idée, si le texte permettait cette version. Quelques-uns ont pensé qu'il s'agissait de *boutons intérieurs* que l'action des ventouses attirait au dehors (1).

Ce qui me paraît le plus probable, c'est que l'argot populaire de l'époque indiquait, par ce néologisme forcé, des pustules *rouges comme le corail* (*purpurei coloris, corallo similis*). N'est-ce pas la couleur des boutons varioleux à leur début?

Je rappellerai, à ce propos, que le patois de quelques populations du midi de la France, qui a tant de rapports avec le latin, désigne par le mot *courals*, des boutons rouges provoqués par l'action des chaleurs. L'étymologie ne serait-elle pas la même des deux parts (2)?

(1) Le vieux mot français *corailles* comprenait non-seulement le cœur et les régions voisines, mais encore les intestins en général. (Voy. Ducange, *Glossaire*, au mot *Corallum*.)

(2) Dans une note de sa belle édition d'Ambroise Paré (t. II, p. 211) le professeur Malgaigne, reproduisant en français ce passage de Grégoire de Tours, traduit, à ma grande surprise, *corales pusulas*, par *feu St Antoine*, et se prévaut de cette version arbitraire pour fixer, à cette époque, la première mention de cette maladie. Il

En l'an 582, Grégoire signale en ces termes, une nouvelle épidémie du même genre.

« La septième année du roi Childebert, qui était la vingt » et unième de Chilpéric et de Gontran, pendant le mois de » janvier, il y eut des pluies, des éclairs et de grands coups » de tonnerre. Des fleurs se montrèrent aux arbres. Une » de ces étoiles que j'ai plus haut désignées par le nom de » comètes, apparut, ayant autour d'elle un espace fort noir. » Elle semblait placée dans une sorte de trou, d'où elle » brillait au sein des ténèbres, scintillant et étalant sa » chevelure. Il en partait un rayon d'une grandeur mer» veilleuse, qui apparaissait au loin, comme la fumée d'un » vaste incendie. Elle était visible à l'occident, vers la » première heure de la nuit. Le saint jour de Pâques, la » ville de Soissons vit le ciel tout en feu, comme s'il y eût » eu en même temps deux incendies, l'un plus considé» rable que l'autre. Dans l'espace de deux heures, ils se » réunirent, et, après avoir jeté une vive clarté, ils dispa» rurent. Dans le territoire de Paris, il tomba, des nuages, » une véritable pluie de sang qui mouilla les vêtements » de plusieurs personnes, et les souilla de telle sorte » qu'elles s'en dépouillèrent avec horreur. Dans trois » endroits du même territoire, ce prodige se repro» duisit. Dans le territoire de Senlis, un homme trouva » le matin, à son lever, l'intérieur de sa maison arrosé » de sang.

» Aussi, cette année éclata une épidémie. C'étaient des » maladies *tachetées*, *malignes*, *avec pustules et vessies*, qui

suffit de jeter les yeux sur le texte du vieux chroniqueur pour constater l'inexplicable méprise de M. Malgaigne. Que le nom de *feu St Antoine* ait été donné, comme il le dit, à des affections fort diverses, c'est ce qui n'est pas douteux. Mais il n'en est pas moins certain que cette maladie gangréneuse n'a régné que cinq siècles après, et qu'il faut attendre jusque-là les premiers documents historiques qui s'y rapportent.

» emportèrent beaucoup de monde. Cependant des soins » bien entendus en sauvèrent un grand nombre (1). »

Quand on rapproche ce passage de celui qui a été précédemment cité, on retrouve la même maladie caractérisée aussi par des taches, des vésicules, des pustules. Grégoire nous apprend de plus, que la peste inguinale régnait dans les Gaules en même temps que la variole. Le terrible fléau ravageait la ville de Narbonne, où ses attaques étaient instantanément mortelles.

Voici enfin une dernière citation qui convaincra les plus sceptiques. L'épidémie sévissait alors dans le diocèse de Grégoire, qui avait été témoin du fait qu'il raconte :

« L'année précédente (582) la Touraine était cruellement ravagée par la *maladie valétudinaire*. Le sujet *pris* » *d'une fièvre violente avait bientôt toute la surface de la peau* » *couverte de vessies et de petites pustules. Les vessies étaient* » *blanches et assez dures, ne présentant aucune mollesse, et s'ac-* » *compagnant d'une vive douleur. Dès qu'elles avaient atteint* » *leur maturité, elles crevaient et laissaient échapper l'humeur* » *qu'elles renfermaient. Leur adhérence aux vêtements en contact* » *avec le corps, augmentait considérablement la douleur. L'art des* » *médecins était complétement impuissant contre cette maladie*, à » moins que Dieu lui-même ne lui vînt en aide. Plusieurs » obtinrent cette grâce, après avoir imploré aux pieds des » autels la miséricorde divine. Mais pourquoi parler des » autres, quand nous en avons vu nous-même un exemple

(1) Gregorii, *Op. cit.*, lib. VI, cap. XIX.
Je ferai observer que je n'ai pas suivi l'exemple de certains traducteurs qui ont rendu *valitudines variæ* par *maladies diverses*. Outre que Grégoire n'avait en vue que la maladie régnante, il est clair pour moi que la qualification *variæ* équivaut au mot *variola* de Marius, et désigne l'aspect tacheté de la peau.

» frappant? La femme du comte Eborin, qui était atteinte » de ce fléau, *était tellement couverte de vésicules que ni les » mains, ni la plante des pieds, ni aucune autre partie du corps » n'en étaient exemptes. Il en était même venu sur les yeux qui » restaient constamment fermés... Bientôt après, la fièvre cessa, la » décroissance graduelle des pustules s'opéra sans douleur et la » malade fut guérie* (1). »

Je n'entends pas donner cette description pour un modèle de précision nosographique. Grégoire écrit en simple chroniqueur, sans aucune prétention médicale. Mais on conviendra que s'il manque quelque chose au portrait de la variole, il n'en est pas, pour cela, moins ressemblant. Une fièvre ardente, suivie de vésicules et de pustules blanches et dures, dont la rupture, à l'époque de leur maturité, donne issue à une humeur; leur adhérence aux vêtements en contact avec la peau; leur dissémination sur toutes les parties du corps, et, en particulier, sur les yeux qu'elles tiennent fermés : est-il une autre maladie à laquelle réponde un pareil ensemble de symptômes?

Le VIe siècle fut donc témoin de la première invasion de la variole, et le texte de Marius ne permet pas de douter qu'elle n'ait frappé l'Italie et la Gaule en 570 (2).

(1) Gregorii Turonensis lib. III, cap. XXIV, *De miraculis sancti Martini.*

(2) On a dit que les Arabes avaient voulu marquer la naissance de leur prophète par quelque événement extraordinaire, en fixant à l'an 572 la première apparition de la variole. Ce détail serait consigné, d'après J.-J. Reiska, dans un vieux manuscrit arabe de la bibliothèque de Leyde. (Voy. Mead, *Recueil des Œuvres*, etc., t. I, p. 405. Trad.)

En admettant que l'année 572 fût la date précise de la naissance de Mahomet, il est certain que la petite vérole qui se montra cette

Après ses premiers ravages, elle sembla assoupie pendant quelques années, si l'on en juge par le silence des écrivains contemporains; mais elle se réveilla en 580 et désola, pour la seconde fois, les Gaules pendant plusieurs années consécutives, toujours accompagnée du flux dysentérique qui avait marqué ses débuts. C'est cette épidémie dont nous venons de lire la relation d'après l'évêque de Tours.

Les documents que j'ai cités, et dont l'authenticité est irrécusable, démentent l'opinion très-répandue qui attribue les importations successives de la variole aux courses des Sarrasins pendant le VIIe siècle.

On n'est pas d'accord sur son lieu de naissance. Freind et quelques autres ont indiqué l'Égypte, uniquement parce que cette région est un foyer reconnu de maladies pestilentielles. Mais de ce que la combinaison des influences topographiques de l'Égypte peut engendrer la peste, endémie toujours prête à prendre l'expansion épidémique, il ne s'ensuit pas qu'on puisse imposer théoriquement la même étiologie originelle, non-seulement à la variole, entité morbide radicalement distincte, mais encore à la rougeole qui a fait en même temps son entrée dans le monde.

Ce qui est certain, c'est que la variole a marché bien plus lentement que la peste, sa contemporaine. Il ne lui fallut pas moins de plusieurs siècles pour s'étendre sur toute la surface de la terre, tandis que Procope, témoin de la peste de Constantinople, pouvait la suivre en écrivant son histoire, jusque dans les régions les plus reculées.

Après avoir jeté son premier feu en Occident, la variole

année en Arabie, conjointement avec la rougeole, n'était pas à ses débuts.

semble ralentir ses progrès, sans abandonner toutefois l'Égypte, où se trouvaient réunies les conditions les plus favorables à son développement. Vers l'année 639, sous la domination d'Omar Ier, les Sarrasins se rendirent maîtres de ce pays. Cette irruption donna un tel élan à la maladie, ou tout au moins coïncida avec une recrudescence si violente, que quelques écrivains ont prétendu qu'elle avait paru alors pour la première fois. Elle se répandit, à la suite des armées victorieuses, dans la Lycie, la Cilicie, à travers toute la partie occidentale de l'Asie, d'où elle parvint jusqu'à la Chine par la Mingrélie, la Tartarie, etc. (1).

Dans le VIIIe siècle, la conquête de l'Espagne, de la Sicile, etc., par les Sarrasins, ramena le fléau en Europe, et l'incendie qui semblait éteint se ralluma avec une dévorante activité. Il va sans dire que la contagion prit une grande part à sa propagation.

On sait que du IXe au XIIe siècle, les arts et les sciences trouvèrent un refuge chez les Arabes, pendant que l'Europe entière restait plongée dans l'ignorance. En 813, Al-Mamoun, célèbre par son esprit élevé et son goût pour les lettres, était assis sur le trône des califes. Par son ordre, les œuvres de l'antiquité grecque furent traduites en arabe. Les écrivains de cette nation, qui se livrèrent avec ardeur à l'étude de la médecine, consacrèrent de nombreux travaux à la variole qu'ils avaient eu le temps de bien observer. Il est à remarquer qu'ils ne sont pas d'accord sur le nom qui la désigne : autre preuve de son origine récente.

La variole, très-connue dans l'Europe méridionale au XIIe siècle, semblait ménager le Nord. Mais à leur retour de la Terre-Sainte, les Anglais, les Allemands et les autres

(1) Voy. Paulet, *Hist. de la petite vérole*, t. I, p. 96.

peuples qui s'étaient rangés sous l'étendard de la croix, importèrent le fléau dans leur pays. Cette invasion générale fut si meurtrière que plusieurs historiens ont cru pouvoir dater de cette époque, sa première explosion en Europe.

Je laisse la variole poursuivre son voyage jusqu'au xve siècle, où nous constatons l'étendue de ses progrès. La Hollande, l'Angleterre, la Pologne, l'Allemagne, l'Espagne, la France, l'Italie, avaient été ravagées à plusieurs reprises; mais sa marche vers les régions septentrionales était toujours ralentie par la défaveur des conditions climatériques (1).

La raison contraire explique la rapidité de son extension en Asie, où elle n'avait respecté que quelques îles de la mer des Indes qui avaient peu de relations avec l'extérieur.

Les Espagnols la portèrent en Amérique au xvie siècle. En 1517, elle fit tant de victimes à Saint-Domingue qu'on eût dit une île déserte. Le fléau se propagea ensuite dans cette partie du globe, sur les pas des conquérants qui découvraient de nouveaux pays (2).

Enfin dans le xviiie siècle, elle avait envahi le monde entier et il n'était pas de lieu privilégié qui eût échappé à ses atteintes. Cependant le moment approchait où l'art, vaincu dans cette lutte inégale, devait prendre sa revanche.

(1) A cette époque, Paris était cruellement frappé : « En 1445, dit » Sauval, depuis le mois d'août jusqu'à la Saint-André (30 novem- » bre) la petite vérole fit mourir plus de six mille petits enfants, et » même bien des femmes, sans compter les hommes. » (*Antiquités de Paris*, t. II, p. 558.)

(2) Ce fait est noté par Pierre Martyr d'Anghiera, le premier historien des voyages de Christophe Colomb : « *Reliquos variolæ, mor- » billi eis ignoti hactenus superiore anno* 1518, *qui tanquam morbosos » pecudes contagioso halitu eos invaserunt.* » (*De rebus oceanicis et de orbe novo decades*).

On a généralement remarqué que les médecins à qui la variole venait imposer une si rude tâche, s'étaient longtemps recueillis avant de prendre la parole au nom de la science. Ce n'est guère que cinquante ans après son avénement, c'est-à-dire vers 622, qu'on la voit mentionnée et brièvement décrite pour la première fois, par un médecin égyptien du nom d'Aaron (1). Paul d'Égine, son contemporain, n'en dit pas un seul mot, quoiqu'il nous ait laissé des histoires de maladies, dont la concision n'exclut pas l'exactitude. Devançant les théories futures, Aaron attribue la maladie nouvelle à l'effervescence du sang et de la bile. Il note, comme un signe fâcheux, l'apparition des boutons, dès le premier jour de l'invasion. Ce qu'on peut, selon lui, souhaiter de mieux dans l'intérêt du malade, c'est qu'ils ne se montrent que le troisième. La répercussion est un grave danger, et on la prévient en évitant l'impression de l'air froid et l'usage des boissons froides (2).

Cet écrit est le plus ancien que nous ayons sur la petite vérole. Rhazès, à qui l'on attribue assez généralement la priorité, ne dissimule pas, dans son grand ouvrage connu des érudits sous le titre de *Continent*, qu'il avait été précédé dans cette étude par Aaron et quelques autres qu'il nomme aussi. Mais il leur reproche d'être inexacts et obscurs, et se flatte avec raison d'avoir mis plus de préci-

(1) Aaron ou Ahron, prêtre et médecin d'Alexandrie, vivait du temps de l'empereur Héraclius, vers l'an 22 du VIIe siècle. Il est l'auteur d'une sorte d'encyclopédie, contenant trente traités en langue syriaque, connus sous le nom de *Pandectæ medicinales*. Ce livre fut traduit quelques années plus tard, en arabe, par un médecin juif. Je n'ai pas vérifié, et pour cause, le texte d'Aaron; mais je m'en rapporte sur ce point à l'autorité de Joseph Amoreux, très-versé en ces matières. (Voy. *Essai hist. et littér. sur la méd. des Arabes*, p. 129,-1805.)

(2) Voy. Sprengel, *Hist. de la méd.*, trad., t. II, p. 267.

sion dans l'étiologie de la maladie, et dans la distinction des formes qu'elle peut prendre.

Le livre écrit par Rhazès au IXe siècle, mérite à certains égards sa réputation. Souvent altéré par l'ignorance des traducteurs ou l'infidélité des copistes, il a repris aujourd'hui sa pureté primitive. Aux notions éparses recueillies avant lui, Rhazès a réuni les résultats de ses observations personnelles. Son œuvre a paru suffire pendant plus de cinq cents ans, puisque les auteurs qui se sont succédé durant cette longue période, n'y ont presque rien ajouté (1).

L'auteur arabe donne pour la prophylaxie de la petite vérole des préceptes qui s'inspirent d'une sage hygiène.

En théorie, il admet que le sang des enfants doit entrer en fermentation pour passer à l'adolescence, et c'est la petite vérole qui élimine les humeurs superflues ; c'est ainsi qu'il explique l'aptitude spéciale du jeune âge à contracter cette maladie. Mais comme les adultes et les vieillards n'en sont pas exemptés, il a fallu recourir à des accommodements sur lesquels il est inutile d'insister.

Ses prescriptions curatives décèlent un excellent esprit pratique. Il règle minutieusement la diète du malade ; indique les moyens d'accélérer l'éruption, de prévenir les accidents résultant du siége des boutons sur les yeux, la bouche, le nez, les oreilles, etc. On remarquera qu'il

(1) Le médecin connu sous le nom de Rhazès ou Razi était persan, mais il a adopté, dans ses écrits, la langue arabe qui était celle des savants depuis les conquêtes des Sarrasins en Asie. Son *Traité* célèbre *de la petite vérole et de la rougeole* a été plusieurs fois traduit. Mead en a donné une version latine que Coste, traducteur de ses œuvres, a reproduite en français (*Recueil des œuvres de Mead*). On le trouve aussi dans l'*Hist. de la petite vérole* de Paulet (*ad calcem*). M. le Dr Eusèbe Desalle, très-versé dans l'idiome des Arabes, a publié une nouvelle version française. — Enfin, ce *Traité de la variole et de la rougeole*, a été traduit en dernier lieu par MM. Leclerc et Lenoir. Paris, 1866, in-8.

redoute beaucoup les graves désordres provoqués par les pustules qui recouvrent les articulations. Il recommande d'ouvrir sans retard celles qui sont volumineuses, sous peine de voir survenir des dénudations des os, des muscles et des tendons. D'où j'induis que cet accident devait être commun à cette époque.

Contre certaines traces laissées par les boutons, l'auteur préconise, selon l'usage du temps, une foule de topiques dont il aurait eu sans doute bien de la peine à justifier la formule. La recette pour la restauration des cicatrices en creux est des plus simples, et Rhazès en confie l'exécution aux intéressés : *Onctions avec le beurre mélangé de safran des Indes* (curcuma), *bains réitérés et frictions fréquentes* (1).

Quel que soit le mérite du *Traité* dont je viens de donner un simple aperçu, on y découvre des lacunes inexplicables. L'auteur n'indique ni la marche, ni les caractères, ni la forme ombiliquée de l'éruption, et il ne paraît pas soupçonner sa contagiosité.

Après Rhazès, Avicenne a consacré à la petite vérole un chapitre important de ses œuvres (2). Il n'y aurait aujourd'hui rien à retoucher au tableau qu'il a tracé des phénomènes précurseurs ; mais il n'établit aucune distinction entre les symptômes, ni pour leur fréquence, ni pour leur ordre de succession. Il insiste longuement sur le pronostic et les indices qu'il peut tirer de la couleur, du nombre, du volume et de la consistance des pustules. Elles peuvent être blanches, jaunes, rouges, vertes, vio-

(1) Rhazès, *trad. franç. du Traité*, ch. XI. — Des moyens qu'il faut employer pour effacer les traces de la petite vérole. (*Recueil des œuvres de Mead*. Trad, t. I, p. 510.)

(2) Avicenne, dont le véritable nom est *Abou-Ibn-Sina*, appartient au Xe siècle (978 après J.-C.).

lettes, noirâtres. Plus elles se rapprochent de la teinte noire, plus elles sont dangereuses; plus elles s'en éloignent, plus elles sont bénignes. Leur blancheur est donc du meilleur augure. Avicenne note aussi le danger des éruptions à marche irrégulière, qui sortent et rentrent alternativement, surtout si elles ont une teinte violette.

On ne s'explique pas qu'un observateur aussi attentif ait négligé de distinguer les phases si remarquables de la fièvre. Il se borne à constater qu'il est plus rassurant de voir la fièvre précéder l'éruption que de voir les boutons se montrer avant tout mouvement fébrile. D'où je serais porté à penser qu'il ne distinguait pas nettement en nosologie, les fièvres éruptives des éruptions fébriles ; et qu'il a pu prendre plus d'une fois pour des varioles, des exanthèmes qui n'en offraient que les apparences.

Mieux renseigné que Rhazès par l'expérience, Avicenne reconnaît formellement, dès les premières lignes, la contagion de la variole et de la rougeole. « *Sunt variolæ et* » *morbilli in classe morborum contagiosorum.* »

Je ne veux ici consigner qu'un détail du traitement. L'auteur prescrit d'ouvrir les pustules parvenues au septième jour, et présentant les signes d'une maturation complète; et par un raffinement destiné à frapper l'imagination des malades et du public, il veut qu'on se serve d'une *aiguille d'or*, en ayant soin d'éponger avec du coton, l'humeur dont on provoque l'écoulement.

En théorie, il adopte les idées de son devancier sur la fermentation du liquide sanguin, comparée à celle du suc de raisin qui se purifie en se débarrassant d'une lie épaisse et terreuse : hypothèse grossière dans sa formule; mais qui n'est pas plus paradoxale que tant d'autres, aujourd'hui surtout où le rôle confié aux ferments pour la génération des maladies, tend à dépasser toute mesure.

Les auteurs arabes qui sont venus après Rhazès et Avicenne, n'ont rien ajouté à leurs travaux, et ont laissé l'étude de la petite vérole à peu près où ils l'avaient prise. Esclaves de la loi de Mahomet et du fatalisme qu'elle impose, ils n'ont pas osé toucher à la question prophylactique. Nous avons vu que Rhazès avait été mieux inspiré et que son esprit élevé avait secoué hardiment la tyrannie d'un préjugé absurde qui livre l'homme sans défense à tous les maux qui le menacent.

Constantin l'africain est le premier médecin qui ait écrit en latin sur la petite vérole (1). Il appelle *variola* la maladie éruptive, et réserve le pluriel pour les pustules elles-mêmes (2). Théoriquement il ne considère la variole, que comme l'acte éliminateur des détritus laissés dans le sang de l'enfant par le sang menstruel qui l'a nourri pendant la vie intra-utérine, et par le lait qui lui a servi d'aliment après la naissance. Un individu peut la contracter, soit pour avoir ressenti l'impression de l'air pestilentiel, soit *pour avoir respiré les émanations adhérentes au siége sur lequel un varioleux s'est antérieurement assis*. Il est impossible de ne pas reconnaître ici la contagion médiate, quoique l'auteur n'ait pas écrit le mot.

Constantin énumère assez exactement les phénomènes de l'invasion; mais il n'y a pas compris la douleur lombaire caractéristique. En s'occupant de la forme, de la consistance, de la couleur des pustules dans leur rapport avec le pronostic, il n'oublie pas de noter les cas où elles sont confluentes. (*Altera alteri conjungitur.*)

(1) Cet auteur, né à Carthage vers 1020, mort en 1087, a bien servi la science par ses traductions de quelques œuvres arabes.

(2) « *Variolæ sunt multæ pustulæ in toto corpore aut ex majori parte dis-* » *persæ.* » (Summi in omni philosophia viri Constantini africani medici, *Operum reliqua*. Basileæ, MDXXXIX, lib. VIII, cap. XIIII, *de variola et causa et significatione.*)

C'est à Sydenham, dans le XVIIe siècle, qu'appartient l'honneur d'avoir doté la science d'une description de la variole qui est restée un modèle (1). Boerhaave la tenait en si grande estime, qu'il convenait n'avoir pu y faire que des additions de peu d'importance, quoiqu'il en fût à la dixième lecture (2). Les médecins n'ignorent pas que l'Hippocrate anglais réforma le traitement en vogue de la variole, et le remplaça heureusement par la méthode rafraîchissante, non sans mériter le reproche d'en avoir fait un emploi trop exclusif (3).

Lorsque la petite vérole, digne satellite de la peste bubonique, lançait sur tous les hommes ses traits empoisonnés, et infligeait à un grand nombre de ceux dont elle épargnait la vie, des maux sans remède ou des difformités repoussantes, quel n'eût pas été l'étonnement des médecins, s'il leur eût été donné de lire dans l'avenir, et d'y voir, en premier lieu, l'inoculation artificielle, cette heureuse témérité qui conjurait, en les affrontant, les dangers du fléau, et plus tard, ce talisman de la vaccine qui le supprimait en prenant sa place! Et pourtant, douze siècles devaient s'écouler, avant que l'art, désolé de son impuissance, s'enrichît de ces inventions providentielles qui venaient rendre un peu de calme à la famille humaine,

(1) Thomæ Sydenham *Opera medica*, t. I, p. 79. *Variolæ regulares.* Genevæ, MDCCLXIX.

(2) Boerhaave, *Aphorismi de cognoscendis et curandis morbis; aphor.* 1379.

Stoll s'exprime comme Boerhaave : « La description de Sydenham » est si exacte qu'on ne saurait trop la lire, et que j'ai bien peu de » chose à y ajouter... » (*Aphoris. sur la connaissance et la curation des fièvres*. Paris, 1809, p. 135. Trad.)

(3) A côté de Sydenham, il est juste de nommer son compatriote Richard Morton, qui a aussi fort bien étudié les fièvres éruptives. (*Opera med*, t. I. Lugduni, MDCCXXXVII. *Tractatus de febribus inflammatoriis*, à cap. III ad cap. XI.)

fatalement vouée à tant d'épreuves. Exemple unique dans les fastes des épidémies, et qui forme le trait le plus saillant de l'histoire de la petite vérole (1)!

On sait que certains animaux sont sujets à des maladies éruptives que quelques ressemblances avec notre variole ont fait désigner du même nom. Ce fait a même été exploité par les détracteurs obstinés de la vaccine, qui en ont déduit qu'une loi naturelle assujettit tous les êtres vivants à ce travail dépuratoire et, qu'en conséquence, l'origine de la variole remonte au berceau du genre humain.

A quoi je réponds que cette prétendue loi est démentie par l'observation, puisqu'un grand nombre d'espèces animales sont visiblement exemptées de cet impôt. Si l'homme est devenu, au VIe siècle, la proie d'une maladie éruptive nouvelle, il ne répugne en rien d'admettre que certains animaux soumis aux mêmes influences en aient aussi subi l'impression. Le régne simultané des épidémies

(1) Je n'ai point à m'occuper ici du traitement. Je me contenterai de rappeler qu'il fut de tout temps entouré de pratiques superstitieuses, qui se sont perpétuées jusqu'à nous. « Je me souviens, dit » Fouquet qui a si bien étudié ce sujet, d'avoir vu dans mon en» fance, à Montpellier, qu'on vêtissait les *petits vérolés* de drap écar» late ou qu'on les tenait dans des lits fermés de rideaux de la même » étoffe, à peu près comme il est rapporté qu'on le pratique encore » au Japon. On cachait superstitieusement sous le lit, des crapauds » vivants à qui l'on croyait la vertu d'attirer à soi et d'absorber » tout le venin de la maladie, comme on faisait coucher, du temps » de Rivière, un mouton ou un agneau avec le jeune malade, » d'après la même croyance; sans compter le soin qu'on avait de » tenir la chambre des malades presque toujours fermée hermeti» quement et d'en échauffer encore l'air par des réchauds où brû» laient continuellement des parfums; les prises de thériaque et » d'extrait de genièvre, les bouillons de viande, ceux de chair de » vipère et autres remèdes ou breuvages incendiaires dont le jeune » patient était farci jour et nuit; et pis que tout encore, les vieilles » femmes qui s'en mêlaient. » (Voy. *Traitement de la petite vérole des enfants*, etc. Amsterdam et Montpellier, 1772. T. I, p. 16.)

et des épizooties, est de notoriété vulgaire dans leur histoire. D'après une statistique dressée par Paulet, sur quatre-vingt-douze épizooties dont il a recueilli la relation dans ses lectures, vingt et une ont été communes aux animaux et à l'homme. On pourrait, à la rigueur, n'y voir qu'une coïncidence fortuite. Mais si l'on tient compte de la fréquence de ces associations et des rapports symptomatiques constatés des deux parts, on ne peut guère méconnaître l'œuvre collective des mêmes facteurs pathogéniques.

L'analogie de certaines éruptions des animaux avec l'éruption de la variole humaine, n'a pas échappé aux Anglais, qui leur ont donné le même nom : *small-pox* (variole de l'homme, littéralement petite vérole); *cow-pox* (variole de la vache); *horse-pox* (variole du cheval); *swine-pox* (variole du porc); *chicken-pox* (variole du poulet).

Je sais bien que dans le langage usuel de la médecine anglaise, les mots : *chicken-pox* et *swine-pox*, servent à désigner deux variétés de varicelle. Dans la première, les vésicules sont petites, en pointe, ou aplaties. Dans l'autre, elles sont grandes, globuleuses, molles, plus larges au milieu qu'à la base. Ces deux dénominations ne devraient donc pas être prises à la lettre, et n'indiqueraient que deux formes différentes de l'éruption.

Il n'en est pas moins vrai que les vétérinaires ont observé des boutons varioliformes chez divers oiseaux de basse-cour, tels que les *poules*, les *oies*, les *pigeons*, les *dindons*.

D'autre part, Viborg a décrit comme analogue à la petite vérole de l'homme, une maladie éruptive qu'il a observée chez le *porc*.

Sacco assure aussi qu'en Italie cet animal est sujet à

une éruption générale et contagieuse, à laquelle on a cru devoir donner le nom de *variole*.

Il paraît que le chien a aussi son exanthème varioleux. Une maladie de ce genre a été observée à l'École vétérinaire de Lyon en 1809. Avant cette époque, elle avait déjà été signalée, et depuis on a eu quelques occasions de la revoir (1).

On est surpris de ne pas compter dans la nomenclature anglaise des varioles ou pox, la *clavelée* des bêtes à laine, fièvre éruptive que des hippiâtres très-autorisés confondent avec notre petite vérole (2). Dans le midi de la France, on lui donne le nom de *picote*, qui s'applique indifféremment à la variole. Cette homonymie vulgaire est justifiée non-seulement par les analogies symptomatiques des deux maladies, mais aussi par la fréquence de leur coexistence épidémique. A l'heure où j'écris ces lignes, la petite vérole, atténuée par la vaccine, règne sur plusieurs points du département de l'Hérault, pendant que les troupeaux sont la proie d'une épizootie de clavelée dont l'inoculation préventive modère efficacement les ravages (3).

(1) Voy. Hurtrel d'Arboval, *Dict. de médecine, de chirurgie et d'hygiène vétérinaires*, au mot *variole*; 2e édit. Paris, 1838-39. — Je me contente de rappeler à ce propos que les pêcheurs assimilent à la variole une éruption qui recouvre la peau des *carpes*, surtout pendant l'été.

(2) « Serait-il vrai, comme l'assure Edouard Harissons, que ce » genre d'éruption est complétement inconnu en Angleterre? » (Alibert, *Monographie des dermatoses*, t. I, p. 319.) — Ce qui me porterait à croire au moins qu'elle y est fort rare et par conséquent peu étudiée, c'est qu'elle porte le nom de *scab* (gale), qui en donne une fausse idée, et ne représente pas une fièvre éruptive. Si les Anglais avaient constaté, comme nous, les ressemblances qui rapprochent la clavelée ovine et la petite vérole humaine, ils l'auraient naturellement désignée par les mots *sheep-pox*.

(3) « De toutes les maladies qui affectent nos animaux domesti- » ques, la clavelée des bêtes à laine est celle qui présente le plus » de rapports avec la variole. L'éruption des boutons, leur forme,

Ces rapports, qui se révèlent au premier coup d'œil, avaient même suggéré l'idée d'essayer la vaccine sur les moutons condamnés aux assauts périodiques d'un fléau meurtrier. Mais ces expériences n'ont donné que des résultats contradictoires entre les mains des hommes les plus compétents : ce qui signifie peut-être qu'elles n'ont pas dit le dernier mot et qu'elles demandent à être reprises (1).

Parmi les éruptions varioliformes des animaux dont l'étude appartient à l'hippiatrie, il en est une que la médecine humaine revendique comme une de ses plus belles conquêtes. C'est la *picote de la vache*, plus connue sous son nom anglais de *cow-pox*, que Jenner a rendu célèbre.

Comme rien de ce qui touche cette étrange maladie ne peut être indifférent, il serait curieux de rechercher si elle a accompagné la petite vérole à sa première apparition.

Une ligne de la chronique de Marius est le seul document qui permette d'essayer une conjecture.

Après avoir annoncé, dans le passage que j'ai déjà cité, l'invasion de la Gaule et de l'Italie par une maladie épidémique accompagnée de flux de ventre et de variole,

» leur nature, leur mode de développement, leur terminaison, la » fièvre qui les précède et les accompagne, les altérations patholo- » giques qui les caractérisent, les réactions sympathiques, les » désordres et les incommodités qui peuvent suivre, sont, à peu » près, les mêmes dans l'une et l'autre. » (Hurtrel d'Arboval, *Dict. de méd. vétérin.*, au mot *Clavelée*; 2e édit. Paris, 1838 39.)

(1) S'il fallait en croire certains auteurs, la clavelée ovine dériverait d'une maladie éruptive à laquelle les dindons sont fort sujets et qui se propagerait aux bergeries placées dans le voisinage d'une basse-cour infectée. Outre que ce rapprochement a été souvent constaté sans amener les conséquences qu'on lui prête, et que, dans le cas contraire, la coïncidence s'explique naturellement par l'influence générale de la constitution régnante, il est clair que l'origine première de la clavelée n'est pas plus compréhensible que celle de la variole humaine qu'on lui compare.

Marius ajoute immédiatement que, dans les mêmes régions, il y eut une grande mortalité parmi les bêtes bovines.

« *Anno* 570, *morbus validus cum profluvio ventris et variola* » *Italiam Galliamque valde affecit; et animalia bubula, per loca* » *supra scripta, maximè interierunt* (1). »

La maladie qui frappait le gros bétail était-elle, en réalité, la *picote*, et Marius assistait-il à l'avénement simultané des deux fièvres éruptives? Ou bien s'agirait-il d'une épizootie bovine indéterminée qui n'aurait, avec la variole humaine, d'autre rapport que celui de leur coïncidence?

Je ne trouve, du moins, à la première version rien d'invraisemblable. Le rapprochement des deux faits inscrits par Marius, sans commentaire, permettrait de croire qu'il n'hésitait pas à rapporter les deux fléaux à une généalogie commune. Mais en l'absence de tout élément de diagnostic, il est prudent de ne pas aller au delà d'un simple soupçon.

Si l'on objectait que la *picote bovine* de nos jours ne répond, ni pour sa gravité, ni pour son extension, au sombre tableau tracé par le vieux chroniqueur, je me rejetterais sur la malignité exceptionnelle du génie épidémique, dont la marche du temps aurait progressivement adouci la férocité primitive, hypothèse qui pourrait se prévaloir de certains faits du même ordre (2).

Dans l'orageuse discussion sur l'origine du vaccin, qui a tant agité l'Académie de médecine en 1863, au milieu de vérités pratiques qui ont ouvert à la science des hori-

(1) Dom Bouquet, *Recueil des hist.*, t. II, p. 12.

(2) Je n'ignore pas que les vaches sont sujettes à plusieurs éruptions que le peuple prend pour la vraie picote, quoiqu'elles soient *au fond* très-différentes. Je ne puis ici avoir en vue que la *picote* qui donne une bonne vaccine capable de suppléer la variole.

zons nouveaux, quelques paradoxes se sont fait jour, et je n'hésite pas à qualifier ainsi l'opinion qui affirme l'identité de la petite vérole et de la vaccine, malgré ma considération pour les autorités qui la patronnent (1).

Il est certain que si l'on se borne à comparer leurs éruptions respectives, on trouvera, entre la pustule vaccinale et la pustule varioleuse, tant de ressemblances, qu'il n'est pas de médecin, si exercé qu'on le suppose, qui soit en état de les distinguer (2).

Mais si on établit le diagnostic différentiel des deux maladies sur sa véritable base, c'est-à-dire, sur le rapprochement des principaux attributs que l'observation pathologique leur assigne, il n'est pas possible de les confondre.

1° La durée de la période d'incubation de la variole est notablement plus longue que celle de la vaccine.

2° Le mouvement fébrile est très-prononcé dans la variole, presque inaperçu dans la vaccine.

3° Généralement, le nombre des pustules varioliques dépasse de beaucoup celui des points d'insertion et peut aller jusqu'à la confluence. Il est presque inouï au contraire, que l'inoculation vaccinale fasse naître plus de boutons qu'il n'y a eu de piqûres, et, le cas échéant, ces boutons surnuméraires sont en petit nombre.

4° La variole est presque toujours dangereuse et trop souvent mortelle, tandis qu'on peut compter sur la

(1) Je n'ai pas à m'expliquer ici sur la provenance équine de la variole de la vache. Si le fait était constant, il n'y aurait qu'à déplacer un des termes de la question qui m'occupe ; mais jusqu'à plus ample informé, je crois à la spontanéité du cow-pox, sans nier les cas où il peut être transmis par le cheval. La contagion de la variole d'homme à homme, n'exclut pas la possibilité de sa formation de toutes pièces, abstraction faite de l'intervention antécédente du virus. Voy. Discussion sur l'origine du horse-pox (*Bulletin de l'Acad. de Médecine*. Paris, 1862, t. XXVII, p. 835 et suiv.).

(2) Bousquet, *Nouveau traité de la Vaccine*, p. 55.

bénignité naturelle de la vaccine, sauf l'éventualité infiniment rare de quelques complications intercurrentes qui la détournent de sa marche normale.

5° Le virus varioleux est vaporeux ou halitueux, et se mêle à l'air, dans un certain rayon, comme les principes odorants. La fixité du vaccin lui interdit toute expansion hors du dépôt où il s'est formé.

6° Enfin, si on inocule un mélange des deux virus, on voit surgir deux éruptions correspondantes à leur double origine. Cette expérience souvent répétée a toujours donné les mêmes résultats (1).

Ce n'est donc pas sans motif qu'on renonça à l'inoculation variolique, qui rachetait ses bienfaits par de graves inconvénients, pour lui substituer l'insertion du *cow-pox* dont l'innocuité était aussi assurée que son pouvoir préservateur (2). L'identité des deux maladies une fois admise, la logique voudrait qu'on employât indifféremment dans la pratique l'un ou l'autre virus. Est-il un seul médecin qui ne reculât devant la reprise de l'ancien procédé, au risque même d'une inconséquence? Il y a trop longtemps que le vaccin a fait ses preuves pour qu'on ose répudier des services aussi éclatants, sur la foi d'une présomption qui, après tout, n'est point infaillible. En un mot, si la vaccine a conquis, d'un commun accord, la préséance sur sa rivale, c'est apparemment qu'elle en diffère par quelque trait essentiel, et qu'elle

(1) M. Bousquet l'a vérifiée lui-même en 1831, et a consigné les détails de cette épreuve dans son *Traité* souvent cité (p. 555).

(2) La pratique de l'inoculation créait sans cesse de nouveaux foyers de contagion. Dès qu'elle fut généralisée, la variole régna sans désemparer; et, d'après des calculs qui n'ont pas été contredits, le nombre de ses victimes n'avait jamais été plus élevé. Quelque bénigne que fût d'ailleurs la variole de l'art, comparée à la variole de la nature, elle trompait assez souvent l'attente du médecin pour que cette éventualité dût entrer dans ses prévisions.

ne représente pas, au fond, la même entité morbide.

D'après une théorie fort en vogue parmi les médecins, et assez bien vue des gens du monde, le vaccin serait l'*antagoniste* ou le *neutralisant* de je ne sais quel germe inné dont la préexistence matérielle est encore une des fictions favorites du vieil humorisme.

Renonçons à une hypothèse qui ne soutient pas l'examen, et bornons-nous au simple énoncé du fait empirique.

La picote de la vache, transportée sur l'homme, lui tient lieu de la petite vérole à laquelle il serait tôt ou tard condamné. Les deux virus, malgré la diversité de leur origine, se suppléent dans leurs effets. La garantie qu'ils offrent contre la variole est la même, et à ce point de vue, ce sont de vrais succédanés. Quand on a le choix, on doit naturellement la préférence à celui qui a toujours été sans reproche. En dépit de quelques divergences plus apparentes que sérieuses, je crois traduire l'opinion unanime des médecins, en disant qu'il ne serait permis d'exhumer l'inoculation de la variole que dans le cas (*quod numen avertat!*) où la source du vaccin viendrait à se tarir.

En retraçant rapidement le souvenir du mémorable débat académique, j'ai voulu seulement justifier cette conclusion, directement afférente à mon sujet : que le cow-pox est une maladie nouvelle comme la variole. Il y a indécision sur sa date historique. Mais comme l'expérience nous a appris que la maladie de l'animal peut passer à l'homme, dans certaines conditions bien définies d'imprégnation naturelle, on est porté à se demander si les faits qui l'attestent, n'auraient pas été inaperçus ou méconnus, pendant de longs siècles. Toujours est-il qu'ils ne nous apparaissent qu'au moment où Jenner s'emparant, avec la pénétration du génie, d'une tradition populaire, en dévoile le secret ignoré, et dote notre nosologie d'une maladie artificielle qui est le plus grand bienfait de la médecine contemporaine (1).

SECTION II

DE LA ROUGEOLE CONSIDÉRÉE COMME MALADIE NOUVELLE

« Ainsi que la petite vérole, la rougeole est certainement une maladie de date moderne, une maladie que l'antiquité grecque et latine n'a point connue. Ce n'est que plusieurs siècles après Jésus-Christ qu'elle a paru... Quoi qu'en aient dit certains écrivains qui, par voie d'interprétations plus ou moins forcées, plus ou moins sophistiquées, prétendent tout voir, tout retrouver dans les écrits de la médecine antique, il nous est impossible en vérité d'y apercevoir la moindre mention de la rougeole. C'est faire injure aux anciens, c'est méconnaître le génie des Hippocrate, des Celse, des Arétée, des Galien, ces grands peintres de la nature souffrante, que de s'imaginer qu'ils aient connu une semblable maladie et qu'ils n'en aient jamais parlé que d'une façon équivoque ou énigmatique (2). »

Ces lignes de M. le professeur Requin résument, dans les meilleurs termes, mon opinion personnelle sur l'origine récente de la rougeole, déjà implicitement démontrée dans la section précédente.

(1) Un livre tel que celui-ci doit conserver la date de cette immortelle découverte. Après vingt ans de travaux et de méditations, Jenner la rendit publique en 1798, dans une brochure de 60 pages, in-4°, sous ce titre : *An inquiry into the causes and effects of the variolæ vaccinæ*. London.

(2) Requin, *Élém. de pathol. méd.*, t. III, p. 332.

Dès le VIe siècle, la variole et la rougeole s'associent pour allumer de graves épidémies dont la physionomie insolite déroute la médecine contemporaine. Plus tard, les Arabes les décrivent en même temps, comme pour remplir une double lacune de la science. A partir de cette époque et sous des noms divers, la nosologie ouvre son cadre à deux fièvres éruptives dont on ne perdra plus la trace jusqu'à nos jours. Bref, leur réunion constante, depuis leur première apparition authentique, est, tout au moins, une forte présomption en faveur de leur génération simultanée.

Je n'ai pas besoin de dire que cette opinion a eu ses contradicteurs. Ceux qui prétendent avoir démêlé la variole dans certains textes complaisants, n'ont pas eu plus de peine à en faire sortir la rougeole. Non-seulement on a affirmé qu'Hippocrate avait connu cette maladie, mais Jean Manard a soutenu qu'elle a été désignée par les anciens sous le nom d'*Herpès*, assertion arbitraire contre laquelle le savant Jérôme Mercuriali a vivement protesté (1).

D'autres, parmi lesquels je me contenterai de nommer Welsch, Fernel, Hahn, Willan, Bateman, assurent que les Grecs décrivent la rougeole sous la dénomination d'*exanthème*, d'*érysipèle*, etc. Ma réfutation viendrait trop tard après celle de Gruner, qui me paraît péremptoire (2).

Les éruptions pourprées avec ou sans fièvre, les taches comparables aux piqûres des cousins, si souvent mentionnées par Hippocrate et son école, rappellent bien, sans doute, les papules de la rougeole; mais la similitude s'arrête aux apparences, et il est certain qu'on ne trouve

(1) Mercuriali, *De puerorum morbis*, I, 2, p. 15.

(2) Gruner, *Morborum antiquitates*, p. 54 et seq.

nulle part dans les écrits des anciens, un signalement nosographique applicable à ce type si accentué et si répandu de la fièvre éruptive de nos jours.

On se souvient que Freind regardait l'Égypte comme le berceau de la variole, sans pouvoir toutefois en donner la preuve historique. Borsieri attribue aussi même provenance à la rougeole (1). Ce n'est là qu'une simple conjecture ; cependant il me paraît très-vraisemblable que ces deux maladies, qui ont fait ensemble leur entrée dans le monde, ont eu une patrie commune.

Une chose est certaine, c'est que la rougeole, après avoir parcouru l'Europe comme la variole, prit une telle extension qu'on rencontrait à peine quelques personnes qui n'en eussent été atteintes (2).

S'il nous a été permis, l'histoire à la main, de suivre la variole dans les principales étapes de son long voyage, nous manquons de renseignements sur la marche de la rougeole. La raison en est, que la première avec ses symptômes si frappants, ses formes hideuses, ses infirmités indélébiles, absorbait exclusivement l'attention des contemporains. Les deux maladies se montraient côte à côte, avec cette diversité de caractères qui a obligé plus tard les nosologistes à multiplier leurs variétés. Il est telle modification de leurs éruptions respectives qui change leur physionomie et obscurcit leur identité. Ce n'est pas sans de longues et nombreuses observations qu'on est parvenu à mettre un peu d'ordre dans ce chaos. Au VIe siècle, ce problème si complexe s'imposait, pour la première fois, à la médecine, et il n'est pas douteux que la rougeole n'ait souvent passé inaperçue sous le couvert de la variole. Je ne serais pas éloigné de croire

(1) Borsieri, *Institut. de méd. prat.*, trad., t. II, p. 108.
(2) Borsieri, *Ouv. cit.*, t. II, § CXI.

qu'elle figurait, pour sa part, au milieu de ces *maladies tachetées* (*valetudines variæ*), dont parle Grégoire de Tours.

Aaron est le premier qui ait donné à la rougeole un nom spécial que ses traducteurs ont rendu par *blacciæ*. La signification de ce mot est encore débattue. Certains érudits y ont reconnu la *roséole* de la nosologie moderne. L'interprète de Rhazès a rapproché dans le même passage trois maladies exanthématiques, *variolæ, morbilli, blacciæ*. La rougeole (*morbilli*) serait donc distincte des *blacciæ*. D'autre part, Ingrassias, au XVIe siècle, et Conringius, au XVIIe, sont d'accord pour retrouver dans le mot *blacciæ*, la maladie que les Arabes appellent *hhumrah* ou *alhhumrah*, et qui ne serait autre que l'éruption nommée de nos jours *scarlatine*, *rubeola* de quelques auteurs latins (1), *rossalia* des Italiens. Enfin Werlhof, dont l'autorité est pour moi décisive en ces matières, regarde le mot *blacciæ* comme la traduction barbare du mot arabe *hhazba* ou *alhhazba*, qui correspond à la rougeole ou *morbilli* (2). Ces tâtonnements de la nomenclature ont au moins ce bon côté, qu'ils témoignent à leur manière, de la nouveauté des maladies qui attendent une désignation définitive.

D'après le titre de son livre, Rhazès s'engageait à écrire conjointement l'histoire de la variole et de la rougeole; mais c'est à peine s'il prononce le nom de cette dernière maladie. On voit qu'elle n'est, à ses yeux, qu'une sorte de diminutif, engendré, selon les théories

(1) Le mot *rubeola*, employé par quelques écrivains pour désigner la *scarlatine*, mais principalement appliqué à la *rougeole* qui en est la traduction littérale, est le premier nom que les interprètes d'Hali-Abbas ont donné à cette dernière maladie. (Sauvages, *Nosol. méthod.*, t. III, p. 229. *Trad.*). J'ai constaté avec surprise l'absence de ce mot dans le *Lexicon medicum* de Castelli, dont la première édition remonte à 1617.

(2) Werlhof, *De variolis et anthracibus*, cap. III, p. 59-68.

en vogue, par une moindre proportion de matière morbifique. Quand il veut caractériser la rougeole maligne ou mortelle, il lui assigne des formes qui la rapprochent de la variole. Il est impossible de débrouiller dans cette relation nosographique, l'individualité morbilleuse. Sa pathognomonie n'y est pas même indiquée, et la variole y domine presque sans partage. Le reproche que cette indécision semblerait mériter à Rhazès, est bien atténué par cette circonstance que l'incertitude s'est perpétuée pendant plusieurs siècles; tant l'observation en médecine est lente et complexe! Durant cette longue période, les deux maladies passent pour de simples variétés du même mode morbide, susceptible de prendre, au gré des conditions individuelles, la forme de variole ou de rougeole.

Avicenne, qui a écrit cent ans après Rhazès, n'est pas plus précis que lui, et paraît n'avoir pas mis à profit les acquisitions cliniques dont l'art aurait dû s'enrichir dans cet intervalle.

D'après lui, il n'y aurait le plus souvent aucune différence entre les deux exanthèmes. La rougeole (*morbilli*) n'est qu'une *variole bilieuse* (variola biliosa) dont l'éruption est d'un moindre volume et ne dépasse presque pas, surtout au début, la superficie de la peau, tandis que les varioles (*variolæ*) constituent, dès leur apparition, des élevures assez marquées. Les *morbilles* sont en outre moins abondantes et affectent moins les yeux. Les signes de leur invasion sont à peu près les mêmes. Toutefois le trouble de l'estomac, l'anxiété, et le sentiment d'ardeur générale sont plus modérés, et la douleur au dos est moins vive... Les pustules varioliques naissent successivement; l'apparition des taches morbilleuses est, pour l'ordinaire, subite (1).

(1) Avicenna, *Canon medicinæ, interprete Plempio*, lib. IV, cap. II. *De variolis et morbillis*.

Avicenne signale de plus, sous le nom de *hhamikha*, une autre espèce d'exanthème plus bénin, qui tiendrait le milieu entre la rougeole et la variole. « *Sunt quædam exan-* » *themata inter variolas morbillosque media; hhamikha appellan-* » *tur, suntque ipsis salutariora.* »

Les avis sont partagés sur la nature de cette maladie. Les uns ont opiné pour la roséole, d'autres pour la scarlatine.

Quelques auteurs ont cru deviner, sous cette étiquette, une espèce morbide mixte ou hybride, traduisant la combinaison de la rougeole et de la scarlatine. Ce serait alors cette fièvre éruptive très-connue des médecins allemands qui l'appellent vulgairement *rotheln*, en latin *rubeola* (1).

Sprengel prétend que le *hhamikha*, distingué par Avicenne de la rougeole (*hhazbâh*) et de la variole (*giodari*), n'est autre que le *rotheln* des modernes qu'il faut bien, dit-il, séparer de la scarlatine. Croira-t-on après cela que cet auteur, oubliant qu'il ne s'adresse pas uniquement à ses compatriotes, n'a pas jugé à propos de nous apprendre ce qu'est le rotheln! Et cependant il reproche vivement à la plupart des écrivains étrangers à l'Allemagne de ne pas distinguer la scarlatine, du rotheln et de la rougeole. J'ignore la part de responsabilité qui revient à l'interprète français de Sprengel; mais je recommande les trois pages qui renferment ce détail, comme un rare modèle d'obscurité et de confusion (2).

La médecine française a gardé le silence sur le *rotheln*, qui n'est pas même nommé dans nos traités contemporains de pathologie interne. Comme cette étude n'est pas

(1) MM. Littré et Robin appliquent le mot *rotheln* à la rougeole, dans le glossaire allemand annexé à leur *Dictionnaire de Médecine*; 12e édition. Paris, 1865. — MM. Monneret et Fleury lui donnent le même sens dans leur Compendium, au mot *rougeole*.

(2) Sprengel, *Hist. de la Méd.*, trad., t. V, p. 548-550. MDCCCXV.

sans quelque importance historique, on doit savoir gré à M. le docteur E. Gintrac d'avoir consacré un article spécial à la *rubéole* dans le groupe des fièvres exanthématiques (1).

Une question se présente tout d'abord. Existe-t-il en réalité une maladie indépendante, tenant à la fois de la scarlatine et de la rougeole, méritant une place à part dans le cadre nosologique, sous le nom de rubéole ou tout autre équivalent ? C'est à l'expérience de décider, et je ne sache pas qu'elle se soit encore prononcée formellement pour l'affirmative.

Les faits recueillis avec une sorte de complaisance par nos confrères d'outre-Rhin, mieux placés pour les observer, et les déductions qu'ils se sont crus en droit d'en tirer, n'ont point entraîné mon assentiment. M. Gintrac a parfaitement résumé l'état actuel de la science, en y ajoutant quelques indications empruntées à sa pratique; mais la conclusion vers laquelle il semble incliner, reste encore bien incertaine. Pour répondre au signalement qu'on lui attribue, la *rubéole* devrait être, dans l'ordre pathologique, ce que sont, en chimie, ces composés dont la nature toute nouvelle n'a rien gardé de celle de leurs éléments constitutifs. Les partisans conséquents de son individualité morbide ne peuvent l'entendre autrement.

La preuve cependant que l'accord est loin d'être établi, même en Allemagne, c'est que les auteurs interprètent très-diversement les faits qu'ils rapportent. On les voit parler tantôt de *roséole*, tantôt de *roséole-scarlatineuse*, ou de *roséole-morbilleuse*, tantôt enfin de *scarlatine-rubéoleuse*. L'indécision du langage ne réfléchit-elle pas l'indétermination du sujet?

(1) E. Gintrac, *Cours théorique et clin. de pathol. interne*, etc., t. IV. p. 465-482. Paris, 1859.

François Hildenbrand trace le tableau symptomatique de la rubéole, et déclare *qu'elle n'est ni une rougeole, ni une scarlatine modifiées, mais une maladie nouvelle.* Voilà indubitablement une espèce morbide bien distincte, et il ne s'agit plus que de savoir si les faits confirment ou démentent cette assertion ; mais quand l'auteur ajoute que « *cette » maladie peut provenir de la rencontre fortuite des miasmes des » deux exanthèmes,* » cette pathogénie me semble inconciliable avec son opinion (1).

S'il faut, pour créer la rubéole, la connivence des virus de la scarlatine et de la rougeole, cette maladie rentre dans l'ordre de celles que le règne collectif des fièvres exanthématiques met journellement sous les yeux des praticiens. Deux ou trois éruptions s'unissent sur le même sujet, marchent de concert ou s'influencent réciproquement. La physionomie du mélange peut être confuse ou révéler des prédominances symptomatiques qui éclairent sa nature. Pourtant on n'a jamais songé à ériger ces promiscuités accidentelles en autant d'entités morbides décorées d'un nom spécial (2). Valentin Hildenbrand signale des *scarlatines de forme miliaire*, qu'il dit être les plus communes à Vienne (3). Pourquoi n'en ferait-on pas une espèce particulière, au même titre que la *rubéole?* Et où s'arrêterait l'analyse clinique engagée dans cette voie ?

On ne peut nier que les maladies ainsi composées, n'offrent un grand intérêt pratique, et l'observation y

(1) François Hildenbrand a exposé cette manière de voir dans un ouvrage de son illustre père, rédigé et publié par lui. (Valent. nob. ab. Hildenbrand, *Institutiones practico-medicæ*, t. IV, p. 412. 1825.) J'extrais cette citation du livre de M. E. Gintrac, t. IV, p. 470.

(2) M. Gintrac a vu une femme chez laquelle la varioloïde, la rougeole, la scarlatine ont suivi leur cours côte à côte. (*Ouv. cit.* t. IV, p. 477.)

(3) Hildenbrand, *Méd. prat.*, trad., t. II, p. 14. MDCCCXXIV.

découvre un curieux sujet d'études. Mais la conséquence qu'on s'efforce d'en déduire me paraît, dans l'espèce, en opposition avec les vrais principes de la nosologie et fort mal justifiée, jusqu'à preuve contraire, par le commentaire impartial des faits allégués en sa faveur.

Pour dire toute ma pensée, je ne crois pas qu'Avicenne ait eu l'intention qu'on lui prête. Au point où se trouvait de son temps la question si vague et si embrouillée des fièvres éruptives, la science n'était pas assez sûre d'elle-même pour démêler aussi nettement, un type morbide *sui generis* sous une telle complication de symptômes. Ce soupçon a pu naître *à posteriori* dans l'esprit des cliniciens familiers avec ces vicissitudes imprévues de l'observation; et rien ne prouve qu'ils aient touché juste. C'est à peine si le laconisme de l'auteur arabe permet quelques conjectures.

Prend-on parti pour la *roséole*, l'allusion ne conviendrait que par la bénignité relative qu'on lui attribue.

Si l'on se décide pour la *scarlatine*, on ne comprend guère pourquoi elle serait représentée comme un terme moyen entre les *varioles* et les *morbilles*, quand on sait surtout que l'intervalle laissé par l'auteur entre ces deux exanthèmes est à peu près nul.

Ceux que cette raison n'ébranlerait pas et qui ne se croiraient pas moins fondés, d'après l'analogie, à retrouver, dans le hhamikha, la scarlatine des modernes, s'engagent, par cela même, à reporter la date authentique de l'avénement de cette *fièvre rouge*, six siècles avant celle que lui assignent généralement les monographes (1).

Je garde donc mes doutes, que je soumets à l'appréciation du lecteur. Pour être plus affirmatif, il m'eût fallu

(1) Le mot *hhamikha* indique, si je ne me trompe, la coloration *rouge* de l'éruption.

des renseignements que je n'ai découverts nulle part.

Ce qu'on peut certifier, c'est que la confusion de la variole et de la rougeole prévalait encore dans la pensée des médecins, après deux cents ans d'études.

On n'obtient pas une réponse plus satisfaisante quand on interroge Constantin l'Africain.

Fidèle à ses habitudes, cet écrivain se traîne sur les pas des Arabes, sans prendre la peine de grossir leur bagage du produit de son observation personnelle.

Dans le chapitre relatif à la variole, dont j'ai ailleurs donné un extrait, il se contente de dire, aux dernières lignes, que la *rougeole n'est qu'une variole*, provenant spécialement de la chaleur du sang, et accompagnée d'une éruption rouge qui s'efface insensiblement sans s'ouvrir (1).

Prosper Martian, qui pratiquait la médecine à Rome, vers le milieu du XVIe siècle, donnait le nom de *rosalia* à la rougeole. Il est bon d'en être prévenu, pour ne pas s'y méprendre et sous-entendre la scarlatine.

Hippocrate parle de certaines éruptions (*aspritudines*) qui rendent la peau légèrement raboteuse et rappellent, par leur forme, les piqûres des cousins.

Martian proteste contre l'opinion de Valésius et de quelques autres médecins qui les assimilent aux pétéchies. Selon lui, elles en diffèrent notablement, et auraient plus de rapport avec les sudamina et autres éruptions miliaires, dont elles dépasseraient seulement les dimensions. Il les a, dit-il, souvent observées pendant le cours des fièvres, principalement des fièvres ardentes, et même sans aucun mouvement fébrile. Le peuple de Rome,

(1) Constantini Africani medici *operum reliqua*, lib. VIII, cap. XIIII. MDXXXIX.

trompé par les apparences, donnait à cette maladie le nom de *rosalia*, qui appartient à une éruption d'une tout autre nature.

Martian ne saurait retrouver dans les *aspritudines* d'Hippocrate aucun des exanthèmes dont il admettait, à bon droit, l'origine récente. Aussi réserve-t-il exclusivement la dénomination de *rosalia* pour « une maladie spéciale » des enfants, qu'ils ne peuvent pas plus éviter que la » variole. Elle débute par une fièvre violente, suivie, vers » le troisième ou quatrième jour, d'une éruption de » petites taches rouges qui s'élèvent peu à peu, et ren- » dent la peau âpre au toucher. La fièvre dure jusqu'au » cinquième jour, et quand elle a cessé, les papules com- » mencent à s'effacer insensiblement (1). »

Cette description ne peut évidemment s'adapter qu'à la rougeole, et cependant Martian reproche aux médecins de confondre cette maladie éruptive avec les *morbilli* d'Avicenne, malgré leur profonde différence. En effet, dit-il, les morbilles et les varioles sont déclarées, par le médecin arabe, également graves et souvent mortelles, tandis qu'il est infiniment rare que la *rosalia vraie* ait une terminaison funeste ; ce qui n'arrive que par l'imprudence du malade ou la faute du praticien, surtout s'il a saigné mal à propos. D'où Martian déduit que la maladie *morbilleuse* d'Avicenne n'est qu'une espèce particulière de variole (*speciem quamdam variolarum*), qui l'accompagne d'habitude, et ne s'en distingue que par le moindre volume de son éruption.

Cette opinion de Martian était de son temps si générale, que dans certaines localités, ainsi qu'il en fait la remarque, le peuple appliquait indistinctement aux *morbilli* et aux *variolæ* le nom commun de *morviglioni* ou de *varioli*.

(1) *Magnus Hippocrates... Prosperi Martiani medici romani notationibus explicatus, Epid.*, lib. II, sect. III, vers. 20, p. 308. Romæ, MDCXXVII.

Il est impossible de mettre en doute qu'Avicenne n'ait voulu désigner la rougeole, quand il l'a inscrite à côté de la variole, quoiqu'il n'ait pas nettement caractérisé sa spécificité individuelle. Si Martian attribue à la rosalia un pronostic toujours rassurant, cela indique tout au plus qu'il n'avait pas eu occasion de voir des épidémies de rougeole, graves ou malignes qui l'auraient cruellement détrompé. Quoi qu'il en dise, la maladie dont il parle n'est autre que les *morbilli* d'Avicenne. Il s'en fait sans doute une idée plus précise, et c'est peut-être pour ce motif qu'il ne la reconnaît pas dans la description incertaine de l'auteur arabe. La vérité est, qu'il restait encore bien des obscurités sur cette question de diagnostic différentiel, et que l'état de la clinique contemporaine ne permettait pas au médecin romain de les dissiper entièrement.

Aujourd'hui que la nosologie a définitivement saisi la ligne de démarcation tracée par la nature entre la variole et la rougeole, on a quelque peine à s'expliquer ces fluctuations interminables. « *Experientia fallax, judicium difficile !* » dirait encore Hippocrate.

Au temps de Sennert, c'est-à-dire du XVIe au XVIIe siècle, les médecins étaient encore si mal fixés, qu'ils désignaient également l'une et l'autre maladie par le terme *morbilli* ou *variolæ* (1). Sennert lui-même, tout en s'efforçant d'être plus précis, se demande si l'affection ne prendrait pas, suivant les individus, la forme de la petite vérole ou celle de la rougeole (2).

Cette indécision ne tient pas uniquement aux diffi-

(1) « *Notissimum autem hodie morbi genus est quod variolarum et morbillorum nomine appellatur; verum cui variolarum, cui morbillorum nomen attribuendum sit..... non satis clarum... qui autem affectus variolarum, qui morbillorum nomine sit appellandus, authores non conveniunt.* » (Danieli Sennerti *operum* t. IV, lib. IV, *pars secunda*, cap. II, p. 771. *De variolis et morbillis*. Lugduni, MDCLXVI.)

(2) Ibid., *loco cit.*

cultés du sujet, et à la multiplicité des éléments de solution dont il faut tenir compte. L'homonymie qui a confondu, dès l'origine, la rougeole avec des maladies éruptives très-différentes au fond, n'a pas peu contribué certainement à voiler son identité.

Le nom de *morbillus* que lui imposa la latinité du moyen âge, signifiait-il *petite peste* par opposition avec la *peste* qui courait alors le monde et qu'on appelait *morbus*, la *maladie par excellence?*

Je n'ai pas d'objection à cette étymologie qui est généralement acceptée et paraît assez plausible (1). Je ferai seulement remarquer que le pluriel *morbilli*, qui a fini par prévaloir exclusivement dans l'usage, ne peut plus avoir le même sens. Il n'indique, en effet, que l'exiguïté des papules de la rougeole, comparées au volume des boutons varioliques. Le savant Ducange ne l'entend pas autrement (2).

Cela est si vrai, que le terme *morbilli*, plus spécialement consacré à la rougeole, est aussi employé par certains auteurs pour représenter des éruptions, composées de papules ou de taches nombreuses et de petite dimension, associées à des maladies très-diverses, soit comme phénomène habituel, soit comme complication accidentelle.

La confusion, pour le rappeler en passant, alla même si loin que les fièvres éruptives furent divisées en deux genres d'après la forme et le caractère de leurs exanthèmes respectifs. C'est ce qu'il faut toujours avoir présent à l'esprit quand on parcourt les écrits postérieurs à Rhazès.

(1) Requin, *Elém. de pathologie médicale*, t. III, p. 332.
(2) Caroli Dufresne Ducange *Glossarium ad scriptores mediæ et infimæ latinitatis*, au mot *Morbillus*.
Castelli n'a inscrit que le pluriel dans son lexique :
« *Morbilli nomen a recentioribus inventum, q. d. parvus morbus, vel* » *parva pestis, significat minutissimas pustulas, cum maculis rubentibus.* »

On s'assure en effet que la dénomination de *varioles* comprenait les maladies accompagnées d'élevures cutanées plus ou moins prononcées, remplies d'une humeur morbide, telles que les pustules, les vésicules, les bulles.

Dans les *morbilles*, l'éruption se composait de taches ou de papules dépassant à peine la superficie de la peau et ne renfermant aucun dépôt liquide (1).

La terreur qu'inspirait la peste, peut bien expliquer l'adoption populaire du diminutif *morbillus* appliqué à une maladie nouvelle qui semblait, par comparaison, presque bénigne ; mais je n'ai la prétention d'apprendre à aucun praticien que cet euphémisme reçoit souvent de cruels démentis.

D'après Rosen, la rougeole fit d'innombrables victimes à Stockholm, en 1713 (2).

Elle fut plus meurtrière encore à Vienne en 1732. Les malades étaient presque tous atteints de gangrène à la gorge, et succombaient le troisième ou le quatrième jour (3).

Morton observa à Londres, en 1671, une épidémie de rougeole qui enlevait, par semaine, environ trois cents personnes. Une angine ou une péripneumonie suraiguë suffoquait soudainement les malades, dans la seconde période (4).

Tous les médecins retrouveraient dans leurs souvenirs des faits analogues.

Aux preuves que j'ai données de l'origine récente de la

(1) Renouard, *Hist. de la médecine*, t. I, p. 424. Paris, 1846.

(2) Rosen, *Traité des maladies des enfants*, chap. XIV, p. 254. Trad. MDCCLXXVIII.

(3) Rosen, *ibid.*

(4) Richardi Morton *Opera medica*, t. I. *Tractatus de febribus inflammatoriis universalibus*, cap. III, p. 17. Lugduni, MDCCXXXVII.

rougeole, j'en ajouterai une dernière, extraite des Ephémérides de Baillou.

« Nous vîmes, dit-il (pendant l'automne de 1575), » grand nombre d'enfants et même leurs mères, dont le » corps était couvert d'exanthèmes rouges. Il n'y avait ni » fièvre ni dégoût pour les aliments. Devions-nous être » pleinement rassurés ? Nullement, malgré le manque de » fièvre. Car Hippocrate raconte qu'un enfant chez » lequel s'étaient montrés des exanthèmes sans fièvre, » fut pris de convulsions et mourut. Les apparences les » plus bénignes laissent encore des craintes (1). »

Voilà des exanthèmes, colorés comme ceux de la rougeole et de la scarlatine, et qui s'en distinguent évidemment par l'absence de la fièvre, le maintien de l'appétit et leur coexistence sur les enfants et leurs mères. Baillou mentionne souvent ces efflorescences anomales ou indéterminées si multipliées dans sa pratique ; mais il n'a garde de les confondre avec la scarlatine ou la rougeole, classées dans la nosologie de son temps comme des types morbides bien arrêtés. Ces observations ont d'autant plus d'importance dans la question dont je m'occupe, que l'illustre épidémiste, placé par Barthez au-dessus même de Sydenham, avait, de plus que lui, une vaste érudition et une connaissance approfondie des écrits d'Hippocrate qu'il cite à tout propos, avec ce respect religieux qui honore les grands esprits de son époque (2). Or nulle part, il ne laisse même entrevoir

(1) Ballonii *Opera omnia medica*, t. I, p. 168. *Annotationes*. Genevæ, MDCCLXII.

(2) « On ne peut dire que Baillou soit inférieur à Sydenham pour la » sagacité d'observation avec laquelle d'ailleurs il a embrassé un » beaucoup plus grand nombre d'objets importants de médecine » pratique.

» Baillou l'emporte totalement, quant à l'érudition nécessaire » en médecine, sur Sydenham... que son défaut de lecture a privé

l'existence de nos fièvres éruptives au temps du Père de la médecine. Parmi les innombrables emprunts qu'il lui fait, il n'en est pas un seul que les partisans de l'ancienneté de ces fièvres puissent invoquer en leur faveur. Baillou, qui aime tant à abriter ses théories et ses méthodes curatives sous l'égide d'un texte hippocratique, et qui se demande sans cesse « si on ne trouve rien de » pareil dans l'Œuvre du maître, » « *An quiddam tale unquam » reperiatur apud Hippocratem ?... An id Hippocrates adum- » bravit ?* » (*passim*), Baillou a de bonnes raisons pour se priver de ce témoignage, quand il décrit les éruptions dont le silence d'Hippocrate atteste l'absence complète dans l'antiquité.

Avant de passer à l'histoire de la scarlatine qui est inséparable de celle de la variole et de la rougeole, j'ai à parler d'une autre fièvre éruptive dont les auteurs latins venus après Rhasès, écrivent souvent le nom. C'est la roséole (*roseola*), ainsi désignée à cause de la teinte rosée de ses taches. Quand elle est mentionnée à côté des autres, son identité se démontre nettement. Mais il faut être prévenu que la dénomination qu'elle porte a été étendue, par certains auteurs, à diverses éruptions, notamment à la scarlatine, ce qui oblige à y regarder de près pour éviter les méprises (1).

» des secours qu'il eût reçus des médecins hippocratiques et des » bons observateurs qui l'avaient précédé. » (Barthez, *Discours sur le génie d'Hippocrate*, p. 49, note 10. 1801, in-4°.)

(1) Castelli constate, en se l'appropriant, cette confusion : « *Roseolæ dicuntur pustulæ rubræ ignitæ et erysipelatis indolem referen- » tes.* » (*Lexicon* au mot *Roseolæ.*)

Cette couleur rouge de feu, cette apparence érysipélateuse ne conviennent qu'à la scarlatine, et c'est bien ainsi que l'entend Castelli :

« *Rossania vel rossalia idem quod roseolæ.* » (Au mot *Rossania.*)

Chez les enfants, la *roséole* est souvent qualifiée de *fièvre rouge*, vieille expression qui peut donner le change, et sous-entendre certaines éruptions érythémateuses, fréquentes à cet âge, et qui n'ont de commun que leur nuance plus ou moins vive.

La roséole essentielle ou idiopathique a été souvent prise pour la rougeole ou la scarlatine, et quand on a vu ultérieurement survenir ces exanthèmes chez les mêmes individus, on a cru à des récidives (1). Le fait est que la constitution régnante, la saison, l'âge, le tempérament du sujet, etc., impriment souvent à la maladie une forme plus grave qui peut fourvoyer le diagnostic.

Mon lecteur se demande sans doute à quel titre je soulève ici un débat nosologique qui serait bien mieux placé dans un traité *ex professo* de pathologie interne.

Je m'explique en posant la question suivante :

Ne doit-on pas rattacher l'avénement de la roséole à la grande explosion éruptive du VIe siècle, et donner à son acte de naissance, la même date qu'à celui des autres fièvres exanthématiques dont j'ai fixé l'origine à cette époque?

Quelles que soient les réserves de ma réponse, elle attestera du moins que je ne m'écarte pas de mon programme.

La roséole se manifeste presque toujours par un léger mouvement fébrile qui précède ou accompagne une éruption de taches rosées, sans proéminence, se montrant spontanément sur plusieurs régions de la peau, paraissant et disparaissant dans les vingt-quatre heures. Il est

(1) De là proviendrait, d'après Bateman, cette supposition assez répandue parmi les médecins, qu'une atteinte de scarlatine n'est pas, comme pour les autres fièvres éruptives, une garantie contre son retour. (*Abrégé prat. des mal. de la peau*, p. 136. Paris, 1820. Trad.)

rare que sa durée dépasse deux ou trois jours; et ce n'est que par exception qu'elle se prolonge pendant une semaine. La forme changeante de ses taches a frappé les observateurs. Elles sont semi-lunaires autour du ventre, à la région lombaire, aux fesses et aux cuisses. Souvent elles affectent la configuration de larges plaques rosacées (1).

La roséole partage, avec les autres fièvres exanthématiques, une prédilection marquée pour l'enfance. Sa préférence généralement admise pour les petites filles a été gratuitement attribuée à la finesse de leur peau.

Je m'abstiens, pour abréger, de suivre cette maladie dans le cours de son évolution. Les praticiens suppléeront facilement à cette omission volontaire (2).

M. le professeur Grisolle l'a classée parmi les *inflammations de la peau*, loin des fièvres éruptives. Ce qui ne l'empêche pas d'avouer « qu'il peut être difficile, dans » certains cas, de la distinguer de la rougeole, leurs » caractères respectifs étant alors, à peu près, les » mêmes (3). »

Elle n'est pour MM. Littré et Robin qu'une « sorte d'éruption cutanée ou d'efflorescence, de fort peu d'importance, qui survient quelquefois comme épiphénomène » dans le cours d'affections morbides plus ou moins » graves (4). » Ces auteurs ne reconnaissent donc qu'une

(1) Au XVIIe siècle, Marc-Aurèle Séverin représentait, par le nom de *roseolæ saltantes*, la mobilité de l'éruption qui semble sauter d'une région sur une autre. Willan a décrit la forme régulièrement annulaire de la *roseola annulata*.

(2) Je recommande la lecture de l'excellent article consacré à la *roséole* par M. le Dr E. Gintrac, qui la distingue essentiellement de la rougeole et reconnaît formellement son individualité indépendante. (*Cours théor. et clinique de pathol. int.*, t. IV, p. 483.)

(3) Grisolle, *Traité de pathol. int.* 1852, t. I, p. 523.

(4) Littré et Robin, *Dictionnaire de médecine*, au mot *Roséole*. Paris, 1865, 12e édition, p. 1319.

roséole symptomatique, dont la gravité se mesure à celle de la maladie qu'elle accompagne.

M. Requin, qui a aussi inscrit la roséole dans la classe des *inflammations cutanées*, lui donne le nom significatif d'*érythème rubéoliforme.*

« *C'est*, dit-il, *une copie de la rougeole... un simple érythème » sans les symptômes catarrhaux, sans la nature spécifique, sans » la propriété contagieuse de la rougeole* (1). »

Voilà bien des affirmations hasardées dont l'auteur eût été embarrassé d'exhiber la preuve. En lisant cet article, on devine aisément que lorsqu'il a pris la plume, il n'avait pas, malgré les apparences, une opinion arrêtée sur la maladie dont il voulait tracer la caractéristique. Son indécision contraste avec la manière nette et précise qui lui est habituelle.

D'un côté il déclare « que cette espèce a bien le droit, » en fait de nosographie, d'être reconnue et mise à part; » qu'elle est bien *une réalité indépendante de la rougeole.* » De l'autre il prétend que « *quand l'érythème rubéolique règne » épidémiquement, il y a lieu de croire que c'est la rougeole même, » la rougeole irrégulière, tronquée, amoindrie, la rougeole sans » symptômes catarrhaux.* »

Ainsi donc l'érythème rubéoliforme qui représente, on en convient, « une réalité indépendante de la rougeole, » deviendrait la rougeole elle-même en passant à l'épidémicité! Bien définie sous sa forme sporadique, l'éruption changerait de nom et de nature par l'effet d'une influence générale! En vérité, on a peine à comprendre, de la part de M. Requin, cet oubli passager des principes élémentaires de la nosologie, et il faut bien se résoudre à admettre que son bon esprit médical sommeillait quand il a écrit ces malencontreuses lignes (2).

(1) Requin, *Elém. de path. méd.*, t. I, p. 538.

(2) Je constate avec surprise que M. Rayer n'est pas mieux ren-

Je crois n'être que l'écho des praticiens les plus accrédités, en attribuant à la roséole une individualité morbide indépendante et spontanée, ayant son étiologie externe et interne, sa marche, ses formes éruptives, ses crises, sa terminaison, son traitement. Si sa contagiosité qui n'est encore qu'un soupçon à vérifier, devenait une certitude, ce serait, à l'appui de sa nature spécifique, un argument décisif pour les plus sceptiques (1).

Alibert avait eu de nombreuses occasions d'observer cet exanthème parmi les élèves du collége Henri IV, auxquels il donnait des soins depuis longues années. Aussi fait-il remarquer que c'est à cette efflorescence, et non à la rougeole, qu'il faudrait donner le nom de *morbillus*, petite maladie (2). On peut dire en effet, que lorsqu'il ne subit pas des déviations insolites sous la pression de certaines influences, c'est le plus léger et le plus su-

seigné, de son propre aveu, sur la nature de la roséole. « J'ai pensé, » dit-il, qu'il convenait de rechercher si une variété dont les taches » ressemblent assez bien à celles de la rougeole (*roseola infantilis*)..... » n'était pas elle-même une modification ou une variété de la rou- » geole *sans catarrhe*. Mais les faits ne sont pas encore assez clairs, » ni mes idées assez arrêtées pour que j'ose détruire le groupe » formé par Willan. » (*Traité théor. et prat. des maladies de la peau*, t. I, p. 231. 1835.) Cependant M. Rayer reconnaît que des médecins très-recommandables, entre autres Fréd. Hoffmann et Borsieri. se sont attachés à « prouver que la *roséole* représentait un état mor- » bide particulier, distinct des autres exanthèmes, » et il la décrit lui-même comme ayant « des taches rouges... plus ou moins éten- » dues et non proéminentes, répandues en nappe sur toute la » surface du corps, et survenant après un mouvement fébrile ana- » logue à celui des fièvres éruptives. » (*Ibid*, p. 240). Après avoir lu ces passages, je ne puis m'expliquer l'indécision de l'auteur qui les a écrits.

(1) « On a dit, sans preuves suffisantes, qu'elle n'était pas conta- » gieuse; mais qui peut le savoir ? » (Alibert, *Monographie des dermatoses*, t. I, p. 353. 1832.)

« La roséole, dit Joseph Frank, règne parfois épidémiquement, » non sans laisser soupçonner une contagion. » (*Pathol.*, édition de l'*Encyclopédie des sc. méd.*, t. II, p. 156.)

(2) Ouv. cit., p. 350, *ibid.*

perficiel des exanthèmes. Mais il n'est pas plus un *érythème rubéoliforme*, que la rougeole ne serait un *érythème roséoliforme* dans les cas supposés par M. Requin, où le cortége familier de ses symptômes serait allégé de ses manifestations catarrhales.

Hufeland a exprimé sur la roséole, une opinion que je ne partage pas sans réserve, et que je dois rappeler parce qu'elle aboutit, en dernière analyse, à ma propre conclusion.

« La forme de cet exanthème, dit-il, l'*angine* qui l'ac-
» compagne et l'*hydropisie* qui lui succède, prouvent qu'il
» est une variété de la scarlatine et non de la rougeole (1). »

J'avoue que je ne saurais reconnaître à cette image la vraie roséole et sa bénignité ordinaire. Ce n'est pas sans surprise, que je la vois rapprochée de la scarlatine dont l'insidiosité naturelle est toujours suspecte aux praticiens, sous les dehors les plus rassurants, et que Hufeland lui-même considère comme la plus décevante des fièvres éruptives (2). Il n'est pas douteux que la roséole ne sorte par exception de ses habitudes, et ne prenne quelques caractères plus graves; mais elle n'en reste pas moins, au fond, identique à elle-même, et ne constitue pas plus une variété de la scarlatine que celle-ci n'est une variété de la rougeole. Ces assimilations sont tout au plus acceptables dans le sens métaphorique, et pour fixer, dans l'esprit, le souvenir de quelques faits rares. Le langage précis et correct de la clinique les repousse.

Hufeland prétend encore, que lorsque les plaques de la roséole sont larges, il s'en détache des morceaux d'épiderme plus grands que dans la rougeole, plus petits que dans la scarlatine.

(1) Hufeland, *Manuel de Méd. prat.* Trad., p. 427. 1848.
(2) Hufeland, *ibid.*, p. 423.

J'ignore quelles sont les mœurs de la roséole sur le théâtre des observations de l'illustre praticien de Berlin, *in aere Germano*, comme eût dit Baglivi ; mais je sais bien que chez nous, la desquamation de la vraie roséole manque souvent, ou ne se compose que d'écailles furfuracées ou farineuses. Si l'on me montrait des plaques épidermiques dépassant de beaucoup ces dimensions, je me méfierais de cet indice et de la justessedu diagnostic. Il y a d'ailleurs dans les procédés de desquamation imposés par la nature aux fièvres exanthématiques, tant de contingences et d'anomalies imprévues, que je ne sais trop quelle valeur on pourrait accorder à l'étendue des lambeaux exfoliés, pour faire de la roséole une sorte de terme moyen entre la scarlatine et la rougeole (1).

Le léger dissentiment qui me sépare d'Hufeland sur une de ces questions pratiques où il est passé maître, tient surtout à cette circonstance, que j'écris dans une région médicale qui déplace sensiblement le point de vue de l'observation. Je ne doute pas, sur la foi d'une telle autorité, que la roséole n'adopte habituellement, en Prusse, une forme plus grave que parmi nous. Ce fait serait un démenti de plus aux nosographes qui s'obstinent à méconnaître son existence indépendante, et je m'en empare pour renforcer ma protestation.

Le célèbre dermatologue Willan n'a pas peu contribué à engager la science dans la fausse direction que je re-

(1) Selle décrit sous le nom de *rubeolæ* (synonyme *rosalia*) une fièvre éruptive, qu'il distingue nettement de la rougeole (*morbilli*) et de la scarlatine (*febris scarlatina*), avec lesquelles, dit-il, la plupart des médecins, et Sauvages lui-même, ont tort de la confondre. Cette maladie ne peut être que la *roséole essentielle*, quoique l'auteur lui assigne un ensemble de symptômes graves que nous ne lui voyons pas d'habitude en France. En rapprochant sa description de celle d'Hufeland, on s'explique facilement leur concordance. Selle pratiquait aussi la médecine à Berlin. (*Rudimenta Pyretologiæ methodicæ, auctore* Selle, p. 171. Berolini, 1786.)

grette. La classification dont il est le père, cache, sous les dehors d'une analyse savante, un véritable non-sens nosologique. Le mot *Roséole*, sauf quelques réserves plutôt sous-entendues qu'indiquées, n'est pour lui qu'un terme générique désignant vaguement une éruption de taches colorées en rouge, qui s'associent comme complication, épiphénomène ou accident, aux maladies les plus opposées par leur nature, et sont subordonnées à la maladie-mère pour leur diagnostic, leur marche, leur pronostic, leur traitement.

Bateman a adopté, sans critique, la nomenclature de son compatriote, et il s'empresse d'avertir qu'il ne décrit les caractères extérieurs de l'éruption, ainsi nommée, que pour apprendre aux praticiens à la distinguer des exanthèmes idiopathiques (1).

Les dermatologues venus après ont ajouté au groupe quelques variétés nouvelles qui ont augmenté la confusion. Que dire, par exemple, de la *Roséole cholérique* (*Roseola cholerica*) qui survient quelquefois, dans le choléra indien, à la suite de la période de réaction ? On a reproché, non sans quelque raison, à Sauvages, d'avoir multiplié outre mesure le nombre des espèces morbides. Le nosographisme contemporain semble prendre à cœur de le disculper en le dépassant (2).

Il ne reste plus, sans doute, d'équivoque, sur l'idée

(1) Bateman, *Abrégé prat. cit.*, p. 136.

(2) Je reproduis pour mémoire, avec les additions postérieures, la nomenclature de Willan. Les sept variétés de roséole qui la composaient, dans l'origine, sont distinguées d'après la saison où apparaissent les taches, d'après les formes qu'elles affectent, d'après les maladies qu'elles accompagnent, d'après l'âge des sujets. Un pareil principe de classification se passe de commentaire.

1° *Roseola æstiva*. 2° *R. autumnalis*. 3° *R. annulata*. 4° *R. infantilis*. 5° *R. variolosa*. 6° *R. vaccina*. 7° *R. miliaris*. 8° *R. febrilis* (taches rosées des fièvres continues et typhoïdes). 9° *R. arthritica*. 10° *R. cholerica*. 11° *R. syphilitica*. 12° *R. scorbutica*.

que je me fais de la roséole. Je la compléterai en disant qu'elle est à la rougeole ce que la varicelle est à la variole, et je justifie la proportion, dans l'intérêt de ma thèse actuelle (1).

Quand on compare la varicelle et la variole, on s'assure qu'elles appartiennent à la même famille sans être de même nature. L'intimité de leurs rapports a l'évidence d'un fait vulgaire. Tout est en diminutif dans la varicelle, soit dans l'incubation, soit dans l'invasion, soit dans les phénomènes qui constituent son déclin et sa dessiccation (2); mais lorsque la nature charge le tableau, elle reproduit, à s'y méprendre, l'image de la variole.

En 1839 régna, à Castellane, une double épidémie de variole et de varicelle. Beaucoup d'enfants contractèrent la varicelle, et les parents, croyant à la variole, refusèrent de les faire vacciner. Quelques mois après, la plupart furent emportés par la variole (3).

Les médecins eux-mêmes ne sont pas à l'abri de ces bévues, tant la ressemblance est parfois frappante.

La roséole n'est, de son côté, qu'une sorte d'ébauche de la rougeole, une réduction de son type depuis ses prodromes jusqu'à sa terminaison. Vienne un concours d'influences qui impriment à son appareil symptomatique un grossissement insolite, et l'illusion sera complète. Le praticien croira à la rougeole, jusqu'au moment où il sera détrompé par son apparition ultérieure.

La varicelle règne toujours conjointement avec la variole, ce qui atteste leur étroite affinité.

La roséole est aussi fidèle à l'appel de la rougeole, et

(1) Certains auteurs donnent à la roséole le nom de *fausse rougeole*.

(2) Alibert, *Monogr. cit.*, t, I, p. 337.

(3) Bousquet, *Nouv. Trait. de la vaccine*, p. 131.

les similitudes qui font souvent hésiter le diagnostic confirment cette association.

Bien que des expériences, qui réclament peut-être une révision, semblent contraires à la transmission artificielle de la varicelle, il n'est pas certain qu'elle ne puisse se communiquer spontanément, comme la variole (1).

L'art n'a pas donné la preuve directe de l'inoculabilité de la rougeole, ou du moins les essais qui avaient paru conclure dans ce sens, sont restés sans application pratique. Sa contagiosité naturelle n'en est pas moins un fait admis sans opposition (2).

On n'a pas non plus réussi à insérer avec succès le germe présumé de la roséole. Je ne craindrais pourtant pas d'avancer, que quand elle a pris l'amplification que lui imprime souvent le génie épidémique, l'approche des malades n'est pas inoffensive.

Ce n'est pas ici une supposition gratuite. La doctrine générale de la contagion pose en principe, que la gravité des maladies est la condition la plus favorable à l'élaboration des virus, et il serait imprudent de l'oublier, sur la foi d'un scepticisme trop confiant. On m'accordera au moins qu'en considérant la roséole comme une variété de la scarlatine, Hufeland préjugeait, par cela même, sa contagiosité : nouveau trait de ressemblance avec la rougeole.

Du parallèle que je viens d'indiquer, je crois pouvoir tirer les conséquences qui suivent.

(1) Bousquet, *ouv. cit.* p. 134.

(2) François Home d'Édimbourg eut le premier l'idée d'inoculer la rougeole avec le sang des malades. Voici le passage où il prend date de son expérience : « *Morbilli per insitionem, ope sanguinis infecti* » *communicantur, uti à me usu confirmatum est. Die sexto plerumque febricula sese monstrat, mitissima tussicula sine insomnio, et inflammatoriis* » *symptomatibus concomitante; et neque febre hectica, neque tussi, neque* » *oculis inflammatis succedentibus.* » (*Principia medicinæ auctore* Francisco Home, pars IV, sect. VIII, p. 196. Amstelodami, M.DCC.LXXV).

Il n'est pas douteux, pour moi, que la varicelle, dont on ne trouve pas de trace dans les écrits des anciens, ne leur était pas plus connue que la variole. Leurs rapports extérieurs, leur coexistence infaillible sous l'influence des mêmes constitutions épidémiques, l'empreinte commune qu'elles en reçoivent, la similitude de leur nom qui exprime leur parenté admise : tout, en un mot, concourt à témoigner qu'elles ont été inséparables dès l'origine, et que ces deux membres de la même famille pathologique, sont venus au monde à la même époque. Quand la médecine s'est recueillie, après sa première surprise, pour mettre de l'ordre dans ses observations, elle a entrevu des rapprochements qui lui avaient échappé d'abord, et le moment est arrivé où l'histoire de la varicelle n'a pu être détachée de celle de la variole, tant sont étroits les liens qui les unissent (1). Qu'on me montre dans l'antiquité un portrait d'après nature de la varicelle, et je renoncerai à défendre la nouveauté de la variole.

L'analogie la plus légitime permet d'étendre le même raisonnement à la roséole, compagne assidue de la rougeole, sous le règne des constitutions éruptives. Je m'imagine que si l'on pouvait remonter pas à pas dans leur histoire, on les verrait prendre ensemble, possession de la pathologie. Les incertitudes de leur diagnostic différentiel ont retardé longtemps leur reconnaissance comme entités morbides distinctes. Aujourd'hui que la lumière s'est faite, en dépit de quelques contradictions persistantes, il me semble qu'il est permis de relier au passé l'état actuel de la science, enrichie des notions nouvelles qui manquaient aux médecins du VIe siècle.

Je regarde donc la roséole comme une maladie moderne.

(1) Le titre du livre de M. Bousquet renferme implicitement la même idée. La place de la varicelle était marquée de droit dans un *Traité de la vaccine et des éruptions varioleuses.*

Que les anciens aient noté bien des éruptions qu'on traiterait aujourd'hui d'érythèmes rubéoliformes; qu'ils aient vaguement décrit, sous d'autres noms, des roséoles symptomatiques, c'est ce que je n'ai nulle envie de contester. Mais la véritable roséole ne paraît pas plus dans leurs écrits que la rougeole. Les épidémistes classiques, surtout depuis l'époque de Sydenham, ont consigné de nombreux exemples de constitutions médicales dont ces deux fièvres éruptives se sont partagé le règne. L'analyse clinique, habilement maniée, met en relief leur coexistence. Si on cherche vainement dans les recueils de l'antiquité ces observations qui nous sont si familières, c'est qu'elles ne devaient prendre rang dans la science, qu'après de longs siècles, à l'avénement d'une ère pathologique nouvelle.

Je n'ose guère compter sur l'assentiment de mon lecteur qui me reprochera sans doute de m'être laissé entraîner à une digression. Je déclare cependant que je ne la regretterais pas, si l'on m'accordait que je n'ai pas forcé le sens des faits, et que je n'ai pas défendu une simple fantaisie spéculative, mais une opinion réfléchie qui méritait d'être examinée.

SECTION III

DE LA SCARLATINE CONSIDÉRÉE COMME MALADIE NOUVELLE

L'étude historique de la scarlatine commence par une incertitude chronologique.

A quelle époque est-elle venue prendre place parmi

les maladies humaines, et compléter le groupe si original des fièvres éruptives ?

On peut choisir entre les deux réponses qui suivent.

Les médecins ne font pas généralement remonter au delà du XVIe siècle, les premières descriptions qui se rapportent à la scarlatine. A ce compte, et en supposant qu'elles l'aient prise à sa naissance, sa date serait postérieure d'un millier d'années à celle de la variole et de la rougeole.

Bateman propose une autre version qui me paraît, sous certaines réserves, assez judicieuse.

D'après lui, les anciens auraient connu ces trois fièvres; mais leurs indications incomplètes auraient laissé bien des obscurités qui ont été dissipées au VIe siècle par les Arabes. Ce sont eux qui ont clairement démontré l'existence de ces fièvres, non sans laisser encore bien des doutes sur leur nature individuelle. Leurs successeurs, esclaves trop serviles de leur enseignement, ont continué pendant plus de mille ans, à confondre ces trois maladies en une seule, dont elles ne représentaient que des variétés. L'illusion a duré jusqu'à la fin du XVIIe siècle, et c'est alors seulement, qu'une observation plus attentive et plus exacte, a mis en évidence les caractères distinctifs et l'origine indépendante de ces espèces d'exanthèmes (1).

Il va sans dire que je laisse à Bateman, la responsabilité de sa croyance personnelle à l'antiquité de ces fièvres; mais je puis souscrire, sans rien rabattre de mes propres convictions, à leur coexistence dès le VIe siècle. L'apparition contemporaine de la variole et de la rougeole représente la première manifestation d'une constitution épidémique insolite, résultant d'un concours d'influences

(1) Voyez Bateman, *Abrégé prat. des malad. de la peau*, Trad. 1820, p. 102.

inconnues dans leur nature et trahies par leurs effets. Le terrain était dès lors préparé à recevoir la scarlatine, et il est vraisemblable qu'elle n'a pas tardé à y porter ses fruits. N'ai-je pas rencontré chemin faisant, dans les écrits des Arabes, certaines efflorescences cutanées qui semblaient, par exclusion, se rapporter à la scarlatine elle-même? Cette maladie aurait donc été à cette époque soupçonnée, entrevue, vaguement indiquée. Mais quand on songe à la confusion dont le diagnostic différentiel de la variole et de la rougeole, a eu tant de peine à se dégager, on ne s'étonne plus que cette indécision ait contribué à prolonger indéfiniment l'incognito de la scarlatine, perdue pour ainsi dire parmi les exanthèmes *morbilleux*. Ce n'est qu'au prix d'innombrables observations, résumant l'expérience de plusieurs siècles, qu'elle a reçu enfin son baptême nosologique. Rien ne prouve qu'elle n'ait pas coopéré de bonne heure aux épidémies qui ont été, dans l'origine, exclusivement attribuées à la variole et à la rougeole.

Hufeland avait sans doute perdu de vue ces précédents, dont il aurait dû au moins tenir compte, lorsqu'il a affirmé que « la scarlatine est une maladie nouvelle qu'on » n'a commencé à observer qu'au XVIIe siècle (1). »

Quelle que soit du reste, la version qu'on préfère, je suis, quant à moi, intimement persuadé, qu'il n'y a pas eu en réalité, entre l'avénement simultané de la variole et de la rougeole, et l'annexion ultérieure de la scarlatine, l'intervalle plusieurs fois séculaire qui est censé séparer ces deux faits, si l'on s'en rapporte uniquement et sans critique, aux dates inscrites par leurs historiens.

J'ai posé, jusqu'à présent, comme fait acquis, l'origine récente de la scarlatine, et on me dispensera d'en démon-

(1) Hufeland, *Manuel de Méd. prat.*, p. 463. 1838.

trer l'absence dans les recueils de l'antiquité hippocratique. Pour admettre son existence à cette époque, malgré le silence obstiné des textes, il faudrait prétendre qu'elle a été complétement méconnue par tant de grands observateurs, supposition qui révolte à bon droit Requin (1). J'aurais pu invoquer ici l'appui de nombreux témoignages qui font autorité en matière d'érudition ; mais je m'exposerais à des répétitions fastidieuses dont ma thèse peut se passer. J'aborde donc sans autre préambule, la biographie de la scarlatine qui est le sujet de cet article.

Quand on consulte, dans l'ordre chronologique, les principaux nosographes qui ont marqué dans la science, à partir du XVIe siècle, on voit poindre la nouvelle fièvre sous ses traits les plus saillants. Ce n'est toutefois qu'après de longues fluctuations, qu'elle s'affirmera hautement comme l'expression d'une entité morbide spécifique.

C'est que dans le principe, l'attention des médecins se porta exclusivement sur la forme des phénomènes cutanés, et donna surtout à la couleur de l'exanthème une valeur séméiotique incompatible avec sa mobilité.

L'observation ne tarda pas à constater en effet que « tous les tons, toutes les teintes s'y rencontrent comme » sur la palette du peintre (2). »

On a comparé sa couleur à celle du *feu*, de la *cochenille*, du *minium*, de l'*écrevisse cuite*, de la *framboise*, de la *groseille*, de la *rose*, du *violet de la prune* ou de la *lie de vin*. En 1817, Joseph Frank a vu, à l'hospice de la clinique de Vilna, un homme atteint de scarlatine, dont la couleur ressemblait à celle d'une *robe d'évêque* (3). Parfois, comme dans l'érysipèle, le rouge est mélangé d'une nuance *safranée*. Il est

(1) Requin, *Élém. de Pathol. méd.*, t. III, p. 337.
(2) Alibert, *Monogr. des dermatoses*, t. I, p. 380, 1832.
(3) Joseph Frank, *Path. méd.*, Edition de l'*Encycl. des sc. méd.*, t. II, p. 111. — *Note.*

même des cas où des taches d'un *blanc de lait* s'entremêlent aux taches pourprées. On y voit aussi des *stries bleuâtres* semblables à des vergetures résultant de coups de gaules. Plus souvent, on aperçoit, au milieu des taches rouges, une multitude d'élevures miliformes, d'un *blanc nacré*, assimilées par Alibert qui aimait les comparaisons, à des œufs de vers à soie disséminés sur la peau. Il n'est pas rare que ces vésicules prennent plus de volume et forment, par leur rapprochement, des bulles contenant un liquide séreux et clair qui s'épaissit en jaunissant. Enfin, l'éruption est si peu marquée sur certains malades, qu'on a peine à la voir, et qu'elle ne se révèle que par la desquamation. Inutile de rappeler qu'elle est complétement absente, dans quelques cas, bien que le fond de l'affection ne soit en rien modifié (*scarlatina sine scarlatiniis*).

Même mobilité, ou si l'on veut, même ataxie dans la configuration des taches et leur mode d'apparition. Au lieu de tendre à se joindre, les plaques restent isolées; leur circonférence est confusément tracée. Il en est qui ne font que paraître et disparaître. D'autres persistent tout le temps de la période éruptive. On en voit par moments, qui se colorent d'une teinte plus vive que les autres. Souvent l'efflorescence met plusieurs jours à recouvrir la peau, et cette lenteur contraste avec la soudaineté de son explosion dans certains cas. Bref, il n'est pas de combinaisons inattendues que le génie épidémique ne tienne en réserve pour dérouter le diagnostic.

Si la méthode des premiers historiens de la scarlatine leur mérite le reproche de s'être arrêtés à son écorce, il est juste aussi de reconnaître comme atténuation, que son insidiosité toujours suspecte, peut la rendre impénétrable, même à l'analyse la plus exercée.

« Ce qui déconcerte surtout les opérations de l'art, » a dit Alibert, dans ce langage figuré dont il a l'habitude,

» c'est le caractère versatile de cette affection inconceva-
» ble. Quand la nature agit en ennemie, elle a ses ruses et
» ses embûches de guerre. Elle se complique pour échap-
» per aux recherches du plus scrupuleux observateur.
» Elle prend mille formes pour mieux l'abuser (1). »

C'est bien à la scarlatine que pourrait s'appliquer littéralement ce mot d'un judicieux écrivain : « Tout se passe » au lit des malades en anomalies (2). »

Aux causes qui ont ralenti les progrès de son étude, il faut certainement joindre sa synonymie confuse, souvent empruntée aux maladies les plus disparates, comme le prouve l'indication sommaire donnée par Augustin Vogel, un de ses monographes les plus estimés (3) : « *Febris scar-* » *latina hoc nomine et multis aliis* PURPURÆ, RUBEOLARUM, MOR- » BILLORUM IGNEORUM, ZONÆ, IGNIS SACRI, ROSSALIARUM *ve-* » *niens*. » Ainsi s'expliquent les divergences apparentes de certaines descriptions contemporaines, et l'incertitude de leur interprétation.

Suivons maintenant la scarlatine, depuis ses débuts authentiques sur la scène médicale, jusqu'au moment où elle s'emparera, pour ne plus s'en dessaisir, du rôle qui lui appartient.

C'est à Philippe Ingrassias (1510-1580) que nous devons la première description un peu précise de l'éruption scarlatineuse. Il nous apprend que le peuple de Naples la dé-

(1) Alibert, *Monogr. des dermat.*, t. I, p. 396.

(2) Thierry, *Médecine expérimentale*, etc., p. 125. Paris, M.DCC.LV.

(3) Augustin Vogel, *Acad. prælectiones de cognoscendis et curandis præcipuis corporis humani affectibus* (*pars prima*, § 151, p. 111). 1724 1774. Joseph Frank a dressé une longue synonymie latine, allemande, anglaise, italienne, française, espagnole. La bibliographie qui l'accompagne est vraiment précieuse pour diriger les recherches (voy. t. II de la *Path. méd.*, dans l'*Encycl. des sc. méd.*, p. 99. 1837).

signait, depuis peu, sous les noms vulgaires de *rossalia* ou *rossania* (1). Il l'appelle aussi *robelia* en la rapprochant de la rougeole et de la petite vérole :

» *Et Variolas, et Morbillos, et Robeliam sive Rossaliam inveni-* » *mus* (2). »

Ingrassias n'a pas trouvé cette maladie dans les œuvres des médecins arabes, à moins, dit-il, que l'espèce qu'ils mentionnent sous la dénomination vague d'*alhamica* ou d'*alhumera* ne soit la *rossanie* elle-même : supposition qui lui paraît plausible.

Voici la description concise qu'il donne de cet exanthème.

« On appelle *rossanie* une maladie qui couvre toute l'é- » tendue de la peau d'une multitude de taches, grandes » ou petites, rouges de feu, avec élevure à peine sensible, » ressemblant à de nombreux érysipèles, distincts entre » eux, et donnant à tout le corps un aspect flam- » boyant (3). »

Ce tableau est bien loin d'offrir une caractéristique complète de la fièvre scarlatine ; mais il en retrace nettement l'efflorescence.

Il est même à remarquer que l'auteur proteste déjà contre l'erreur des médecins qui confondaient cette maladie avec la rougeole, sur la foi de leurs analogies. Son tact pratique ne s'y est pas trompé.

« Quelques-uns pensent que la rougeole et la rossalie » sont la même maladie. Quant à moi, sans m'en rappor- » ter à ce qu'en ont dit les autres, j'ai eu personnellement » bien des occasions de constater la différence. *Nonnulli* » *sunt qui morbillos idem cum rossalia esse existimant. Nos au-*

(1) Joannis Philippi Ingrassiæ, *De tumoribus præter naturam*, cap. I, p. 195. Neapoli, MDLIII.

(2) Ingrassias, *ibid.*, p. 209.

(3) Ingrassias, *ibid.*, p. 194.

» *tem sæpissimè distinctos esse affectus, nostrismet oculis, non alio-*
» *rum duntaxat relationi confidentes, inspeximus* (1). »

Mais on s'aperçoit aisément, d'après le développement que donne Ingrassias à l'histoire de la variole et de la rougeole, que la rossanie était bien moins connue, soit qu'elle fût plus rare, soit qu'elle fût encore trop nouvelle pour avoir attiré l'attention au même degré.

Il est généralement reçu parmi les médecins, que c'est Baillou (1538-1616) qui a décrit, un des premiers, la scarlatine au XVIe siècle. Cependant si l'on s'enquiert du nom sous lequel il en a parlé, on n'obtient pas de réponse. J'ai consulté, à cette occasion, une foule d'auteurs, même les plus récents, et Alibert est le seul, sauf erreur, qui ait ajouté à sa synonymie : *rubiolæ* de Baillou (2).

Cette réticence semblerait indiquer, qu'il suffit de jeter les yeux sur les œuvres de l'illustre épidémiste français, pour voir se dresser le signalement de la fièvre éruptive.

Je dois avoir la vue moins perçante ; car ce n'est pas sans peine que j'ai vérifié le fait en confrontant minutieusement les textes. Les allusions applicables à la scarlatine sont très-clairsemées dans les *Epidémies* et les *Ephémérides*. Le latin de Baillou est souvent obscur. Sa manière concise et son goût pour les digressions, ajoutent à l'embarras du lecteur. Il parle souvent d'*éruption rouge* sans autre indication. Il faut, on peut m'en croire, beaucoup d'attention pour démêler la scarlatine, dans des tableaux où manquent les traits les plus importants de sa pathognomonie. On ne me taxera pas d'exagération, si l'on veut bien m'accompagner un moment, dans les recherches que

(1) Ingrassias, *ibid.*, p. 195.
(2) Alibert, *Monogr. des dermat.*, t. I, p. 371.

j'ai cru devoir faire pour éclaircir ce point indécis de nosologie historique (1).

Une *fièvre pourprée* épidémique (*febris purpurata*) sévit à Paris, pendant l'hiver de 1573. S'agit-il de scarlatine? Impossible de l'affirmer, d'après les renseignements qu'on nous donne. Nous savons seulement que tous ceux qui en réchappèrent, tombèrent dans le marasme, avec des symptômes de dissolution générale (*liquefacto toto corpore*) et évacuations alvines involontaires (2). Ces accidents consécutifs n'appartiennent pas plus à la scarlatine qu'à la rougeole, à la variole ou à toute autre fièvre éruptive grave. A la rigueur, ces mots : *liquefacto corpore*, auraient pu représenter les épanchements séreux, sous-cutanés ou cavitaires, qui terminent si fréquemment la scarlatine; mais la suite ne concorde pas avec cette version. Il est probable que la maladie désignée par Baillou était une fièvre pétéchiale. Il ne faut pas oublier que de son temps, les mots *fièvre rouge* étaient employés, par le peuple et même par les médecins, pour qualifier collectivement des éruptions dont l'analogie de couleur n'excluait pas la diversité de nature.

Pendant l'hiver de 1574, remarquable par le règne persévérant du vent du sud, la sérénité du ciel et l'absence des caractères propres à la saison, Baillou observe une constitution très-chargée de maladies éruptives. « *Mor-*
» *billorum, variolarum, puncticularum, exanthematon, rubiola-*
» *rum magna ilias fuit* (3). »

Dans ce rendez-vous confus d'éruptions, je reconnais la rougeole (*morbillorum*), la petite vérole (*variolarum*), les

(1) Gulielmi Ballonii, *Opera omnia*, Genevæ, 1762, 4 vol. in-4°. *Epidemiarum et Ephemeridum libri duo.*

(2) Baillou, *op. cit.*, t. I, p. 37.

(3) Baillou, t. I, p. 41.

pétéchies (*puncticularum*) (1). Le mot *exanthematon* peut désigner, l'*érythème*, l'*érysipèle*, le *zona*, la *miliaire*, etc. Baillou seul pourrait nous dire sa pensée. Ce qui était à coup sûr, très-clair pour lui, est loin de l'être pour nous.

Reste *rubiolarum*, que j'applique, sans balancer, à notre scarlatine.

Il est à remarquer que ce mot est, à une lettre près, l'homonyme de *rubeola*, qui représente la *rougeole*, dans le vocabulaire de certains monographes de l'époque. C'est probablement ce qui a donné le change à M. le docteur Yvaren, d'Avignon, auquel la littérature médicale doit une édition française des *Epidémies* et *Ephémérides* de Baillou (2). Mon savant confrère a toujours rendu *rubiolæ* par *rougeole* sans prendre garde que son auteur avait exclusivement réservé pour cette maladie, le nom de *morbilli*, adopté par la latinité contemporaine.

C'est parce que je reconnais l'autorité de M. Yvaren, en matière de traduction, que je me suis permis de relever, en passant, cette inadvertance (3).

Quant au mot à choisir pour représenter la fièvre éruptive signalée par Baillou, on demande s'il n'y aurait pas eu anachronisme, à prendre celui de *scarlatine*, qui n'a paru, pour la première fois, que longtemps après, et peut-être sous la plume de Sydenham.

Je partagerais ce scrupule s'il s'agissait de ces dénomi-

(1) Ces taches rouges (*maculæ rubræ*) sont, dit Baillou, appelées *punticulæ*, à cause de leur ressemblance avec des *morsures de puces*. Représentent-elles les *taches rosées lenticulaires* de la pathologie moderne? Sont-elles les *pétéchies*, compagnes assidues des fièvres graves? Faut-il n'y voir que les efflorescences plus bénignes de la *roséole*?

(2) Baillou, *Epid. et Ephém.*, traduites du latin, avec une introduction et des notes, Paris, 1858.

(3) On sait que M. Yvaren a traduit en beaux vers le poëme de Fracastor sur la syphilis (Paris, 1847). Une étude sur Fracastor, et des notes très-instructives rehaussent le mérite de ce travail.

nations qui préjugent une théorie. Un traducteur sérieux ne remplacerait pas la *fièvre maligne* de Baillou par la *fièvre entéro-mésentérique*, l'*entérite folliculeuse*, la *dothienentérie*, etc. Il fausserait ainsi la pensée de l'auteur, en anticipant sur les découvertes futures. Mais il n'en est plus de même lorsque les noms des maladies n'indiquent que des caractères extérieurs, et par exemple, des nuances de coloration. Au XVIe siècle comme aujourd'hui, la *scarlatine* était *écarlate*, et son nom est complétement indépendant de toute opinion sur sa nature. Peut-être eût-il mieux valu franciser le mot latin; une fois prévenus, les lecteurs auraient sous-entendu sans équivoque la *scarlatine*, et n'auraient pas risqué de prendre la *rubiole* pour la rougeole, confusion contre laquelle Baillou proteste formellement.

Je reviens au passage qui m'intéresse, et en poursuivant sa lecture, je remarque que l'auteur observa concurremment des *taches rouges* (*maculæ rubræ*) survenant pendant le cours de certaines maladies, accompagnées d'un grand feu intérieur, disparaissant promptement ou ne persistant que très-peu de temps. « Ces taches, dit-il, confinent » à la *rubiole*. Mais l'éruption de celle-ci se prolonge » davantage, suit une marche réglée, et présente des » symptômes pathognomoniques. On y voit des taches » superficielles, d'autres plus saillantes. Parfois elles pré» cèdent le mouvement fébrile; d'autres fois, elles l'ac» compagnent et se montrent le 4e, le 5e, le 6e jour au » plus tard. Dans ce dernier cas, elles sont plus graves, » et même très-dangereuses, à moins que la fièvre ne » tombe. »

La *rubiole* ainsi caractérisée ne peut être que la scarlatine.

Baillou cite, à ce propos, une de ces observations qu'on lit toujours avec intérêt, quoi qu'en dise Bordeu (1).

(1) « Ce Baillou, dit Bordeu, veut trop imiter Hippocrate. Ses

« Le conseiller Séguier, au sortir de l'assemblée, éprouva » de la douleur et un sentiment de chaleur insolite, et à » l'instant tout son corps devint rouge, et fut couvert de » taches de rubiole » (*rubiolis contaminatum*).

La précocité et la soudaineté de l'éruption générale forment un trait assez fréquent de la scarlatine. Si l'auteur ne signale pas nommément la fièvre, on en trouve l'indice dans la chaleur inaccoutumée du malade. Les praticiens savent bien qu'il n'est pas rare de voir éclater simultanément la fièvre et l'éruption. Borsieri a vu aussi l'éruption précéder la fièvre (1). Enfin on sait que l'invasion est souvent brusque et sans prodromes. M. E. Gintrac a vu des enfants frappés subitement à l'école, au milieu de leurs jeux, à table, etc. (2).

Immédiatement après le court récit que je viens de lui emprunter, Baillou, entraîné par son sujet, saisit l'occasion de tracer le tableau symptomatique de la rubiole; nouvelle preuve que cette fièvre exanthématique était encore peu connue, et devait être recommandée à l'attention des praticiens.

« Voici, dit-il, les signes de la rubiole : chaleur fébrile, » tantôt douce au toucher, tantôt très-vive; jactation et » agitation; sentiment de brisement dans les membres; » angoisse accompagnée de vomissements ou de nau» sées, provenant d'un état morbide de l'orifice de l'es-

» petites histoires sur les bourgeois de Paris m'ennuient : elles » sont la plupart trop étranglées pour être utiles. » (*Œuvres compl.*, édit. Richerand, t. II, p. 692. 1818.)

Si Baillou nous a laissé en effet des observations dont on regrette le laconisme, il a su leur donner plus de développement, quand l'importance de la maladie ou quelque particularité curieuse l'exigeait. Son répertoire clinique proteste, presque à chaque page, contre la médisance de Bordeu, qui n'a pas résisté à l'envie de faire de l'esprit.

(1) Borsieri, ouv. cit., t. II, ch. IV, § LXX. (Trad.)

(2) E. Gintrac, ouv. cit., t. IV, p. 321.

» tomac ou bien de la malignité de l'affection ; larmoie-
» ment ; propension au sommeil, sans pouvoir s'y livrer ;
» car à peine commence-t-on à s'endormir, qu'on est
» réveillé en sursaut par la toux. Les symptômes patho-
» gnomoniques sont, en résumé, la toux, l'ardeur et,
» pour ainsi dire, l'embrasement des yeux, la raucité de
» la voix, la jactation. Les autres symptômes sont secon-
» daires et communs. La maladie se porte plus spéciale-
» ment sur les parties supérieures, et affecte facilement
» les poumons et la trachée-artère. Aussi voit-on, chez un
» grand nombre de sujets, l'inflammation de la luette, avec
» gêne de la déglutition, angine *sèche* (ainsi que s'exprime
» Hippocrate), ou par phlogose comme érysipélateuse, et,
» par suite, suffocation. Chez beaucoup, les parotides
» accompagnent, précèdent ou suivent la maladie. »

Cette description a cela de remarquable qu'elle s'appliquerait mieux, dans sa première partie, à la rougeole, tandis que nous retrouvons dans la seconde, l'*angine*, la *difficulté d'avaler*, la *rougeur érysipélateuse* ou, comme nous dirions aujourd'hui, *scarlatineuse de l'arrière-gorge*, la formation des *engorgements parotidiens :* ensemble de phénomènes qui appartiennent en propre à la scarlatine.

Ce mélange de symptômes s'explique par l'époque où Baillou consignait cette histoire dans son journal clinique (*Ephémérides*). La constitution régnante multipliait, sous toutes les formes, les éruptions cutanées, avec ou sans fièvre. La scarlatine, encore mal spécifiée, devait souvent être confondue avec les autres maladies rouges coexistantes, et principalement avec la rougeole. Baillou ne s'y trompait pas certainement quand il la rencontrait à l'état sporadique, libre d'accointance étrangère. Mais les associations accidentelles que favorise l'influence épidémique, changent la physionomie du tableau symptomatique ; et il n'est pas aisé de reconnaître l'individualité morbide qui se cache sous cette pénétration réciproque. Les progrès de l'observation, secondés surtout par la comparaison ultérieure des épidémies éruptives, ont, à la longue, simplifié le problème : ce qui n'empêche pas les praticiens de voir journellement des cas qui déconcertent l'expérience la plus sûre. Si Baillou laisse entrevoir quelque hésitation, il ne faut pas oublier que la question était nouvelle, et du nombre de celles qui ne peuvent attendre que du temps, les éclaircissements qui leur manquent. Combien de fois encore le diagnostic de la rougeole et de la scarlatine ne reste-t-il pas en suspens, jusqu'à la période de desquamation ! Celle-ci est, en effet, un trait distinctif, si l'on s'en tient à l'observation générale ; mais il n'est pas inutile de rappeler que l'exfoliation de la scarlatine partage l'inconstance de ses autres caractères. Elle peut n'être que furfuracée, comme celle de la rougeole, et Sydenham ne l'avait vue que sous cette forme. On pourrait donc être induit en erreur, si l'on faisait, de la largeur des plaques épidermiques, un attribut constant de la scarlatine ; sans compter que la desquamation morbilleuse dépasse aussi parfois sa dimension ordinaire (1).

(1) Ceci soit dit pour tenir compte de tous les faits. Je n'ai nulle envie de déposséder la scarlatine de son mode habituel de desquamation. Pendant l'épidémie qui régnait à Châlons-sur-Marne en 1750-1751, Navier, peu familier avec cette observation, aujourd'hui vulgaire, vit un enfant de treize à quatorze ans, dont tout l'épiderme se détacha. La dépouille des pieds et des mains ressemblait à des gants ou à des chaussettes, où manquaient les ongles qui étaient restés en place. (*Dissert. en forme de lettre*, p. 211.)

Joseph Frank a donné plusieurs échantillons de ce genre au Musée pathologique de Vilna. Leur dimension égale celle des exfoliations que Storck a vu se détacher, en pareil cas, et dont quelques-unes avaient sept pouces de long sur trois de large. Frank rappelle, à ce propos, un exemple très-remarquable. C'est celui d'un scarlatineux chez lequel il ne resta pas, après la desquamation, la moindre portion de l'épiderme. (*Path. int.*, t. II, p. 111, *Encycl. des sc. méd.*)

Je termine par un passage décisif :

« *Rubiolæ*, dit Baillou, *accedunt ad erysipelatis naturam,* » *morbilli seu variolæ ad herpetem miliarem* (1). »

La rubiole qui est mise ici en opposition avec la *rougeole* et la *variole*, ne peut être que la scarlatine. Ses rapports avec l'érysipèle, déjà établis par Ingrassias, ont été notés par tous les médecins postérieurs à Baillou, et ressortent de l'étendue et même de la mobilité de la plaque rouge qui ne dépasse pas le niveau de la peau. La rougeole dont les papules excèdent sensiblement l'épiderme, et la variole avec ses boutons proéminents, rappellent l'herpès miliaire. Cette formule fixe nettement le sens que donne Baillou au mot *rubiole*. On ne peut plus douter qu'il n'ait vu et traité, sous ce nom, dont il pourrait bien être l'auteur, la fièvre éruptive que nous appelons scarlatine ; mais les nosographes qui m'ont précédé dans cette étude, auraient utilement guidé mes recherches, s'ils avaient pris la peine de déterminer l'étiquette sous laquelle on pourrait la découvrir dans les écrits de l'épidémiste français (2).

En 1557, c'est-à-dire près de vingt ans avant l'époque où Baillou recueillait ses observations, Jean Coyttar, de Poitiers, avait vu régner dans cette ville, conjointement avec la variole, la rougeole et la coqueluche, une fièvre *pourprée* (c'est ainsi qu'il la nomme) qui frappait mortellement presque tous ceux qu'elle attaquait, sans distinction d'âge, de sexe, de condition sociale. « *Quis enim* (*miserabile* » *dictu*) *non meminit vidisse pueros, adolescentes, juvenes floren-*

(1) Ballonius, *op. cit.*, t. I, p. 42.

(2) Il m'est impossible d'admettre avec M. Gintrac (*Cours théor. et clin. de path.*, t. IV, p. 466), que Baillou ait eu l'intention de décrire, sous le nom de *rubiole*, la combinaison, sur le même sujet, de la rougeole et de la scarlatine.

» *tes ætate, senes, rusticos, urbanos, plebeios, nobiles, presbyteros,* » *monachos et fœminas cujuslibet ætatis aut vitæ status, si quando* » *hâc purpurâ prehenderentur, aut quarto die, aut septimo, aut* » *undecimo, aut decimo quarto, nunc citiùs, aliàs tardiùs occum-* » *bere* (1)? » Cette maladie était si contagieuse que l'auteur a cru devoir, à cette occasion, rappeler les principes généraux de la doctrine fondée par Fracastor. Les taches qui recouvraient la peau, principalement aux bras, à la poitrine et aux jambes, ressemblaient tellement aux piqûres de puces, qu'on avait grand'peine à les en distinguer.

Si je parle, en passant, de cette maladie, c'est que quelques médecins ont prétendu y reconnaître la scarlatine et lire le récit d'une de ses premières épidémies malignes.

La description de Coyttar, très-précise malgré ses digressions théoriques, interdit cette interprétation. Il n'a dépeint évidemment qu'une *fièvre pétéchiale*, du plus mauvais caractère, analogue sous bien des rapports, à la *fièvre pourprée* qui ravagea Modène et les pays voisins, de 1692 à 1694, et dont Ramazzini nous a laissé une histoire considérée comme un vrai modèle d'observation clinique et de rédaction littéraire (2).

Quelques années après Baillou, nous retrouvons la scarlatine en Allemagne, sous les yeux de Sennert (1572-1637); mais il faut convenir que si la question nosologique n'a pas rétrogradé, elle est tout au moins restée stationnaire.

Le médecin de Wittemberg observe un exanthème

(1) Joannis Coyttari, *De febre purpurata epidemiali et contagiosa, libri duo. Parisiis*, 1578, p. 5.

(2) Bernardi Ramazzini, *Opera omnia... De constitutionibus trium sequentium annorum in Mutinensi civitate, etc., dissertatio.*

dans lequel il reconnaît expressément la rossalie ou rossanie d'Ingrassias, dont il reproduit même en partie le texte :

« Dès l'invasion ou bien le quatrième ou cinquième jour
» de la maladie, surgissent sur toute l'étendue de la peau,
» des taches rouges de feu, avec élevure à peine sensible,
» ressemblant à de petits érysipèles. Dans l'état, le corps
» entier est rouge et paraît incandescent, comme s'il était
» couvert d'un érysipèle universel... Les taches s'effacent,
» et l'épiderme tombe sous forme d'écailles. Cette maladie
» est grave et souvent mortelle. »

Sennert ajoute à ce tableau quelques traits qui le complètent. La prédilection de cet exanthème pour les enfants, le distingue, selon lui, de l'érysipèle qui attaque les adultes. Il signale l'angine concomitante plus ou moins grave, les douleurs arthritiques ou goutteuses qui se déclarent, les hydropisies consécutives, etc. Il n'y a pas moyen de conserver le moindre doute sur l'identité de la maladie qu'il veut dépeindre.

Avec ces éléments, Sennert pouvait composer une espèce morbide bien tranchée ; mais comme il hésite encore, de son propre aveu, sur le nom qu'il conviendrait de lui donner, pour la distinguer des autres, il se décide à la rapporter à la rougeole. « *Quo nomine tamen ab aliis discernerem hactenus dubius fui... Malo ergò ad morbillos referre* (1). » Singulière défaite de la part d'un nosologiste dont le tact pratique protestait implicitement contre une pareille confusion !

On voit, par tout ce qui précède, que la place de la nouvelle fièvre éruptive restait vacante, à cette période de son histoire, dans le dictionnaire technique de la pathologie.

(1) Sennert, *loco cit.*

Le nom emprunté par Ingrassias à l'idiome populaire, et celui dont la priorité appartient probablement à Baillou, n'avaient pas dépassé le rayon restreint d'une publicité locale. Sennert avait renoncé à en chercher un, comptant sur les progrès de l'observation pour remplir cette lacune volontaire.

C'est peut-être Sydenham qui a écrit, pour la première fois ces mots : *febris scarlatina* (*fièvre scarlatine, scarlet fever*) (1). Par une chance heureuse, cette dénomination a survécu à toutes les autres, non sans avoir subi encore bien des vicissitudes (2).

L'Hippocrate anglais, qui n'a pas d'égal comme historien de la rougeole et de la petite vérole, se trouvait en présence d'une autre fièvre du même ordre, sur laquelle la science n'était pas aussi bien renseignée ; mais il n'hésite pas à la poser comme une espèce à part, qu'il distingue formellement de la rougeole.

« Les individus qui en sont atteints, ont d'abord un frisson et un tremblement comme dans les autres fièvres, » mais ils ne se sentent pas bien malades. Plus tard, la » peau se couvre dans toute son étendue, de petites » taches rouges, plus nombreuses, plus larges, plus vivement colorées et moins uniformes que celles de la » rougeole. Ces taches persistent deux ou trois jours, » après lesquels elles s'effacent, et la chute de la cuticule sous-jacente laisse des espèces d'écailles furfuracées, semblables à de la farine répandue sur le

(1) 1624-1689.

(2) Le chapitre où Sydenham parle de cette maladie, est intitulé : *Febris scarlatina.* J'ignore pour quel motif le docteur Jault, qui a donné une édition française des *Œuvres de médecine pratique de Sydenham,* a cru devoir traduire ces deux mots latins par ceux-ci : la *fièvre rouge*. Je ne comprends pas non plus que le professeur Baumes de Montpellier, qui a fait réimprimer, en 1826, la version de Jault, revue, dit-il, sur le texte latin, ait laissé subsister cette synonymie surannée. (T. I, p. 397.)

» corps, revenant et disparaissant deux ou trois fois. »

L'affection que Sydenham vient de décrire, devait être peu commune et peu grave de son temps, dans les lieux où il exerçait son art. Elle lui paraît mériter à peine le nom de maladie (« *hoc morbi nomen, vix enim altius assur-* » *git* »), et sa bénignité naturelle ne réclame qu'un traitement des plus simples.

« Comme cette fièvre ne me semble être autre chose » qu'une médiocre effervescence du sang provoquée » par la chaleur de l'été, je n'y fais rien du tout, et » j'abandonne à la nature le soin de dépurer le sang et » d'évacuer l'humeur morbifique par les émonctoires » cutanés. »

Il se borne, en conséquence, à recommander l'abstinence de viande et de boissons vineuses, et le séjour dans la chambre, hors du lit, autant que possible. Après la desquamation, et quand tous les autres symptômes ont cédé, il donne un léger purgatif et le malade guérit sans accident.

Sydenham affirme que cette maladie ne peut s'aggraver ou devenir mortelle que par la faute du médecin qui a ordonné aux patients de rester couchés, ou qui a cru devoir prescrire un traitement « trop savamment » compliqué, » dont les cordiaux et autres échauffants ont fait la base, « ... *nimis doctè* (*ut vulgo videtur*) *secundum* » *artem.* »

Il est vrai que les choses ne se passent pas toujours aussi bien, puisqu'il n'est pas rare (Sydenham en convient) de voir survenir au début de l'éruption, chez les enfants et les adolescents, des *convulsions épileptiques* ou même un *état comateux*. Alors il suffit d'appliquer un large vésicatoire à la nuque, et de faire prendre tous les soirs, jusqu'à la convalescence, un julep opiacé.

La confiance inébranlable de Sydenham dans l'issue heureuse de la scarlatine, est d'autant plus imprévue qu'il l'avait observée, sous forme épidémique, puisqu'il note qu'elle attaque des familles entières, avec une préférence marquée pour les enfants. Il faut donc que ces épidémies n'aient pas pris sous ses yeux l'extension et la gravité de celles que l'avenir tenait en réserve.

On pourrait, jusqu'à un certain point, se rendre raison de cette bénignité insolite. Dans le tableau tracé par Sydenham, on ne trouve pas la moindre indication de l'angine, si étroitement liée à la scarlatine, et qui devait, le siècle suivant, prendre des formes si meurtrières, à Londres même. Comme on ne peut pas plus douter de l'exactitude que de la sagacité du praticien, il en résulte que ce symptôme était alors moins fréquent que de nos jours, sous le ciel de l'Angleterre, et qu'il ne faisait pas encore, en quelque sorte, partie intégrante du cortége habituel de la fièvre éruptive.

Il n'en est pas moins vrai, que si l'illustre praticien avait agrandi, par ses lectures, le cercle trop restreint de son observation personnelle, il aurait dû rabattre beaucoup de son optimisme. Sennert n'avait-il pas antérieurement signalé les dangers et même la terminaison fatale de la maladie ?

Darwin (1731-1802) a donné la clef de cette divergence du pronostic porté par des autorités également compétentes, lorsqu'il a dit que si la scarlatine se montre parfois aussi inoffensive que l'éruption produite par la piqûre des puces, elle peut, dans certains cas, rivaliser de férocité avec la peste.

Bretonneau n'avait pas vu en Touraine, pendant de longues années de pratique, un seul malade succomber à la scarlatine. Mais plus tard, ont régné, dans les mêmes localités, des épidémies si meurtrières qu'il ne craint pas de les assimiler à celles de la variole, du choléra asiatique et de la fièvre jaune (1).

Trousseau, de son côté, a vu la Touraine en proie, de 1823 à 1830, à des épidémies de scarlatine si cruelles, qu'une seule commune perdit, en une saison, le dixième de ses habitants. Cependant cette maladie s'était montrée depuis quarante ans, dans la même contrée, avec des allures si bénignes, que les plus vieux praticiens affirmaient n'avoir jamais vu mourir de scarlatineux que pendant la convalescence, et dans des cas extrêmement rares. Ce que Trousseau dit pour la Touraine, s'applique, d'après lui, aux départements du Loiret, de l'Indre et de Loir-et-Cher, où la scarlatine, sans gravité depuis 1784 et 1785, faisait de grands ravages en 1826, 1827 et 1828 (2).

A une époque plus voisine de la nôtre, les successeurs de Sydenham n'ont eu que trop d'occasions de rembrunir le tableau qu'il nous a laissé. Des épidémies terribles ont sévi à Londres, à Edimbourg et dans d'autres villes d'Angleterre, soit dans le siècle dernier, soit vers les premières années du siècle actuel, et ont rendu à la scarlatine son rang légitime parmi les fléaux les plus redoutables.

On pouvait croire que l'arrêt nosologique prononcé par Sydenham, serait désormais sans appel. La scarlatine avait reçu de lui un nom qui consacrait sa qualité de fièvre éruptive. Malgré ses analogies avec la rougeole, elle en était déclarée essentiellement distincte, et constituait une espèce tranchée, d'une nature à part. Les progrès de l'observation n'avaient plus qu'à confirmer cette vérité,

(1) Bretonneau, *Journ. des connaiss. médico-chirurg.*, t. I, p. 214.
(2) Trousseau, *Journ. cit.*, *ibid.* — Voyez aussi Trousseau, *Clinique médicale de l'Hôtel-Dieu.* 3e édition, Paris, 1868, t. I, p. 97.

en multipliant, à l'aide du temps, les preuves qui la démontrent.

Cette prévision ne devait pas tarder à être démentie. Quelques années après, et sur le théâtre même des travaux de Sydenham, Richard Morton (1635-1698), son contemporain, plus jeune que lui, entreprend, à son tour, l'étude de la scarlatine; mais tout en conservant, pour la commodité du langage, l'heureux néologisme de son prédécesseur, il la rattache à la rougeole dont elle ne serait, à l'entendre, qu'une forme confluente. L'individualité pathologique affirmée par Sydenham, est donc remise en question, ou, pour mieux dire, catégoriquement niée par Morton, comme une illusion clinique.

« Cette maladie (la fièvre scarlatine), quoique les méde-
» cins s'accordent pour lui donner un nom spécial, me pa-
» raît être la même que la rougeole, et ne s'en distingue
» que par son mode d'éruption....., en sorte que je méri-
» terais le reproche de me répéter si, après avoir parlé de
» la rougeole, je continuais à discourir sur la fièvre scar-
» latine, qui se confond avec elle au point de vue de ses
» causes, de ses symptômes, de ses variétés, de son pro-
» nostic, de ses indications curatives et de sa méthode
» de traitement. En conséquence, je propose formelle-
» ment de rayer cette fièvre du cadre des maladies, à
» moins qu'on ne s'entendît, à l'avenir, pour la désigner
» sous le nom de *rougeole confluente.* »

Ce parti extrême serait sans objection, si la prémisse dont il est la conclusion pratique était irréprochable. Il est certain que deux maladies qui auraient même étiologie, même signalement, même pronostic, même traitement, auraient aussi même nature et seraient inséparables. En est-il ainsi de la rougeole et de la scarlatine comparées sans prévention? Est-il un praticien qui consentît à appuyer de son adhésion, l'intimité d'un pareil rapproche ment? Je ne reproduirai pas un parallèle qui se trouve partout; mais je l'oppose avec assurance aux prétentions du contradicteur de Sydenham.

Ce qu'il y a de curieux, c'est qu'il se réfute lui-même à son insu, en citant certains faits empruntés à sa pratique, et dont le sens diffère essentiellement de celui qu'il voudrait leur donner.

Je me contenterai de mettre en regard deux de ces *histoires* qu'il avait rédigées avec d'autant plus d'intérêt qu'il s'agissait de ses filles.

Sarah Morton, âgée de huit ans, fut prise, en 1685, d'une fièvre avec *rougeur des conjonctives* et *toux violente*. A ces symptômes, Morton reconnaît le début d'une rougeole (*febris morbillosa*). Comme le pouls était bon et qu'il n'y avait ni *coma*, ni *délire*, ni aucun autre symptôme grave, il se contente de prescrire un julep laudanisé, à prendre chaque nuit pour calmer la toux. Il ajoute que tout alla pour le mieux, et qu'il ne se rappelait pas avoir jamais rencontré une rougeole aussi bénigne. On ne voyait sur la peau que quelques taches éparses qui disparurent promptement. La malade était complétement rétablie, deux jours après le commencement de l'éruption (1).

En 1689, pendant le règne de la *fièvre dite scarlatine* (*febris dicta scarlatina*), Marcia Morton, âgée de sept ans, ressentit de longs frissons, suivis d'une fièvre violente. Des *nausées*, des *vomissements*, du *coma*, se déclarent avec d'autres symptômes indiquant une maladie *maligne*. Un vésicatoire est appliqué à la nuque. Il n'y avait ni *diarrhée*, ni *toux*, ni *rougeur de la conjonctive oculaire*. Morton avoue qu'il était indécis sur la nature de l'affection qui s'annonçait ainsi, lorsque le quatrième jour, une éruption couvrit soudainement

(1) Morton, *Opera med.*, t. I, *Historia III*. Lugduni, MDCCCXXXVII.

toute la surface du corps, et « révéla, à ne pas s'y mépren- » dre, la fièvre dite scarlatine. » La peau, plus vivement *enflammée* qu'il ne l'avait vue antérieurement, présentait une *tuméfaction* et une *rénitence* générales ; et quand l'éruption fut terminée, la *desquamation* s'opéra, non par simples écailles, mais par *larges plaques*, *semblables à du parchemin* (*pergamenæ similis*). La fièvre prenant à ce moment la forme périodique, Morton fit tirer six onces de sang, et donna du quinquina ; après quoi la malade entra en convalescence (1).

Je fais la part du génie épidémique dans la gravité de cette scarlatine, comme aussi je reconnais que la rougeole ne perd que trop souvent le caractère de bénignité qu'elle a manifesté dans la première observation ; mais est-il possible de croire qu'il ne s'agisse, au fond, que d'une seule et même maladie ?

Morton lui-même les distingue, puisqu'il leur donne un nom différent. Il est vrai qu'il ne parle de fièvre scarlatine que pour se conformer à l'usage, et que toute la différence qu'il consente à admettre ne réside que dans l'abondance de l'éruption.

On serait donc amené à cette conséquence, que si l'art pouvait se substituer à la nature, et réduire ou multiplier à son gré le nombre des taches cutanées, il ferait, selon les cas, une rougeole ou une scarlatine, pourvues de leurs attributs respectifs.

Cette supposition, qui semble au premier abord purement spéculative, a été pourtant réalisée dans une certaine mesure, et l'épreuve a donné les résultats qu'il n'était pas difficile de pressentir.

Avant que Sydenham eût discrédité l'emploi exclusif des échauffants dans le traitement des fièvres éruptives,

(1) Morton, *op. cit.*, *Historia IV*.

la vogue de cette méthode qui avait pour but de « pousser » à la peau, » provoquait des rougeoles confluentes. Cependant Sydenham qui nous en a transmis des descriptions si complètes, ne nous dit pas qu'elles eussent des symptômes analogues à ceux qui sont généralement attribués à la scarlatine, et nous savons qu'il a séparé nettement les deux fièvres.

Voici, en résumé, le langage que tient l'observation quand elle n'est pas l'écho d'un système.

La rougeole la plus confluente garde sa physionomie familière aux praticiens, sans empiéter sur la symptomatologie caractéristique de la scarlatine.

De son côté, la scarlatine la plus discrète conserve son cachet expressif et original, sans rien emprunter à la pathognomonie de la rougeole.

Que la confluence implique l'intensité relative de l'affection qu'elle traduit, c'est ce qu'il est permis d'admettre, en thèse générale, pourvu qu'on ne donne pas à cette proposition un sens trop absolu. Mais quand deux maladies se distinguent par les éléments principaux de leur constitution intime, la rareté ou l'abondance de l'éruption n'est plus qu'un fait secondaire qui ne réagit pas sur leur nature. Ne sait-on pas d'ailleurs qu'en temps d'épidémie, la rougeole et la scarlatine se font parfaitement reconnaître dans les cas, plus communs qu'on ne pense, où leur exanthème manque seul au rendez-vous de leurs symptômes ?

L'opinion de Morton est inconciliable avec l'existence cliniquement démontrée des virus morbilleux et scarlatineux, transmettant exclusivement la maladie dont ils dépendent, sans jamais échanger leurs produits.

Ce fait embarrassant est carrément nié par M. le docteur Lhéritier qui défend encore le sentiment du médecin anglais, et persiste à soutenir que la rougeole et la scarla-

tine ne sont qu'une seule et même affection, dont il rajeunit la synonymie en l'appelant : *hémo-dermite morbilleuse* (1). Logiquement il n'admet qu'un seul germe reproducteur, et appuie sur cette remarque que « un in-
» dividu atteint de la rougeole, ne communique pas tou-
» jours cette maladie à celui qui l'a fréquenté, mais fort
» souvent, une scarlatine; de même, un malade affecté de
» scarlatine, ne communique pas nécessairement la scar-
» latine, mais seulement une simple rougeole (2). »

Ce ne sont pas les praticiens qui feront une pareille concession à M. Lhéritier : ils ont recueilli trop de démentis au lit du malade, et une observation isolée ne saurait prévaloir contre les arrêts d'une expérience séculaire. Quand on a étudié et confronté les faits, en se tenant en garde contre les causes d'illusion qui sont d'avance nettement déterminées, on conclut invariablement à la dualité des virus, et à la distinction radicale des fièvres éruptives qui les élaborent et les transmettent.

Ne sait-on pas aussi (et il est opportun de le rappeler), que la science a pris acte, dans ses archives, de certains essais qui ajouteraient aux affirmations de la clinique l'autorité d'une preuve matérielle.

J'ai mentionné ailleurs, les tentatives de Home d'Édimbourg, qui assure avoir inoculé la rougeole, par un procédé imité plus tard, dit-on, avec le même succès (3).

(1) Je dois rendre cette justice à M. Lhéritier, qu'il se défend expressément de considérer la rougeole et la scarlatine « comme
» des inflammations de la peau essentielles, ou sympathiques d'une
» inflammation des muqueuses, et surtout de la membrane gas-
» trique. » Il faut nécessairement, d'après lui, admettre « qu'il
» existe quelque chose de spécial dans la dermite morbilleuse. »

Voilà qui est très-bien dit. Pourquoi s'obstiner alors à conserver un nom qui préjuge une théorie qu'on repousse?

(2) Voy. Piorry et Lhéritier, *Traité des altérations du sang*, Paris, 1840. *Hémo-dermite morbilleuse*, p. 11. — Cet article porte la signature de M. Lhéritier.

(3) Fr. Home, *Principia medicinæ*, p. 196. *Amstelodami*, M.DCC.LXXV.

Quelques auteurs prétendent aussi que la scarlatine est artificiellement inoculable.

Pendant une grave épidémie qui régnait à Amboise, M. le Dr Miquel, après avoir piqué, avec une lancette, les plaques scarlatineuses les plus apparentes, a inoculé au bras d'un grand nombre d'enfants bien portants, le fluide retiré de ces plaques. Au bout de deux ou trois jours, il a constamment vu se développer autour des piqûres un cercle rouge, disparaissant au cinquième jour. Miquel croit à l'effet préservatif de cette opération. Après une nouvelle inoculation pratiquée sur les mêmes sujets, il n'a vu survenir rien de semblable aux premiers phénomènes, et ces enfants vivant au milieu d'un grand nombre de scarlatineux n'ont pas contracté la maladie (1).

On opposera que l'authenticité de ces expériences est restée douteuse ; qu'elles ont été démenties par des épreuves contradictoires ; qu'elles ne sont pas démonstratives et peuvent suggérer une interprétation différente.

A cela, je n'ai qu'une réponse à faire, sans souscrire toutefois à la forme absolue de l'objection : c'est que si l'inoculabilité de la rougeole et de la scarlatine n'est pas décidément avérée, elle est au moins très-vraisemblable ; que leur contagiosité naturelle a l'évidence d'un axiome ; et qu'après tout, la clinique peut se passer de ce surcroît de preuves et se suffire à elle-même, pour affirmer l'individualité spécifique de ces deux fièvres, et la démarcation radicale qui les sépare. Je suis convaincu que si Morton était témoin aujourd'hui de l'état de la question, il rendrait pleine justice à Sydenham, et se rallierait à l'opinion commune.

Toujours est-il qu'à la fin du XVIIe siècle, la scarlatine

(1) *Rapport sur le mémoire de M. Miquel*. Acad. de méd. de Paris, séance du 7 octobre 1834.

restait encore, pour la nosologie, un problème irrésolu. La diffusion de la science subissait des lenteurs et des entraves qui comprimaient son élan. Les écrivains médicaux les plus haut placés dans la hiérarchie contemporaine, s'isolaient dans le cercle borné de leur propre observation, et ce défaut de contrôle réciproque ajournait leur entente définitive.

Si nous consultons, par exemple, Frédéric Hoffmann, qui appartient, par ses travaux, à la première moitié du siècle dernier (1660-1742), nous ne le trouvons guère plus avancé sur cette question, que ne l'était Ingrassias, deux cents ans auparavant.

Il cherche bien à établir le diagnostic différentiel de la *fièvre morbilleuse*, et d'autres fièvres exanthématiques qui lui ressemblent, parmi lesquelles je reconnais la *roséole* (*rubeolæ*) et la *scarlatine*, désignée sous son vieux nom de *rossalia.*

Ainsi les taches *rubéoleuses*, ou, comme nous dirions, *roséoleuses*, sont de moindre dimension que celles de la *rougeole*, tandis que celles de la *rossalie* sont plus étendues et donnent à la peau un aspect érysipélateux (1).

Mais la preuve que le médecin de Halle n'avait pas une idée bien arrêtée sur la nature de la scarlatine, c'est qu'il ne la mettait pas explicitement sur la même ligne que la variole et la rougeole. Après avoir consacré deux longs chapitres à la monographie de ces deux fièvres éruptives, il se borne à mentionner, en passant, la *rossalie*, sans lui réserver un article spécial. A la suite des huit observations qu'il rapporte et qui ont trait à des rougeoles plus ou moins graves et diversement compliquées, on ne lit le récit d'aucun cas de scarlatine. Il faut donc ou que cette

(1) Friderici Hoffmanni *Opera omnia*, t. II, sect. I, cap. VIII, *De febre morbillosa.* — *Genevæ*, M.DCC.LXI.

maladie ait été encore peu répandue ; ou que Hoffmann n'ait eu que de rares occasions de l'observer dans sa pratique ; ou enfin qu'il l'ait souvent prise pour une autre. Cette supposition ne met pas en cause la sûreté de son coup d'œil médical ; mais bien l'obscurité dont cette détermination nosographique avait tant de peine à se dégager. *Tantæ molis erat !...*

J'abrége ces recherches historiques dont la monotonie pourrait lasser la bienveillance de mon lecteur, et j'arrive, sans nouvelle halte, aux dernières années du XVIIIe siècle, où la pathologie réhabilitera, sans opposition, les prévisions de Sydenham.

Parmi les écrivains de cette époque, auxquels on peut demander, avec confiance, les renseignements les plus exacts sur l'état de la science, au moment où ils ont tenu la plume, il en est un que recommande sa double autorité d'érudit et de praticien. Je veux parler de Borsieri de Kanilfeld (1725-1785) dont les *Instituts de médecine pratique* portent la touche d'un maître (1). Le second volume de ce chef-d'œuvre est consacré tout entier à l'histoire des *Maladies exanthématiques fébriles*, qu'on est tenu de méditer quand on veut traiter le même sujet. L'article relatif à la scarlatine est un modèle du genre. L'auteur ne s'est pas arrêté, comme tant d'autres, aux traits extérieurs de la maladie dont il connaît les allures protéiques. Il la suit dans toutes les phases de son évolution, épie ses mœurs et ses tendances, établit nettement les caractères qui la distinguent de la rougeole, éclaire sa nature et ses complications imprévues, par le rapprochement de quelques relations d'épidémies remarquables, énumère en détail les accidents qui succèdent à sa résolution ou aggravent

(1) Burserii, *Institutiones medicinæ practicæ*. Lipsiæ, 1787.

sa convalescence. En présence de ce tableau, on s'assure que la fièvre éruptive qu'il représente, est entrée dans une voie nouvelle et va prendre enfin possession de tous ses droits.

En relisant ces belles pages dans l'élégante et fidèle traduction de M. le Dr Paul-Émile Chauffard, j'ai surpris une légère inexactitude dont la rectification me paraît avoir un sens médical étroitement lié à la question qui m'occupe.

De la scarlatine pourprée : tel est le titre du chapitre IV du tome second (1).

J'avoue que cette qualification donnée à une maladie dont le nom seul signifie *écarlate*, m'a paru tout d'abord un pléonasme, et je me suis hâté de recourir au texte latin.

Borsieri, comme je l'avais prévu, n'a point écrit : *purpurata*, mais bien, *purpura scarlatina*, ce qui veut dire : *pourpre de nature scarlatineuse*, *pourpre scarlatin*.

Que toute scarlatine soit *pourprée* ou *rouge*, cela va de soi; mais tous les *pourpres* ne sont pas de même nature que la scarlatine. En choisissant ce nom, Borsieri a entendu séparer nettement le pourpre scarlatin des autres *fièvres rouges* que les auteurs de son temps qualifiaient simplement de *purpura*, et qui ont seulement ce caractère commun, « qu'elles revêtent la pourpre, » selon la pittoresque expression de Ramazzini. Ainsi compris, *purpura* représenterait le genre, et *scarlatina* l'espèce.

Les *pourpres* sont nombreux dans le vocabulaire latin de l'ancienne nosologie. Je n'indique que les principaux.

Purpura, *purpura simplex*, *purpura benigna* (pourpre pro-

(1) J. Bapt. Borsieri, *Instituts de méd. prat.*, traduits par le docteur P. E. Chauffard, t. II, chap. IV, p. 62, M.DCCCLVI. Cette version est enrichie d'une *Etude comparée du génie antique et de l'idée moderne en médecine*, morceau de haute philosophie dont on ne saurait trop recommander la lecture.

prement dit, pourpre bénin). — *Purpura maligna* (pourpre malin, fièvre pétéchiale des Allemands (1). — *Purpura alba, rubra, miliaris* (miliaire ou millot des Français). — *Purpura hæmorrhagica* (*morbus maculosus* de Werlhof). — Purpura *urticata* de Juncker (fièvre ortiée), etc.

A ces pourpres, réputés essentiels, viennent s'en adjoindre d'autres qui ne sont que des symptômes ou des épiphénomènes de maladies très-diverses.

Purpura symptomatica survenant aux *fièvres pétéchisantes* de Juncker, à la variole, à la rougeole, à la miliaire malignes. — *Purpura puerperarum* (pourpre ou millet des femmes en couches). — *Purpura verminosa*, observé dans certaines épidémies, après une abondante expulsion d'entozoaires, etc. (2).

Un double motif m'a engagé à exhumer cette nomenclature bien vieillie : j'ai voulu d'abord justifier l'interprétation que je crois convenir aux mots *purpura scarlatina* écrits par Borsieri. J'ai tenu, en second lieu, à montrer que, malgré sa connaissance précise de cette maladie, l'auteur italien ne lui donnait pas encore, dans sa classification, la place que tout le monde s'accorde à lui assigner aujourd'hui,

Quelle que soit l'idée qu'on se fasse, en théorie, de la scarlatine, tour à tour *inflammation de la peau*, *dermatose exanthémateuse*, ou *fièvre éruptive*, on ne la détache plus de la variole et de la rougeole, auxquelles la relient tant d'affinités naturelles. Qu'on ouvre un traité quelconque de pathologie interne, récemment publié, et l'on verra se suivre invariablement les trois fièvres, dans la section où il aura plu à l'auteur de les réunir.

(1) Schulze (1687-1745) a nommé la scarlatine *purpura maligna*, preuve qu'il ne l'avait observée que sous ses formes les plus graves.

(2) Sauvages, *Nosol. meth.* Trad. T. III, p. 287.

Borsieri considérait le *pourpre scarlatin* comme se rapprochant intimement de l'érysipèle par la nature et l'aspect. « *Multo proximius ad erysipelatis naturam et speciem accedit purpura scarlatina* (1). » Il a donc placé la scarlatine entre l'*érysipèle* et le *zona*, d'une part, l'*urticaire* et le *pemphigus*, de l'autre. Mais cette fièvre éruptive, au point où était parvenue la science, ne pouvait tarder à rejoindre par une sorte d'attraction nosologique, la *fièvre varioleuse* et la *fièvre morbilleuse* dont elle ne devait plus être séparée.

Du reste (et cette réflexion s'étend à tous les problèmes médicaux du même ordre), on n'a pu avoir qu'une idée bien incomplète de la scarlatine, tant qu'on ne l'a observée que dans les faits isolés de la pratique. Quand elle se montrait sous ses traits familiers, on la confondait avec les autres éruptions rouges. Si au contraire, elle se dissimulait sous des formes imprévues, on suspectait les maladies les plus disparates. Faute de base, le diagnostic flottait au gré des opinions individuelles (2).

C'est seulement en l'étudiant dans ses évolutions épidémiques, qu'on pouvait se flatter d'en pénétrer la nature et de reconnaître, au milieu de tant d'éléments de confusion, l'empreinte spécifique et invariable dont la cause essentielle marque tous les produits qui relèvent de son action. C'est avec un grand sens que Haller a appelé les épidémies *la vie des maladies, epidemias morborum nempe vitas.*

Mais il a fallu du temps pour donner aux épidémies de scarlatine leur véritable signification. Je ne mets pas en

(1) Borsieri, *op. cit.*, t. II, cap. IV, § LVIII.

(2) M. Andral prétend que la scarlatine règne toujours épidémiquement. (*Cours de pathol. int.*, rédigé par Amédée Latour, t. III, p. 485. Paris, 1836.) Il n'est pas de praticien qui ne puisse opposer des faits démonstratifs à cette assertion trop absolue. J'en ai recueilli un certain nombre qui ne me laissent pas le moindre doute.

doute que la rougeole n'en ait souvent, dans l'origine, endossé la responsabilité.

Dans les constitutions éruptives décrites par Baillou, la scarlatine a figuré pour sa part, sans avoir eu cette prédominance exclusive qu'octroie le génie épidémique.

Sennert la distinguait encore trop imparfaitement de la rougeole, pour qu'on puisse se fier, sans réserve, à son diagnostic des éruptions régnantes.

Le hasard n'avait mis sous les yeux de Sydenham que des épidémies probablement fort restreintes et exceptionnellement bénignes; et il avait prématurément engagé l'avenir en généralisant ce fait.

Morton retourna le tableau. Les scarlatines plus graves qu'il rencontra furent dépossédées de leur titre, et la question revint à son point de départ.

En somme, depuis que la scarlatine avait franchi le seuil de la pathologie, on avait eu plus d'une occasion de l'observer sous forme épidémique; mais l'expérience encore hésitante des médecins n'avait pas su mettre à leur place les précieux matériaux qu'elle recueillait.

A dater du XVIIIe siècle, ces grands foyers d'observation se multiplient dans une proportion croissante. La maladie, après quelques tâtonnements, déploie enfin ouvertement sa force d'expansion et l'irrésistible malignité de ses instincts. L'humanité voit avec terreur grossir la phalange des grands fléaux qui la déciment; l'art de guérir déplore la faiblesse de ses ressources et ne dissimule plus l'aveu de son impuissance.

C'est alors que les documents, jusque-là indécis ou équivoques, prennent un caractère de précision qui ne laisse plus de doutes. L'épidémie se fait reconnaître sur divers points de l'Europe, et si l'on n'est pas d'accord sur le nom qu'on lui donne, on est bien près de s'entendre sur l'individualité morbide qu'elle représente. On remarque seulement (ce qui est conforme à la règle) que le tribut qu'elle inflige à la santé publique est très-inégalement réparti, suivant les conditions topographiques.

Du temps de Rosen (1706-1773) un des praticiens les mieux versés dans les maladies des enfants, la scarlatine était très-rare en Suède ; et c'est ainsi qu'il expliquait le silence général des médecins de ce pays sur cette maladie. En trente-huit ans, il ne l'avait vue régner que deux fois : la première, à Upsal, en 1741 ; la seconde, à Stockholm, en 1763 (1).

D'autres régions ont été plus maltraitées, et l'Angleterre a subi, sous ce rapport, un triste privilége. Les épidémies de scarlatine y ont pris une fréquence et une extension dont la raison ne saurait être que dans un concours indéterminé d'influences locales.

Cullen (1712-1790) en avait vu six ou sept invasions en Écosse, pendant quarante années de pratique. Elle était accompagnée, chez presque tous les malades, d'une angine gangréneuse (2). A dater de cette époque, elle a commencé à prendre, dans toute l'étendue du royaume-uni, un développement et une gravité qui ne se sont pas amendés dans le siècle actuel. Des statistiques récentes de la mortalité générale, dressées annuellement par les médecins anglais, expriment, en chiffres effrayants, la part imputable à la scarlatine.

(1) Rosen, *Traité des mal. des enfants*, Trad., p. 276. Paris, M.DCC.LXXVIII. — A cette époque, la scarlatine était encore discutée, puisque Rosen reproche à certains médecins de la confondre avec la rougeole et les autres fièvres éruptives, et à Tissot, en particulier, de la prendre pour une esquinancie.

« Le cours de la maladie, ajoute-t-il, ses suites, les précautions » nécessaires pour s'en garantir, font assez voir qu'elle mérite un » nom particulier. »

(2) Cullen, *Élém. de méd. prat.* Trad., t. II, p. 42. Paris, 1819.

Ses explosions en Allemagne ont suivi la même progression qui ne s'est plus ralentie. Après l'avoir observée à Pavie, en 1793 et 1795, Joseph Frank l'a retrouvée à Vienne, en 1799, 1800, 1801 ; à Vilna, en 1806, 1807, 1814, 1817, 1819, 1822 (1).

Quoiqu'elle n'eût pas oublié la France, elle semblait l'avoir relativement ménagée ; mais elle ne tarda pas à prendre une cruelle revanche.

Dans le groupe des épidémies circonscrites qui s'y sont succédé avec une déplorable profusion, l'histoire a distingué celle qui régna à Amboise de 1824 à 1830, et qui s'y montra de nouveau en 1832 (2). On la vit à Paris en 1825, et elle fournit le texte de quelques travaux importants (3).

Depuis lors, il n'y a pas eu d'années où la scarlatine n'ait paru dans quelques départements, avec ces contrastes qui troublent le praticien, relevant et rabaissant tour à tour les pouvoirs de l'art qui ne s'explique pas plus ses succès que ses revers. Sous ce rapport en effet, comme le dit très bien Bretonneau, les différences les plus frappantes peuvent être remarquées, non-seulement dans les diverses épidémies, mais encore pendant le cours d'une même épidémie, dans le même temps, dans la même saison, la même localité, la même famille (4).

Au surplus, quelle que soit l'importance qu'ait prise la scarlatine dans le système général des maladies, et dans les préoccupations de la pratique, il paraîtrait résulter de quelques relevés numériques, qu'elle est encore, au moment présent, la moins répandue des fièvres éruptives.

(1) Jos. Frank, *Path. int.*, t. II, p. 98, *Encycl. des sc. méd.*
(2) Miquel (d'Amboise), *Gaz. méd. de Paris*, t. II, p. 425.
(3) Dance, *Archives gén. de méd.*, t. XXIII, p. 321-493.
(4) Bretonneau, *Aphorismes clin. sur la scarlatine* (*Journ. des Connaiss. méd.-chir.* Mai 1834, p. 267).

MM. Guersant et Blache ont réuni un grand nombre de faits de variole ou varioloïde, de rougeole et de scarlatine, et cette dernière n'y est représentée que par un chiffre bien inférieur (1). Serait-ce parce qu'elle n'impose pas à tous les hommes, comme les deux autres, une charge inévitable?

Vers le milieu du siècle dernier, surgit en Angleterre une maladie épidémique qui fut décrite sous le nom de *mal de gorge ulcéreux*, *ulcerous sore throat*, *angina maligna*, et dont la nature est encore discutée par les médecins.

Les uns n'y voient que ce qu'impliquent ces dénominations, c'est-à-dire l'*angine maligne* sévissant sous des influences générales de divers ordres.

D'autres, et je suis de ce nombre, reconnaissent la *fièvre scarlatine* dont l'angine concomitante est devenue, par sa gravité et ses suites, le symptôme dominant et la principale source d'indication.

L'examen rapide de cette question ne sera pas un hors-d'œuvre dans le plan général de ce livre.

Parmi les médecins anglais, c'est Jean Fothergill qui a le premier signalé cette maladie (2).

Il nous apprend qu'on avait commencé à l'observer en Angleterre, vers l'année 1739; elle avait reparu en 1742 et 1746; et quand il l'étudia à Londres, en 1747 et 1748, elle sévissait aussi en France et principalement à Paris.

La ville d'Edimbourg avait été frappée en 1733, d'un

(1) Si je ne cite pas les nombres, c'est que j'ai surpris quelques inexactitudes typographiques. (Monneret et Fleury, art. *Scarlatine* du *Compendium*.)

(2) Fothergill, *Description du mal de gorge accompagné d'ulcères qui a paru ces dernières années à Londres*, etc. Trad. de l'anglais par M. de la Chapelle. Paris, M.DCC.XLIX. — *An account of the sore throat attended with ulcers*. London, 1748.

mal de gorge avec fièvre rouge, dont la désignation seule équivaut au diagnostic; et je suis porté à croire que l'angine décrite quinze ans après par Fothergill, n'en est qu'une nouvelle apparition.

L'auteur prétend au contraire qu'elle s'en distingue essentiellement; j'avoue pourtant que ces différences m'échappent.

Cullen, qui écrivait dans le même temps, a formellement séparé, malgré leurs affinités apparentes, l'esquinancie maligne de la scarlatine angineuse, qu'il avait eu bien des occasions de comparer (1). Il s'en faut que la question ait été aussi nettement posée et résolue par Fothergill, ou, pour mieux dire, il ne paraît pas s'être préoccupé des rapports que son mal de gorge ulcéreux pouvait avoir avec la scarlatine.

Vers l'année 1610, avait paru, en Espagne, une épidémie d'angines graves, qui se propagea rapidement en Italie où ses ravages durèrent plus de vingt ans. Les Espagnols appelèrent cette maladie, *garotillo*, les Italiens, *morbus strangulatorius*. Marc-Aurèle Séverin la décrivit sous le nom de ***Pædanchone loïmodes*** (2). Il est probable qu'elle s'éclipsa, au bout d'un certain temps, si l'on s'en rapporte au silence des médecins qui avaient recueilli leurs observations, aux lieux mêmes où elle avait déployé le plus de rigueur. Après une interruption dont le défaut de renseignements exacts ne permet pas de préciser la durée, elle se montra pour la première fois en Angleterre, où Fothergill assure l'avoir reconnue, d'après les souvenirs de ses lectures.

Cette affirmation tranche une question de diagnostic

(1) Cullen, *Elém. de méd. prat.* Trad., t. II, p. 42.

(2) *Pædanchone loïmodes, seu de pestilente ac præfocante puero, abscessu.* (Marci-Aurelii Severini Tharsensis, *De recondita abscessuum natura libri VIII.*)

dont l'examen m'entraînerait trop loin. J'atteindrai, par un plus court chemin, le but que je me propose, en recherchant la nature de la maladie qu'une célèbre dissertation de Huxham a livrée aux disputes des pathologistes.

Sous le nom d'*Angina maligna* (*ulcerous sore throat*), ce médecin a décrit une épidémie qui régna à Plymouth et dans les environs, depuis la fin de 1751 jusqu'au mois de mai 1753 (1). Dès les premières lignes, l'auteur avertit que c'est la maladie étudiée, en 1748, par Fothergill. Elle attaquait aussi spécialement les enfants et en emporta un grand nombre. Sa contagiosité était des plus actives, et quand elle pénétrait dans une famille, elle en frappait successivement tous les membres, en commençant par les plus jeunes.

Si on lit attentivement et sans idée préconçue cette œuvre remarquable, il n'est guère possible de méconnaître la scarlatine angineuse, exaspérée par l'influence maligne du génie épidémique. Le tableau tracé par Huxham et qui pouvait encore offrir de son temps, un certain air de nouveauté, représente les épidémies du même genre qui se sont depuis multipliées, parmi nous, de manière à ne pas laisser le moindre doute sur leur nature.

L'auteur commence par énumérer, à la manière d'Hippocrate, les antécédents et les caractères actuels de la constitution régnante.

(1) Joannis Huxham, *lib. de febribus et alia opuscula varia*, etc., IX. *Dissertatio de angina maligna*, p. 274. *Venetiis*, MDCCLXV.

Il est étrange qu'on ne trouve rien nulle part sur la vie de Huxham, l'un des meilleurs observateurs du siècle dernier, auteur de plusieurs écrits restés classiques. Son nom est même absent dans le *Dictionnaire historique de médecine* d'Eloy, et dans la *Biographie des médecins* de Bayle. M. Dezeimeris se contente de dire qu'il mourut à Plymouth, le 12 août 1768, fort avancé en âge, puisque les observations qu'il a publiées remontent à quarante années au delà.

L'atmosphère avait été longtemps humide et froide, entrecoupée de brusques et nombreuses variations. Des varioles confluentes et mortelles abondaient, surtout chez les enfants, et on observait conjointement des éruptions de toutes sortes. « *Febrium tunc grassantium omnes miram » ostendebant proclivitatem ad alias vel alias eruptiones.* (1) »

C'est dans ces conditions qu'éclata une fièvre que Huxham avait déjà appelée *angineuse*, dans son *Traité des maladies épidémiques*. Cette fièvre était accompagnée d'une éruption de taches écarlates ou de boutons excitant un violent prurit, et suivie d'une abondante exfoliation épidermique.

J'ai renoncé, non sans regret, à reproduire *in extenso* la description de Huxham, malgré le plaisir et le profit que promettait cette lecture. J'ai craint de trop ralentir la marche de cette étude. Je me borne donc à extraire l'exposé de l'appareil éruptif dont le caractère tranché suffit pour donner sa véritable signification à l'angine associée.

En général, *la surface entière de la peau*, surtout chez les enfants, *se couvrait d'une efflorescence qui survenait le troisième ou quatrième jour*, tantôt sur certaines parties, tantôt sur toute l'habitude du corps, plus rarement à la face. *Cet exanthème avait l'aspect d'un érysipèle* ou bien, quelquefois, la forme de boutons. Ceux-ci étaient souvent proéminents, et d'un rouge foncé ou couleur de feu, principalement à la poitrine et aux bras. D'autres fois, ils étaient si petits qu'ils étaient plus sensibles au toucher qu'à la vue, et donnaient à la peau une âpreté remarquable. *La couleur de l'efflorescence* était le plus souvent *cramoisie. On aurait dit que la peau avait été barbouillée, même jusqu'au bout des doigts, avec du jus de groseille* (2). Elle paraissait, de plus, enflammée

(1) Huxham, *Op. cit.*, p. 279.

(2) Huxham, *Op. cit.*, p. 287. Je ferai remarquer, à ce propos, que tous les auteurs répètent que Huxham a comparé la couleur

et tuméfiée, ce qui rendait souvent les bras, les mains et les doigts tendus, très-raides, et un peu douloureux. *Cette couleur cramoisie de la peau paraissait appartenir en propre à cette maladie.*

Ordinairement l'apparition de l'efflorescence calmait notablement l'anxiété, les nausées, les vomissements, la diarrhée et les autres symptômes. Cependant Huxham avait vu des exemples d'éruption générale avec prurit, sans aucun amendement ou, qui pis est, avec grande aggravation des symptômes, et surtout de la fièvre, de l'oppression, de l'anxiété et du délire. Plusieurs sujets avaient même succombé dans la plus violente frénésie, quoiqu'ils fussent couverts de l'éruption la plus étendue qu'il fût possible de voir.

Du reste, *une éruption prompte et douce* était, le plus souvent, du meilleur augure, et quand elle était suivie d'*une abondante desquamation épidermique*, c'était ce qu'on pouvait souhaiter de plus heureux. Si, au contraire, la couleur de l'éruption devenait brune ou livide, ou qu'elle disparût prématurément ou trop brusquement, tous les symptômes empiraient, et le danger était pressant, surtout quand on voyait surgir, çà et là, des taches pourprées ou noires ; ce qui arrivait quelquefois. Alors les urines étaient limpides, des convulsions éclataient, ou bien il survenait une suffocation mortelle (1).

La description qu'on vient de lire ne renferme, si je ne m'abuse, aucun trait qui ne soit applicable à la scarlatine.

de la peau, en pareil cas, à celle du *suc de framboise*. Le texte indique expressément le *jus de groseille* (*ribesiorum*). On comprend que je n'attache aucune valeur à une aussi insignifiante rectification. Mais j'en déduis que si les écrivains s'empruntent, en se copiant, des inexactitudes aussi faciles à vérifier, ils doivent perpétuer, par ce procédé, des erreurs bien autrement importantes.

(1) Huxham, *Op. cit.*, p. 287-288.

Les détails que j'ai volontairement omis compléteraient, sans doute, l'unité du tableau symptomatique. Mais je crois qu'on peut, sans trop s'aventurer, déduire de ces simples données, la véritable nature de l'angine maligne qui a été la manifestation principale de la maladie de Plymouth.

M. le professeur Fuster ne voit dans ces localisations gutturo-pharyngiennes ou laryngées, que l'expression d'une affection catarrhale qui a dégénéré en état ataxo-putride et gangréneux. La variole, qui régnait simultanément, lui aurait aussi prêté son concours, en transmettant à l'angine une telle aptitude aux efflorescences, que la peau se couvrait de taches et de boutons. Quant à la prédilection si frappante de l'affection catarrhale pour la gorge, dans cette constitution, elle ne serait qu'un exemple de plus, des affinités, trop souvent impénétrables, des maladies populaires, pour des systèmes d'organes déterminés (1).

Il est inutile de dire que l'auteur a motivé son opinion avec tout le talent qu'on devait attendre de l'écrivain qui a signé le livre sur les *Maladies de la France*. J'avoue que cette lecture m'a donné à réfléchir, mais ne m'a pas ébranlé.

Qu'un élément catarrhal se soit adjoint à l'affection principale, c'est ce que je n'ai pas de peine à accorder. Le caractère des intempéries antécédentes, la nature de certains symptômes généralement constatés, l'efficacité critique des sueurs, le succès de la méthode de traitement, ne peuvent laisser, à cet égard, la moindre incertitude. Que la variole n'ait point été aussi étrangère aux complications incidentes, c'est ce qu'aurait pu faire prévoir l'affinité bien connue des fièvres éruptives l'une pour l'autre.

(1) Fuster, *Monographie clinique de l'affection catarrhale*, ch. VI, p. 184. Montpellier, 1861. *De la Constitution catarrhale de Plymouth, d'après Huxham (passim).*

Cependant, malgré ces réserves amplement autorisées par l'analyse clinique, je persiste à considérer les angines associées aux phénomènes cutanés dépeints par Huxham, comme des manifestations locales de la fièvre scarlatine, à laquelle la constitution épidémique a imprimé une exaspération insolite, en rapport avec le mode spécial de son influence. En d'autres termes, le praticien de Plymouth n'a pas décrit et traité des *angines malignes*, accompagnées d'éruptions rouges, mais des *scarlatines*, dont les phénomènes gutturaux ordinaires, ont acquis une prédominance et une gravité exceptionnelles.

Je pourrais recueillir bien des adhésions à l'interprétation que je propose. Joseph Frank qui a si profondément étudié la scarlatine (1), Pinel (2), Bateman (3), MM. Guersant et Blache (4), M. Gintrac (5), ne donnent pas un autre sens à la relation de Huxham. Bien plus, à la manière dont il s'exprime dans maints passages de son écrit, on s'aperçoit que Huxham soupçonnait aussi la fièvre scarlatine, et qu'il n'eût pas été difficile de s'entendre avec lui sur ce terrain. S'il n'a pas été aussi explicite qu'on le voudrait, il faut s'en prendre à l'indécision de la science. Ne savons-nous pas qu'à la fin même du XVIIIe siècle, Stoll regrettait encore que la scarlatine ne fût pas assez connue (*nondum sat cognita*) (6).

Ainsi, dès les premières lignes de sa dissertation, Huxham semble aller au-devant des objections : « Bien » certainement, dit-il, les maladies que j'ai observées

(1) Frank, *Path. int.*, t. II, p. 103, *Encycl. des sc. méd.*

(2) Pinel, *Nosogr. philos.*, t. II, p. 61. 1810.

(3) Bateman, *Abrégé pratique des maladies de la peau.* Trad., p. 116. 1820.

(4) Guersant et Blache, *Dict. de médecine*, art. *Scarlatine.*

(5) Gintrac. *Cours théor. et clin. de path.*, t. IV.

(6) Stoll, *Aphorismi de cognoscendis et curandis febribus*, aphorismus 585. Vindobonæ, MDCCLXXXVI.

» dans cette constitution, *ne diffèrent pas sensiblement des* » *fièvres scarlatines, décrites par Morton. Quædam profecto scar-* » *latinarum febrium, quas Mortonus descripsit, parum his viden-* » *tur absimiles* (1).»

A la rigueur, cet aveu, qui précède son entrée en matière, pourrait suffire ; mais il le renforce, chemin faisant, par d'autres remarques dont on ne peut contester la portée. Cet exanthème rouge qui avait l'aspect érysipélateux; ce badigeon de jus de groseille étendu sur la peau ; cette couleur rouge vif, luisante et éclatante de l'arrière-gorge; cette teinte cramoisie qui « semblait propre à cette » maladie; » l'heureux augure tiré de la rapidité et de la douceur de l'éruption, suivie d'une large desquamation épidermique : tous ces traits, je le demande, n'appartiennent-ils pas à la scarlatine, et n'est-ce pas leur réunion qui a rappelé à Huxham les observations de Morton?

Ce n'est pas tout. L'esquinancie maligne, qui est l'objet principal de sa description, ne régnait pas seule. On voyait aussi d'autres angines qui lui ressemblaient par les symptômes du début.

Huxham apprend à les distinguer, en assignant à l'angine maligne un ensemble de caractères particuliers qui se montraient dès les premiers jours, et ne permettaient pas, dit-il, de la confondre avec les autres espèces.

Parmi les indices qui dénoncent la gravité de la maladie, et que j'omets pour abréger, il signale la couleur *luisante et cramoisie de la gorge*, entremêlée de taches ou de pustules blanches ou cendrées; l'*efflorescence écarlate ou pourprée*, tantôt *érysipélateuse*, tantôt boutonneuse. (*Scarlatinam vel purpuream efflorescentiam*) (2).

Huxham faisait donc deux parts des angines contempo-

(1) Huxham, *Op. cit.*, p. 275.
(2) Huxham, *Op. cit.*, p. 291.

raines. Les unes n'étaient, si l'on veut, que des localisations de l'affection catarrhale régnante, portant le cachet de leur origine; les autres n'étaient que l'expression de la *fièvre scarlatine* dont la gorge et la peau avaient revêtu la livrée rouge.

Mon opinion sur la nature de l'*angine maligne* décrite par Huxham, soulèvera-t-elle de sérieuses contradictions? J'espère, au moins, que les pièces de conviction que j'ai mises sous les yeux de mon lecteur, suffiront pour qu'il puisse prendre parti, sans attendre un plus ample informé.

Pendant que Huxham recueillait à Plymouth les matériaux de la relation qu'il se proposait d'écrire, nos médecins observaient la même maladie, sur plusieurs points de la France.

Navier était témoin à Châlons-sur-Marne (1751) d'une épidémie de *fièvre rouge*, dont l'histoire semble calquée sur celle du médecin anglais, tant les analogies sont frappantes des deux côtés (1).

Cette maladie très-contagieuse, attaquait aussi des familles entières. Il y avait fièvre violente, gangrène de la gorge, gagnant l'œsophage et la trachée-artère chez les malades qui n'étaient pas secourus à temps, éruption de larges plaques d'un rouge vif écarlate; plus tard, si la guérison avait lieu, desquamation de grands lambeaux épidermiques. Comme à Plymouth, la variole se mettait de la partie. Navier l'avait vue chez un grand nombre d'enfants, précéder ou suivre de près la fièvre rouge (2). Pour tous les autres symptômes dont l'énumération serait

(1) Navier, *Dissertation en forme de lettre sur plusieurs maladies populaires*, etc., p. 207 et suiv. Paris, MDCCLIII.

(2) Navier, Ouv. cit., p. 223.

longue, je pourrais renvoyer au récit de Huxham, et cette rencontre des deux écrivains est digne de remarque. Navier ne pouvait avoir connaissance du travail de son confrère dont la date est postérieure à ses propres observations. C'est que le médecin de Châlons a aussi peint d'après nature, et l'identité des modèles explique la ressemblance des copies.

Navier reconnaît tout d'abord la *fièvre rouge*, nommée par Sydenham *febris scarlatina*. Cependant, comme il appartient à cette génération médicale qui a conservé le respect traditionnel pour la parole du Maître, il s'étonne des divergences de l'appareil symptomatique. Les taches cutanées sont larges « *au lieu*, dit-il, *d'être petites*, *comme* » *Sydenham nous apprend qu'elles doivent être* (1), » et leur desquamation consécutive dépasse de beaucoup la dimension furfuracée. Une redoutable angine, dont le praticien de Londres n'a pas dit un mot, domine la scène morbide, et devient, par sa gravité et la rapidité de sa marche, la première source d'indication, etc.

Navier, qui manie habilement l'analyse clinique, n'est pas dérouté par ces contrastes ; et il n'hésite pas à retrouver la fièvre éruptive, sous cette forme encore peu familière à l'observation. L'esquinancie maligne n'en est qu'un symptôme, devenu dans l'espèce une complication menaçante. Elle ne peut donc servir à dénommer la maladie ; et Navier, pour ne pas laisser d'équivoque, adopte la synonymie de Sydenham : *febris scarlatina* (2).

Quelques années après (1765), la *scarlatine angineuse*, (*scarlatina anginosa*) régnait à Montpellier, sur les enfants. Sauvages qui l'observait, a réuni, dans sa trop brève des-

(1) Navier, Ouv. cit., p. 209.

(2) La relation de Navier a pour titre : *Sur la fièvre rouge ou pourprée*, FEBRIS SCARLATINA.

cription, les traits principaux de la maladie de Huxham et de Navier. « Les symptômes, dit-il, sont une rougeur » intense répandue sur tout le tronc, l'enrouement de la » voix, accompagné d'une angine ulcéreuse et quelquefois » gangréneuse (1). »

Ce qui donne de l'intérêt à cette citation, c'est que, deux ans auparavant, Sauvages avait vu un grand nombre d'enfants emportés par une *angine pareille* (c'est ainsi qu'il s'exprime), *sans aucune éruption rouge de la peau*. C'est bien à cette maladie, quelle que fût d'ailleurs son étiologie initiale, que doit revenir le nom d'*angine maligne*, et il est à regretter que l'illustre nosologiste n'ait pas suivi l'exemple de Cullen, en établissant le diagnostic différentiel des deux espèces d'angine. Celle qui n'avait pas d'exanthème était, selon toute apparence, le *mal de gorge pestilentiel des enfants*, observé à Paris par Malouin, en 1747 (1).

J'ai hâte de finir, et je n'ajoute qu'une remarque qui a sa valeur dans l'histoire comparée des maladies nouvelles.

La scarlatine n'est pas entrée dans le monde pathologique avec le formidable appareil qui a marqué l'avénement de la variole et de la rougeole. Ni explosion soudaine, ni gravité redoutable, ni marche envahissante ; rien, en un mot, des grandes maladies populaires.

Longtemps confinée dans le cercle intime de la pratique ordinaire, perdue, pour ainsi dire, dans le pêle-mêle des maladies rouges, elle frappe de temps à autre l'attention des médecins, qui ne la reconnaissent qu'après bien des hésitations ; et rien ne fait pressentir encore que l'art devra un jour compter sérieusement avec elle.

(1) Sauvages, *Nosol. méth.* Trad., t. III, p. 306.
(2) Malouin, *Hist. de l'Acad. des sciences pour l'année* 1747. Paris, 1752.

A un moment donné, le génie épidémique brise les liens de la sporadicité qui enchaînaient son essor, et le tableau tracé par ses premiers peintres, prend les plus sombres couleurs. Si le contraste n'était pas éclairé par l'analyse clinique, on pourrait croire à une métamorphose.

L'évolution historique de la scarlatine présente donc deux phases distinctes.

Un long siècle s'était écoulé depuis qu'Ingrassias l'avait signalée, et Sydenham, ce grand connaisseur en fait de fièvres éruptives, ne voyait encore dans cette espèce nouvelle, qu'une simple effervescence sanguine dont il confiait toujours le traitement à la nature.

On sait le reste, et il me suffira de rappeler que les praticiens de notre temps ont donné leur complet assentiment à Joseph Frank lorsqu'il a écrit les lignes suivantes :

« Ceux qui ont vu comme moi la scarlatine exerçant ses
» ravages pendant trente-sept ans, sur toutes les classes
» de la société et dans divers pays, soit à l'état sporadi-
» que, soit épidémiquement, ne nieront pas qu'elle cons-
» titue le plus terrible fléau qui existe actuellement en
» Europe (1). »

(1) J. Frank, *Pathol. int.*, t. II, p. 98. (*Encycl. des sc. méd.*)

CHAPITRE VI

DE LA GRANDE ÉPIDÉMIE GANGRÉNEUSE DU MOYEN AGE (MAL DES ARDENTS, FEU SAINT-ANTOINE)

Quatre cents ans environ s'étaient écoulés depuis l'avénement de la peste et de la variole, toujours liguées contre le genre humain, lorsque apparut, vers le milieu du xe siècle, une horrible maladie dont les chroniques du temps nous ont conservé la hideuse image sous les noms expressifs de *feu sacré, mal des ardents, feu Saint-Antoine, feu Saint-Marcel, feu d'enfer, etc.*

Cette maladie, qui venait renouer la chaîne brisée des grands fléaux insolites, parcourut et dépeupla l'Europe pendant une interminable période, qui comprend les xe, xie et xiie siècles, au milieu d'un concours inouï de calamités de tous genres. Ses ravages furent tels, que dans plusieurs contrées, les princes et les seigneurs, frappés d'épouvante, firent entre eux une sorte de pacte, « afin de détourner la » colère du Ciel, en observant la paix et la justice » (1).

Les récits qu'on nous a laissés sur cette maladie sont si incomplets et si peu conformes, que la Société royale de médecine, dont la création eut pour motif principal « l'é-

(1) Henri Martin, *Hist. de France,* t. III, p. 31, 4e édit.

» tude des épidémies et des épizooties », crut devoir provoquer des recherches dans le but de rapprocher les documents puisés à leur source, et de réunir toutes les données capables de répandre quelque lumière sur un sujet aussi important. En 1776, elle confia cette mission difficile à quatre de ses membres les plus distingués, Jussieu, Paulet, Saillant et l'abbé Tessier. De cette savante collaboration, sortit un travail remarquable qui débrouilla en partie ce chaos pathologique, sans donner toutefois le mot d'une énigme qui n'a pas encore été devinée. La plupart des rares écrits qui ont traité, dans la suite, le même sujet, ne sont qu'un emprunt mal déguisé, à l'œuvre des mandataires de la Société royale (1).

On sait que les mots *feu sacré* (*ignis sacer*) étaient employés par les médecins de l'antiquité, pour désigner métaphoriquement des maladies très-diverses, qui n'avaient d'autre trait commun qu'une sensation d'*ardeur brûlante* accusée par les sujets. Cette confusion du langage cause de grands embarras, lorsqu'on veut déterminer la nature comparée des maladies anciennes qui portent cette dénomination. Pour éclairer cette question nosologique, si mal posée et par conséquent si diversement résolue, il faut fouiller dans les vieux recueils, compulser et confronter les textes, et si l'on n'obtient pas tous les renseignements que l'on désire, on se met au moins en garde contre des affirmations trop absolues.

Les mots : *feu sacré*, qui reparaissent dans les récits des

(1) Jussieu, Paulet, Saillant et Tessier, *Recherches sur le feu Saint-Antoine* (*Mémoires de la Société royale de médecine*. Année MDCCLXXVI, p. 260).

Comme j'aurai à parler plus d'une fois de ce travail, je désignerai les quatre collaborateurs sous le nom de *Commissaires de la Société royale*.

chroniqueurs du moyen âge, conjointement avec d'autres synonymes analogues, ont été pris dans le vocabulaire ancien, et ne préjugent rien sur les rapports nosologiques qui seraient censés rallier les unes aux autres, les diverses espèces de *feu* observées à des époques si distantes. Elles ne se rapprochent, en effet, que par la sensation de brûlure qui en est le phénomène subjectif le plus saillant. Ce symptôme ne peut avoir de valeur que par sa coexistence avec un ensemble d'indices congénères qui caractérisent la nature du mode morbide intime qu'il traduit.

Qu'on me permette de citer un exemple à l'appui de cette remarque.

Virgile a consacré un des plus beaux chants de ses *Géorgiques* à la description d'une épizootie, dans laquelle figurait une forme spéciale de maladie qu'il appelle *ignis sacer*. M. le professeur Bouisson a pensé, non sans de bonnes raisons, qu'il s'agissait de la *maladie charbonneuse* (1).

Après avoir dit que la toison des troupeaux était imprégnée d'un principe vénéneux dont rien ne pouvait la débarrasser, le poëte ajoute le détail suivant :

« Verum etiam invisos si quis tentarat amictus,
» Ardentes papulæ atque immundus olentia sudor
» Membra sequebatur, nec longo deinde moranti
» Tempore contactos artus sacer ignis edebat (2). »

Ces élevures ardentes, ce feu qui dévore les membres des imprudents qui se sont revêtus de ces dépouilles in-

(1) Bouisson, *la Médecine et les Poëtes latins*. 1843, p. 23.
(2) Virgile, *Géorg.*, lib. III, vers 563.
Delille a traduit ainsi ce passage :

« Et malheur au mortel qui bravant leurs souillures,
» Eût osé revêtir ces dépouilles impures !
» Soudain son corps baigné par d'immondes sueurs
» Se couvrait tout entier de brûlantes tumeurs.
» Son corps se desséchait et ses chairs enflammées
» Par d'invisibles feux périssaient consumées. »

fectées, rappellent à la fois, et les désordres provoqués dans les tissus, par la *pustule maligne*, et la contagion qui en est, chez l'homme, l'origine exclusive. L'ensemble des caractères, assignés par Virgile à la maladie épizootique, confirmé par l'énumération des influences qui ont participé, d'après lui, à sa formation, représente l'*affection charbonneuse des herbivores*, et précise, dans ce cas particulier, la nature de cette espèce d'*ignis sacer*. L'érysipèle gangréneux, que quelques médecins ont cru reconnaître, n'a ni les reliefs cutanés de la pustule maligne, ni sa transmissibilité (1).

Mais il ne faut jamais oublier, en lisant les anciens, que les mots *feu sacré* ont plusieurs sens, et qu'ils s'appliquent indifféremment à l'*érysipèle*, à l'*herpès zoster* et à quelques autres localisations dermatosiques qui s'accompagnent d'une chaleur plus ou moins vive.

Le plus vieux document que nous possédions, sur la maladie gangréneuse du moyen âge, est inscrit dans la chronique de Frodoard pour l'année 945. C'est là que l'antiquaire Sauval a pris tout ce qu'il en a dit lui-même. Voici la traduction littérale du texte de Frodoard :

« L'an 945, dans la ville de Paris et dans de nombreux » villages des environs, la *plaie du feu* (*ignis plaga*) attaquait » les membres et les consumait entièrement petit à petit, » jusqu'à ce que la mort finît ce supplice. Quelques-uns » survécurent, grâce à l'intercession des saints. Mais un » grand nombre furent guéris dans l'église de Notre-Dame

(1) Je ne parle que du fait général. Je n'ignore pas que la contagiosité de l'érysipèle paraît aujourd'hui avérée dans certaines conditions spéciales : ce qui m'étonne d'autant moins, que j'avais exprimé, sur ce point, en 1853, des soupçons très-sérieux fondés sur quelques observations justificatives. (Voy. mon *Traité de la contagion*, t. I, p. 150.)

» de Paris. Tous ceux qui purent s'y rendre furent sauvés. » Le duc Hugues les nourrit à ses frais. Quelques-uns se » croyant délivrés, tentèrent de revenir chez eux ; mais » ce feu se ralluma et ne s'éteignit de nouveau que par » leur retour à l'église (1). »

Sauval, qui donne un extrait de ce récit, ajoute que les habitants de Paris espérant se préserver ou guérir, quittaient la ville pour prendre l'air des champs ; et les campagnards, au contraire, se réfugiaient dans Paris. D'après lui, rien ne pouvait résister à ce mal, et l'église de Notre-Dame, qui servait d'hôpital, contenait parfois plus de six cents malades (2).

On trouve encore dans le même écrit, le texte d'une ancienne charte de l'église de Notre-Dame de Paris qui prescrivait d'allumer six lampes toutes les nuits, devant l'autel de la Vierge, au lieu même où s'étaient rendus les malades atteints du feu sacré (3).

Rodolphe Glaber, dont la chronique va de 900 à 1046, nous apprend « qu'en 993 régnait parmi les hommes, une » maladie meurtrière. C'était une sorte de *feu caché* (*ignis » occultus*) qui attaquait les membres et les détachait du » tronc après les avoir consumés. Chez un grand nombre, » *l'effet dévorant de ce feu s'opéra dans l'espace d'une nuit* (4).

Voici comment Mézeray rend compte du même fait :

« En cette année (994) et les précédentes, un feu in-

(1) Frodoardi presbyteri ecclesiæ Remensis *Chronicon, anno DCCCCXLV.* (*Recueil des Hist. des Gaules,* par dom Bouquet, t. VIII, p. 199.)

(2) Sauval, *Antiquités de Paris,* liv. X.

(3) *Répert. des Chartes de l'Eglise de Paris renouvelé en* 1536. 2e *vol.* (*Extrait par* Sauval, t. III, p. 74, *des preuves.*)

(4) Glabri Radulphi *Historiarum sui temporis libri quinque. Cap.* IV *libri secundi. — De incendiis et mortibus nobilium. — Recueil des Hist. des Gaules*, par les Bénédictins, T. X, p. 19.

» connu, que l'on nommoit *mal des ardents*, et qui avoit fait » de grands ravages, se ralluma et tourmenta cruellement » la France. Il prenoit tout d'un coup et brusloit les en- » trailles ou quelque partie du corps, et bien heureux » qui en estoit quitte pour un bras ou pour une jambe! Le » fléau fut cause qu'on fit de grandes libéralités aux égli- » ses des Saints, de qui l'on croyoit avoir ressenty du se- » cours dans ces horribles douleurs. On dit que ce mal, en » l'année 994, emporta, dans l'Aquitaine, l'Angoumois, » le Périgord et le Limousin, plus de quarante mille per- » sonnes, en peu de jours (1). »

Adémar, moine chroniqueur, témoin de l'épidémie racontée par Mézeray, en parle comme il suit :

« Dans ce temps-là, un *feu de pestilence* (*pestilentiæ ignis*) » embrasa les populations du Limousin. Un nombre infini » de personnes des deux sexes étaient consumées par un » feu invisible. Tous les évêques de l'Aquitaine, assemblés » à Limoges, montrèrent au peuple, le corps de saint » Martial, et bientôt la maladie cessa (2). »

Je découvre dans la chronique déjà citée de Glaber, l'indication d'une invasion postérieure de la même maladie.

« En 1039, la vengeance divine s'appesantit de nouveau » sur les humains. Une ardeur mortelle (*mortifer ardor*) fit » périr beaucoup de monde, tant dans les classes élevées » que dans les classes moyennes et infimes de la popula- » tion. Chez plusieurs, certains membres se détachèrent, » et ils restèrent ainsi mutilés pour servir d'exemple à » ceux qui viendraient après eux. » Glaber ajoute que « *la disette se fit sentir sur presque toute la terre par le manque de* » *vin et de blé* (3). »

(1) Mézeray, *Hist. de France*, t. II, p. 5. 1685.
(2) Adémar, *Chronicon*, *anno* 994.
(3) Glabri *Chron. cit.*, anno 1039.

Le bénédictin Sigebert décrit aussi une attaque de feu sacré, observée dans la basse Lorraine, en 1089.

« Beaucoup de gens furent frappés du feu sacré qui » consumait les viscères. Les membres noirs comme du » charbon se détachaient du corps et les sujets mouraient » misérablement, ou bien ils traînaient une vie plus » malheureuse encore, privés des pieds et des mains. »

Mézeray trace un tableau saisissant de la même invasion.

« L'an 1090, le feu sacré qu'ils nommoient le *feu Saint-* » *Antoine*, se rallumant plus furieusement que jamais, » causa d'horribles désolations dans la haute et basse » Lorraine. On y voyoit partout dans les chemins, dans » les fossez et aux portes des églises, des personnes ou » mourantes, ou à qui la douleur insupportable du mal » faisoit jeter de hauts cris. D'autres à qui cette *peste ardente* » avoit dévoré les pieds et les bras ou une partie du vi- » sage (1). »

Je ferai bientôt ressortir l'importance de ce passage de Mézeray, où l'on voit paraître pour la première fois le nom de *feu Saint-Antoine* à côté des mots : *peste ardente.*

Nous devons quelques détails plus circonstanciés à l'auteur de la vie de Hugues, évêque de Lincoln (2).

Il raconte qu'il vit de son temps au mont Saint-Antoine, en Dauphiné, « plusieurs individus de l'un et de l'autre » sexe, jeunes ou vieux, guéris du feu sacré par l'inter- » cession des saints. Leurs chairs avaient été en partie » brûlées, leurs os consumés et certains membres déta- » chés ; et malgré ces mutilations, ils paraissaient jouir » de la meilleure santé. De toutes les parties du monde (3),

(1) Mézeray, *Ouv. cit.*, p. 46.

(2) *Mss. de l'abbaye Saint-Antoine.*

(3) Sans prendre ces mots à la lettre, on peut au moins en déduire l'immense développement qu'avait acquis la maladie, pendant son règne si prolongé.

» ceux qui étaient frappés de ce mal, qui n'a pas son pa- » reil, accouraient en cet endroit où reposaient les restes » du bienheureux légendaire, enveloppés dans la tunique » de saint Paul premier ermite, et presque tous étaient » guéris dans l'espace de sept jours; si, au bout de ce » temps, ils ne l'étaient pas, ils mouraient... Ce qu'il y a » de plus extraordinaire dans ce miracle même, c'est » qu'après l'extinction de ce feu, la peau, la chair et les » membres qu'il avait dévorés, ne se restauraient ja- » mais. Mais, chose étonnante! les parties qui avaient » été épargnées, restaient parfaitement saines, protégées » par des cicatrices si solides, qu'on voyait des gens de » tout âge et des deux sexes, privés de l'avant-bras jus- » qu'au coude, d'autres, de tout le bras jusqu'à l'épaule, » enfin d'autres encore qui avaient perdu leur jambe jus- » qu'au genou, ou la cuisse jusqu'à l'aine ou aux lombes, » montrant la gaîté de ceux qui se portent le mieux. De » façon qu'on eût dit que par les mérites de saint Antoine, » les sujets qui avaient subi ces mutilations, étaient dé- » dommagés de la perte de leurs organes par la fermeté » et la résistance des tissus nouveaux qui défendaient » contre le froid ou toute autre injure extérieure, les » viscères délicats qui avaient été dépouillés de leurs » enveloppes osseuses ou cutanées (1). »

En parcourant la chronique de Félibien, j'y découvre le passage suivant que je signale spécialement au lecteur :

« En la même année (1129) Paris, comme tout le reste » de la France, fut affligé de la maladie qu'on nommoit » *des ardents*. Ce mal, quoique déjà connu par la morta- » lité qu'il avoit causée dans les années 945 et 1041, étoit

(1) *Vita Hugon episcop. Lincoln, cap.* XIII, *lib.* V.

» devenu d'autant plus terrible qu'il paraissoit sans re-
» mède. La masse du sang toute corrompue par une cha-
» leur interne qui dévoroit les corps entiers, poussoit,
» au dehors, des tumeurs qui dégénéroient en ulcères
» incurables et faisoient périr des milliers d'hommes. Un
» auteur qui escrivoit au commencement du règne de
» Henri III, nous représente cette affreuse maladie, comme
» un fruit de déréglements honteux qui furent cause que
» *Dieu pour chastier les coupables, espandit son ire sur eux, les*
» *affligeant d'une ardeur extravagante et feu nuisible (qu'on appelle*
» *feu sacré) qui leur rongeoit misérablement les membres avec les-*
» *quels ils avoient failli....* Estienne, évesque de Paris,
» voyant que tout l'art des médecins estoit épuisé, jugea
» qu'il falloit avoir recours à d'autres remèdes plus ef-
» ficaces. Il ordonna des prières publiques, précédées de
» jeûnes, pour apaiser la colère de Dieu. Comme la ma-
» ladie continuoit, il crut devoir réclamer l'assistance de
» sainte Geneviève, par une procession solennelle à son
» église, où il alla accompagné de son clergé et suivi de
» tout le peuple. On leva la châsse de la sainte, et elle fut
» apportée à Notre-Dame. Les malades en foule s'em-
» pressoient de la toucher, et l'on assure qu'au moment
» même, tous furent guéris, à l'exception de trois dont
» l'incrédulité ne servit qu'à rehausser davantage la
» gloire de sainte Geneviève. Depuis ce jour, la ma-
» ladie contagieuse cessa (1130), non-seulement à Paris,
» mais encore par tout le royaume. Le pape Innocent II
» qui vint en France, l'année suivante, pour éviter la per-
» sécution de l'anti-pape, Pierre de Léon ou Anaclet,
» ayant esté informé du fait et de toutes ces circonstances,
» en consacra la mémoire par une feste qui se fait tous
» les ans, à Paris, le 26 novembre, en actions de grâces,
» sous le nom du *miracle des ardents*. L'on bastit ensuite
» proche de Notre-Dame, une église du titre de *Sainte-*

» *Geneviève-la-Petite* ou *des Ardents*, en mémoire de cet évé» nement merveilleux (1). »

Sauval parlant de l'érection de la même église, à propos de la maladie qui en avait été l'occasion, note aussi que l'art des médecins était tout à fait impuissant, et qu'il mourut plus de quatorze mille personnes (2).

Il semble, d'après un passage du même chroniqueur, que le feu Saint-Antoine continuait à se faire sentir au XIVe siècle.

A cette époque, les exigences des fortifications de Paris nécessitèrent la démolition du monastère de Saint-Antoine-des-Champs.

« Si, dit Sauval, certaine inscription qui se lit au-dessus » de la principale porte de Saint-Antoine-des-Champs » est vraie, ce saint anachorète ne put souffrir qu'on » ruinât impunément un lieu qui lui avait été consacré. » Si bien que les maçons, se mettant après pour jeter » tout par terre, furent attaqués en même temps du feu » Saint-Antoine et brûlés (3). »

L'indécision du récit de Sauval empêche de démêler la vérité sous la légende. Le feu Saint-Antoine régnait-il encore en ce moment? Ou bien veut-on faire entendre que l'acte sacrilége des démolisseurs avait été miraculeusement châtié par une attaque isolée de cette maladie? La dédicace de l'église à saint Antoine, spécialement en cause dans tout ce qui avait trait à cette épidémie, viendrait à l'appui de cette dernière conjecture. Il ne s'agirait alors que d'une de ces anecdotes dans le goût de l'époque, toujours tournée vers le même ordre d'idées.

Il n'est pas douteux cependant qu'il n'y eût encore des traces du feu Saint-Antoine au XIVe siècle. On les retrouve

(1) Félibien, *Hist. de la ville de Paris*, t. I, p. 156.
(2) Sauval, *Hist. des antiq. de la ville de Paris*, t. I, p. 383.
(3) Sauval, Ouv. cit t. I, p. 41.

dans les écrits de Guy de Chauliac ; mais il est difficile d'établir l'identité de la maladie quand on sait qu'on désignait ainsi la gangrène, sans distinction d'origine et de nature. Voici comment en parle Ambroise Paré au XVIe siècle :

« Gangrène est une disposition qui tend à mortification » de la partie blessée qui n'est encores morte ne privée » de tout sentiment ; mais elle se meurt peu à peu, en » sorte que si bientost on n'y donne ordre, elle se morti- » fiera du tout, voire jusques aux os, qui alors est appelée » des Grecs, *sphacèle* ou *nécrosis*, des Latins, *syderatio* et » *esthiomena*, selon les modernes, et des vulgaires le *feu* » *Saint-Anthoine* ou *Saint-Marcel* (1). »

Cette dernière dénomination perpétuée par la tradition populaire, s'adaptait donc à toutes les espèces de gangrènes. C'est pour ce motif, que quand on vit reparaître, au XVIIIe siècle, une affection qui ressemblait à la maladie du moyen âge, les gens de la campagne réveillèrent le souvenir du feu Saint-Antoine.

Je n'ai pas la prétention de reconstruire, avec les documents que j'ai recueillis, l'image complète et nosologiquement irréprochable de la maladie qu'ils dépeignent. Nous connaissons ses symptômes gangréneux et leurs effets consécutifs. Les divers noms qu'elle porte s'accordent à exprimer le sentiment d'ardeur qui l'accompagne. Mais les chroniqueurs ne sont pas médecins et écrivent sous l'obsession des préjugés superstitieux de leur temps. Pour suppléer à leur laconisme, nous sommes réduits à essayer par voie d'induction et d'analogie, des présomptions dont nous ne pouvons garantir que la vraisemblance.

Nous savons bien que l'art ne resta pas inactif, et qu'il

(1) A. Paré, *Œuvr. comp.*, édit. Malgaigne, t. II, liv. X, chap XI, p. 210.

dut varier ses procédés et ses méthodes, puisqu'on nous apprend que tous les traitements échouèrent. Il ne faut pas perdre de vue qu'à cette époque d'ignorance et de ferveur religieuse, les épidémies étaient regardées comme les instruments de la vengeance de Dieu. Ce n'est donc pas à la science humaine, mais à une source plus haute, qu'on devait recourir pour adoucir les rigueurs de ces expiations et abréger leur durée.

C'est la médiation puissante de saint Antoine qu'on invoqua surtout dans le XIe siècle; et quelques jours suffisaient, assure-t-on, pour la guérison des malades dont les prières avaient été exaucées. Le fléau qui avait envahi la France redoublait ses coups dans le Dauphiné. Cette circonstance décida le pape Urbain II à y placer le chef-lieu de l'ordre de Saint-Antoine qu'il venait de fonder (1093) (1).

Conformément aux prescriptions du fondateur, les maisons de cet ordre devaient être exclusivement ouvertes aux malheureux frappés par la maladie régnante. On en érigea un certain nombre sur divers points de la France.

La *Satyre Ménippée* nous apprend qu'on peignait des flammes sur les portes et les murs extérieurs de ces asiles, pour indiquer, par cette enseigne parlante, leur charitable destination, et les signaler expressément au respect du peuple (2). Malheur au passant irrévérencieux qui aurait pollué les abords de ces lieux consacrés ! Il y allait du bûcher, s'il faut en croire l'historiette imaginée par Rabelais (3).

Le bruit de tant de miracles, répandu en Europe, attirait à Vienne, en Dauphiné, une énorme affluence de

(1) Vingt-cinq ans auparavant, le corps du saint de ce nom avait été transporté de Constantinople en Dauphiné.

(2) *Satyre Ménippée*, art. VIII, *de la vertu du Catholicon*, et *note*.

(3) Rabelais, *Pantagruel*, liv. II, chap. XXX.

malades dont la plupart y laissaient quelques parties de leur corps. En 1702, on voyait encore, dit-on, dans l'abbaye de Saint-Antoine, des membres desséchés et noirs qui y étaient conservés depuis lors (1).

Faut-il admettre que les historiens du temps, dominés par une idée qui jouissait d'un grand crédit parmi les hommes, ont cru, sans examen, à tous les prodiges qu'ils racontent ?

L'unanimité des témoignages, quelle que soit la part de l'hyperbole, ne me permet pas de douter qu'il n'y ait eu des guérisons inattendues, dans des circonstances exceptionnelles ; mais je n'irai pas en chercher la source dans l'ordre surnaturel. Il suffit d'une influence physiologique dont tout médecin qui raisonne son scepticisme, ne peut contester le pouvoir. C'est une vérité vulgaire qu'on accroît la résistance des populations aux assauts des épidémies, en retrempant les courages et relevant la force morale. Connaît-on un moyen plus puissant de remplir l'indication, que cet appel suppliant à la Providence qui seule dispose du salut ? Quand l'homme n'a plus rien à attendre de la terre, il lève, dans sa détresse, ses mains vers le ciel, et l'espoir qui se ranime en lui, est souvent le meilleur préservatif des maux qui le menacent, ou le soulagement le plus efficace aux souffrances qu'il endure.

Les récits que j'ai rapportés, et qu'il m'aurait été facile de multiplier, sans intérêt pour mon lecteur et sans profit pour mon sujet, me permettent d'examiner quelques questions qui forment la partie essentielle de cette étude.

L'affection gangréneuse du moyen âge est-elle la même sous les noms divers qu'elle porte dans les chroniques ? Le mal des ardents diffère-t-il, comme on l'a prétendu,

(1) *Histoire des ordres monastiques*, t. I, p. 337.

du feu Saint-Antoine ? A quelle cause peut-on l'attribuer ? Les anciens l'ont-ils connu, ou bien faut-il croire que le xe siècle a été témoin de sa première apparition ?

Les commissaires de la Société royale, après de laborieuses recherches, n'hésitent pas à déduire du rapprochement des faits, la distinction radicale du *mal des ardents* et du *feu Saint-Antoine*. Comme j'ai cru devoir adopter la conclusion inverse, et que j'applique ces deux dénominations à la même espèce morbide, je dois suivre un moment mes érudits confrères dans l'exposé de leurs preuves. Voici en substance ce qu'ils ont dit :

On a vu qu'en 945, avait éclaté une maladie appelée *feu sacré*, qui brûlait peu à peu les parties du corps qu'elle attaquait, et que les malades étaient soignés dans l'église de Notre-Dame, transformée en hôpital.

Si l'on compare cette maladie avec celle qui portait le même nom ou celui de feu Saint-Antoine, et qui se montra, d'après les indications historiques, en 1039, 1041, 1089, 1095 et 1109, on ne tarde pas à s'assurer qu'à toutes ces époques, il s'agit toujours de la même maladie, c'est-à-dire d'une affection très-douloureuse, se terminant par la mort du sujet ou la perte d'un de ses membres, détaché spontanément à la suite de la gangrène. Cette maladie était chronique, puisqu'elle laissait aux malades le temps de se rendre aux lieux où ils espéraient recevoir du secours (1).

Le nombre de ces malades était assez restreint, et malgré la gravité du pronostic, le chiffre de la mortalité n'était pas très-élevé.

D'autre part, les maladies qui furent observées en France, en 994, 996, 1130, 1140, 1234, 1373, etc., ont

(1) La chronique d'Hugues de Fleury, une des plus estimées sur les événements du XIe siècle, qualifie cette maladie de *morbus tabificus*, *maladie de langueur*.

entre elles une conformité frappante, c'est-à-dire que la mortalité considérable et subite qui en fut la suite, dénonce une maladie aiguë, très-différente déjà de la précédente, par ce caractère important. Si l'on y joint l'absence de gangrène, prouvée par le silence des historiens, la dénomination nouvelle de *mal des ardents* qui lui est donnée, enfin son siége fréquent *en l'aine*, selon la remarque de Mézeray, on aura bien des raisons pour séparer cette maladie du feu Saint-Antoine dont elle s'éloigne par des traits personnels irrécusables.

Le feu Saint-Antoine serait donc, dans l'opinion des commissaires de la Société royale, une maladie à marche lente, qui frappe de gangrène les membres qu'elle attaque. Le *mal des ardents*, affection très-aiguë, qui n'aurait jamais cette terminaison, ne serait autre que la *peste* proprement dite, *lues inguinaria* de Grégoire de Tours et autres chroniqueurs, celle qu'Ambroise Paré nomme indifféremment, *bubon* ou *bosse* (1).

J'ai prévenu que je n'acceptais pas cette conclusion. Les auteurs l'ont déduite très-logiquement des observations qu'ils ont groupées d'après leur succession historique; mais je dois avouer que je retrouve dans l'agencement de leurs pièces justificatives la trace involontaire d'une opinion préconçue.

Mon dissentiment se fonde principalement sur l'ordre chronologique des dénominations, successivement imposées à la maladie épidémique, dans sa longue évolution.

Quand le fléau envahit Paris et ses environs, au milieu du xe siècle, ce qui frappa le plus ses témoins, ce fut la chaleur brûlante qui dévorait les malades et leur arrachait des cris. On prit, pour l'exprimer, le premier mot qu'on avait sous la main, celui de *feu sacré*, employé de

(1) *Rech. sur le feu Saint-Antoine*, p. 271-273.

tout temps pour caractériser les affections morbides dont la douleur, la rougeur et la chaleur forment les symptômes dominants. Frodoard, dans le premier document que nous possédons, l'appelle *ignis plaga, plaie du feu*, et nous trouvons disséminés, dans d'autres chroniques, les noms de *ignis occultus*, *ignis invisibilis*, *ignis pestilentiæ*, *mortifer ardor*, etc. (1).

Bientôt le peuple, qui aime les néologismes, remplaça le premier nom par celui de *mal des ardents*, dont l'étrangeté même indiquait la forme originale de la maladie nouvelle.

On n'a pas oublié que Mézeray, mentionnant l'atteinte de 994, dit que c'était un feu inconnu que l'on nommait *mal des ardents* (2). Faudrait-il dater de cette époque l'introduction de ce mot dans la langue usuelle?

Nous trouvons aussi dans le même endroit une allusion à l'intercession bienfaisante des saints. On y voit poindre, si je puis ainsi dire, la désignation de *feu Saint-Antoine* ou *Saint-Marcel*, qui sera plus tard adoptée par la reconnaissance publique. Mézeray n'établit donc aucune différence entre les deux maladies. Et quoiqu'on ne puisse s'autoriser de sa compétence médicale, il n'en est pas moins l'écho de la tradition populaire dont on ne saurait nier la valeur en pareil cas.

Ce n'est qu'en 1090 qu'on surprend, pour la première fois, le nom de *feu Saint-Antoine* dans un passage du même historien, qui a été rapporté plus haut (3). On y remarque

(1) Il est bon de noter ici que Sauval, traduisant, dans sa Chronique, le récit de Frodoard, sans s'astreindre littéralement au texte, rend les mots *ignis plaga* par ceux de *feu sacré* ou *des ardents* : preuve qu'à l'époque où il écrivait (XVIIe siècle) la tradition acceptait ces mots comme synonymes et représentant la même maladie.

(2) Mézeray, *Hist. de France*, t. II, p. 5.

(3) Voy. la p. 357.

que Mézeray emploie, deux lignes après, les mots *peste ardente*, qui ne peuvent être que l'équivalent de *mal des ardents*.

Cette dénomination a beaucoup préoccupé les commissaires de la Société royale, qui ont cru y découvrir la *peste inguinale*, et ont ainsi prêté à l'historien un rapprochement qui, selon moi, était bien loin de sa pensée.

N'est-il pas de toute évidence que l'auteur a tenu simplement à éviter la répétition d'un mot, et qu'en parlant de *peste*, il n'a voulu indiquer, selon l'usage du temps, qu'une maladie épidémique, dont l'épithète, *ardente*, précisait le véritable caractère. La peste inguinale n'a jamais été qualifiée de cette manière, ni avant ni après le règne de la maladie du moyen âge.

Les commissaires de la Société royale, conséquents avec leur manière de voir, ont encore traduit par *feu de la peste*, les mots *pestilentiæ ignis* que nous avons lus dans la chronique d'Adémar. Je leur ferai la même réplique. Il est clair que l'auteur a représenté par ce *feu de pestilence*, un *feu épidémique* qui n'a aucun rapport de nature avec la peste inguinale.

Le feu sacré s'appelait donc depuis longtemps, mal des ardents, et cette synonymie était la plus répandue dans le langage du peuple, lorsque l'impuissance éprouvée de tout secours humain inspira l'idée de s'abandonner à la miséricorde divine. Selon les mœurs du temps, la maladie fut placée sous l'invocation des saints. Bientôt la gratitude autant que la vénération, remplacèrent insensiblement les anciens noms, par ceux de *feu Saint-Antoine* ou *feu Saint-Marcel*.

Quelques chroniques se servent aussi des mots *feu d'enfer* (*ignis inferni*), qui dérivent du même ordre d'idées. Ces mots ne font pas seulement allusion à des tortures qui semblaient l'avant-goût de celles des réprouvés; ils sous-entendent aussi que la dévorante maladie était l'œuvre du démon. C'était donc aux saints, qu'appartenait naturellement le pouvoir de l'exorciser, en intercédant pour ses victimes (1).

Le mal des ardents et le feu Saint-Antoine ne sont, je le répète, qu'une seule et même maladie diversement dénommée, à des phases différentes de son règne épidémique.

Les commissaires de la Société royale ont opposé la chronicité de l'une à la marche aiguë de l'autre. Je reconnais la valeur de ce caractère, mais je lui refuse, dans la réalité des faits, la constance qu'on lui assigne des deux parts.

Ainsi en 993, c'est-à-dire à l'époque où la maladie gangréneuse, observée, pour la première fois, quarante-huit ans auparavant, avait pris un grand développement, Rodolphe Glaber affirmait expressément, comme nous l'avons vu, que le fléau, qui détachait quelque membre, après l'avoir brûlé, produisait souvent tous ses effets *dans l'espace d'une nuit* (2).

Peut-on méconnaître ici le *feu sacré* ou *mal des ardents* qui sera plus tard le *feu Saint-Antoine?* Le sphacèle des membres et leur séparation ont-ils jamais compté parmi les effets habituels de la peste?

Je ne nie pas que la gangrène pathognomonique du feu Saint-Antoine n'ait affecté souvent une lenteur remarquable dans sa marche; mais ce fait n'exclut pas les cas tout aussi nombreux dans lesquels elle a eu la rapidité

(1) « *Eodem tempore, illa ignea pestilentia divino judicio nimis ipsam* » *provinciam oppresserat, quâ plurimorum pedes invisibili igne qui* IGNIS » INFERNI *vocabatur publicè comburi videantur.* » (Ducange, *Glossarium*, au mot: *Ignis inferni.*)

(2) Voy. la p. 355.

des maladies les plus aiguës. En comparant attentivement les descriptions des contemporains, on voit que les malades succombaient promptement dans d'affreuses douleurs ou bien qu'ils dépérissaient lentement; et certes dans les deux cas, c'était la même maladie. L'observation n'a-t-elle pas vérifié les mêmes contrastes dans l'histoire des gangrènes sporadiques qu'on appelle, faute de mieux, *spontanées*, et qui peuvent se former en quelques heures ou se prolonger des semaines ou des mois entiers. Schenck parle d'une gangrène qui commença par un orteil, et s'étendit *en trois jours* jusqu'au ventre. On peut mettre en regard le fait suivant rapporté par Camerarius. Il s'agit aussi d'une gangrène qui s'empara du gros orteil, qu'elle dessécha ; de là elle s'étendit au-dessus des malléoles. Après l'amputation des chairs, des tendons et des os du pied, la mortification gagna la jambe et monta enfin jusqu'au genou. Ce travail morbide dura *un an*. Quelque temps après, l'autre jambe se gangréna aussi et le malade succomba. Des observations semblables fourmillent dans les recueils de la science (1).

Rien de mieux avéré en pratique, que ces modifications dans la marche et la durée des maladies. L'acuité ou la chronicité ne représente pas un élément absolu de diagnostic. La tuberculose pulmonaire essentiellement chronique ne déroge-t-elle pas trop souvent à ses habitudes, sous la forme si bien nommée de phthisie *galopante*.

L'acrodynie, que je cite parce qu'on voulut un moment la rapprocher de la maladie du moyen âge, avait aussi une durée très-variable. Ordinairement elle ne dépassait pas deux ou trois semaines ; mais on la vit souvent se prolonger pendant plusieurs mois consécutifs.

(1) Quesnay, *Traité de la gangrène*, p. 344. MDCCLXXI.

Les collaborateurs dont j'apprécie l'opinion, insistent en disant que le *mal des ardents* était trop rapide dans son évolution, pour laisser aux malades le temps de se réunir sur le parvis des églises, ou de se faire transporter dans les hospices réservés aux sujets frappés du *feu Saint-Antoine.*

Mais on lit dans le Martyrologe qu'en 1130, la maladie *appelée feu sacré par les médecins*, sévissait cruellement ; que plusieurs malades se rendirent à Notre-Dame où avait été apportée la châsse de sainte Geneviève ; et qu'il y en eut un grand nombre de guéris. Pour conserver la mémoire de cet événement miraculeux, on édifia une église sous l'invocation de *sainte Geneviève-des-ardents* (1).

Ce nom seul ne démontre-t-il pas qu'à cette époque, l'identité du feu sacré et du mal des ardents était un fait généralement admis, et que par conséquent, quoi qu'en disent les commissaires de la Société royale, la marche du mal des ardents était assez lente, pour permettre à ceux qu'il affectait, de se rendre dans les asiles où ils espéraient recevoir du soulagement.

J'accorde volontiers que les déplorables conditions où se trouvait le monde à cette sombre époque, exerçaient sur la peste une sorte d'attraction, qui en multipliait les retours. Il n'est pas douteux qu'elle ne soit venue par intervalles, compliquer la maladie gangréneuse régnante et altérer sa symptomatologie. Au XIVe siècle, la coexistence de la peste et du mal des ardents, est constatée en France et dans plusieurs parties de l'Europe, par tous les historiens. En 1373, on construisit à Paris, le *petit Saint-Antoine*, un des hôpitaux de cet Ordre, destiné à secourir les malades atteints du feu sacré. Les commissaires de la Société royale, persuadés qu'on avait confondu arbitrairement cette maladie avec le mal des ardents, qui, pour eux n'est

(1) J'ai déjà raconté ce fait d'après Félibien. (Voy. la page 358.)

autre que la peste, prétendent qu'on a dû recueillir dans ce nouvel asile, deux sortes de malades et principalement des pestiférés. Cette conjecture n'a rien d'invraisemblable; mais on en peut induire tout au plus, que l'urgence imposa une infraction aux règlements ordinaires et changea momentanément la destination de cet établissement hospitalier. La peste inguinale était malheureusement trop connue à cette époque, pour être identifiée au mal des ardents, dont le signalement est si différent, même pour les yeux les moins exercés.

Les auteurs que je réfute n'ont pas été mieux inspirés, lorsqu'ils ont donné au *siége* des localisations gangréneuses une valeur décisive dans la caractéristique comparée des deux maladies. Je ne puis consentir à lui accorder, pour ma part, qu'un rang bien secondaire dans la hiérarchie symptomatique.

Mézeray constate que dans l'invasion de la basse Lorraine en 1090, « la *peste ardente* dévoroit les *pieds*, les *bras* » et *une partie du visage.* »

Le Martyrologe nous apprend qu'en 1140, sous Louis VII, la maladie que les médecins appelaient le feu sacré « attaquait les personnes aux *parties honteuses.* »

Enfin, toujours d'après Mézeray, en 1274 et 1373, le même mal (feu sacré) « *prenoit le plus souvent en l'aine.* »

En appliquant résolûment ce dernier trait à la vraie peste, on a oublié que dans le fait dont il s'agit, le sphacèle des membres, qui appartient en propre à la maladie du moyen âge, comptait aussi parmi les symptômes.

Le professeur Victor Broussonnet a vu des bubons inguinaux, se montrer sous l'influence d'une constitution gangréneuse à laquelle la peste était parfaitement étrangère.

La maladie qui régnait à Montpellier, vers la fin de

l'hiver de 1790, était une *fièvre rémittente putride* qui prenait facilement le caractère malin. Certains sujets affaiblis furent atteints de *bubons gangréneux parotidiens, axillaires et principalement inguinaux.* Trois malades eurent la *peau du scrotum mortifiée.* La gangrène attaquait de préférence le bas du corps, comme les cuisses et les jambes, quand on y avait appliqué des vésicatoires. Broussonnet vit deux fois la *peau de la verge et du scrotum entièrement détruite* (1).

Des faits que je viens de réunir, on ne peut, ce me semble tirer qu'une conclusion : c'est que l'affection gangréneuse du moyen âge pouvait indifféremment diriger les raptus fluxionnaires, sur le visage, sur les organes génitaux et sur la région inguinale. Quand elle portait spécialement sur les aines, elle s'appropriait accidentellement un symptôme de la peste bubonique, sans pour cela changer de nature. On sait bien qu'en principe, le génie épidémique laisse à l'affection qu'il gouverne, son cachet pathognomonique, sans l'astreindre à l'uniformité constante de ses déterminations locales. La peste d'Athènes ne mortifiait-elle pas les parties génitales, les extrémités, les globes oculaires ? En exagérant outre mesure, l'importance du siége des localisations morbides, pour établir la nature intime des maladies, on serait amené à cette conséquence, moins forcée que cela ne paraît, qu'une affection qui gangrène les bras, diffère au fond de celle qui gangrène les cuisses. Je ne serais pas embarrassé pour citer des observations, dans lesquelles, en dernière analyse, la conclusion du diagnostic comparé a été réduite à ces termes.

En résumé, si l'on suit attentivement, d'après les indications historiques, le cours accidenté de l'épidémie gangré-

(1) Broussonnet, *Journ. de la Soc. de méd. pratique de Montpellier*, t. V, p. 38. 1842.

neuse qui a surpris et désolé l'Europe, à partir du xe siècle; si l'on fixe surtout la date approximative de ses baptêmes successifs, il reste évident pour moi que le mal des ardents et le feu Saint-Antoine représentent la même maladie, à deux périodes distinctes de son évolution totale. L'expression *feu Saint-Antoine* indique le moment où la médecine s'avoue vaincue et cède la place aux miracles.

Il est temps d'aborder la question étiologique, et ici je me trouverai bientôt en présence de certaines opinions très-arrêtées qui supportent mal la contradiction.

Disons d'abord que les partisans de l'étiologie cosmique et morale des grandes épidémies ne trouveront jamais pour leur système une confirmation plus probante en apparence. A aucune époque peut-être, les peuples n'avaient enduré autant de souffrances du corps et de l'âme, au milieu d'un tel bouleversement des éléments conjurés.

Ecoutons un historien familier avec la lecture des chroniques, et qui a tracé, d'une main tremblante d'émotion, le navrant tableau des xe et xie siècles :

« La société est empreinte d'un profond sentiment de » tristesse. Il y a comme un crêpe de douleur répandu » sur la génération. Le monde est livré à tous les fléaux; » les invasions des Barbares, les maladies pestilentielles, » l'horrible famine déciment le peuple; des vents vio- » lents brisent les arbres séculaires; un ciel grisâtre se » mêle aux brouillards des forêts profondes, comme une » nuit qui enveloppe le genre humain... On craint la fin » du monde... C'est un cri lamentable poussé par tout un » siècle (1). »

Le temps s'écoule sans amener aucun allégement à tant de misères, et l'historien assombrit encore ses récits :

(1) Capefigue, *Hugues Capet et la troisième race*, t. I, p. *ij*. 1845.

« Il y avait de poignantes afflictions dans la société ; » la famine rongeait les os du peuple ; les guerres privées » désolaient tout. Les sillons étaient remplis de sang ; il » n'y avait plus de bœufs dans les verts herbages ; les » brebis et les moutons étaient enlevés par les seigneurs » qui descendaient de leurs manoirs, comme le loup dé» vorant et l'aigle qui de son aire, sur les Alpes, fond » dans les plaines du Milanais. Nul ne pouvait jouir des » produits de la terre ; nul ne pouvait se promettre une » bonne récolte. La famine brisa la première moitié du » XIe siècle. La chronique nous décrit à quelles privations » étaient exposés les malheureux habitants des cités et » de la campagne : les populations étaient amaigries » d'une manière effrayante... Il fallait voir alors des » villages entiers disparaître dans d'affreuses épidémies. » Au commencement du XIe siècle, il y eut un dérange» ment atmosphérique qui se prolongea pendant trente » ans ; des pluies immenses débordèrent dans les sillons ; » il y eut des vents étranges, des tempêtes, des coups de » foudre en plein hiver. Ces changements brusques de » température, ce froid et cette chaleur subite, les étangs, » et les marais non desséchés, ces forêts humides près des » manoirs, les accidents de l'air, causèrent de fatals ra» vages dans les populations. La maladie des *ardents* dura » plus d'un demi-siècle (1)... La mort vous enlevait par » masses de famille, depuis le pauvre petit enfant au ber» ceau, jusqu'à l'homme robuste aux membres forts, à la » poitrine velue. Et que diriez-vous de la lèpre hideuse ?... » Alors commence le temps des maladreries et des lépro» series pour soigner les pauvres infirmes... Le genre hu» main semblait menacé d'une destruction prochaine. La

(1) L'auteur n'est pas médecin, et n'a pas à suivre les épidémies dont il fait mention, dans toutes les alternatives de leur durée totale.

» terre, inondée de pluies continuelles pendant trois ans, » ne put être ensemencée. Au temps de la récolte, les her- » bes parasites et l'ivraie couvraient toute la campagne... » La faim fut portée au point que les hommes s'entre-dévo- » raient... Le sombre témoignage du contemporain Glaber, » indique le fatal état de la société dévorée par tant de » fléaux. On croyait que l'ordre des saisons et les lois des » éléments, qui jusqu'alors avaient gouverné le monde, » étaient retombés dans un éternel chaos, et l'on crai- » gnait la fin du genre humain (1). »

J'ai cru devoir reproduire ce long extrait, parce qu'il dépeint avec autant de vérité que d'énergie, cette rencontre inouïe de malheurs de tous genres. Quand on voit de pareils antécédents annoncer l'avénement d'une grave maladie populaire, on ne peut s'empêcher d'établir entre les deux faits un rapport intime. Il n'est pas possible que la santé publique ait échappé à de violentes perturbations. Quel est, en définitive, le mode d'agir de ces influences nosogéniques? Et, pour rester dans mon sujet, comment la maladie gangréneuse que j'étudie, se rattache-t-elle à leur impression complexe (2)?

Ces états putrides qui, selon le langage du chroniqueur, « corrompent la masse du sang, » sembleraient le produit naturel de ces crises alimentaires dont la description dépasse toute vraisemblance; et cependant la même influence pèse dans d'autres temps sur les po-

(1) Capefigue, *Ouv. cit.*, t. I, p. 286 et *passim.*

(2) Je n'ai rien dit de certains météores, que l'ignorance des temps revêtait d'une forme fantastique, et qu'elle considérait comme le signe précurseur des grandes catastrophes. Les historiens disent qu'en 1088, le *feu sacré fut lancé sur la terre par un dragon de feu.* « *Anno* 1088, *tertio kalendas septembris visus est igneus draco volare* » *per medium cœli et ex ore suo flammas evomere; statimque subsecutus* » *est pestilens ille morbus qui ignis sacer vocatur, quem tum arsuram* » *appellabant quidam.* » (Jacob Meyer, *Annales fland.*, lib. III.)

pulations, sans amener à sa suite les effets spéciaux qu'on en croirait inséparables.

Rien ne surpasse par exemple, les horreurs de la famine qui désola Paris en 1590, au temps de la Ligue. J'en emprunte le récit à Sauval :

« Cette famine n'a pas sa pareille, et fut si grande que » les rats étoient les plus friands morceaux des riches ; » encore les achetoient-ils bien cher. Quantité ne vi- » voient que de ce qui est plus capable de faire mourir » que de conserver la vie. A l'hôtel Palaiseau et celui de » Saint-Denis, on surprit quelques lansquenets qui man- » geoient des enfants. Enfin les Parisiens furent réduits » à cette effroyable nécessité que de faire moudre les os » de leurs pères, rangés sur les charniers de Saint-Inno- » cent, pour en faire du pain (1). »

Voilà certes une terrible famine dont les effets meurtriers auraient dû être bien secondés par les circonstances politiques qui passionnaient si vivement les esprits à l'époque de la Ligue ; et cependant on n'a observé aucune maladie populaire qui eût quelque rapport avec le feu Saint-Antoine.

On ne peut malheureusement s'éclairer auprès des écrivains du moyen âge, dont le thème est fait d'avance, et qui remplacent par le merveilleux, les explications rationnelles des phénomènes naturels. Il faut attendre le XVIIIe siècle pour voir reprendre ce problème dans des conditions scientifiques sérieuses. C'est alors que quelques expérimentateurs ont cru avoir levé le voile qui recouvrait depuis si longtemps cette étiologie. Le mal des ardents et ses dérivés n'ont plus été, à les entendre, qu'une forme de l'*ergotisme*. Cette hypothèse commode a été accueillie avec empressement comme une sorte de

(1) Sauval, *Antiquités de Paris*, t. II, liv. X, p. 557.

révélation contre laquelle on est mal venu à réclamer.

« Il y a tout lieu de croire, dit Réad, que les différentes » maladies qui ont affligé la France dans les xe, xie, xiie, » xiiie et xvie siècles, sous le nom de *feu sacré*, de *mal des* » *ardents*, de *feu infernal* et de *mal Saint-Antoine* devaient » leur origine à l'usage du seigle ergoté (1). »

M. le Dr Roche a adopté textuellement et de confiance, l'opinion des commissaires de la Société royale sur la séparation du mal des ardents et du feu Saint-Antoine. L'affection ainsi nommée n'était, dit-il, probablement autre chose que l'*ergotisme gangréneux*. Il regrette cependant que « le manque absolu de détails, dans les » récits de ces fléaux, ne permette pas de rien affirmer à » cet égard (2). »

Dans une lecture faite à l'Académie royale de médecine de Belgique, le 24 novembre 1849, M. le Dr de Mersseman cherchait à établir que la maladie du feu sacré, dont il est fait si souvent mention dans les chroniques du moyen âge, était la *lèpre*. Les raisons et les rapprochements qu'il invoquait à l'appui de cette thèse assez imprévue, ne parurent pas à M. le Dr Fallot pouvoir soutenir le contrôle d'une critique sévère, fondée sur l'interprétation éclairée des faits. Ce médecin aime mieux croire avec Ozanam que cette maladie n'est qu'un fait d'ergotisme (3), et il s'appuie principalement sur un savant travail du Dr C.-H. Fuchs de Berlin (4).

Il prétend, comme lui, que les chroniques antérieures au

(1) Réad, *Traité du seigle ergoté*, p. 33, Metz, MDCCLXXIV.

(2) Roche, *Dictionnaire de méd. et de chirurgie prat.*, article *ergotisme*, Paris. 1833, t. I.

(3) Ozanam, *Hist. médic. des maladies épidémiques*, t. II, p. 316.

(4) Fuchs, *Das heilige Feuer in mittellater*. (*Du feu sacré au moyen âge*) (Annales générales de la médecine allemande, janv. 1834, t. XXVIII).

xe siècle, désignent cette affection sous le nom générique de *peste;* mais qu'à partir de cette époque, on la trouve décrite sous ceux d'*ignis sacer*, *arsura*, *mal des ardents*, *clades* ou *pestis inguinaria*. Après le XIIe siècle, on la nomme : *ignis sancti Antonii, sancti Martialis, Beatæ Virginis, ignis invisibilis vel infernalis*.

A dater du XIVe siècle, les auteurs changent la destination de ce nom, *feu sacré*, et ne le donnent plus qu'à la gangrène, au sphacèle, aux mortifications en général, ou bien aux dermatoses les plus variées (*dartres*, *zona*, *charbon*, etc.).

Je laisse à M. Fallot, ou pour mieux dire au docteur Fuchs dont il suit les indications, la responsabilité d'une synonymie historique à laquelle j'aurais à faire bien des reproches. Je me borne à exposer brièvement les raisons principales qui démontreraient, au dire de l'auteur allemand, la vérité de l'étiologie céréale ou ergotique.

1° Explosion de la maladie aux années dont l'hiver a été rigoureux, l'été humide et pluvieux, après de mauvaises récoltes, et pendant la disette, ou même en pleine famine.

2° Circonscription restreinte de la maladie en France, dans la Lorraine, les Flandres, l'Aquitaine, le Dauphiné, l'Ile de France; immunité de l'Italie dotée d'une culture mieux entendue.

3° Durée également limitée de l'épidémie, dépassant rarement une année, et dans ce cas, consécutivement à deux années antérieures de disette. Cessation au retour du printemps.

4° Enfin, identité des symptômes dans des lieux et des temps différents (1).

L'ensemble de ces motifs forme sans doute une argu-

(1) Fallot, *Union médicale*, t. IV, p. 441. 1850.

mentation spécieuse. Mais outre qu'ils ne prouvent pas l'intervention originelle de l'ergot, et qu'ils donnent matière à discussion, on s'aperçoit bien vite, quand on veut les vérifier, qu'ils ont été arbitrairement allégués, dans l'intérêt d'un système.

Ainsi, par exemple, le rayon de la sphère d'activité du fléau n'est pas aussi limité qu'on veut bien le dire, puisque, après avoir ravagé d'immenses provinces françaises, il s'est aussi étendu à une partie de l'Europe, et que l'Italie même n'en a pas été défendue, comme on le prétend, par la supériorité de son mode de culture. Petrus Parisus, auteur du xve siècle, a vu régner à Trépano et à Palerme, en Sicile, une épidémie qui a les plus grands rapports avec celle de la France et des pays du nord.

Cet écrivain nous représente le plus grand nombre de malades, comme ayant sous l'articulation des deux genoux, de grandes taches livides et obscures qui s'étendaient jusqu'au mollet. Un spasme permanent tenait la jambe rétractée. Les parties affectées étaient si dures et si sèches, qu'elles paraissaient avoir été exposées au feu ou aux ardeurs du soleil. Elles étaient engourdies, privées de sentiment, et dans cet état de mortification qui caractérise la gangrène confirmée (1).

M. Fallot a aussi réduit gratuitement la durée totale de la maladie du moyen âge. Il est bien avéré qu'elle s'est prolongée plusieurs siècles avec les alternatives accoutumées des maladies populaires du même ordre.

On sait que ces maladies, après leur première explosion, affectent pendant un certain temps, la forme sporadique, pour reprendre par intermittence et sans cause apprécia-

(1) *Rech. cit. sur le feu Saint-Antoine*, p. 274.

ble leur vigueur et leur expansion premières. On dirait qu'elles veulent s'acclimater dans les lieux qu'elles ont envahis et s'y perpétuer à l'état d'endémie. C'est ainsi qu'on a pu craindre que le feu Saint-Antoine ne se fixât pour toujours sur le théâtre de ses ravages; sous ce rapport la lèpre, sa contemporaine, peut lui être comparée.

Malgré les incertitudes et les obscurités qui restent encore sur ce point, M. Fallot conclut à l'identité probable du feu sacré et de l'ergotisme gangréneux. La seule différence serait dans la substitution d'un nom spécifiant la cause à un nom qui indique un des principaux symptômes.

Dans cette hypothèse, on expliquerait facilement le retour de ces épidémies, à une époque où la culture des céréales était complétement négligée, ou compromise par la succession incessante des troubles météorologiques. M. Fuchs en a compté vingt-huit, espacées dans une période de cinq cents ans, depuis 857, qu'il croit être la date de la première invasion, jusqu'à 1347. Ozanam n'en mentionne que seize, probablement parce que son calcul ne remonte pas aussi haut.

Quelques-uns de ces récits signalent expressément l'altération des grains. En 1096, le pain parut d'un rouge de sang, que Mézeray attribue à une sorte de faux blé (1).

On peut opposer à M. Fallot, que sous le règne du feu sacré, le seigle n'entrait dans l'alimentation que pour une proportion très-faible.

Cet honorable confrère atténue l'objection, en disant que l'ergotisme n'est pas l'effet exclusif du seigle (*secale cornutum*); mais encore, du mélange avec certaines grami-

(1) Il est une espèce de *melampyrum* appelé *rougeole* dans les campagnes, qui pousse dans les blés, et donne au pain une couleur violacée rougeâtre, mais sans aucun effet nuisible. (Littré et Robin, *Dict. de médecine*, 12e édition, Paris, 1865, au mot *Mélampyre.*)

nées. L'ergot proprement dit (*sclerotium clavus*) attaque aussi d'autres céréales, l'orge en particulier. Or, avant l'introduction du seigle dans l'alimentation journalière du peuple, l'orge figurait dans la confection du pain et des soupes.

M. Fallot aurait pu ajouter que le blé est sujet aussi à l'invasion du parasite. M. Mialhe a fait des recherches qui lui ont démontré l'identité chimique du blé et du seigle ergotés. Comme ce dernier, le blé renferme une matière grasse abondante, une matière grasse particulière, des matières albumineuses et gommeuses, des sels cristallisables, et enfin une matière extractive *sui generis*, *ergotine* (1).

D'après cette similitude de composition, M. Mialhe a présumé qu'il devait en être de même des propriétés physiologiques et thérapeutiques. L'expérience clinique paraît avoir vérifié ses prévisions (2).

Quoi qu'il en soit, il est certain que le mal des ardents trahit l'action préalable d'une influence puissante et générale qui s'est exercée sur des populations fatalement prédisposées. Tel est le fait que nous donne l'observation. L'hypothèse commence, quand on prétend que cette cause est unique, et que la maladie n'est qu'un empoisonnement par l'ergot de seigle. D'où il résulte logiquement qu'il aurait suffi d'exclure cette céréale de la consommation publique, pour supprimer en même temps ses redoutables effets, et mettre fin à l'épidémie. *Sublatâ causâ*...

M. Fallot ne hasarde-t-il pas cette conjecture, quand il demande si les guérisons qui avaient lieu, après un séjour plus ou moins prolongé dans les églises ou les couvents,

(1) Mialhe, *Note sur le blé ergoté* (*Union médicale*. 1850).

(2) Carbonneau-Leperdriel, *De l'ergot de froment et de ses propriétés médicales*. (Thèse présentée à l'École de Pharmacie de Montpellier, 1862.)

ne tiendraient pas à la salubrité de l'alimentation fournie par ces établissements religieux, qui emmagasinaient dans les années d'abondance, pour parer aux disettes éventuelles?

A quoi on pourrait répondre que la plupart des malades ne faisaient, pour ainsi dire, que passer dans ces asiles, s'il est vrai, comme on l'assure, que ceux qui ne mouraient pas, se rétablissaient en sept ou neuf jours, ce qui peut être accepté, au point de vue pathologique, sans aucune intervention miraculeuse.

MM. Trousseau et Pidoux, dont le témoignage est d'un si grand poids, ne peuvent consentir à mettre sur le compte du seigle ergoté, les épidémies terribles décrites sous le nom d'*ergotisme*, d'*ergot*, de *convulsion céréale épidémique*, etc. Lorsque l'acrodynie régna à Paris, la première idée qui s'offrit, fut de la rapporter à une intoxication céréale ; mais il devint bientôt de toute évidence, qu'il fallait renoncer à cette explication, puisque les habitants de Paris n'emploient jamais le seigle comme aliment. D'un autre côté, si l'on jette un coup d'œil critique sur ces prétendues épidémies d'ergotisme, on reconnaît, avec les éminents collaborateurs dont je reproduis l'opinion, que celles qui se développent en France ne se montrent pas dans les divers lieux, les mêmes années. Ainsi, pendant que l'Artois en est infecté, la Sologne n'éprouve rien, et réciproquement. Or, les années très-humides en Sologne, le sont également dans l'Artois, et par conséquent la production de l'ergot doit y être la même. Il serait bien singulier alors que l'influence de la même cause ne déterminât pas les mêmes accidents épidémiques. Quand une cause commune existe dans deux localités et qu'une maladie se développe dans l'une, sans se montrer dans l'autre, il faut, de toute nécessité, recourir à une autre explication étiologique.

Pendant les années 1816 et 1817, les plus humides qu'il y ait eu, peut-être, depuis plus d'un siècle, bien que les seigles aient été infectés d'ergot, on n'a pas entendu dire que, dans la Sologne et sur beaucoup d'autres points de la France, où l'on se nourrit de farine de seigle, il soit survenu une épidémie d'ergotisme.

C'est aussi un fait irréfragable, que des populations entières se nourrissent de cette céréale altérée ; dans six ou sept départements, les paysans n'ont pas d'autre aliment. Pendant les étés froids et humides, les épis de seigle contiennent une énorme quantité d'ergot. Lorsque le grain a été battu, les paysans, avant de le faire moudre, n'enlèvent que les ergots les plus gros, et le reste va au moulin avec le bon grain. Le pain, pendant toute l'année, est fait alors avec du seigle ergoté, et c'est l'aliment qui entre pour la plus grande proportion, dans la nourriture des habitants de la campagne. Aux époques où l'altération de la céréale a dépassé de beaucoup son degré habituel, ceux qui en font usage ressentent une sorte d'ébriation qui n'a rien de pénible ; mais quand il n'y a que peu d'ergot, on n'observe aucun accident notable, lors même que cette substance fait tous les jours, pendant de longues années, la base de la nourriture (1).

Il me semble qu'il est difficile de répondre à ces arguments, si l'on persiste à défendre, sans concession, l'étiologie céréale de la maladie du moyen âge.

M. le docteur Marchal (de Calvi), touchant à cette question, s'étonne, à bon droit, qu'un fait pathologique, si commun autrefois, ait cessé de se produire. Il a lu comme moi, le passage que je viens d'extraire du livre de MM. Trousseau et Pidoux, et il convient qu'il y aurait là quelque chose d'incompréhensible, si, dit-il, on n'était

(1) Trousseau et Pidoux, *Traité de thérapeutique*, t. I, p. 528. 1836.

autorisé à penser que les paysans de nos jours font peut-être mieux que d'enlever seulement les plus gros ergots; tandis que probablement, et cela est important à noter, leurs devanciers laissaient les gros comme les petits dans le grain à moudre (1).

La conjecture du savant médecin de Paris est rendue assez improbable par l'incurie bien connue des gens de la campagne ; mais lors même qu'il en serait ainsi, les faits cités par MM. Trousseau et Pidoux ne seraient pas moins inexplicables pour ceux qui soutiennent, d'une manière absolue, l'intervention toxique de l'ergot. Dans l'espèce, je crois plutôt que nos paysans, à qui M. Marchal prête tant de prudence, seraient d'autant moins portés à élaguer tous les mauvais grains, que l'enivrement qui suit l'usage du pain de seigle, fortement ergoté, n'est pas sans agrément pour eux. Ils connaissent parfaitement l'origine de cette impression, et bien loin d'éprouver de la répugnance, ils s'en font une habitude, à l'exemple des fumeurs et des mangeurs d'opium.

Les effets spéciaux du seigle ergoté sont formellement niés, au nom de l'expérience, par quelques auteurs allemands. On sait qu'il croît en grande quantité dans le canton de Bâle. On le moud avec les grains de bonne qualité, et on en fait du pain qu'on mange sans le moindre inconvénient (2).

On n'est plus surpris, après cela, des faits qui démontrent que le blé fortement altéré, a pu être employé sans porter le moindre trouble dans la santé publique.

Ramazzini raconte qu'en 1691, la rouille envahit abondamment cette céréale en Italie, sans aucune suite fâcheuse.

(1) Marchal (de Calvi), *Des épidémies*, p. 88. 1852 (Thèse de concours).
(2) D'Amador, *Quels avantages la médecine pratique a-t-elle retirés de l'étude des épidémies?* p. 74. 1829.

Il est certain que beaucoup de médecins, qui ne sont point intéressés au succès d'un système, ne croient guère à l'ergotisme.

Requin, qui fait cette remarque, a consulté, pour s'éclairer, M. le docteur Arnal (1), qui s'est livré à une étude spéciale des effets thérapeutiques et toxiques de l'ergot. La réponse de ce confrère fut catégorique : il avait essayé toutes les manières de déterminer sur les animaux, l'ergotisme gangréneux ou convulsif, et il n'avait jamais pu y parvenir (2).

J'ai lu avec attention le récit des expériences faites par Tessier, sur quelques espèces animales pour éclaircir l'action pathologique de l'ergot (3). L'auteur n'a négligé aucune précaution pour éviter toute cause d'erreur; mais je suis obligé d'ajouter que sa conclusion, très-affirmative, ne me paraît pas complétement applicable à l'homme. Il suppose que les expérimentateurs qui ont obtenu des résultats contraires, n'ont employé qu'une proportion insuffisante d'ergot. J'ai peine à croire que des hommes aussi exercés que Model et Parmentier n'aient pas prévenu un pareil reproche.

Je pense donc, comme Requin, qu'on a souvent jeté sur le compte de l'ergot, bien des épidémies dont ce poison était tout à fait innocent, et que cette étiologie a été invoquée le plus gratuitement du monde. Ce qui ne m'empêche pas d'accepter les faits qui reposent sur les témoignages positifs de Salerne, de Réad et de quelques autres. Il importe seulement de ne jamais oublier, que la causalité médicale répugne aux interprétations exclusives qui ne tiennent pas compte des contingences de l'observation.

(1) Arnal, *De l'action du seigle ergoté* (*Mémoires de l'Académie de médecine*. Paris, 1849, t. XIV, p. 408).

(2) Requin, *Pathol. méd.*, t. III, p. 112.

(3) Tessier, *Mém. de la Société royale de médecine*, 1778, p. 587.

De tout ce qui précède, je tire, jusqu'à preuve contraire, la conclusion suivante :

La faible proportion du seigle ergoté dans le régime des populations frappées du feu Saint-Antoine ; l'extension de cette épidémie dans des localités où cette céréale n'était pas cultivée ; sa durée plusieurs fois séculaire, avec des intermissions que la continuité d'action de sa prétendue cause rendrait incompréhensibles, à moins d'entasser les suppositions arbitraires ; la diminution graduelle et la disparition définitive du fléau, qui ne peuvent être attribuées à la suppression de l'influence suspecte ; l'étrangeté symptomatique de la maladie qui exclut son origine vulgaire ; le sens contradictoire des observations d'ergotisme, après leur révision attentive : toutes ces considérations, en un mot, ruinent l'hypothèse qui a rallié l'opinion des médecins sur la base commune de l'intoxication céréale. Le feu Saint-Antoine reste donc, pour moi, l'épidémie gangréneuse du moyen âge, affection distincte de toutes les autres, et à laquelle il m'est impossible de refuser les caractères de la spécificité la mieux tranchée.

On a essayé d'établir entre elle et le charbon, un rapport intime ; mais le rapprochement ne tient pas devant le parallèle nosographique. La tumeur circonscrite qui caractérise l'anthrax, et la gangrène qui s'irradie rapidement de son centre aux parties adjacentes, diffèrent radicalement du sphacèle, qui attaque tout un membre et le dévore sourdement, comme par l'action lente d'un feu interne.

Les praticiens ne peuvent non plus, assimiler le feu Saint-Antoine, tel que nous le dépeignent les chroniques, à ces fièvres malignes gangréneuses, dont la marche est des plus aiguës, et qui s'accompagnent d'un grand trouble de la circulation et d'un profond abattement, signe de la résolution des forces.

La question ainsi posée en amène une autre :

Le feu Saint-Antoine a-t-il été connu des anciens, ou faut-il dater son avénement des premiers indices qui le dénoncent au xe siècle ?

Hippocrate nous a laissé la relation d'une épidémie d'érysipèles, accompagnés de gangrènes fort étendues. Les causes les plus légères les faisaient naître. Les chairs, les ligaments, les os et même des membres entiers étaient détruits. L'auteur du récit fait remarquer, que ces accidents étaient plus effrayants que dangereux, car la plupart de ceux chez lesquels ils survenaient, échappaient à la mort. Ceux, au contraire, dont la maladie ne prenait pas cette direction, étaient emportés (1).

M. Littré retrouve, dans cette description, de nombreux traits de ressemblance avec les formidables épidémies qui, sous le nom de *feu Saint-Antoine*, de *mal des ardents*, etc., furent la terreur des populations du moyen âge. Mais il y voit cette différence essentielle que la gangrène, salutaire dans l'épidémie ancienne, était excessivement funeste dans celle du xe siècle (2).

Je dois appuyer sur un autre caractère distinctif; c'est que l'action d'une cause occasionnelle quelconque, provoquait l'éruption de l'érysipèle sur les lésions les plus simples, sur de toutes petites plaies, n'importe leur siége. Cette observation se renouvelle dans la plupart des constitutions érysipélateuses bien dessinées. Les chirurgiens d'hôpitaux doivent, en pareil cas, renoncer à l'emploi de l'instrument tranchant, fût-ce la lancette, sous peine de voir surgir un érysipèle dont la gravité, trop souvent mortelle, ne peut être mesurée d'avance. Nous ne voyons rien de semblable dans l'histoire du mal des ardents. L'épidémie

(1) Hippocrate, *Epid.*, liv. III, sect. 3, 4e *Constit.*
(2) Hippocrate, *Trad.*, t. II, p, 535.

de l'antiquité n'est pas autre chose qu'une épidémie d'érysipèles, aggravée par l'influence indéfinissable d'une constitution gangréneuse et putride.

Les médecins qui se sont épargné des longueurs, en identifiant le mal des ardents à l'érysipèle, relèveront l'importance du rapprochement que je viens de faire. Peut-être même se prévaudront-ils de l'assentiment apparent de Foës qui a traduit ἐρυσίπελατα par *ignes sacri ?* Je me permettrai de leur rappeler que cette version, autorisée par le vocabulaire ancien, ne préjuge rien sur les prétendus rapports de l'érysipèle ainsi désigné, avec le *feu sacré* ou *Saint-Antoine* (1).

Galien nous a conservé le souvenir d'une maladie épidémique qui survint à la suite d'une crise alimentaire.

Nous y lisons que de longues famines désolaient, de son temps, l'empire romain. Le transport de toutes les céréales dans les villes, réduisit les gens de la campagne à user d'aliments qui n'entraient jamais dans leur régime, tels que racines sauvages, jeunes pousses des arbres, herbages des prés; et cette nourriture malsaine à laquelle ils furent condamnés, pendant l'hiver et le printemps, engendra de graves affections, au début de l'été. Sur le corps des malades, se développaient des ulcères très-nombreux, de na-

(1) Sauvages considère le feu Saint-Antoine, le feu sacré, le mal des ardents, comme un *érysipèle pestilentiel.* (*Nosol. mét.*, t. III, p. 297. 1772.)

En parcourant la table générale de la *Nosographie* de Pinel, je m'aperçois qu'il renvoie son lecteur à l'article *Erysipèle*, à propos du feu Saint-Antoine, et du feu sacré; mais il se borne à demander si « l'érysipèle, en général, aurait des affinités avec la fièvre pestilentielle ? » (T. II, p. 71. 1810.)

Il est regrettable que cet auteur, dont personne, plus que moi, n'apprécie le mérite, traite souvent, avec ce laisser-aller, les questions nosologiques les plus sérieuses.

ture variable : chez les uns, *érysipélateux*; *phlegmoneux* chez les autres; *herpétiques* chez ceux-ci; ailleurs, *lichénoïdes, psoriques* et *lépreux*... Souvent ces éruptions devenaient *charbonneuses* et *phagédéniques*, allumaient la fièvre et emportaient beaucoup de malades, après de longues souffrances. C'est à peine si l'on en sauvait quelques-uns, quand la maladie prenait ce caractère (1).

On me dispensera d'insister pour prouver que l'affection décrite par Galien, sous les formes multiples dont j'ai abrégé l'énumération, n'était pas celle du moyen âge, malgré les rapports de leur étiologie externe appréciable.

Je ne pousserai pas plus loin le rapide aperçu de mes recherches historiques. Il me suffira de déclarer qu'elles ne m'ont révélé, dans les auteurs de l'antiquité, aucune trace distincte du feu Saint-Antoine.

Cette opinion ne m'est pas exclusivement personnelle ; elle est formellement exprimée par les commissaires de la Société royale (2). Gruner ne pensait pas autrement. « *Id unum scio*, disait-il, *hunc morbum fuisse veteribus incognitum* (3). »

Tel était aussi le sentiment de Pariset, qui avait mis ses connaissances spéciales au service de cette question.

Il rappelle que Perrault et Dodart furent les premiers en France qui éveillèrent l'attention de l'Académie des sciences, sur les gangrènes de la Sologne et du Blésois. Salerne apporta bientôt de nouveaux renseignements, et l'on remonta aux calamités antérieures des xe, xie et xiie siècles, qu'on entreprit d'éclairer par celles dont on était témoin. Pariset rend justice au mérite des savants

(1) Galien, t. VI, p. 748, *De probis pravisque alimentorum succis*, cap. I.

(2) *Rech. cit.*, p. 294.

(3) Gruner, *Morborum antiquitates*, p. 107.

chargés par la Société royale, d'élucider ce problème de pathologie historique. Mais il reconnaît que si à travers les ombres laissées sur ces fléaux par des descriptions imparfaites, on a cru démêler certaines similitudes avec la peste, pour le mal des ardents; avec le feu persique de Dehaën ou l'endémie de Sologne, pour le feu Saint-Antoine; il est impossible d'établir une conviction sérieuse sur des données où l'hypothèse a une trop grande part. D'après lui, les ténèbres qui couvrent les temps malheureux du moyen âge, autorisent à supposer que le feu Saint-Antoine, le feu sacré, le feu infernal, le mal de mort, qui désolèrent les populations, étaient des *maladies spéciales*, nées de la misère universelle, *qui n'ont plus d'analogues parmi nous*, et qui, de même que la maladie ardente du Talmud, la lèpre de Moïse et la suette d'Angleterre, *ont disparu du monde* (1).

Je crois fermement, avec Pariset, que le mal des ardents était une maladie spéciale dont la nouveauté s'explique, par l'ensemble des conditions matérielles et morales qui caractérisent cette étrange période historique, connue sous le nom de moyen âge. Je pense comme lui, que la constitution des sociétés modernes les défend désormais contre le retour de pareils fléaux. Je dois cependant faire part à mon lecteur de quelques doutes qui me restent.

Les premières années du XVIIIe siècle ont été témoins d'une épidémie gangréneuse qui attend encore son dernier mot. Il ne me répugne point d'y retrouver la copie un peu effacée du feu sacré d'autrefois. Si son règne a été de courte durée, si ses ravages ont été infiniment plus restreints, c'est que le terrain sur lequel elle tombait, était

(1) Pariset, *Hist. des membres de l'Acad. roy. de méd.*, t. II, p. 293. 1850. *Eloge de Tessier*.

moins propre à en féconder les germes. La différence des temps expliquerait la différence des maladies.

L'épidémie à laquelle je fais allusion, a régné en 1709, dans la Sologne, le Blésois et le Dauphiné; en 1747, dans la Sologne seulement; en 1749, auprès de Lille en Flandre et de Béthune en Artois; en 1764, aux environs d'Arras et de Douai; et depuis, dans le Limousin et l'Auvergne (1).

En 1710, l'Académie des sciences de Paris apprit par plusieurs relations qui lui furent adressées, qu'une maladie gangréneuse, d'un caractère insolite, devenait très-commune dans l'Orléanais et le Blésois. On remarqua, parmi ces communications, celle du docteur Noël, chirurgien de l'Hôtel-Dieu d'Orléans.

Il mandait que, depuis près d'un an, il était venu à son hôpital plus de cinquante personnes, hommes et enfants, affligés de gangrènes sèches, noires, livides, qui commençaient toujours par les orteils, s'étendaient plus ou moins, et quelquefois gagnaient le haut de la cuisse. Il n'avait vu qu'un malade atteint à la main. Chez quelques-uns, le membre gangréné se séparait spontanément, sans que l'art fût intervenu. Chez les autres, la guérison réclamait des scarifications et des applications topiques. Quatre ou cinq avaient succombé, après l'amputation de la partie mortifiée, parce que le mal s'était propagé jusqu'au tronc. Enfin, cette maladie n'attaquait pas les femmes; tout au plus quelques petites filles (2).

Un paysan, des environs de Blois, avait perdu par la gangrène, d'abord tous les doigts d'un pied, puis ceux de l'autre, après cela, les deux pieds; enfin les chairs des deux jambes, dont la chute avait été suivie de celle des deux

(1) *Hist. de la Société royale de méd.*, M.DCC.LXXX, p. 587 des Mém.

(2) *Rech. cit., sur le feu Saint-Antoine*, p. 280. Comment les partisans exclusifs de l'intoxication ergotique comprendront-ils l'immunité des femmes et les rares atteintes des petites filles?

cuisses. Au moment où l'Académie des sciences recevait cette communication, la cavité de l'os des hanches commençait à se remplir de bourgeons charnus d'un bon aspect (1).

Ne retrouve-t-on pas dans ce fait, l'image des désordres que nous avons vu produire au mal des ardents, à l'époque de sa plus grande fureur? J'ajoute, comme nouveau trait de similitude, que le peuple rendit ses anciens droits à saint Antoine, qui passa pour le meilleur médecin de cette maladie.

On observait conjointement un autre état morbide gangréneux, dont la forme différait sensiblement de celle que je viens de mentionner.

Les malades avaient des enflures et des tumeurs aux pieds, aux jambes, aux mains et aux bras. Ces tumeurs étaient accompagnées de rougeur, de chaleur, de fièvre et de délire. Les parties attaquées par la gangrène se séparaient sans le secours de la chirurgie.

Ne pourrait-on pas, par voie d'analogie, éclairer d'un jour nouveau, la maladie du moyen âge, en la rapprochant de celle dont je parle. Il n'est pas douteux que le feu Saint-Antoine d'autrefois n'ait présenté aussi les deux formes accusées par la maladie plus moderne.

Quoique les chroniqueurs du moyen âge aient laissé bien des lacunes, et qu'on soit réduit à interpréter leur silence, il n'est pas difficile, avec un peu d'attention, de démêler dans leurs récits, la forme spéciale de feu sacré, observée par les médecins du siècle dernier. Nous savons qu'il surgissait souvent des phlyctènes et des tumeurs qui dégénéraient, au dire de Félibien, en « ulcères incura-

(1) Salerne avait vu plus tard un enfant de dix ans, dont les deux cuisses se détachèrent de l'articulation, sans hémorrhagie; son frère, âgé de quatorze ans, perdit la jambe et la cuisse d'un côté, de l'autre, la jambe seulement.

» bles (1). » Au lieu de prendre la couleur noire du charbon et de passer au sphacèle, les parties atteintes « tom- » baient en pourriture, » et les chairs se détachaient des os.

On a dit que le feu Saint-Antoine avait donné lieu à la distinction, longtemps admise, de la gangrène, en *sèche* et *humide;* mais on aurait dû voir que la même cause détermine l'une ou l'autre forme, suivant les conditions du sujet, la rapidité de la marche du mal et autres influences moins définies. La différence des symptômes n'implique pas celle du mode affectif qu'ils traduisent.

Comme dernier argument, je reproduirai un détail qui m'est fourni par un médecin de l'abbaye Saint-Antoine, en Dauphiné, témoin de la maladie du XVIIIe siècle.

« Cette affection, dit-il, qui parut à la suite de la » guerre, du dérangement des saisons et de la disette des » fruits et des grains, ne s'attachait qu'aux manouvriers, » aux paysans et aux mendiants. »

Jusque-là, rien de plus conforme à l'observation commune, qui semble vouer aux fureurs des épidémies, les classes énervées par le travail et la misère. Mais voici la circonstance que je tenais à mettre en saillie :

L'auteur remarque que pour éviter de mourir de faim, ces malheureux avaient été obligés de se nourrir « de *pain* » *fait de farine de glands, de pepins de raisin, de racines de fou-* » *gère* et autres de cette espèce, *de toutes sortes d'herbes,* » *crues ou cuites, sans sel et sans autre assaisonnement* (2). »

Dans cette énumération, je cherche en vain le seigle ergoté. On n'eût pas manqué de le signaler, au moins comme la cause principale de la maladie qu'on observait, au moment où cette explication prenait faveur sous le patronage des corps savants.

(1) Voy. la page 359.
(2) *Rech. cit. sur le feu Saint-Antoine*, p. 286.

On objectera que les expériences de Dodart, de Langius, de Salerne, d'Arnaud de Nobleville, de Duhamel, de Réad, de Tessier et de quelques autres, dont je passe à dessein les noms, ne laissent pas de doutes sur les effets toxiques de l'ergot de seigle. Je réponds qu'on ne peut faire bon marché des expériences contradictoires rapportées par les médecins de Breslau (1), par Camerarius (2), par Moeller (3), et, vers la fin du siècle dernier, par Model et Parmentier (4).

Camerarius est très-explicite, et assure que la gangrène des extrémités, accompagnée du cortége habituel de ses symptômes, aurait été observée sur des sujets qui n'avaient positivement fait aucun usage du seigle ergoté.

Dans cet état de la question, la sagesse commande de suspendre son jugement, et d'attendre un supplément d'informations. Mais, en ce qui concerne la maladie du moyen âge, je maintiens qu'après un examen bien réfléchi des pièces de conviction introduites au débat, il m'est impossible d'expliquer ce grand fait pathologique, analysé dans toutes ses phases, par une action toxique, nettement isolée du concours des influences nosogéniques qui ont présidé à son explosion et prolongé son règne. Je ne saurais, du reste, mieux finir ce chapitre, qu'en disant avec un de mes écrivains favoris : « Ce sont questions » doubteuses à desbattre aux Escholes..... ce que j'en » opine, c'est pour déclarer la mesure de ma veue, non » la mesure des choses (5). »

(1) *Historia morborum Vratislaviensium.*
(2) Camerarius, *Acad. natur. curios.*, cent. 6, obs. 82.
(3) Moeller, *Comm. de reb. in scientiâ nat. et med. gestis*, ann. 1752.
(4) Model, *Récréations physiques*, etc., t. II.
(5) Montaigne, *Essais*, liv. I, chap. LVI, liv. II, chap. X.

CHAPITRE VII

DE LA GRANDE ÉPIDÉMIE DU XIVe SIÈCLE (PESTE NOIRE)

Parmi les fléaux qui ont désolé le monde depuis les temps les plus reculés jusqu'à nos jours, nul n'a laissé dans les traditions populaires un aussi long souvenir que la peste noire. Cinq cents ans nous séparent de ce grand événement, et l'on ne peut parler du XIVe siècle sans évoquer le fantôme livide qui l'a couvert de deuil et de larmes. Au récit de ses ravages, la pensée recule d'horreur, et on se demande par quel prodige inespéré la race humaine a pu échapper à son extermination complète !

Les historiens, qui n'affichent aucune prétention médicale, sont d'accord pour ne voir, dans ce sinistre épisode, qu'un nouveau débordement de la peste qui avait dévasté la terre sous le règne de Justinien. Bornée depuis cette explosion, à de nombreuses invasions partielles, elle aurait tout à coup repris son expansion primitive, et recommencé sa course vagabonde et sans frein sur toute la surface du globe.

Cette opinion est partagée par le plus grand nombre des médecins qui se la sont transmise sans examen. J'ai été frappé des objections qu'elle soulève, et je viens les soumettre au jugement impartial du lecteur.

Le nom de *peste noire* sous lequel la maladie dont j'entreprends l'étude, est restée célèbre, n'est pas le seul qu'elle ait reçu des médecins ou du peuple.

On l'appelle *mortalega grande*, *pestis atrocissima*, *anguinalgia*, la *grande peste*, la *mort noire*, la *mort dense*, la MORT ! Les gens du monde la connaissent surtout sous la dénomination de *peste de Florence*.

Les Italiens la nommèrent *mortalega grande*, la *mortalité grande*, pour représenter les ravages inouïs qu'elle exerça partout où elle se montra.

Le synonyme *mort dense*, *mors densa*, fait évidemment allusion à l'entassement des cadavres, ou aux incessantes funérailles qui marquaient son passage : *Quod densaret funera* (1) !

D'après M. Henri Martin, la maladie de 1348 a gardé dans l'histoire, le nom de *peste de Florence*, sans doute à cause des illustres victimes qu'elle fit dans cette ville, qui était alors le plus brillant foyer de la civilisation et des arts en Europe (2).

M. le docteur Joseph Michon croit plutôt que ce nom lui vient de ce qu'elle commença son lugubre pèlerinage en Europe, par Florence et l'Italie (3).

C'est surtout sur le sens de la qualification de *noire*, que les auteurs sont partagés.

Loccénius, historien suédois, considère ce nom comme l'expression métaphorique du *deuil* qui couvrait les populations (4).

(1) Loccenii *Rerum suecicarum Historia*, lib. III, p. 104.

(2) Henri Martin, *Hist. de France*, t. V, p. 110, 4e édit.

(3) Joseph Michon, *Documents inédits sur la grande peste de* 1348, p. 10 (*Thèses de Paris*, n° 127. 1860). — L'auteur était docteur ès-lettres, et ce travail, sur lequel j'aurai à revenir, se ressent heureusement de ses prédilections littéraires.

(4) Loccenius, *Rerum suecicarum Hist.*, ibid.

Certains écrivains ont émis l'étrange idée que la maladie doit cette épithète, à la prodigieuse quantité d'anthracites ou *pierres noires* qui couvraient la contrée de la Chine où elle prit naissance.

Un autre veut qu'elle ait frappé ses premiers coups sur les Sarrasins *noirs* qui habitaient le continent de l'Asie, au milieu des tribus sauvages.

Giovanno Villani (1) adopte l'opinion de Zaële, grand astrologue de son temps, d'après lequel l'invasion aurait été précédée de l'apparition d'une *comète noire*, qui eut lieu au mois d'août 1346.

Pour le dire en passant, l'existence d'une comète à cette date, est un fait reconnu par les astronomes ; mais on ignore pourquoi on la qualifia de *noire*. M. le docteur Philippe, chirurgien de l'Hôtel-Dieu de Reims, qui a écrit une excellente monographie de la peste noire, à laquelle je ferai plus d'un emprunt, s'est renseigné auprès des membres de l'Institut les plus compétents, et les réponses qu'il a reçues, n'ont pas résolu la difficulté. On se bornait à soupçonner que les comètes, ainsi désignées, pourraient bien être celles qui étaient plus ternes ou moins éclatantes que les autres (2).

M. le docteur Edouard Carrière croit que la désignation de peste noire sous-entend l'état des esprits, la désolation indicible dont elle avait frappé les cités et les campagnes (3).

M. Michon exprime une opinion semblable. Le mot

(1) G. Villani, *Histoire de Florence*.

(2) Phillippe, *Hist. de la peste noire d'après des documents inédits*, p. 12. 1853.

(3) Carrière, *La peste de Florence* (*Union médicale*, 1850.) Ce travail, écrit par un homme familier avec les grands principes de l'épidémiologie et également recommandable comme penseur et comme écrivain, donne au lecteur autant de plaisir que de profit.

peste noire n'est, suivant lui, qu'une traduction littérale du latin *pestis atra*, c'est-à-dire *peste terrible*. Il ne peut consentir à l'interpréter dans le sens d'un caractère physique de la maladie. « On trouverait, dit-il, difficilement » à accorder la grande épidémie du XIVe siècle, avec aucune de celles qui ont précédé ou suivi, parce que le » nom seul, pour ceux qui n'étudieraient que superficiellement, ferait rapprocher du choléra, un fléau qui n'a » de commun avec lui que ses funestes effets. (1) »

Je réponds par anticipation, que l'épithète donnée à la peste noire, à l'exclusion des autres pestes, est un des motifs qui concourent à l'en distinguer. L'objection de M. Michon est d'ailleurs facile à écarter, puisque, au point de vue de sa coloration cutanée, le fléau de notre siècle porte le nom de choléra *bleu* ou *cyanique*.

S'il faut dire mon opinion, je crois que l'idée la plus juste est celle qui attribue la dénomination en litige, soit à la teinte noire que le corps des malades prenait immédiatement après la mort, soit à la présence sur la peau, de disques livides, de taches gangréneuses, associées à la carbonisation de la langue et de la gorge.

Cette version est adoptée par Pontanus qui a raconté l'invasion de l'épidémie dans le Danemark : « C'est, dit- » il, d'après ses effets extérieurs, qu'on donnait à ce fléau » le nom de *mort noire* (2). »

M. Carrière a vu dans les galeries du célèbre cabinet d'histoire naturelle de Florence, des cires qui représentent fidèlement les taches livides ou violettes qui couvraient la peau, et dont quelques nuances lui ont rappelé, dit-il, la coloration cyanotique des cholériques.

(1) Michon, *Ouv. cit.*, p. 11.
(2) « *Vulgo et ab effectu atram mortem vocitabant.* » (Pontanus, *Rerum danicarum Historia.*)

Je m'en tiens donc à cette explication. Dans les maladies, ce qui frappe le plus l'observateur, c'est la coloration des téguments, et ce caractère sert souvent à les nommer. N'avons-nous pas la fièvre *jaune*, la fièvre *pourprée*, la fièvre *blanche* (*febris alba virginum*), les *pâles couleurs*, la *chlorose*, la *jaunisse*, l'*ictère noir*, la *rougeole*, la *roséole*, la *scarlatine*, le *choléra bleu*, la *maladie bronzée*, etc. ?

Je ne suivrai pas la peste noire dans ses interminables migrations. Son explosion soudaine, la rapidité de sa marche, son rayonnement presque instantané dans les contrées les plus distantes du globe, imposent une œuvre difficile à celui qui veut reconstruire son itinéraire, depuis son point de départ jusqu'à la fin de sa course. Je me contenterai de quelques indications générales.

Il est avéré qu'en moins de quatre ans, c'est-à-dire de 1346 à 1350, toute la terre connue avait été dévastée. La contagion fut sans doute un redoutable auxiliaire. Mais on sait que les grandes maladies populaires ne suivent pas dans leurs pérégrinations, l'enchaînement régulier des transmissions virulentes, et qu'elles obéissent, avant tout, à la direction souveraine de la force inconnue qui les domine.

Dans l'Asie centrale, et au nord de la Chine, existe une contrée qui a porté le nom de Cathay jusqu'au milieu du XVIIe siècle. Cette région était divisée en Cathay blanc ou libre, et Cathay tributaire ou *noir*, ainsi nommé en raison de la grande profusion d'anthracites qu'on y rencontrait.

C'est de là, que la peste noire s'élança sur le reste du

monde, après avoir emporté, en Chine, dans les années 1346 et 1347, environ 13 millions d'hommes (1).

En franchissant ces barrières, le fléau suivit trois courants.

L'un parti du nord, traversant la Boukharie et la Tartarie, le porta par la mer Noire, à Constantinople, où nous aurons à l'étudier.

L'autre le dirigea de l'Inde, vers les villes situées sur la côte méridionale de la mer Caspienne et l'Asie-Mineure.

Enfin, par l'autre route, l'épidémie atteignit Bagdad, traversa l'Arabie et l'Egypte, et aborda aux rives septentrionales de l'Afrique.

Après avoir assouvi sa rage sur la métropole de la Turquie et les autres villes qui longent les rives du Bosphore, la peste noire se jeta sur l'île de Chypre, la Sicile, et quelques villes maritimes de l'Italie.

Les autres îles de la Méditerranée, la Sardaigne, la Corse et Majorque furent tour à tour attaquées. Les deux premières perdirent les deux tiers de leurs habitants. Majorque devint presque déserte. On y compta, en moins d'un mois, plus de 15,000 morts. Une autre version élève même ce chiffre à 30,000.

Les foyers pestilentiels couvraient donc en ce moment toute la côte méridionale de l'Europe. En Italie, la Lombardie fut entièrement dévastée, à l'exception de Milan et de Pavie dont on admira la préservation. Dans les premiers jours d'avril 1348, Florence fut envahie, et l'on sait avec quelle implacable férocité !

L'épidémie voyageuse n'avait pas encore abandonné l'Italie et l'Espagne, lorsqu'elle prit son vol dans une double direction.

(1) Phillippe, *Ouv. cit.*, p. 13.

D'un côté, elle traversa les Alpes, fondit sur la France, sillonna rapidement la Belgique et la Hollande, franchit le détroit pour entrer en Angleterre, remonta dans la Suède, le Danemark et la Norwége, et alla se perdre dans l'Islande et le Groënland.

Par l'autre voie, elle parcourut les nombreuses provinces d'Allemagne, s'introduisit en Pologne et vint aboutir à la Russie en 1351, plus de trois ans après l'invasion de Constantinople.

Il résulte de ce court aperçu, que le fléau a égalé ceux qui l'ont précédé, par l'universalité de sa domination ; et la suite prouvera qu'il leur est supérieur par l'excès de ses ravages. A ce point de vue, il est impossible de lui refuser le titre de grande épidémie.

L'étude des antécédents de la maladie du XIVe siècle devrait précéder sa description nosographique. Je me permets une inversion qui ne retarde que de quelques instants, l'exposé des théories dont sa pathogénie a été le texte.

De nombreux contemporains ont retracé ses symptômes avec une remarquable précision. Par une étrange fantaisie de poëte, ce prologue funèbre ouvre le *Décaméron* de Boccace. Si je n'ai pas reproduit cette belle page, c'est qu'on la retrouve dans tous les recueils des épidémistes, et qu'elle est bien connue des lecteurs, étrangers à la médecine et familiers avec les œuvres du conteur florentin.

C'est à l'empereur Jean Cantacuzène que j'emprunterai ce récit, où la véracité du témoin oculaire s'unit à la fidélité de l'observateur. Ce tableau de la première invasion bien connue de la peste noire, nous servira de terme de comparaison, quand nous l'étudierons dans ses stations ultérieures (1).

(1) Joannis Cantacuzeni, ex imperatoris, libri IV, cap. VIII, p. 729. *Parisiis, typographia regia.* MDCXLV.

« L'épidémie qui régnait alors (1347)... partie de la
» Scythie septentrionale, parcourut presque toutes les
» côtes maritimes où elle emporta beaucoup de monde.
» Car elle n'envahit pas seulement le Pont, la Thrace, la
» Macédoine, mais encore la Grèce, l'Italie, toutes les Iles,
» l'Egypte, la Libye, la Judée, la Syrie, et s'étendit à peu
» près dans tout l'univers. Cette maladie était incurable.
» Ni le mode de vivre, ni la vigueur corporelle n'en pou-
» vaient préserver. Les gens robustes ou débiles étaient
» indifféremment frappés ; et la mort n'épargnait pas plus
» les personnes soignées à grands frais, que les pauvres dé-
» nués de tout secours. Nulle autre affection ne se montra
» cette année ; toutes prenaient la forme de la maladie
» régnante. La médecine reconnaissait son impuissance.
» La marche du mal n'était pas la même chez tous. Les
» uns expiraient subitement; d'autres, dans la journée;
» certains, dans la première heure. Chez ceux qui résis-
» taient pendant deux ou trois jours, l'invasion s'annon-
» çait par une fièvre très-aiguë. Bientôt le mal se portant
» à la tête, ils perdaient l'usage de la parole, paraissaient
» insensibles à tout ce qui se passait autour d'eux, et
» semblaient plongés dans un profond sommeil. Si par
» hasard, ils revenaient à eux, ils s'efforçaient de parler ;
» mais leur langue restait immobile, ils ne proféraient
» que des mots inarticulés à cause de la paralysie des nerfs
» de la tête, et ils mouraient promptement. Chez d'autres
» malades, ce n'était pas la tête, mais les *poumons qui*
» *étaient attaqués dès le début, et ne tardaient pas à s'enflammer.*
» *De vives douleurs se faisaient sentir dans la poitrine ; des cra-*
» *chats sanglants étaient rendus, et l'haleine était d'une horrible*
» *fétidité.* La gorge et la langue, brûlées par l'excessive
» chaleur, étaient noires et teintes de sang. Ceux qui bu-
» vaient beaucoup, n'éprouvaient pas plus de soulagement
» que ceux qui buvaient peu. L'insomnie était opiniâtre

» et l'agitation excessive. Sur les parties supérieures ou
» inférieures des bras, assez souvent sous les mâchoires,
» et parfois sur d'autres régions du corps, naissaient des
» abcès ou des ulcères, plus ou moins grands suivant les
» sujets, auxquels se joignaient de petites élevures noires.
» Chez plusieurs, la peau se couvrait de taches livides,
» plus rares et plus foncées chez les uns, plus nombreuses
» et de couleur terne chez d'autres ; et aucun ne se sau-
» vait. Tous ces symptômes n'étaient pas réunis chez tous,
» et leur nombre était très-variable sur chaque malade ;
» mais une tumeur, une tache suffisait pour annoncer
» la mort. Le petit nombre de ceux qui réchappaient,
» n'étaient pas atteints une seconde fois, du moins mor-
» tellement : ce qui donnait la plus grande sécurité à ceux
» qui étaient repris. Souvent de vastes abcès se formaient
» sur les cuisses ou sur les bras. Leur ouverture donnait
» issue à une grande quantité de sanie fétide ; et l'émis-
» sion de cette humeur malfaisante était salutaire. Parmi
» ceux qui offraient tous les symptômes réunis, on en
» voyait quelques-uns guérir contre toute attente. Il
» est positif qu'on n'avait trouvé aucun remède efficace.
» Ce qui était utile à l'un, était un véritable poison pour
» l'autre. Les personnes qui soignaient les patients, pre-
» naient leur maladie ; et c'est pourquoi les décès se mul-
» tiplièrent au point, que de nombreuses maisons restèrent
» désertes, après avoir perdu tous leurs habitants, et
» même les animaux domestiques qui s'y trouvaient (1).
» Ce qui était le plus déplorable, c'était le profond décou-
» ragement des malades. Aux premiers symptômes, ils

(1) Pendant la peste de Moscou, dont il nous a laissé l'histoire, Mertens n'a pas remarqué que les oiseaux se soient éloignés de la ville. Ceux qui étaient renfermés dans des cages ne lui ont pas paru se ressentir de l'influence régnante. (*De febribus putridis*, etc., p. 124. 1778.)

» perdaient tout espoir de salut et s'abandonnaient eux-» mêmes. Cette prostration morale aggravait rapidement » leur état et avançait l'heure de leur mort. Il est donc » impossible de trouver des termes pour donner une idée » de cette maladie. Tout ce qu'il est permis d'en dire, » c'est qu'elle n'avait rien de commun avec les maux aux-» quels l'homme est naturellement sujet ; et qu'elle était » un châtiment envoyé par Dieu lui-même. Dans cette » pensée, plusieurs personnes revinrent à de meilleurs » sentiments, avec la résolution de se convertir. Je ne » parle pas seulement des individus qui furent ensuite » emportés par l'épidémie ; mais encore de ceux qui sur-» vécurent à ses attaques. C'est alors qu'on les vit s'efforcer » de corriger leurs penchants vicieux, et s'adonner aux » pratiques de la vertu. Il y en eut aussi un grand nombre » qui distribuèrent leurs biens aux pauvres, avant même » d'être atteints. Quand ils se sentaient frappés à leur » tour, il n'en était pas un seul assez insensible et assez » endurci, pour ne pas éprouver un profond repentir de » ses fautes, afin de comparaître devant le tribunal de » Dieu, avec les meilleures chances de salut. Parmi les » innombrables victimes de l'épidémie de Byzance, il faut » compter Andronic, fils de l'empereur, qui mourut le » troisième jour. Quand on annonça la fatale nouvelle à » l'impératrice sa mère, une douleur poignante déchira » son cœur ; mais elle sut en contenir les transports, et » renferma cette chère mémoire dans le fond de son âme. » Ce jeune homme n'était pas seulement remarquable par » ses formes extérieures ; mais il était doué au plus haut » degré, des grandes qualités qui font l'ornement de cet » âge ; et tout, en lui, attestait qu'il suivrait noblement » les traces de ses ancêtres. »

J'ai dit pourquoi j'avais donné la priorité à cette description qui énumère d'ailleurs avec exactitude, les principaux symptômes de la maladie, et en particulier ceux qui traduisent les altérations pathognomoniques de l'appareil respiratoire. Mais la concision de l'écrivain impérial a laissé dans l'ombre, certains détails nosographiques qui ne doivent point être séparés de l'ensemble. Consultons les auteurs qui ont vu et traité la maladie dans sa mémorable halte de Florence. Le résumé des nombreux documents qu'ils nous ont transmis, formera le tableau suivant, qu'on peut offrir aux médecins, avec la certitude de n'avoir rien omis d'essentiel.

L'invasion ne s'annonçait par aucun signe bien alarmant. On éprouvait, sans cause connue, un sentiment de lassitude ou de défaillance profonde, qui n'allait pas jusqu'à la souffrance. La physionomie portait l'empreinte de la terreur qu'inspirait une atteinte dont on ne se dissimulait pas les dangers. Le pouls, cet indice si précieux, donnait dès le début la signification de cet état. Il échappait au doigt explorateur. S'il se relevait momentanément, ce qui indiquait un effort de réaction trop souvent impuissant, il ne tardait pas à retomber et s'affaiblissait progressivement jusqu'à la mort. La plénitude de l'artère et la netteté croissante de ses pulsations, annonçaient une heureuse terminaison.

Quand l'impression de la cause morbide avait été violente, il y avait de grandes évacuations sanguines par les voies pulmonaires, plus rarement par les fosses nasales, l'estomac, l'urèthre ou le tube intestinal. En pareil cas, tout espoir était perdu. Le malade succombait dans la journée, ou au plus tard le lendemain.

Les auteurs de l'époque considèrent généralement ces extravasations sanguines, comme le résultat d'un effort critique, tenté par la nature pour chasser le principe délétère dont la présence menaçait l'organisme d'une dissolution prochaine. N'a-t-on pas appliqué la même théorie aux évacuations rizacées du choléra épidémique de nos jours? Je crois plutôt que ces débordements de liquides étaient passifs, et sous la dépendance de l'asthénie générale, trahie par l'état du pouls et l'attitude du sujet.

Lorsque la marche de la maladie était moins rapide, les vomissements sanguinolents et les autres hémorrhagies manquaient ou étaient beaucoup plus modérés. Sous cette forme moins maligne, les malades accusaient, dans la région abdominale, un sentiment profond de plénitude et de tension. Cet état du ventre s'accompagnait d'une toux violente, sèche et convulsive, qui n'était probablement qu'un effet sympathique. Alors se montraient d'abondantes déjections alvines, tantôt noires ou d'une teinte jaune foncée, due à l'hypersécrétion biliaire, tantôt d'une couleur vaguement qualifiée de *cendrée*. Les urines étaient noires ou rouges, abondantes ou nulles. Ces évacuations diverses, la transpiration cutanée, et surtout l'air exhalé de la poitrine du malade, répandaient autour de lui une odeur intolérable.

Bientôt les actes morbides se portaient à la périphérie, et formaient une éruption de taches noires, rouges ou bleuâtres, plus ou moins larges, et couvrant toute l'étendue de la peau. En même temps, des tumeurs phlegmoneuses ou d'aspect charbonneux s'élevaient sur les aines, sous les aisselles, ou dans la région sous-maxillaire. Ces bubons suivaient leur marche naturelle, quand elle n'était pas tronquée par la mort. Lorsqu'ils avaient atteint leur maturité, ils s'ouvraient à la manière des abcès, et laissaient échapper une grande quantité de sanie fétide. L'art devait seconder cette élimination par tous les moyens possibles; son interruption spontanée, ou imprudemment provoquée, avait les conséquences les plus graves. Rien de plus rassurant, au contraire, que l'abondance et la longue durée de la suppuration, qui semblait ainsi assainir l'organisme profondément vicié.

La maladie frappait souvent comme la foudre, et les individus tombaient inanimés. Quand l'invasion se manifestait par de violentes hémorrhagies pulmonaires, la mort survenait en quelques heures ou le premier jour. Lorsque l'épuisement des forces suivait une progression rapide, indiquée par la décroissance graduelle du pouls et le refroidissement de la peau, il était rare que la maladie se prolongeât jusqu'au troisième jour. Si elle atteignait le quatrième, marqué par l'apparition des bubons, les auteurs contemporains avaient remarqué des jours critiques de bon ou de mauvais augure. Je ne m'inscris pas contre cette observation hippocratique; mais je soupçonne que, sous le feu de l'épidémie, les praticiens n'ont pas été aussi précis dans leurs supputations, qu'ils le sont dans leurs écrits. Ce qui est certain, c'est qu'on ne pouvait espérer la guérison que lorsque la maladie avait dépassé le premier septénaire. Avant cette période, les indices les plus rassurants en apparence, n'étaient pas la promesse d'une terminaison heureuse. La mort pouvait même survenir à la fin de la seconde semaine. A cette époque, le pronostic se guidait sur l'état des bubons.

Tel est, en raccourci, le tableau de la peste noire de Florence, qui s'est reproduit dans toutes ses stations, avec les variantes inévitables.

Raymond Chalin de Vinario, contemporain de Guy de Chauliac, pratiquant comme lui, à Avignon, pendant la peste, mentionne un symptôme qui n'a été signalé nulle part. Il l'appelle *zona, cinctus* (bande, ceinture). « C'était, » dit-il, *une espèce de nerf* dur et solide, de deux ou quatre » doigts de large, rouge ou brun, verdâtre ou diversement » coloré, étendu en différents sens sur le corps, et terminé, » à une de ses extrémités, par un charbon, et à l'autre par

» un tubercule pestilentiel. » Chalin considère ce symptôme comme très-grave. Le mot *zona* dont il se sert, n'a pas ici sa signification ordinaire. Il s'agit probablement d'une lymphangite ou d'une angéioleucite, analogue aux cordes farcineuses qui se dessinent sous la peau des animaux morveux (1).

Si je n'ai pas complété le signalement symptomatique de la maladie noire, par l'énumération des désordres cadavériques qui l'accompagnaient, c'est que l'anatomie pathologique luttait toujours contre les préjugés religieux et le respect invincible de la dépouille mortelle de l'homme. Son temps n'était pas encore venu, et elle attendait l'heureuse réforme qui devait enfin la mettre en possession de ses droits.

On ne peut contester l'analogie qui rapproche la peste noire et la peste bubonique proprement dite. M. Carrière, comparant la maladie de Florence, aux autres épidémies qui avaient ravagé antérieurement l'Italie, n'a pas hésité à voir, dans celle qu'il a spécialement étudiée, une peste comme toutes les autres. Il n'y aurait, selon lui, d'autre différence que celle de l'intensité et de la mortalité consécutive. Je tâcherai de montrer tout à l'heure que cette confusion n'est justifiée ni par l'histoire ni par l'analyse pathologique. Les descriptions de la peste noire provenant des sources les plus diverses, s'accordent pour lui attribuer quelques traits distinctifs qui n'avaient pas fait partie auparavant du signalement de la peste orientale.

M. Michon affirme aussi, que la symptomatologie de

(1) Voy. Astruc, *Hist. de la faculté de méd. de Montp.*, p. 197. Il n'est pas probable que cette observation de Chalin soit l'effet d'une illusion. Le symptôme dont il est le seul à parler, était une de ces complications des grandes épidémies, qu'on ne saurait rapporter qu'à certaines influences locales. On peut s'étonner seulement que Guy de Chauliac n'en ait rien dit.

l'épidémie de 1348, ne peut appartenir *qu'à une véritable peste à bubons* (1).

Jusque-là, je n'ai rien à objecter, puisqu'il est avéré que le bubon était une de ses manifestations fréquentes; mais il m'est impossible de laisser passer, sans réclamation, les inexactitudes que je surprends dans le passage suivant du même auteur :

« Les travaux d'Hecker, d'Hæser, d'Ozanam, de M. Littré, » ont établi, dit-il, *d'une façon certaine*, que ce fut la peste » d'Orient, telle qu'elle revint depuis encore, visiter l'Eu- » rope, telle qu'elle ravagea Marseille en 1720, telle qu'on » l'observe encore aujourd'hui en Egypte, en Palestine et » en Syrie. »

M. Hecker ne méconnaît pas sans doute les rapports qui relient la maladie du XIVe siècle à celle du VIe, si souvent observée par la suite dans ses retours intermittents. Mais il ajoute au signalement personnel de la peste noire, un appareil de symptômes très-accentués, qui lui appartiendraient en propre; ce qui revient à lui attribuer les caractères d'un état morbide original et nouveau. M. Hecker n'est donc pas aussi disposé qu'on veut bien le dire, à fondre les deux pestes dans la même espèce nosologique.

Il est très-vrai que M. Hæser retrouve la peste à bubons dans la maladie du XIVe siècle. Cependant il y adjoint, pour rendre raison de ses incalculables ravages, un nombreux cortége d'autres maladies épidémiques, qui lui seraient en quelque sorte venues en aide. Ne semble-t-il pas dès lors, que M. Hæser a découvert dans la peste noire, comparée à la vraie peste, quelque chose d'inexplicable, dont il s'efforce de rendre compte? Comment s'est-il assuré que ce secret ne tenait pas à sa nature individuelle? On

(1) Michon, *Ouv. cit.*, p. 12.

m'accordera bien au moins, qu'il y a matière à discussion, dans le commentaire pathogénique qu'il propose.

Quant à Ozanam, si tant est qu'il ait une opinion sur ce point, il faut bien convenir qu'elle n'a pas la précision qu'on lui prête; ce qui frappe son lecteur, ce sont ses tergiversations et ses incertitudes.

Cet auteur avait étudié isolément une *péripneumonie maligne* qui, disait-il, ravagea l'Europe vers le milieu du XIVe siècle (1). Il s'aperçoit plus tard, réflexion faite, que cette localisation était le symptôme précurseur de la peste noire, qu'il s'était borné à mentionner en passant. Il s'empresse de remplir la lacune dans sa seconde édition, et reprend l'histoire de cette peste, en la complétant par d'importantes additions, fruit de nouvelles recherches (2). On remarquera qu'il n'a pas fondu cette histoire avec celle de la peste orientale et de ses principales irruptions, comme il a coutume de le faire pour les épidémies de même espèce, qu'il englobe dans un seul chapitre, malgré la diversité de leurs dates. Il a pris le parti de consacrer à la peste noire, un article spécial où il la décrit comme une affection originale, sans songer même à indiquer les rapports de ses symptômes, avec ceux de la peste proprement dite (3).

M. Littré enfin, n'a garde de réunir les deux pestes, si j'en juge du moins par ce qu'il en dit, dans le travail que j'ai déjà eu occasion de citer (4).

(1) Ozanam, *Hist. des mal. épid.*, première édition.

(2) Ozanam, *Hist. des mal. épid.*, t. IV, p. 76, 2e édit.

(3) Dans le chapitre relatif à la peste orientale, Ozanam énumère ses principales invasions, à dater de la peste d'Athènes, qu'il confond mal à propos avec elle, jusqu'à la peste de Provence, en 1720, et autres attaques disséminées en Europe, dans les premières années de notre siècle. En lisant cette énumération qui comprend une trentaine d'épidémies pestilentielles, plus ou moins espacées, on cherche en vain le nom de la peste noire, à son rang chronologique.

(4) Littré, *Revue des Deux-Mondes*, t. V. 1836.

Après avoir reproduit le tableau général de la maladie noire, où il reconnaît certains accidents de la peste ordinaire, il signale les symptômes nouveaux qui sont venus s'y mêler, et ces symptômes ont un caractère assez tranché, pour que M. Littré les interprète dans le sens de l'individualité distincte de la maladie du XIVe siècle.

Les savants, que M. Michon prétendait mettre de son côté, ne sont donc pas, si je ne me trompe, aussi contraires qu'il paraît le croire, à l'opinion que j'ai moi-même adoptée.

Quels sont les symptômes particuliers dont l'appareil donnait à la peste noire, un cachet personnel qui la sépare de la vraie peste?

On peut les réduire à quatre :

1° Inflammation gangréneuse des organes de la respiration.

2° Violente douleur fixée dans la poitrine.

3° Vomissement ou crachement de sang.

4° Haleine empestée dont l'horrible odeur se répandait au loin (1).

Cette localisation et les formes qui la dessinent, constituent, à mon avis, une caractéristique irrécusable. Nous les retrouverons dans toutes les stations de l'épidémie, qui n'en a pas moins affecté de préférence, telle ou telle expression spéciale.

Matthieu Villani, un des historiens les plus exacts de la peste de Florence, dit que les malades *qui avaient commencé à cracher du sang, mouraient subitement* (2).

En Angleterre, le vomissement ou le crachement de sang fut aussi un des signes de l'invasion, les plus

(1) Ce sont ces symptômes qu'Ozanam attribuait à une péripneumonie maligne, avant qu'il eût eu l'idée de les rattacher à l'affection dont ils étaient la manifestation la plus grave.

(2) « *Che comminciavano a sputare sangue, morivano chi di subito.* »

alarmants. Les malades qui en étaient pris, succombaient immédiatement ou au plus dans les douze heures. Rarement la mort se faisait attendre plus de deux jours.

Il est évident, d'après cela, que l'impression de la cause morbide poussait sur les poumons, de violents raptus fluxionnaires qui dégénéraient promptement en phlegmasie maligne ou gangréneuse, révélée par l'expuition sanguine, la douleur intra-pectorale et la puanteur insupportable de l'air expiré.

Là, s'arrête l'analyse clinique, privée des moyens d'exploration physique qui auraient pu seuls fixer avec certitude le diagnostic local. Il est à regretter aussi que l'examen cadavérique de la poitrine n'ait pas permis de vérifier les suggestions recueillies pendant la vie. La science y eût sans doute beaucoup gagné; mais l'art n'en eût pas moins été aux prises avec une maladie, dont l'irrésistible rapidité ne lui laissait pas le temps de se mesurer avec elle.

L'individualité incomparable de la peste noire ne se montre nulle part aussi frappante, que dans la relation d'un médecin qui l'observa à Avignon, pendant qu'elle sévissait à Florence. Je veux parler de Guy de Chauliac, une des gloires de notre Ecole, une des grandes figures médicales de son siècle. Attaché au pape Clément VI, qui occupait alors le trône pontifical, il eut lui-même une atteinte de la maladie régnante qui, par une heureuse exception, épargna sa vie. Esclave de ses nobles devoirs, il resta inébranlable à son poste, au milieu de la panique universelle, pendant que ses confrères cherchaient lâchement leur salut dans la fuite.

Voici textuellement le récit que nous a laissé Guy de Chauliac (1) :

(1) Je me sers de la traduction justement estimée de Laurent Joubert, professeur de la Faculté de Montpellier, au XVIe siècle.

« La maladie étoit telle qu'on n'a ouy parler de sem-
» blable mortalité, laquelle apparut en Avignon, l'an de
» Nostre Seigneur 1348, en la sixième année du Pontificat
» de Clément VI, au service duquel j'estois pour lors, de sa
» grace moy indigne.

» Et ne vous déplaise si je la racompte pour sa mer-
» ueille, et pour y pourvoir, si elle aduenoit derechef.

» La dite mortalité commença à nous au mois de Jan-
» uier, et dura l'espace de sept mois.

» Elle fust de deux sortes : la première dura deux mois,
» avec fièure continue et crachement de sang ; et on en
» mouroit dans trois jours.

» La seconde fust, tout le reste du temps, aussi auec
» fièure continue, et apostèmes et carboncles ès parties ex-
» ternes, et principalement aux aisselles et aisnes ; et on
» en mouroit dans cinq jours. Et fust de si grande con-
» tagion (spécialement celle qui était auec crachement de
» sang) que non-seulement en séjournant, ains aussi en re-
» gardant, l'un la prenoit de l'autre ; en tant que les gens
» mouroient sans seruiteurs, et estoient ensevelis sans
» prestres.

» Le père ne visitoit pas son fils, ne le fils son père.
» La charité estoit morte et l'espérance abattue.

» Je la nomme *grande*, parce qu'elle occupa tout le monde,
» ou peu s'en fallut.

» Car elle commença en Orient, et ainsi jettant ses
» flesches contre le monde, passa par nostre région vers
» l'Occident.

» Et fust si grande, qu'à peine elle laissa la quatriesme
» partie des gens....

» Par quoy elle fust inutile et honteuse pour les méde-
» cins ; d'autant qu'ils n'osoient visiter les malades de peur
» d'être infects ; et quand ils les visitoient, n'y faisoient
» guières et ne gaignoient rien, car tous les malades mou-

» roient, excepté quelque peu, sur la fin, qui en eschappè-
» rent auec les bubons meurs.....

» Pour la préseruation, il n'y auoit rien de meilleur que » de fuir la région avant que d'estre infect, et se purger » auec pilules aloëtiques; et diminuer le sang par phlébo- » tomie, amender l'air par le feu, et conforter le cœur de » thériaque et pommes, et choses de bonne odeur; conso- » ler les humeurs de bol arménien, et résister à la pourriture » par choses aigres. Pour la curatiue, on faisoit des sei- » gnées et éuacuations, des électuaires et syrops cordials. » Et les apostèmes extérieurs estoient meuris avec des » figues et oignons cuits; pilez et meslez avec du leuain et » du beurre; puis estoient ouverts et traitez de la cure » des ulcères.

» Les carboncles estoient ventousez, scarifiez et cauté- » risez.

» Et moy pour éuiter infamie, n'osay point m'absenter; » mais auec continuelle peur, me préservay tant que je » pûs, moyennant les susdits remèdes.

» Ce néanmoins vers la fin de la mortalité, je tombay » en fièure continue avec un apostème à l'aisne, et mala- » diay près de six semaines; et fus en si grand danger » que tous mes compagnons croyoient que je mourusse; » mais l'apostème estant meury et traité comme j'ay dit, » j'en eschappay au vouloir de Dieu (1). »

Cette description dont j'ai tenu à ne rien omettre conviendrait-elle à la peste inguinale proprement dite? L'étonnement manifesté par Guy de Chauliac dont l'observation n'était pas novice en fait de peste, a déjà sa valeur. Mais il est certain que la première période de l'évolution épidémique, où le crachement de sang, indice d'une alté-

(1) *La grande Chirurgie* de M. Guy de Chauliac, restituée par M. Laurent Joubert. Lyon, MDCLIX, p. 178-181.

ration irrémédiable de l'appareil pulmonaire, est le phénomène principal, n'appartient qu'à la maladie du XIVe siècle. Il ne faut pas oublier que cette forme se prolongea pendant deux mois. Guy de Chauliac en fait ressortir la gravité relative, et lui attribue même une contagiosité plus énergique.

Je ne viens pas nier contre l'évidence, l'éruption des bubons axillaires ou inguinaux. Guillaume de Machaut, qui n'est pas médecin, et ne voit dans l'épidémie dont il a tant peur, qu'un sujet pour sa muse, emploie le terme en usage parmi le peuple :

« Car la mortalité des boces (bosses)
« Con appeloit épydimie
« Estoit de tous poins estanchie (1). »

Mais ce n'est pas le trait du tableau symptomatique qui a le plus frappé les médecins. Guy de Chauliac signale expressément l'absence de ces tumeurs, dans la première période de l'épidémie. Lors de la terrible peste qui ravagea Milan, en 1629, et qui a inspiré à Manzoni, un des plus beaux épisodes de son roman historique *Les Fiancés*, le nom de peste noire ne fut prononcé ni par les hommes

(1) Guillaume de Machaut a composé, sur la grande épidémie, un poëme qui était resté inédit, et dont M. Michon a publié, dans sa thèse, un long fragment d'environ cinq cents vers de huit pieds. (Mss. 25, fonds Lavallière.) Cette pièce, intéressante surtout par sa date, n'ajoute rien aux nombreux récits qui nous ont été laissés par les historiens, les poëtes et les médecins du temps.

Un autre poëte contemporain, Symon de Covino, a donné un portrait fidèle et généralement ignoré de la peste noire. M. le docteur Phillippe a reproduit les principaux fragments de cette description élégiaque, en hexamètres latins, et je crois comme lui, que le mérite de ce poëme ne disparaît pas entièrement sous les fautes nombreuses que le versificateur a commises contre la prosodie et le bon goût. (*Ouv. cit.*, p. 114-121.)

Ce poëme, composé à Montpellier, a été publié par M. Littré dans la *Bibliothèque de l'Ecole des chartes*, t. II.

de l'art ni par le peuple (1). J'en dirai autant de la peste de Marseille en 1720. Aucun de ses nombreux historiens n'a rapproché les deux pestes, ne fût-ce qu'au point de vue commun de leur effroyable léthalité.

J'exprime donc une conviction profonde en disant que la peste noire, considérée dans l'ensemble de ses caractères, dans son foyer originel, dans la succession de ses phases, dans sa course rapide, dans son œuvre de mort si promptement accomplie, se dresse au-dessus des épidémies pestilentielles contemporaines, et s'isole de toutes celles qui l'ont précédée ou suivie. Elle a droit à prendre rang dans la phalange des grandes maladies populaires nouvelles.

Quelques écrivains, qui n'ont pas pour excuse leur incompétence médicale, ont imaginé que le choléra asiatique avait déjà envahi le monde au XIVe siècle, sous le pseudonyme de peste noire. Cette assertion trahit une lecture bien superficielle de l'histoire, et tombe devant la comparaison un peu attentive des deux maladies ; mais la confusion vient indirectement à l'appui de ma thèse. En identifiant l'épidémie cholérique avec la maladie noire, on sous-entend, par cela même, que celle-ci n'était pas la peste d'Orient ; car personne, à ma connaissance, ne s'est avisé, par exemple, d'assimiler la peste de Marseille ou de Moscou, au choléra actuel.

Ce n'est pas tout. On considère l'Egypte comme le foyer générateur de la vraie peste, et c'est de là invariablement qu'elle se serait élancée sur l'Europe. La peste noire est née, au contraire, dans la partie centrale de l'Asie, à une distance considérable de l'Egypte, dans une contrée qui en diffère essentiellement par ses conditions topographiques et climatériques. Cette provenance insolite n'an-

(1) Manzoni, *Promessi sposi*, cap. XXXI et seq.

nonce-t-elle pas *à priori* une maladie nouvelle et sans précédents? Je ne prétends pas exagérer la valeur de cette preuve, que quelques médecins pourraient bien regarder comme décisive; je maintiens, au moins, que cette divergence du point de départ n'est pas un fait indifférent.

Je crois donc que la peste noire, malgré les bubons qui l'accompagnent sous certaines formes, n'est pas nosologiquement une *peste inguinale*, comme on l'entend généralement. Le nom de *maladie noire* est celui qui lui convient le mieux. C'est une peste *hémoptoïque*, si on tient à la caractériser par son symptôme principal et véritablement distinctif (1).

A l'époque où parut le fléau, les retours multipliés de la vraie peste avaient créé une sorte de constitution stationnaire qui a pu déteindre sur la grande épidémie intercurrente, et la compliquer incidemment de ses stigmates et de ses reliefs cutanés. Mais ces formes symptomatiques ne font pas partie intégrante de la maladie de 1348, puisqu'elle s'en passe dans sa période la plus meurtrière. Il me semble qu'on peut hasarder cette opinion sans s'égarer légèrement dans le vague des hypothèses; elle n'a rien d'incompatible avec l'orthodoxie des principes qui régissent l'épidémiologie comparée.

Je pourrais fortifier ma conclusion définitive, par des adhésions dont on ne récuserait pas l'autorité. Ce que j'en

(1) Il n'est rien de si inattendu qu'on ne puisse découvrir en faisant des recherches. Georges Niebuhr, écrivain danois du dernier siècle et des premières années du siècle actuel, dit, en propres termes, que *la peste noire d'où procède la peste orientale d'aujourd'hui*, naquit en Chine, en 1347, après d'affreux tremblements de terre, sur le sol même qu'ils avaient entr'ouvert et bouleversé. (*Hist. rom.* trad. par Golbéry, t. III, p. 333.)

On ne peut pas se mettre en contradiction plus flagrante avec l'histoire qui affirme, sans contestation possible, que la grande invasion de la peste orientale a précédé de huit siècles la peste noire.

ai dit me paraît suffisant pour éveiller l'attention de cette classe de lecteurs, qui ne refusent pas de revenir sur d'anciennes préventions, quand on leur propose des motifs sérieux de révision.

Si j'obtenais cette concession provisoire, je recommanderais, pour la justifier, les considérations qui vont suivre.

Les grandes perturbations cosmiques et morales n'ont pas manqué, parmi les avant-coureurs de la maladie du XIVe siècle. Sous ce rapport, elle n'a rien à envier, qu'on me passe le mot, aux fléaux de tous les temps.

Depuis la Chine jusqu'à l'océan Atlantique, la terre était agitée par des ébranlements convulsifs; on eût dit que les éléments coalisés conspiraient contre les êtres doués de la vie.

L'Asie ne fut pas l'unique théâtre de ces profonds bouleversements, qui se reproduisirent dans diverses contrées de l'Europe. A aucune autre époque de l'histoire, les commotions du sol n'avaient été aussi fréquentes. Or, s'il faut en croire Noah Webster, qui a recueilli à l'appui un grand nombre de faits, ce phénomène météorique serait l'accident le plus étroitement lié à la génération des épidémies : ce qui n'exclut pas l'influence puissamment adjuvante des excès de froid et de chaleur, de sécheresse et de pluie, des tempêtes extraordinaires, des apparitions d'insectes, des disettes, des famines, etc., etc.

Au moment où la peste noire commença sa course, la terre s'entr'ouvrait de toutes parts, dit la chronique, « comme si l'enfer eût voulu engloutir le genre humain. » L'air était rempli d'exhalaisons méphitiques. La succession régulière des saisons semblait à jamais intervertie. Des pluies diluviennes provoquaient partout d'immenses débordements qui emportaient les récoltes.

Les animaux ressentaient aussi le contre-coup de ces influences.

A tous ces phénomènes, Mézeray mêle encore l'apparition d'un de ces météores, qui seraient à peine remarqués aujourd'hui, mais que l'ignorance du temps revêtait de formes fantastiques, et redoutait comme un signe de fatal augure.

« On dit (c'est le conteur qui parle) qu'un globe de va-
» peur puante et enflammée tombant du haut du ciel, dans
» le royaume de Cathay, se répandit plus de cent lieues à
» l'entour, et après avoir dévoré le païs, elle laissa une
» telle infection dans l'air, qu'elle engendra cette mali-
» gnité, qui fut cruelle en Asie et en Afrique, plus furieuse
» en Italie et en Hongrie, mais un peu moins mortelle en
» Allemagne et en France » (1).

M. Michon ne balance pas à rattacher ce grand désastre à la misérable condition des sociétés, en 1348. Un aperçu historique sur l'état du monde lui paraît renfermer la raison suffisante du fléau, ou tout au moins, de l'universalité et de l'intensité de ses ravages (2).

De son côté M. Carrière, resserrant à dessein le cercle de ses observations, dans l'étude spéciale de la peste de Florence, s'efforce de démontrer que l'insalubrité de la Toscane a joué un grand rôle dans la génération et la férocité de l'épidémie.

Les événements qui s'étaient succédé dans les années précédentes, la continuité des troubles atmosphériques, les invasions armées dont l'Italie avait tant souffert, la désolation des campagnes, la famine consécutive, préparant, à coup sûr, le retour de graves maladies, les émanations marécageuses, portées au loin par les vents : telles

(1) Mézeray, *Hist. de France*, t. II, p. 418.
(2) Michon, *Thèse cit.*, p. 20.

sont, en résumé, les influences de l'ordre physique et moral qui auraient été cruellement exploitées par la mort. La population livrée, par surcroît, aux dangers inévitables de l'encombrement, dans l'enceinte de la vieille cité, si changée de nos jours, avait perdu cette force de résistance qui peut seule affaiblir on neutraliser l'action des causes morbides. M. Carrière incline même à penser qu'une série de graves épidémies, qui avaient sillonné en tous sens la Toscane, dans la première moitié du XIVe siècle, avaient contribué à l'ébranlement moral des habitants, en surexcitant la mobilité nerveuse qui caractérise le tempérament des Florentins, dans un pays où la pratique médicale constate la prédominance générale du mode spasmodique.

Je me garderai bien de rejeter, en principe, ces conjectures étiologiques; et je les accepterais sans conditions, si elles s'appliquaient à un fait pathologique vulgaire. Mais il me semble que mon honoré confrère, dans sa préoccupation du tableau dont il avait volontairement réduit le plan, a trop isolé la maladie de Florence, de la grande épidémie voyageuse qui marchait à la conquête du monde, et dont elle n'était qu'un embranchement.

Qu'il y ait une connexion réelle entre le concours de certains événements de l'ordre matériel et psychique, et l'apparition soudaine des épidémies, c'est ce que démontre la fréquence de ces associations. On me pardonnera d'en renouveler si souvent la remarque, avec l'obligation de rappeler à la science, la prudence qui lui est encore commandée, quand elle veut pénétrer le progrès caché des rapports qu'elle soupçonne. Le voile qu'elle soulève lui échappe et retombe, sans qu'elle puisse le retenir, et tout ce qu'il lui est permis de dire, c'est que l'univers, ainsi ébranlé, doit recéler un ferment impur et inconnu dont l'action provoque l'explosion des grandes maladies populaires ; mais ce langage n'est pas rigoureux, et, à moins de se payer de mots, on ne peut s'en servir que pour représenter par une image un fait dont on ne trouve pas le secret.

Il est certain, toutefois, qu'à l'apparition d'une épidémie, la recherche de son origine probable est la première question qui s'impose. Nous savons aujourd'hui pourquoi les contemporains de la peste noire n'ont pas été plus heureux que leurs devanciers et leurs successeurs, dans les solutions qu'ils ont proposées.

Ce fut d'abord un arrêt de Dieu qui infligeait un châtiment mérité aux coupables humains. Cette explication, qui épargnait la peine d'en chercher d'autres, n'avait pour conclusion pratique que la résignation et la prière, faibles recours contre les souffrances et la mort.

L'astrologie exhuma son vieux grimoire. « La maladie, » disait Boccace, dans son langage cabalistique, fut en» voyée *en l'opération des corps supérieurs*. » Les Ecoles de Paris et de Montpellier, dont les sympathies réciproques ont subi tant d'intermittences, s'entendirent cette fois pour enseigner, dans leurs amphithéâtres et leurs écrits, ce système toujours goûté du peuple. Les conjonctions des planètes furent chargées de cette grande responsabilité.

Par respect pour le passé, j'épargne au lecteur ce bavardage pédantesque, qui n'est qu'une insipide paraphrase de la forme de raisonnement appelée par Leibnitz : *Sophisme sganarellien*. Est-il aujourd'hui un médecin qui ne préfère, à toutes ces billevesées, l'aveu sincère de son ignorance, en face d'un problème qui dépasse la portée de la science humaine ?

L'intervention de l'astrologie n'offensait que le bon sens ; il n'en fut pas de même d'un autre préjugé qui eut de terribles suites.

On n'a pas oublié l'égarement populaire qui imputa la maladie d'Athènes à je ne sais quels empoisonnements publics des eaux potables.

Dans l'état de terreur et d'exaspération, suscité par l'implacable acharnement de la peste noire, le peuple des villes envahies crut aussi au poison, et accusa de ce prétendu maléfice les Juifs, qui étaient alors au ban de la société. La persécution sanglante dont ils furent victimes, sous cet odieux prétexte, déshonore l'humanité, et c'est avec peine qu'on se décide à faire la part des idées et des mœurs du temps, quand on reproduit ces lamentables récits.

Guy de Chauliac, aussi recommandable par son esprit religieux que par l'élévation de son âme, mentionne ces exécutions barbares, avec une froide indifférence :

« En quelques parts, dit-il, on creust que les Juifs » avoient empoisonné le monde ; et ainsi on les tuoit (1). »

Les malheureux n'échappaient aux étreintes mortelles d'une multitude ivre de fureur, que pour tomber entre les mains de la justice sommaire de l'époque, qui les condamnait impitoyablement au bûcher. L'exil, qui était le supplice le moins cruel, ne les préservait pas toujours des voies de fait qui attentaient à leur vie.

On voudrait croire au mensonge des chroniqueurs, lorsqu'on lit que 2,000 Juifs furent brûlés vifs à Strasbourg, dans l'enceinte de leur cimetière, sur lequel un vaste échafaud avait été dressé. A Mayence, 12,000 de ces infortunés furent mis à mort ! (2)

Je voile à dessein une partie de cet horrible tableau ; mais je n'en ai pas encore fini avec ces tristes souvenirs.

Par un de ces contrastes dont les grandes aggloméra-

(1) Guy de Chauliac. *Ouv. cit.*, p. 179.
(2) Voy. Phillippe, *Ouv. cit.*, p. 87.

tions ne sont pas plus exemptes que l'homme individuel, cette soif du sang allait de pair avec un mysticisme sans frein, et la religion subissait la complicité apparente des plus incroyables égarements.

En regard du massacre des Juifs, l'épisode des *Flagellants* marque la maladie du XIVe siècle d'un stigmate honteux qu'elle ne partage avec aucune autre.

Laissons ici parler Mézeray, qui est en mesure de nous donner des renseignements authentiques :

« De cette contagion qui n'attaquoit que les corps, il en » naquit une qui se répandit sur les âmes. Certains » hommes poussés au commencement, comme je le croy, » d'un véritable esprit de pénitence, firent des confréries, » dans lesquelles ils alloient par les rues, nus-pieds, tenant » chacun une croix de la main gauche et des disciplines » de la droite, dont ils se déchiroient les épaules, criant » *Miséricorde Seigneur !* pour fléchir la colère de Dieu, et pour » exciter le peuple à pénitence. Leur nombre s'estant » accrû d'une infinité de personnes ramassées, leur zèle » se changea en impiété. Ils disoient que cette pénitence » estoit plus méritoire que toutes les bonnes œuvres. Ils » méprisoient les sacrements ; ils comparoient le sang » qu'ils versoient à celuy de Jésus-Christ, et assuroient » que qui se flagelloit ainsi trente jours durant, estoit » purgé de tout crime. Cette manie commença en Hongrie, » se répandit dans toute l'Allemagne, ramassa toutes » sortes de canaille, et tous ces ridicules hérétiques qu'on » nommoit *Lollards*, *Turlupins* et *Bégards*, furent ensuite » appelés *Flagellants* (1). »

C'est en effet dans la nébuleuse Allemagne, que l'ascétisme superstitieux des masses prit cette forme extravagante. Des populations entières, poussées par ce délire

(1) Mézeray, *Hist. de France*, t. II, p. 418.

fanatique qui perd la conscience de ses actes, partirent, sans but déterminé, s'arrêtant sur les places des cités qu'elles traversaient. Là, des hommes demi-nus, marqués d'une croix rouge en signe de ralliement, se frappaient avec des fouets hérissés de pointes de fer, vociférant des cantiques inconnus, et après s'être publiquement flagellés pendant un certain nombre de jours, ces misérables se flattaient d'avoir recouvré, par la vertu de ces purifications, l'innocence primitive de leur baptême (1).

Cette fièvre mentale s'étendit jusqu'en France. Le nombre des affiliés atteignit bientôt le chiffre de 800,000. Les écrivains du temps font ressortir les conséquences morales, religieuses et politiques de ces aberrations. Il me suffit d'avoir signalé cette mise en scène, qui a laissé une empreinte ineffaçable sur la grande tragédie du XIVe siècle.

La contagion morale qui prit une si grande part à la propagation de cette folie populaire, me ramène, par une transition naturelle, à la contagion physiologique qui donna une si grande impulsion aux progrès de l'épidémie.

Cantacuzène note le premier, dans sa relation, que les malades transmettaient leur maladie à ceux qui leur donnaient des soins. Guy de Chauliac est plus précis, et veut que la maladie se soit communiquée, non-seulement par le séjour près des patients, mais encore *par le regard*. Boccace, qui ne tenait pas à vérifier personnellement le fait, l'a répété par ouï-dire. « Le fléau se communiquait, » dit-il, comme le feu aux matières combustibles. On était

(1) M. le docteur Phillippe a textuellement reproduit, d'après Hecker, avec sa traduction française, le texte allemand du *Vieux cantique des Flagellants*. (*Ouv. cit.*, p. 72.)

» atteint en touchant les malades ; il n'était pas même né-
» cessaire de les toucher. Le danger était le même *quand*
» *on se trouvait à portée de leur parole*, ou encore *quand on*
» *jetait les yeux sur eux.* »

Un praticien de Montpellier, contemporain aussi de la peste noire, et qui a écrit une consultation latine dont j'aurai plus tard un mot à dire, recommande sagement d'éviter les émanations qui se dégagent des aisselles des malades, quand ils sortent leurs bras hors du lit. Mais, à l'entendre, c'est surtout *par les yeux* que la maladie se serait transmise. Aussi les visiteurs prudents devaient-ils avertir les malades de fermer les yeux à leur approche, et de les couvrir de leur drap (1). Nous avons vu antérieurement que Cédrénus attribuait aussi au regard, le pouvoir de transmettre la maladie épidémique du IIIe siècle. Ce préjugé est resté en vogue tant que la doctrine de la contagion a attendu son législateur.

A l'égard de ces divers modes de transmission, j'ai une distinction à faire, suggérée par une analyse attentive du phénomène.

Un individu sain qui est, comme dit Boccace, *à la portée des paroles d'un malade*, inspire les corpuscules virulents qui nagent dans l'atmosphère ambiante. Ce fait est de notion élémentaire dans l'histoire des maladies contagieuses qui élaborent un virus volatil. C'est le mode d'imprégnation qui est vraisemblablement le plus commun, et Guillaume de Machaut l'indique très-nettement :

« Po osoit a l'air aler
» Ne de pres ensemble parler ;
» Car leurs corrumpues alaines
» Corrumpoient les autres saines. »

(1) « [*Cum igitur medicus vel sacerdos, vel amicus aliquem infirmum*
» *visitare voluerit, moneat et introducat ægrum suos oculos claudere et*
» *linteamine operire.* » (Michon, *Thèse citée*, p. 50.)

Mais on ne peut admettre, à la lettre, que le regard soit une voie de communication morbide. Que le spectacle d'un malheureux qui se débat contre la mort, fasse naître chez celui qui le contemple, et qui tremble pour sa propre vie, un sentiment de terreur ou de pitié; que cet état de l'âme prédispose à l'imprégnation virulente ou à l'impression effective de l'agent épidémique : rien n'est sans doute plus rationnel. Tout ce qu'on ajoute à cette simple interprétation, est purement imaginaire.

On sait que les anciens attribuaient au regard, la communication de l'ophthalmie :

« Dum spectant oculi læsos læduntur et ipsi, »

disait Ovide (1).

Le fait serait possible, si l'œil malade sécrétait un virus miscible à l'air, qui irait se mettre en contact avec l'œil sain peu distant. Telle est souvent l'origine de l'ophthalmie vénérienne, lorsque le pus d'un bubon, imprudemment ouvert, a jailli sur l'œil de l'opérateur. Mais, encore une fois, l'action de regarder n'est pour rien dans le résultat.

Les exagérations que je viens de rectifier, prouvent au moins la croyance universelle à l'irrésistible activité de la contagion, par toutes les voies, et il n'est pas douteux qu'elle n'ait été le satellite fidèle de la maladie noire, dans son rayonnement rapide et lointain. La plupart des auteurs, et je n'en excepte pas les plus compétents, se sont même laissé prendre aux apparences, et subordonnent exclusivement la progression envahissante du fléau, à sa transmission contagieuse. En déroulant son itinéraire, ils le font marcher, par voie de terre, à la suite des caravanes; par mer, avec les navires du commerce. Le génie épidémique est ainsi dépossédé de cette indépendance, sans

(1) Ovide, *De remedio amoris*, v. 615.

laquelle il est impossible de comprendre son ubiquité presque soudaine. Certes, la grippe a rivalisé d'extension avec toutes les épidémies cosmopolites. Cependant les médecins, qui nient, à tort selon moi, sa contagiosité éventuelle, sont bien obligés de renoncer à cette prétendue filiation, qui rattacherait les anneaux de cette immense chaîne.

Dans quelle proportion le principe épidémique et le mode contagieux ont-ils participé à la mortalité générale? C'est ce qu'il est impossible de déterminer avec assurance. Je suis porté à croire qu'on n'est pas éloigné de la vérité, en attribuant approximativement une part égale aux deux causes nosogéniques; quoique je sois convaincu que ce rapport doit avoir changé avec la période de l'épidémie, et ne peut convenir qu'à son apogée.

M. Michon avance que la peste noire fut plus meurtrière que celles qui l'avaient précédée, *non par son essence*, mais par l'effet des conditions physiques et morales, au milieu desquelles elle surprit les peuples (1).

A cette assertion, je ne puis opposer une dénégation absolue ; j'ai seulement une observation à faire.

Les conditions sociales du XIXe siècle, si supérieures à celles du XIVe, ne l'ont pas protégé contre une épidémie terrible, qui a suivi, pour son développement dans l'espace, l'exemple de sa devancière. La léthalité est, de part et d'autre, également irrésistible, dans les cas individuels. Si l'on attribue les dévastations de la peste noire, pendant la courte durée de son règne, au déplorable état de la société contemporaine, on devra bien convenir que notre civilisation, malgré toutes ses promesses, n'a pas eu le pouvoir de conjurer les retours multipliés du choléra, depuis 1831, date première de son invasion européenne.

(1) Michon, *Thèse cit.*, p. 20.

S'il a été plus lent dans sa moisson totale, ne serait-ce pas qu'il n'a point à son service une contagiosité aussi active?

Rien ne s'oppose donc dans ma pensée, à ce qu'on rapporte à la nature même de la peste noire, l'activité meurtrière dont on voudrait imposer toute la charge à des conditions qui lui sont étrangères.

Cela posé, faut-il prendre au pied de la lettre les chiffres nécrologiques inscrits par les historiens? Leur concordance atteste-t-elle l'authenticité de leurs indications, ou faut-il en conclure simplement qu'ils se sont mutuellement copiés?

On a évalué généralement aux *quatre cinquièmes* l'impôt prélevé par la mort noire en Europe. Il est permis, je crois, de suspecter l'exactitude d'un calcul dont les éléments ont été recueillis au milieu du désordre des esprits, et sans le secours des méthodes et des moyens familiers à la statistique moderne.

On peut être sûr, au moins, que les historiens n'ont pas volontairement atténué, après coup, le nombre total des morts. Si cette réduction entre dans les vues de la prophylaxie publique, comme moyen de soutenir et de relever le moral des populations; s'il y a avantage à dissimuler momentanément le chiffre des décès quotidiens, cette indication ne survit pas à l'épidémie. Il est à craindre dès lors, que les amplifications de la peur, conservées par la tradition, n'aient décidément pris la place de la vérité, et il faut se contenter de la vraisemblance.

Si l'Europe avait perdu les *quatre cinquièmes* de ses habitants, comment aurait-elle pu combler ce vide immense, et prendre, de siècle en siècle, le rapide accroissement que lui assignent les recensements officiels, en dépit des sinistres prédictions accréditées par Montesquieu?

Toujours est-il que la mortalité des invasions partielles

s'éleva à des proportions inouïes. Du côté de la maladie, la contagion; du côté de la société, l'ignorance de l'hygiène, et le despotisme des vieilles routines, exercèrent une influence aggravante incontestable.

Guillaume de Machaut a consigné dans un quatrain, plus éloquent par le fond que par la forme, la proportion générale des morts :

« Car plusieurs lors certainement
» Oy dire et communément
» Que MCCCXLIX
» De cent ne demouroient que neuf (1). »

A côté de ces vers, je dois placer le distique suivant qui a conservé, comme un proverbe local, le souvenir des ravages exceptionnels dont la Bourgogne fut victime :

« En mil trois cent quarante-huit,
» A Nuits, de cent restèrent huit. »

Dans cet adage, comme dans les vers de Machaut, la rime, cette esclave qui commande souvent, en dépit de Boileau, explique la légère variante des chiffres, qui ne change rien au résultat.

On trouve, dans les diverses relations de la peste noire, les nécrologes de ses principales stations. Je me contenterai d'en reproduire quelques exemples parmi les plus saillants, sans m'astreindre strictement à l'ordre géographique.

A Bagdad, les hommes mouraient après deux ou trois heures de souffrance. Alep perdit 500 personnes par jour. Gaza vit succomber, en un mois, 22,000 victimes; les animaux ne furent pas épargnés.

(1) Michon, *Thèse cit.*, p. 54.

Au Caire, il y eut 15,000 morts. Les corps étaient jetés dans de grandes fosses préparées d'avance. Les malades crachaient du sang, et mouraient en peu d'instants.

L'épidémie parvint à Constantinople par les côtes de la mer Noire. Cantacuzène dont nous avons lu la description, n'a pas évalué le chiffre des morts ; mais il nous apprend que nombre de maisons restèrent vides. Nous savons que l'empereur fut cruellement frappé dans la personne de son jeune fils Andronic, qui lui fut ravi en quelques heures.

Après avoir assouvi sa fureur sur la métropole de la Turquie et les autres villes qui longent les rives du Bosphore, le fléau s'abattit sur l'île de Chypre qu'il laissa littéralement déserte. Des malheureux tombaient sur les chemins comme frappés par le feu du ciel : observation souvent renouvelée et qui atteste la puissance anti-vitale du principe épidémique.

L'Italie fut cruellement moissonnée. Gênes perdit 40,000 habitants. La ville de Parme et ses environs atteignirent en six mois le même chiffre. A Naples, il fut de 60,000. La Sicile et la Pouille réunies comptèrent 530,000 décès. A Rome, le nombre fut incalculable (*incalcolabile*).

Venise, dont la population s'élevait alors à 200,000 âmes, vit succomber environ 70,000 victimes. 90 familles patriciennes furent éteintes, et les membres du grand Conseil se trouvèrent réduits de 1,250 à 380 (1).

Florence fut une des villes de l'Italie et du monde les plus maltraitées. S'il faut en croire Boccace, plus de 100,000 personnes y auraient péri, du mois de mars au mois de juillet. Cette hyperbole manifeste devient moins invraisemblable, si l'on ajoute à la population indigène, la multitude des campagnards qui étaient venus

(1) Galibert, *Histoire de la République de Venise*, p. 85. 1847.

chercher un asile dans la ville, et dont le nombre dépassait de beaucoup celui des émigrants qui avaient fui cette enceinte maudite.

Toutes les villes de l'Espagne payèrent leur tribut. Pendant le mois de juin 1348, on porta en terre à Valence, 300 morts par jour. Plusieurs quartiers de Barcelone furent complétement dépeuplés.

L'Allemagne assista à de terribles hécatombes. A Vienne, 40,000 personnes furent emportées en peu de mois; les décès d'un seul jour s'élevèrent à 1,800. On y vit s'éteindre des familles composées de 70 personnes.

A Erfurt, on lisait à l'entrée du cimetière, une inscription indiquant que 12,000 corps y avaient été enterrés.

Aucun écrivain ne nous a donné le chiffre précis de la mortalité, pour la Pologne et la Russie ; mais on sait que le nombre des victimes y fut immense.

Le fléau n'avait point encore abandonné l'Italie, lorsqu'il franchit les Alpes, et fondit sur la France, dont il devait infecter toutes les provinces.

Sa première étape fut Avignon où il enleva, dans les trois premiers jours, 1,800 personnes.

Le pape Clément VI, qui était alors à la sixième année de son pontificat, consacra un cimetière spécial qui regorgea bientôt de morts. Il fut réduit à bénir les eaux du Rhône dans lequel furent jetés les cadavres. Pendant les sept mois que dura la peste, 150,000 personnes moururent, tant à Avignon même que dans les environs. Avant que l'invasion fût connue dans la ville, 66 moines avaient péri subitement dans un couvent de Carmes.

Parmi les victimes, je ne dois pas omettre d'inscrire le nom de la belle Laure de Noves, que l'amour de Pétrarque a immortalisée. L'inconsolable poëte a dépeint, dans une lettre à son frère, le drame lugubre qui se déroulait sous ses yeux. Je n'ai pu résister au désir d'orner mon livre de cette éloquente page, digne des écrivains les mieux inspirés du siècle d'Auguste (1).

Montpellier fut presque entièrement dépeuplé; sur 12 consuls, il en périt 10. Il n'y eut aucun survivant dans les nombreux monastères de cette ville. Le corps médical perdit presque tous ses membres.

Le chiffre des morts de Marseille s'éleva en un mois à 56,000. L'évêque et son chapitre entier furent emportés. 30,000 personnes moururent à Narbonne, et cette antique cité ne s'en est jamais relevée (2).

Du midi de la France, la maladie ne tarda pas à se porter sur Paris. On lit dans la chronique de Saint-Denis : « L'an de grâce mil trois cent quarante-huit, commença » la devant dicte mortalité au royaume de France, et » dura environ un an et demi, pou plus pou moins, en

(1) « *Mi frater, mi frater, mi frater!.... Heu mihi, frater amantissime,* » *quid dicam? Unde ordiar? Quonam vertar? Undique dolor, terror undique!.... In me uno videas quod de tantâ urbe apud Virgilium legisti* :

» ..... *Namque crudelis ubique*
» *Luctus, ubique pavor et plurima mortis imago.* »

» *Utinam, frater, aut nunquam natus, aut prius extinctus forem! Hic* » *annus non solum nos amicis, sed mundum omnem gentibus spoliavit. Cui,* » *si quid defuit, sequens ecce annus illius reliquias demetit, et, quidquid* » *illi procellæ superfuerat, mortiferâ falce prosequitur. Quando hoc posteritas credet, fuisse tempus, sine cœli aut telluris incendio, sine bellis aut* » *aliâ clade visibili, quo non hæc pars aut illa terrarum, sed universus* » *ferè orbis sine habitatore remanserit? Quando unquam tale aliquid* » *visum, aut fando auditum? Quibus hoc unquam annalibus lectum* » *est, vacuas domos, derelictas urbes, squalida rura, arva cadaveribus* » *angusta, horrendam vastamque toto orbe solitudinem? Consule historicos : silent. Interroga physicos : obstupescunt. Quære à philosophis :* » *humeros contrahunt, frontem rugant, et, digitulo labris impresso, silentium jubent. Credes ista, posteritas? Cum ipsi, qui vidimus, vix credamus, somnia credituri, nisi experrecti, apertis hæc oculis cerneremus,* » *et lustratâ urbe, funeribus suis plena, domum reversi, exoptatis pignoribus vacuam illam reperientes, sciremus utique vera esse, quæ gemimus. O* » *felicem populum pronepotum, qui has miserias non agnovit, et fortassis* » *testimonium nostrum inter fabulas numerabit!* » (*Epistol. de reb. familiarib., lib.* VIII.)

(2) Henri Martin, *Hist. de France*, t. V, p. 109, 4e édit.

» tele manière que à Paris mouroit bien jour par aultre, » huit cens personnes..... En l'espace du dict an et demi, » selon que aulcuns disoient, le nombre des trespassés, » à Paris, monta à plus de 50 mille, et à la ville Saint-» Denis, le nombre s'éleva à 16 mille. » Pendant bien des jours, on emporta quotidiennement 500 morts de l'Hôtel-Dieu de Paris au cimetière des Innocents (1).

La chronique des Pères Carmes de Reims élève à 80,000 le nombre des morts de la capitale en neuf mois, et Mézeray a adopté ce chiffre, probablement exagéré.

La Cour de France ne fut pas plus épargnée que le populaire, et perdit de grands personnages dont l'histoire a conservé les noms. Je me contente de citer la reine de Navarre, Jeanne de Bourgogne, et la reine de France, Jeanne, femme de Philippe de Valois.

A Strasbourg, qui n'appartenait pas encore à la France, il périt en 1348, dit la chronique locale, « près de 16,000 » jeunes et vieux. » D'après Oséas Schadœus, cette maladie y sévit encore l'année suivante (2).

Par un privilége inexplicable, la Belgique fut presque entièrement préservée, et ne compta qu'un très-petit nombre de victimes : observation vulgaire dans l'histoire des grandes épidémies, et qui n'en est pas moins un sujet toujours nouveau de surprise.

Le fléau fut digne de ses précédents en Angleterre. A Londres, on jetait chaque jour pêle-mêle, dans la même fosse, plusieurs centaines de cadavres. Le chiffre total des morts se porta à 100,000. Indépendamment des inhumations pratiquées dans les cimetières, les églises et les monastères de la ville et des environs, plus de 50,000 corps furent déposés, en un an, dans une pièce de terre

(1) Henri Martin, *Histoire de France*, t. V, p. 111.
(2) Bœrsch, *Thèse cit.*, p. 88.

bénie par Ralph Stafford, alors évêque de la Métropole. Une inscription gravée sur une croix de pierre, qui avait été plantée sur ce terrain, perpétuait ce funèbre souvenir.

En Danemark, plusieurs bourgs restèrent vides d'habitants.

Après avoir presque entièrement détruit l'Islande, la maladie noire se porta jusqu'au Groënland qui fut, dit-on, sa dernière proie. *Stetit hic ubi defuit orbis.*

Je me hâte de fermer ce navrant obituaire, dont je n'ai fait que copier au hasard quelques inscriptions. Si l'on jette un coup d'œil, en suivant les chroniques, sur ces myriades de tombes comblées de cadavres, on pourra fixer au tiers, la mortalité qui a frappé la population européenne.

Les recensements généralement reçus assignent aujourd'hui 270,000,000 d'habitants à l'Europe (1). Il est permis d'après cela de porter à 120,000,000 sa population au XIVe siècle. On devrait donc évaluer à 40,000,000 les pertes subies par cette partie du globe. En additionnant les 13,000,000 de victimes en Chine, et les 24,000,000 des autres contrées de l'Asie et de l'Afrique, résultant des nécrologes les plus dignes de foi, on peut élever, pour le monde entier et au minimum, à 77,000,000, la somme des pertes imputables à la maladie noire, pendant son règne de quatre années (2).

(1) Bouillet, *Dict. univ.*, au mot *Europe*.

(2) M. Phillippe assigne un chiffre fautif à la population actuelle de l'Europe, et son calcul diffère du mien (*Ouv. cit.*, p. 139). Un rapport sur la mortalité générale, présenté au pape Clément VI, donne pour total 42,846,486, sans compter la Suède, la Norvége, le Danemark et le Groënland. (Voy. Ozanam, *Hist. des Épid.*, t. IV, p. 86.) Malgré leur précision apparente, ces nombres, comme ceux que j'indique, ne peuvent être qu'approximatifs.

Quand le fléau eut frappé ses derniers coups, et que la société fut entrée, en quelque sorte, dans la période d'une convalescence franche et progressive, on observa, dit-on, un fait dont les partisans des causes finales ne manqueront pas de tirer parti.

Les mariages se multiplièrent sans relâche, et furent d'une prodigieuse fécondité, comme si la nature avait voulu réparer, par les moyens dont elle dispose, les pertes immenses que lui avait infligées un implacable arrêt. Le continuateur de Guillaume de Nangis assure qu'on ne voyait en tous lieux que femmes enceintes, dont beaucoup donnèrent le jour simultanément à deux ou trois enfants. On assista donc, pour ainsi dire, au renouvellement du monde.

Jusque-là, sauf peut-être la fréquence des accouchements gémellaires ou triples, rien ne vient démentir la vraisemblance de ce récit. Mais on tombe en pleine légende, quand on lit que les enfants nés dans cette période n'avaient que vingt-deux dents. L'amour du merveilleux ne perd jamais ses droits.

Que pouvait l'art humain contre une maladie dont la malignité tarissait soudainement les sources de la vie? Les médecins ne restèrent pas spectateurs impassibles et inactifs de tant de maux. Ils firent appel à toutes les ressources qu'ils avaient entre leurs mains, et on trouve dans leurs écrits, quelques bons préceptes dont l'exécution semblait promettre des chances favorables, malgré l'épreuve qui les ramenait invariablement à la conviction désespérante de leur impuissance.

« Pour cette peste, dit tristement Matthieu Villani, qui » en faisait la cruelle expérience, les médecins des dif- » férentes parties du monde n'ont trouvé ni dans la » philosophie naturelle, ni dans l'astrologie, aucun argu-

» ment pour l'expliquer, aucun traitement pour la guérir.»

On devine que le charlatanisme, *quærens quem devoret*, exploita, aux dépens de l'art honnête, la faveur populaire qui ne lui fait jamais défaut, et promit hautement, selon l'usage, tout ce qu'il ne pouvait tenir.

On comprit cependant, après les premières déceptions, qu'il fallait viser surtout à prévenir une maladie, dont l'atteinte était un arrêt de mort.

Symon de Covino a combiné un système de préservation, qu'il compare poétiquement à une armure dont certains groupes d'ingrédients pharmaceutiques représentent les pièces. Je ne cite, et pour cause, que la composition du bouclier :

« Terra sigillata, bolus, allia, lac et acetum,
» Et theriaca simul clypeum componere debent. »

On retrouve, dans ce mélange incohérent, non-seulement la sempiternelle thériaque, mais le *bol d'Arménie*, tant prôné par Galien contre la peste Antonine, et que Guy de Chauliac, en fidèle disciple, employait naïvement « pour » consoler les humeurs. »

Il est à remarquer qu'après avoir entassé, dans sa longue formule, les drogues les plus étonnées de se voir côte à côte, Symon de Covino ne paraît pas très-sûr de la solidité de sa cuirasse, et il termine très-sagement, en prescrivant de garder la chambre, d'en tenir les fenêtres closes, et d'éviter les miasmes des eaux stagnantes et corrompues. Une fois en veine de bons conseils, il ne s'arrête pas là :

Fuyez, dit-il, de la ville, avant que la maladie éclate. Hâtez-vous d'en sortir quand elle y a pénétré. C'est le préservatif le plus certain qu'on puisse recommander !

«..... Tutus poterit vitare procellam
» Qui fugit ante diem venturæ cladis ab urbe.
» Nam loca sæpe nocent : fugito loca conscia cladis;
» Nulla potest medicina dari securior ista ! »

Ces moyens préventifs ont-ils échoué, le poëte motive très-pertinemment sa confiance dans le traitement curatif.

« Si, dit-il, la terrible maladie vous surprend à l'impro-
» viste, ne dédaignez pas, pour cela, le secours des méde-
» cins. Peut-être vos forces, accrues par les remèdes, seront-
» elles en état de dompter les effets pestilentiels du fléau. »

Parlerait-on mieux aujourd'hui, et pourrait-on donner d'autres assurances, après l'épreuve décisive de l'épidémie cholérique ?

Au XIVe siècle, on cherchait à corriger, par des émanations balsamiques, l'air imprégné de miasmes délétères. On avait foi dans l'action désinfectante des fumigations aromatiques, des vinaigres odoriférants, des pommes de senteur, des herbes parfumées, etc. Ces moyens étaient si vantés, que le peuple n'attendait pas, pour s'en servir, les prescriptions des médecins.

On n'est pas mieux renseigné de nos jours sur leur véritable mode d'agir. On en use empiriquement pour obéir à la tradition, et par un secret instinct de leur valeur probable. Les sachets odorants, les liqueurs aromatiques, dont le camphre est l'ingrédient privilégié, ont obtenu, pour la préservation du choléra, un crédit qu'on serait bien en peine de justifier par l'expérience.

Cette pratique, qui se perpétue de siècle en siècle, peut-elle se prévaloir de son ancienneté, en faveur des services réels qu'elle est appelée à rendre ?

M. le docteur Roche est d'avis que ces agents, exaltés et condamnés sans réflexion, réclament un complément d'études, et que la prophylaxie, qui s'en sert aujourd'hui par habitude et par imitation, pourra un jour rendre raison de leur emploi, en interprétant rigoureusement leur mode d'efficacité (1).

(1) Roche, *Lettre sur le choléra* (*Union médicale*. 1852).

Je n'opposerai rien à ces espérances. Je sais pourtant que le chlore, dont la chimie avait pressenti et vérifié l'action anti-miasmatique, n'a pu conquérir des droits sérieux contre les épidémies, en dehors d'une action adjuvante qui ne dépasse pas une sphère très-restreinte.

En plein règne de la peste noire, Philippe de Valois demanda à la Faculté de Paris, une consultation sur les moyens de la combattre. Liés par la lettre de leur programme, les rédacteurs n'ont pas décrit les symptômes de la maladie, ce qui est une regrettable omission. En revanche, ils ont longuement exposé leurs conceptions sur ses causes probables. Ils proclament hautement la contagiosité, et recommandent expressément de fuir tout rapport avec les malades. Cet écrit porte naturellement le cachet de sa date; mais à côté de prescriptions puériles, on y trouve des préceptes que ne désavouerait pas l'hygiène moderne. Je dois dire, à la louange des collaborateurs, qu'après avoir essayé bien des explications, ils s'inclinent devant un secret impénétrable que la science ne peut chercher à découvrir, sans s'égarer hors de ses sentiers légitimes (1).

Avec ce document, M. Michon a publié aussi une autre consultation inédite d'un praticien de Montpellier, dans laquelle manque également la description symptomati-

(1) Ce travail inséré par M. Michon, dans sa thèse, est une copie manuscrite du XVIIe siècle, trouvée à la Bibliothèque impériale. (Mss. 7,026, ancien fonds latin.) Voici le titre de cette pièce, qui tient treize pages in-4°, petit texte. *Incipit compendium de epidemia per collegium Facultatis medicorum Parisiis ordinatum.* 1348. Manque le deuxième livre tout entier de la seconde partie.

Outre l'intérêt qui s'attache à cette consultation, à cause du grand événement auquel elle se rapporte, elle est, paraît-il, l'acte le plus ancien qui nous soit parvenu de la Faculté de Paris.

que de la maladie régnante. L'auteur a mieux aimé développer, avec complaisance, ses idées théoriques dans le goût de l'époque (1).

M. Michon, en rapprochant ces deux pièces, a voulu, dit-il, fournir un terme nouveau pour la comparaison des deux Écoles de Paris et de Montpellier, à leur naissance même. Inutile d'ajouter que le plateau de la balance tenue par un élève de Paris, ne penche pas du côté de la Faculté méridionale.

Je me permettrai de faire remarquer que l'impartialité de la critique, défendait d'établir un parallèle entre deux travaux qui ne sont pas évidemment des unités de même nature.

L'un est le produit collectif des membres de la Faculté parisienne, qui se sont mutuellement éclairés pour répondre au vœu du roi, officiellement exprimé dans une circonstance des plus solennelles.

L'autre est l'œuvre individuelle d'un praticien inconnu et anonyme, qui n'a aucun droit à représenter la grande École auprès de laquelle il a pris la plume.

Ceci soit dit en passant, pour dégager de toute responsabilité, dans ce concours imaginaire, la Faculté de Montpellier à laquelle je suis attaché moi aussi, par mes affections et mes souvenirs personnels. Ma réflexion paraîtra d'autant plus opportune, que M. Michon craint lui-même d'être accusé de partialité (2).

De toutes les prescriptions recommandées à cette époque, une seule devait faire ses preuves dans la prophy-

(1) Voici le titre de ce travail : *Incipit quidam tractatus de epidemiâ compositus à quodam practico de Montepessulano, anno* 1349. (*Cod. manuscriptus* V, cl. *Renati Morelli med., Paris. et ibid. professoris Regii anno* 1642, *florentissimi et celeberrimi.*)

(2) Michon, *Thèse cit.*, p. 31.

laxie individuelle, c'est l'isolement et l'éloignement des foyers virulents. Les contemporains ont parfaitement saisi l'indication. Guy de Chauliac commença par interner le Souverain pontife dans son palais; et plus tard, à l'apogée de l'épidémie, il lui conseilla de se retirer à Beaucaire qui avait été jusque-là respecté par le fléau.

Il résulte du rapprochement des principales monographies de la maladie noire, que les hommes qui occupaient le premier rang dans la pratique médicale, partaient tous de l'idée, qu'un poison violent avait envahi le sang et les organes. Il fallait donc se hâter d'en provoquer l'élimination; ou, à défaut, s'efforcer d'affaiblir, et s'il était possible, de neutraliser son activité. Le plan très-rationnel que cette théorie leur avait dicté, peut être résumé dans les prescriptions suivantes :

1° Purifier et désinfecter l'air imprégné du principe morbide.

2° Chasser hors du corps le venin pestilentiel, à l'aide des saignées et des purgations.

3° Observer la sobriété et la continence, sans jamais se départir d'un régime de vie sévère.

4° Conserver, autant que possible, le calme du corps et de l'esprit.

5° Faire usage de substances réputées capables de neutraliser l'agent délétère.

6° Abandonner le foyer de l'épidémie.

Que pourrait-on reprendre à cette formule, si tous les moyens destinés à remplir les indications, avaient tenu leurs promesses théoriques ? Quand on accepte l'interprétation pathogénique, la méthode curative qui en découle est, de tous points, irréprochable.

Lorsque la maladie se déclarait, les médecins intervenaient sans retard; mais leur ignorance de la nature du mal ne leur laissait que le pis-aller du traitement symptomatique, trop souvent même interdit par la rapidité de la mort.

Comme les forces paraissaient radicalement anéanties, le plus pressé était de les restaurer par divers moyens, dont les effets ne répondaient guère à l'attente du praticien.

Si l'organisme manifestait, par le caractère du mouvement fébrile, un certain degré de résistance, ce qui était extrêmement rare, et ne s'observait que chez quelques sujets pléthoriques et vigoureux, on essayait une légère saignée. Mais l'expérience avait appris de bonne heure, qu'une profonde adynamie prenait bientôt la place de cet effort passager de réaction : ce qu'on reconnaissait à la pâleur de la face, à l'abaissement du pouls qui devenait imperceptible, et enfin à des syncopes que leur durée rendait mortelles.

D'après une vieille croyance, accréditée par les médecins et très-répandue dans le peuple, les *acides* jouissaient d'une propriété anti-septique générale, et devaient par conséquent combattre le venin spécial de la peste. Dans cette vue, on prescrivait des potions acidulées par le citron, le limon, le vinaigre, etc. Pour remédier à l'action dépressive de ces agents, on ordonnait, comme correctif, l'emploi des eaux cordiales ou roborantes.

Il va sans dire que les formules se ressentaient de la polypharmacie indigeste et imaginaire de l'époque. On y voit figurer des *perles*, des *pierres précieuses* et autres substances du même genre, qu'une association d'idées bizarre revêtait de brillantes propriétés. L'*or potable* avait tous les droits à ne pas être oublié (1).

Chalin de Vinario vante beaucoup la *topaze*, qui a, selon

(1) On trouvera des détails très-curieux sur ces prescriptions pharmaceutiques, dans l'ouvrage de Rondinelli sur les épidémies pestilentielles. (*Relazione del contagio stato in Firenze, l'anno* 1630 *e* 1643, *coll'aggi del catalogo di tutte le pestilenze piu celebri. Firenze.* 1714.)

lui, la vertu d'attirer le venin au dehors, lorsqu'on l'applique sur les charbons. Il prétend s'en être assuré avec la bague du Pape dans laquelle une topaze était enchâssée; mais je crois fort que, dans sa pensée, la propriété de la pierre précieuse devait être bien rehaussée par l'influence morale de l'anneau pontifical.

Il paraît cependant, qu'à Florence, les médecins n'employaient les diverses substances dont je viens de parler, qu'à titre d'auxiliaires. Leur confiance reposait principalement sur deux remèdes, dont l'un n'est autre que la thériaque, ce vieux alexipharmaque qui vit encore sur son ancienne renommée. L'autre, qui est resté un mystère, passait pour très-puissant, malgré les incessants démentis de la Mort. Je n'ai pas été plus heureux que M. Carrière, en recherchant, dans les recueils de formules anciennes, quelques indications qui pussent éclairer la nature et la composition de cette panacée. On l'appelait emphatiquement l'*huile du Grand-Duc contre le venin!* Ce nom faisait-il allusion à la cure éclatante de quelque grand personnage? Ou bien n'était-ce qu'une estampille bien choisie, pour frapper l'imagination et relever le prestige du nouvel antidote? Tout ce qu'on peut en dire, c'est qu'il continua à être en grande faveur pendant tout le cours de l'épidémie. On comprend cette vogue, lorsqu'on voit qu'à l'aide de dix ou douze cuillerées de ce liquide édulcoré avec du sirop, on s'engageait à guérir presque tous les malades. Pendant ce temps, la Mort « se bouchait les oreilles » et ne ralentissait pas sa moisson fatale. Mais l'espérance, ranimée par la crédulité populaire, soutenait la force morale; et c'est ainsi que l'huile du Grand-Duc a pu produire indirectement quelques bons effets.

Que faut-il croire des propriétés réelles de ce merveilleux agent? Ne serait-il pas venu jusqu'à nous, s'il s'était montré, dans la suite, digne de son renom? Il me paraît probable, qu'après le premier engouement, l'expérience plus rassise, a dissipé cette nouvelle illusion thérapeutique, et la fameuse drogue est allée rejoindre dans l'oubli, tant de puissances du même ordre, dont le règne n'a pas survécu aux circonstances qui l'avaient inauguré. La thériaque a conservé un reste d'estime qui lui assure encore une place dans la pratique, et on ne s'explique pas que l'histoire ait gardé le silence sur sa rivale.

Les remèdes dont je viens de faire mention, avaient pour but de combattre la cause morbide, qui était censée dominer tous les symptômes. Ils étaient la base du traitement général, et correspondaient à ce que nous appelons aujourd'hui la méthode empirique spécifique. J'ai épargné au lecteur la revue monotone d'une foule de compositions qui eurent leur moment de vogue, et se remplacèrent successivement. Chalin vante avec enthousiasme un *électuaire alexitère et cordial*, dont il attribue l'idée à Arnauld de Villeneuve, et qui fut, dit-il, très en honneur parmi les médecins de Paris et de Montpellier. La formule de cet électuaire ne porte pas moins de quarante-cinq substances, parmi lesquelles, l'inévitable bol d'Arménie, les perles, les saphirs, les émeraudes, etc. C'est par son emploi, que Guy de Chauliac croit avoir échappé à une atteinte de la peste de 1361. « J'en prenois, dit-il, » comme de la thériaque; et je fus préservé, Dieu aidant (1). »

Le traitement local avait aussi ses indications. Il devait favoriser la maturation et la cicatrisation des bubons, dans les cas où ils se montraient.

Quand ils présentaient un mauvais aspect, on y appliquait des ventouses pour en extraire le poison, qu'on y supposait cantonné ; ou bien l'on cherchait à le détruire

(1) J'ai retrouvé la formule de l'électuaire que signale Chalin, dans Guy de Chauliac, *La Grande Chirurgie*, p. 182.

sur place, en y pratiquant des scarifications et en les cautérisant.

Les bubons, convenablement mûris, s'ouvraient-ils pour donner issue à la matière puriforme qu'ils contenaient, on pansait cette plaie suppurante avec l'onguent égyptiac et la thériaque; mais il fallait surveiller l'emploi d'un topique aussi actif, qui pouvait provoquer, dans le lieu d'application, des douleurs dont le retentissement n'était pas sans danger, dans l'état d'affaiblissement où étaient les malades.

Quand l'aspect et la marche du bubon n'offraient rien d'inquiétant, on le pansait après sa maturation, jusqu'à l'achèvement de la cicatrice, avec un emplâtre dont Rondinelli nous a conservé la formule. Il se composait de suc de plantain, de farine de lentilles et de mie de pain noir. Comme maturatif, ce topique en valait bien un autre, et remplissait parfaitement l'indication. On l'appelait vulgairement *emplâtre d'arnoglosse*, à cause du plantain nommé *arnoglossum*, d'après une vague ressemblance de sa feuille avec la langue de l'agneau (1).

La convalescence qui succédait à ce violent assaut, était lente et chanceuse. Il fallait donc surveiller avec soin le sujet pour prévenir une *rechute*, qui était le plus souvent mortelle. Quant à la *récidive*, on nous apprend qu'elle était rare, et avait presque toujours une heureuse issue.

L'indication générale se présentait d'elle-même. Il s'agissait d'employer largement les toniques dont l'action allait droit à la restauration des forces, qu'il était urgent de refaire, après la rude atteinte qu'elles avaient subie.

On voit par ce qui précède, que la médecine pouvait rendre quelques services; mais dans quelle étroite limite! Et combien elle était au-dessous de sa mission salutaire

(1) Lemery, *Dict. univ. des drogues*, p. 601. Paris, 1759.

dans la lutte trop inégale qu'elle affrontait! Sommes-nous aujourd'hui plus sûrs de nous? Avons-nous le droit d'opposer la certitude et l'excellence de nos moyens d'action, à la faiblesse trop avérée de ceux que mettait en œuvre l'art du XIVe siècle?

Tributaire d'une chimie aussi sévère dans ses principes, que ferme dans leurs applications, la pharmacie a rompu avec ces opérations mystérieuses dont la magie noire semblait dicter les secrets. Elle se rend compte de tous ses actes, simplifie ses formules, évite les associations de substances incompatibles, et laisse dans la poudre de ses archives, ces mixtures fantastiques qui semblent le fruit d'un cerveau malade. Pourquoi ne puis-je ajouter, que les remèdes théoriquement irréprochables qu'elle met entre nos mains, sont devenus, à l'épreuve, des préservatifs plus assurés des grandes maladies populaires, des agents curatifs plus capables de les combattre?

Un mot encore, et j'ai fini.

Cette explosion de la grande épidémie a-t-elle été la dernière, et faut-il dater de cette époque, son extinction définitive? Telle a toujours été mon opinion, et je me félicite de la voir partagée par M. le docteur Phillippe, dont l'autorité s'augmente de la profondeur de ses études. « Impétueuse et sans frein, dit-il, la peste noire a parcouru » le monde dans l'espace de trois années, et a disparu après » cette unique invasion (1). »

D'autres auteurs pensent, qu'elle a reparu dix ans plus tard. D'après M. Henri Martin, dès le commencement de 1361, elle se serait déclarée simultanément à Paris, à Avignon, à Londres et dans la plus grande partie de la France et de l'Allemagne (2).

(1) Philippe. *Ouv. cit.*, p. IX.
(2) Henri Martin, *Hist. de France*, t. V, p. 233.

L'éminent historien que je cite, n'est pas médecin ; mais il peut invoquer l'appui de Guy de Chauliac, dont les paroles semblent concluantes, au premier aspect.

« En après, l'an soixante et le huictiesme du pontificat » du pape Innocent sixiesme, en rétrogradant d'Alle» magne et des parties septentrionales, *la mortalité* revint » à nous, et commença vers la feste de saint Michel (1), » avec bosses, fièvres, carboncles et anthrax, en s'aug» mentant petit à petit, et quelquefois se remettant » jusques au milieu de l'an soixante et uniesme. Puis elle » dura si furieuse jusques aux trois mois ensuivans, qu'elle » ne laissa, en plusieurs lieux, que la moitié des gens (2). »

Était-ce bien un retour de la peste noire? Ne s'agissait-il pas plutôt, de la peste orientale, presque toujours en permanence à cette époque, et qui n'aurait cédé antérieurement le pas à la mort noire, que pour reparaître plus tard avec un redoublement de fureur? Guy de Chauliac se sert du mot vague *mortalité*, qui ne préjuge rien sur la nature de la maladie. L'analyse pathologique avait encore bien des progrès à faire, et il n'y aurait pas lieu d'être surpris que, sous le coup d'un désastre qui troublait les esprits les mieux trempés, l'illustre auteur n'eût pas songé à élucider cette question de diagnostic différentiel.

On a remarqué pourtant, qu'il ne dit plus rien de la première forme dont le symptôme principal et presque inévitablement mortel, était le crachement de sang, indice de l'altération initiale du poumon. Il se borne cette fois à signaler expressément les *bosses*, les *carboncles*, les *anthrax*, attributs pathognomoniques de la peste orientale qu'il avait eu occasion de connaître avant la peste noire.

On m'objecte que ces localisations cutanées figurent

(1) Cette date correspond à la fin de septembre.
(2) Guy de Chauliac, *Ouv. cit.*, p. 181.

aussi dans le cortége symptomatique de la maladie de 1348. Mais elles n'y sont qu'en sous-ordre, et nous avons vu la forme hémoptoïque emporter les malades, pendant une longue phase de l'épidémie, sans laisser aux bubons et autres dégénérescences gangréneuses, le temps de se produire.

Guy de Chauliac se contente de noter un trait distinctif que je rappelle à mon tour pour être exact. « Elle différoit, » dit-il, de la précédente, de ce qu'en la première, mou- » rurent plus de la populace, et en ceste-cy, plus des riches » et nobles, et infinis enfans et peu de femmes. »

Cette préférence pour les riches et ceux qu'on appelle les heureux du siècle, se retrouve dans l'histoire des grands fléaux. On peut expliquer, dans une certaine mesure, cette dérogation apparente à leurs habitudes, par le tempérament de la population, les mœurs comparées des diverses classes de la société, les conditions accidentelles au milieu desquelles la maladie a éclaté, etc. Quant à l'épidémie de 1360, quel qu'en soit le secret nosologique, il semble bien que la mort, qui avait presque entièrement détruit, douze ans auparavant, les classes inférieures, devait tomber sur les classes riches qui avaient été épargnées.

M. Carrière ne met pas en doute que la peste noire n'ait attaqué de nouveau la France et l'Italie en 1361. A dater de ce moment, elle aurait préludé à sa disparition définitive dans les deux pays, par quelques cas épars, semblables aux dernières lueurs d'un incendie qui s'éteint.

Astruc va plus loin. D'après lui, la peste noire persistait, en France, pendant l'année 1373, et n'avait pas encore quitté l'Europe, en 1386 (1).

(1) *Dissertation historique des mal. épid. et principalement sur l'origine de la peste*..... p. 45, Montpellier, 1721 (*sans nom d'auteur*).

Quand j'écrivais l'histoire du mal des ardents, j'ai dit que la peste régnait, en effet, en France en 1373. Les historiens sont unanimes sur ce fait; mais ils ne disent rien qui s'adapte à la peste noire, avec les caractères que nous lui connaissons. Je crois qu'Astruc s'est laissé prendre comme bien d'autres, à ce nom générique de peste, qui a donné lieu à tant de confusions nosologiques, dont les traces ne sont pas encore effacées.

En résumé, la maladie de 1361 fut-elle un retour de la peste noire ou une reprise de la peste d'Orient? La première a-t-elle eu deux invasions, distantes de dix à douze ans, avant de rejoindre dans leur retraite les maladies éteintes?

D'après la confrontation attentive de mes lectures, je maintiens, jusqu'à nouvel éclaircissement, que la foudroyante invasion de 1348, dont je viens d'esquisser l'histoire, est la seule qu'on doive enregistrer avec certitude, dans les fastes des grandes maladies populaires.

CHAPITRE VIII

DE LA GRANDE ÉPIDÉMIE DU XVe SIÈCLE (SUETTE ANGLAISE)

Le XVe siècle était aussi prédestiné à de rudes épreuves. Quelques années à peine avant l'apparition de la syphilis, éclata une épidémie terrible, qui rappelait les grandes maladies historiques par l'étendue de son rayonnement, sa physionomie originale, sa nature inconcevable, son indomptable léthalité.

Cette maladie est restée célèbre sous le nom de *suette anglaise*, qui comprend, à la fois, son symptôme prédominant et son lieu de naissance.

J'ai eu bien souvent à déplorer, dans le cours du livre que j'écris, la pénurie ou l'insuffisance des documents que j'avais à ma disposition.

La maladie dont j'entreprends l'étude, fait sous ce rapport, une heureuse exception qu'explique l'état des sciences médicales à l'époque où elle parut. De nombreux travaux ont éclairé son histoire, et leur valeur est d'autant plus grande, qu'ils sont signés par des contemporains des diverses épidémies, ou par des écrivains, assez rapprochés de leurs invasions, pour en avoir reçu la tradition de la main à la main, c'est-à-dire, avec toutes les conditions désirables d'authenticité.

Par surcroît de bonne fortune, un de ces recueils dont les Allemands seuls conçoivent et réalisent l'exécution, a réuni l'ensemble des écrits, pièces et documents relatifs à la suette anglaise, et ce rapprochement, qui abrége et dirige si utilement les recherches, place, sous les yeux du lecteur, tous les éléments d'une histoire certaine et complète de cette maladie.

L'idée première de cette compilation appartient à Gruner, dont on ne saurait trop louer la patiente et sagace érudition. On y trouve, outre les monographies, un nombre considérable de fragments historiques, empruntés aux auteurs anglais, belges, allemands, suisses, danois, suédois, français, italiens. Gruner avait mis onze ans à composer cette collection, que sa mort l'empêcha de rendre publique. Son manuscrit, dont on connaissait l'existence, échappa, pendant près de trente ans, à toutes les recherches; et, au moment où on le croyait perdu, il fut heureusement découvert par M. le docteur Hæser, qui s'occupe avec tant d'ardeur et de talent de l'histoire de la médecine, et qui est bien digne, à tous égards, d'inscrire son nom à côté de celui de Gruner. Ce savant confrère a donné, en 1847, une édition du recueil posthume de son compatriote; et après quelques corrections ou retranchements jugés convenables, il l'a enrichi de nouvelles pièces, imprimées ou inédites, et de commentaires personnels (*additamenta*), qui n'en sont pas la partie la moins curieuse (1).

Il va sans dire que j'ai mis largement à profit les indications réunies de Gruner et de Hæser, non sans éprou-

(1) Ce recueil a pour titre : *Scriptores de sudore anglico superstites* collegit Christianus Gottfridus Gruner, med. et chir. doctor, professor medicinæ..... Post mortem auctoris adornavit et edidit Henricus Hæser, med. et chir. doctor, professor medicinæ in universitate litterarum ienensi ordinarius honorarius, etc. (Ienæ; sumptibus Friderici Maukii, 1847.)

ver un sentiment de reconnaissance, pour ces hommes utiles dont le labeur opiniâtre et désintéressé, ouvre une voie plus facile à ceux qui veulent les suivre dans la carrière (1).

Parmi les monographies, il en est deux qui occupent le premier rang par la notoriété de leurs auteurs et le mérite intrinsèque de l'œuvre. Ce sont celle de Joachim Schiller de Bâle, publiée en 1531 (2), et celle de Jean Kaye, plus connu sous le nom de *Caïus Britannicus*. Celui-ci écrivit d'abord sa relation en anglais, dans l'intérêt, comme il le dit, de ses compatriotes; et trois ans plus tard, il la publia en latin, pour en vulgariser la lecture (3).

Ce qui ajoute au prix de ces ouvrages, c'est que leurs auteurs, médecins très-distingués, avaient vu et traité eux-mêmes l'épidémie qu'ils ont racontée. Peu importe qu'ils n'aient pas été témoins de la première invasion. Nous savons bien, qu'une grande maladie populaire conserve toujours ce cachet individuel qui en affirme l'identité inaliénable. Des états morbides aussi profondément spécifiques, peuvent tout au plus subir quelques modifications superficielles; mais leur symptomatologie vraiment pathognomonique s'astreint fidèlement aux lignes du plan primordial tracé par la nature. On peut dire, en ce sens, que celui qui a vu une grande épidémie, a vu aussi toutes celles de même nom.

(1) Je désignerai mes emprunts au recueil de Gruner, par ces initiales abréviatives : R. de G.

(2) Joachim Schilleri, ab Herderen physici, *de peste britannica commentariolus vere aureus*, etc. (Basileæ, excudebat Henricus Petrus, mense Augusto, anno MDXXXI.)

(3) *A Booke, or counseill against the disease commonly called the sweate, or sweatyng sicknesse* made by John Caïus, doctour in phisicke. 1552. — Johannis Caii Britannici *de Ephemera Britannica liber summa cura recognitus*. Londini, 1721, impensis Gul. et Joh. Innys. — Cette édition est la plus estimée. En tête de la première, Kaye a mis une longue dédicace qui porte cette date : Londini, pridiè Idus Januarii, anno 1555.

J'entre en matière par une esquisse rapide de l'itinéraire de la suette dans ses diverses invasions, et des particularités qu'elle a présentées dans ses principales étapes (1).

La suette épidémique envahit pour la première fois l'Angleterre en l'an 1485-1486, peu avant la bataille de Bosworth qui eut lieu vers le 7 août, et dans laquelle le roi Richard fut vaincu par Henri, comte de Richemond (2). Vers le 22 du même mois, la maladie se propagea rapidement dans toute l'étendue de l'île Britannique, suivant la direction de l'ouest, à l'est et au nord. C'est vers la mi-septembre qu'elle pénétra à Londres, d'où elle disparut subitement à la fin d'octobre. Elle fit partout de grands ravages. Inconnue des médecins, elle emporta, s'il faut en croire certaines statistiques, 99 malades sur 100 : terrifiante mortalité qu'on ne retrouve pas même dans les épidémies les plus féroces ! « Elle fut si aiguë et si terrible, » dit Holinshed, que de mémoire d'homme, on n'avait » rien vu de pareil (3). » Les récidives étaient assez fréquentes. Les symptômes qu'elle offrait alors, lui donnaient cette physionomie originale et indélébile que le génie épidémique imprime sur les maladies qui relèvent de son

(1) Voir le travail de M. Hæser, annexé au recueil cité : *Commentatio de sudoris anglici historia atque natura*..... (R. de G. *pars tertia, additamenta*, p. 536.)

(2) Les historiens de la suette anglaise ne sont pas d'accord sur l'année de sa première apparition. Les uns la placent en 1485, et cette date est assez généralement acceptée; d'autres la reportent à l'année suivante. Médicalement parlant, cette discordance chronologique est insignifiante; mais il est bon de savoir qu'elle n'est qu'apparente. Elle tient uniquement à ce que certains historiens ont adopté la supputation de l'Eglise romaine, tandis que d'autres se sont conformés au calendrier de l'Eglise anglicane. D'après notre manière actuelle de compter, il n'est pas douteux que la suette a envahi l'Angleterre en 1486.

(3) Holinshed's *Chronicle*. 1578, p. 763.

influence. On s'assura, après de longues hésitations, que le mode de traitement le plus efficace, consistait à entretenir autour du malade, une température moyenne, favorable au maintien du flux sudoral.

En 1507, nouvelle épidémie qui commença par Londres, et sur laquelle manquent les renseignements. On sait seulement qu'elle fut beaucoup moins meurtrière que la précédente.

Une troisième épidémie, plus terrible peut-être que la première, éclata en 1518, dans les premiers jours de juillet. Un grand nombre de malades furent emportés en deux heures. Dans certaines localités, la mort enleva le tiers et même la moitié de la population (1). L'épidémie sévit cruellement à Londres, pendant les mois d'août et de septembre, et se propagea avec la même violence, dans le reste du royaume, jusqu'à la fin de l'année. Le peuple fut principalement frappé; mais les classes supérieures ne furent pas épargnées. « Il mourut, dit Herbert, beau- » coup de chevaliers, de gentilshommes et officiers de la » cour du roi, notamment lord Clinton, lord Grey of Wil- » ton, et autres personnes de qualité (2). » Henri VIII qui vit succomber le savant Ammonius son secrétaire intime, se mit à fuir de ville en ville devant le fléau. Cette fois encore l'Ecosse et l'Irlande furent préservées; mais la maladie s'introduisit à Calais sur la côte occidentale de la France. Jean Kaye a noté comme circonstance bien digne de remarque, que ses atteintes portèrent *exclusivement* sur les Anglais qui habitaient cette ville.

La suette reparut pour la quatrième fois, en 1529. Voici ce qu'en dit Mézeray :

« Une certaine maladie prit cette année, son commence-

(1) Edouard Herbert de Cherbury, *The life and reign of king Henry the eigth*. London, 1649, p. 69.
(2) Ed. Herbert, *ibid.*

» ment en Angleterre... C'estoit une espèce de contagion » qui passa de là en France (*sic*) et aux Païs-Bas, et se ré- » pandit bientost dans toutes les parties de l'Europe. Ceux » qui estoient atteints suèrent abondamment. C'est pour- » quoy on l'appela *Sueur angloise.* Puis ils avaient un rude » frisson, et après, une fièvre très ardente, laquelle les » emportoit dans 24 heures, si l'on n'y rémédioit promp- » tement (1). »

Outre que cette attaque s'accompagna des symptômes les plus formidables, elle eut cela de particulier, comme on vient de le voir, qu'elle s'étendit à une grande partie de l'Europe.

La maladie s'abattit sur Londres vers les derniers jours de mai, et porta la terreur à son comble. Les tribunaux chômèrent, et le roi fut encore réduit à changer plusieurs fois de résidence. Le reste du royaume fut frappé presque en même temps, toujours à l'exclusion de l'Ecosse et de l'Irlande.

L'historien Larrey nous apprend que « plus de cent » mille personnes avoient fait leur testament (2). »

Du Bellay, évêque de Bayonne, et alors ambassadeur de France en Angleterre, annonce sa maladie et sa guérison, dans une lettre que j'ai cru devoir reproduire, à cause de sa date :

« Le jour que je suay chez M. de Cantorbery, en mou- » rut dix-huit en quatre heures. Ce jour-là ne s'en saulva » guères que moy, qui n'en suis pas encore bien » ferme (3). »

(1) Mézeray, *Hist. de France*, t. II, p. 968. M.DCLXXXV.

(2) Larrey, *Hist. d'Angleterre, d'Ecosse et d'Irlande*, etc., t. I, p. 4. Rotterdam, 1697.

(3) *Lettre de Mons. du Bellay, etc., à Mons. le Grand-Maistre de Londres*, le XXI jour de juillet 1529; dans l'*Hist. du divorce de Henry VIII, roi d'Angl. et de Catherine d'Aragon*, par J. Legrand.

Après avoir quitté l'Angleterre, le fléau se jeta sur Hambourg, le 25 juillet, et pendant sa durée, fixée par les uns, à une vingtaine de jours, par d'autres, à quatre semaines, il enleva plus de mille personnes. Le bruit courut alors, ce qui ne manque jamais en temps d'épidémie, que la maladie avait été importée par un navire venant d'Angleterre, qui aurait eu quelques matelots atteints, pendant la traversée.

Sur la fin d'août, la maladie pénétra dans quelques villes de la Poméranie; mais elle ne fit pour ainsi dire, qu'y passer. Aux premiers jours de septembre, elle visita aussi la Prusse et la Silésie, où son séjour ne fut pas long (1).

Vers le même temps, la suette s'introduisit dans le Danemark, la Suède, la Norvége, la Livonie, la Lithuanie, la Pologne et la Russie. Il paraît que c'est en Pologne qu'elle déchaîna toute sa violence.

Elle se porta bientôt dans la direction du Midi et de l'Occident, et envahit la Frise et les villes situées sur le littoral de la mer Baltique. Le Hanovre, la Westphalie, le duché de Brunswick, payèrent aussi leur tribut. Au commencement de septembre, ce fut le tour de la Bavière, qui fut comme le centre d'un long rayonnement. Le fléau s'é-

(1) Les épidémistes disposés à rattacher l'apparition des grandes maladies populaires à la double influence des perturbations cosmiques et morales, pourront se prévaloir de l'opinion de Forestus, qui se pose comme très-partisan de cette étiologie, au moins pour cette invasion : « *Post jam,* dit-il, *tot orbis tumultus,* » *post bella, post cædes, post opinionum dissidia, post rerum omnium et* » *caritatem et inopiam.* » (Petrus Forestus, *Observationum et curationum medicinalium de febribus ephemeris et continuis libri duo.* — Lugduni Bat. 1589. (R. de G., p. 500.)

Malheureusement pour ce système, Kaye a constaté, dans l'invasion de 1551, les conditions diamétralement opposées. « *Cum in alta pace omnia et tranquilla essent, nec ullis perturbata molestiis.* » (R. de G., p. 352.) Certes, le contraste entre les deux assertions, ne saurait être plus frappant, quelle que soit la conclusion qu'on en tire.

tablit à Francfort-sur-le-Mein, du 11 septembre jusqu'au 11 novembre.

Dans la revue, volontairement abrégée, de ses pérégrinations, je ne dois pas oublier l'invasion de Marbourg, qui se lie à un mémorable fait historique. C'était le moment où se tenait la conférence des protestants, pendant laquelle Luther et Zwingle exposèrent leurs dissentiments sur un dogme capital du catholicisme. La panique mit fin à la dispute, et les assistants se dispersèrent en toute hâte. Mais la peur avait grossi le danger; car il n'y eut dans l'enceinte de la ville qu'une cinquantaine de cas, et, sur ce nombre, un ou deux décès seulement. Cette bénignité extraordinaire ne laisse pas que de surprendre, quand il s'agit d'une ville qui devait, suivant les mœurs de l'époque, être moralement très-surexcitée par cette controverse entre les deux coryphées de la réforme.

L'épreuve fut cruelle pour la ville d'Augsbourg. L'épidémie s'y implanta, depuis le 6 septembre jusqu'au milieu de novembre. Les cinq premiers jours, 15,000 personnes furent atteintes, et 800 descendirent dans la tombe. En quatorze jours, dans le mois de novembre, on compta 600 morts, sur 3,000 malades.

Je ne suivrai pas le fléau dans sa marche à travers les autres cités allemandes. Les unes furent décimées; dans d'autres, les cas furent généralement bénins, et la mortalité très-réduite.

L'épidémie parcourut aussi la Batavie et la Gaule Belgique. Elle surprit Anvers à l'heure où un brouillard noir et épais interceptait la clarté du jour. Cette explosion soudaine emporta 500 personnes, en trois ou quatre jours. La maladie ne désempara pas jusqu'au 13 octobre, et ses attaques furent si nombreuses, qu'on comptait sept ou huit malades dans la même maison.

Amsterdam la vit entrer dans ses murs, le même jour

qu'Anvers; mais il paraît que son règne épidémique ne dépassa pas trois ou quatre jours.

Après Anvers, ce fut le tour de Gand et de Bruges, auxquelles succédèrent Bruxelles, Harlem, Dordrecht, et enfin, toute la Hollande, où l'on compta, depuis le commencement, plusieurs milliers de décès par jour.

Ce fut pendant l'automne et à l'entrée de l'hiver, que la suette s'introduisit en Suisse, et gagna Bâle et Berne. Elle s'arrêta principalement dans les pays plats. Nous manquons de renseignements précis sur la marche qu'elle suivit. Cependant, on est assez d'accord pour admettre qu'elle donna les premiers signes de sa présence à Berne, le 13 décembre ; car c'est ce jour même, que la Diète fit publier une instruction populaire, concernant l'épidémie.

Aucun témoignage authentique n'atteste que le fléau ait pénétré en France et notamment à Paris. Fernel, qui eût été si bien placé pour l'étudier dans cette étape, n'en parle qu'en passant, et comme d'une maladie sévissant dans quelques parties de l'Allemagne, dans la Gaule Belgique et l'Angleterre (1).

Il est plus que douteux aussi, qu'elle ait affligé l'Italie. Les rares assertions qui l'affirment sont loin de mériter confiance. Si le fait eût été vrai, il ne serait pas resté, à cet égard, la moindre incertitude.

Une cinquième et dernière épidémie fondit sur l'Angleterre en 1551. Elle éclata tout à coup, le 13 avril, à Shrewsbury, ville de la province de Shropshire, située

(1) Dans la note de Mézeray, que j'ai déjà citée (p. 454) l'historien a signalé, par erreur, la France, au lieu de la Gaule Belgique, parmi les stations de l'épidémie. — Le passage de Fernel est très-explicite : « *Febres sudorificæ quæ insolentes magno terrore in omnem inferiorem* GERMANIAM, *in* GALLIAM BELGICAM, *et in* BRITANNIAM, *ab anno Christi millesimo quingentesimo vigesimo quinto, in annum millesimum quingentesimum trigesimum, autumno potissimum pervagatæ sunt.* » (Fernelii *Universa medicina*, p. 794. 1679.)

sur la Saverne. En peu de jours, elle emporta 900 personnes, et se propagea à d'autres villes, avec une sorte de furie. C'est l'épidémie dont Jean Kaye fut témoin, et dont il nous a laissé une admirable description que nous retrouverons bientôt, et que je considère comme le document le plus précieux que nous possédions, sur l'histoire de la suette. Je me borne à rappeler, en attendant, que la terreur qu'elle répandit partout, poussa des masses d'émigrants en Ecosse et en Irlande, qui continuèrent à jouir du privilége de l'immunité. La France fut aussi l'asile d'un grand nombre de fuyards; nouvelle preuve que l'épidémie n'y avait pas pénétré. La maladie entra à Londres, le 7 juillet, d'après Kaye; le 9, selon d'autres versions; et elle prit une telle intensité, qu'elle emporta près d'un millier d'hommes, dans la première semaine. Burnet précise même les chiffres, et affirme que dans la journée du 10 juillet, le nombre des morts fut de 100, et qu'il s'éleva à 120, le 12. A ce moment, le fléau sembla avoir atteint son apogée (1).

Ces renseignements passent pour exacts. Mais ce qui est bien avéré, c'est que la mortalité à Londres, n'excéda pas le nombre de 872, depuis le 8 juillet jusqu'au 19 (2). La maladie frappa surtout les sujets de 30 à 40 ans. Ceux qui, dès l'invasion, se plaignaient du froid, mouraient en 3 heures. Chez ceux qui devaient réchapper, la maladie ne durait pas plus de 9 ou 10 heures. Le roi Edouard VI quitta Londres, et se réfugia successivement en divers lieux. Strype mentionne le tribut que l'épidémie préleva

(1) *Historia reformationis Ecclesiæ anglicanæ à* Guilbert Burnet. (R. de G., p. 422). — Dans ces évaluations, il ne faut pas oublier l'infériorité numérique de la population de Londres, comparée à celle de nos jours.

(2) Strype, *Memorials ecclesiastical*. Lond., 1721, t. II, p. 217. (R. de G. p. 425.)

sur les gens du grand monde. La famille régnante ne fut pas exempte. Le dénombrement des principales victimes de cette classe, montre qu'elles se suivirent de près dans la tombe (1).

Jean Fuller cite aussi les noms des personnages marquants de Cambridge, qui furent emportés en quelques heures. L'Université de cette ville perdit un grand nombre d'étudiants (2).

Comme indice de la gravité de l'épidémie, on peut rappeler que, le 15 juillet, l'autorité ecclésiastique prescrivit des prières publiques.

Les détails nous manquent sur l'itinéraire ultérieur de la maladie. Nous savons seulement qu'en s'éloignant de la capitale, elle se dirigea vers la partie occidentale et septentrionale de l'Angleterre. Elle parut être sur son déclin, à la fin d'août, et disparut entièrement, vers les derniers jours de septembre.

Ce qu'il y a de bien remarquable, c'est que cette épidémie ne sortit pas, cette fois, de l'Angleterre ; car on ne doit donner aucune importance à quelques cas épars, qui se montrèrent à Calais, à Anvers et dans quelques localités du Brabant. Kaye prétend qu'on les observa *exclusivement* sur ses compatriotes, qui se trouvaient alors dans ces villes, ou sur quelques rares individus, qui suivaient en tout la manière de vivre des Anglais, et partageaient en conséquence leur appropriation spéciale. Nous apprécierons bientôt cette observation singulière, à laquelle Kaye paraît tenir beaucoup, moins peut-être, parce qu'elle serait pour lui un fait avéré, que parce qu'elle confirmerait quelques anticipations théoriques.

L'énumération des épidémies de suette anglaise, inscri-

(1) Strype, *Memorials ecclesiastical,* cité.
(2) J. Fuller, *History of the University of Cambridge.* 1655, p. 128.

tes dans l'histoire, et la revue rapide de ses principales stations, m'ont semblé préparer utilement à la connaissance plus intime de cette maladie. Il est temps de décrire ses symptômes, et de préciser les caractères individuels qui la personnifient.

Parmi les nombreux auteurs auprès desquels je pouvais me renseigner, je me suis adressé à Bacon et à Jean Kaye, sans préjudice pour les emprunts supplémentaires que j'ai faits à d'autres travaux. La relation de Kaye a été écrite pendant l'épidémie, avec ce sang-froid qui laisse à l'esprit toute sa liberté, au milieu de la stupeur universelle. J'aurais pu m'en contenter ; mais j'ai cru devoir reproduire d'abord l'extrait, fort concis d'ailleurs, de Bacon, parce qu'il a rapport à la première invasion connue de la suette, et qu'il inaugure, en quelque sorte, avec toute l'autorité d'un tel historien, l'entrée de ce nouvel hôte, dans le domaine de la pathologie de l'homme.

« Vers cette époque, dit Bacon (1485, première année » du règne d'Henri VII), pendant l'automne et sur la fin » de septembre, commença à sévir, tant dans la ville même » de Londres, que dans d'autres parties du royaume, une » maladie épidémique alors nouvelle, qu'on nomma *fièvre* » *sudorifique* (*febris sudorifica*), en raison de sa nature et » de ses symptômes. Cette maladie eut un cours rapide, » soit dans son évolution, chez les individus jusqu'à sa » crise, soit dans sa durée totale, comme épidémie. En » effet, ceux qui étaient frappés, succombaient dans les » vingt-quatre heures, ou bien ils étaient sûrs de guérir et » n'avaient plus rien à craindre. Quant à la période de » temps pendant laquelle elle exerça ses ravages, elle » commença vers le 21 septembre, et cessa à la fin du » mois d'octobre suivant..... Cette maladie fut une espèce » particulière de fièvre pestilentielle ; non pas toutefois, » à ce qu'il paraît, qu'elle eût son siége dans les veines

» ou les humeurs ; car *on ne voyait survenir ni charbons, ni » pustules, ni taches pourprées ou livides.* (La masse du corps » restait intacte.) C'était seulement une sorte de vapeur » ou d'émanation maligne, qui se rendait au cœur et en- » chaînait les esprits vitaux ; ce qui provoquait un effort » de la nature, pour l'expulser ou l'éliminer par les sueurs. » L'expérience montra bien, que cette affection était *plutôt » une surprise de la nature, qu'elle accablait à l'improviste*, qu'un » mal rebelle aux remèdes, quand on les employait en » temps opportun. En effet, si le malade était modérément » couvert et chauffé, sans dépasser une limite moyenne, » prenant des boissons tièdes et faisant usage de cordiaux » tempérés, de manière que le travail de la nature ne fût » ni surexcité par la chaleur, ni comprimé par le froid, la » guérison était le plus souvent assurée. Il n'y eut pas » moins un grand nombre de morts, dans les premiers » temps, avant qu'on eût découvert le mode de traitement » et le régime à prescrire. On croyait généralement que » cette maladie n'était pas de celles qui sont, à la fois, » épidémiques et contagieuses, et qui passent d'un indi- » vidu à un autre ; mais qu'elle provenait d'une certaine » malignité de l'air, qui s'en était imprégné sous l'influence » des saisons antérieures, accompagnées de fréquentes et » malsaines intempéries ; ce que semblait témoigner la » courte durée de la maladie (1). »

Quelle que soit la valeur des écrits qui ont immortalisé Bacon, il était complétement étranger à la médecine pratique, et l'historien d'Henri VII n'a mentionné l'épidémie de suette qu'en passant, et comme un des faits mémorables de ce règne. Nous allons nous dédommager de son laconisme, en lisant la relation de Kaye, aussi savant médecin

(1) Baconi *Historia regni Henrici septimi*, p. 5, in-folio. Londini, 1638.

qu'écrivain habile, et que nous allons voir à l'œuvre, dans une phase exceptionnelle de sa vie de praticien (1).

« Le 17e jour des calendes de mai 1551 (13 avril), au sein » d'une paix profonde, et sans aucune cause de trouble » appréciable, une maladie inconnue éclata, tout à coup, » à Shrewsbury, grande place forte située sur la Saverne. » A première vue, on ne put ni lui donner un nom, ni en » déterminer la nature. Mais les médecins ramenés, par » ce qu'ils observaient, au souvenir d'une épidémie anté- » rieure, ne tardèrent pas à comprendre qu'ils avaient » affaire à la maladie dénommée *sueur anglaise* (*sudorem bri-* » *tannicum*). Cette épidémie fut si terrible, qu'elle frappa » presque tous les habitants de la ville et des environs. » Les uns étaient saisis en cheminant ; les autres tom- » baient morts en fermant leur porte ou leur fenêtre. Un » grand nombre, par un terrible contraste, rendirent » l'âme au milieu des jeux et des fêtes. Les personnes à » jeun, étaient prises comme celles qui avaient l'estomac » plein. Il y en eut qui furent foudroyées en dormant; d'au- » tres, pendant leur insomnie. Parmi les membres d'une » même famille, un bien petit nombre seulement échappè- » rent aux atteintes de la maladie ; et encore la plupart » d'entre eux ressentirent l'influence morbide. La mort » était souvent instantanée, ou survenait une, deux, trois, » quatre heures ou plus, après le commencement de la sueur. » Généralement, ceux qui dînaient en bonne santé, étaient » sans vie à l'heure du souper. Parmi ceux qui avaient » résisté au premier assaut de la maladie, nul ne pouvait » se flatter d'en être quitte avant vingt-quatre heures.

» Impossible de se faire une idée de l'épouvante, que

(1) J'ai dit que Kaye avait écrit deux relations : l'une en anglais, l'autre en latin; ce qui n'implique pas qu'il se soit traduit lui-même. La version que je donne, est celle de l'œuvre latine, dont j'ai déjà indiqué le titre et la date (p. 451).

» répandit dans toute l'Angleterre, l'apparition d'un fléau
» dont les débuts étaient si formidables, et qui semblait
» redoubler de fureur, dans sa marche envahissante. Sans
» compter que le spectacle de tant de misères, et la cruelle
» image de la mort empreinte de tous côtés, enlevaient à
» tout le monde cet espoir du salut, si cher au cœur de
» l'homme. Car la maladie ne faisait grâce à personne, et
» aucun refuge n'en mettait à l'abri. Présente partout, il
» n'était pas de lieu privilégié où elle ne fît sa moisson
» fatale. Les citoyens qui s'étaient séquestrés du com-
» merce de leurs semblables, étaient bientôt rapportés
» morts. La contagion (*contagio*) découvrait et terrassait
» ceux qui restaient blottis dans quelque cachette ignorée.
» Les femmes, les serviteurs, la classe inférieure ou
» moyenne de la population, ne furent pas l'unique proie
» de l'épidémie. Elle n'épargna pas les personnes du grand
» monde, et dévasta indistinctement, quoique dans une
» mesure inégale, comme nous le dirons plus tard, les
» somptueuses habitations des nobles et l'humble demeure
» des pauvres.....

» L'éloignement et l'émigration, ces préservatifs éprou-
» vés, en temps d'épidémie, ne furent plus que d'impuis-
» santes ressources. Nulle retraite, nul gîte n'offrait de
» sécurité à nos compatriotes, contre un mal qui, dans sa
» course vagabonde, menaçait de tout envahir. Malgré
» cela, de nombreux citadins se sauvèrent à la campagne ;
» d'autres, sans plus de motifs, quittèrent la campagne,
» pour s'abriter dans l'enceinte des villes. Quelques-uns,
» après un premier essai, recherchaient de nouveau des
» réduits solitaires où ils se croyaient inaccessibles. D'au-
» tres, jugeaient plus prudent de rester renfermés dans
» leur maison. Comme aucun de ces expédients ne ser-
» vait à rien, on se crut mieux inspiré, en se réfugiant
» dans les pays étrangers, et de préférence, dans ceux qui

» se trouvaient séparés par la mer, du théâtre de l'épidé-
» mie régnante. C'est ainsi que la masse des fuyards ga-
» gna, en toute hâte, la Belgique, la France, l'Irlande ou
» l'Ecosse. Mais il fut bientôt avéré, que tous ces prétendus
» moyens de salut, donnaient plus d'embarras que de vé-
» ritable profit, et que le mieux était encore d'implorer,
» sans bouger de chez soi, l'assistance de Dieu en at-
» tendant son arrêt. C'est pourquoi bien des malheureux,
» découragés par la violence de la maladie, et renonçant
» à tout espoir de salut, se mirent au lit ; et on trouva
» souvent, misérablement réunis dans la même couche,
» un vivant et un mort..... De quelque côté qu'on portât
» ses regards, on ne voyait que convois funèbres. Le tin-
» tement des cloches, sonnant le glas mortuaire, remplis-
» sait l'air sans relâche, sur tous les points de la ville.....
» Où trouver des termes capables de dépeindre une telle
» désolation ? On n'entendait, de toutes parts, que lugu-
» bres lamentations, sanglots déchirants, gémissements
» douloureux !... Et cet effroyable fléau, sans cesse escorté
» par la mort, devait perpétuer ses ravages, quoique à des
» degrés différents, pendant plus de cinq mois consécu-
» tifs. Car, après sa première explosion, qui eut lieu,
» comme je l'ai dit, à Shrewsbury, vers la mi-avril, il par-
» courut toute l'Angleterre, et ne prit fin qu'aux derniers
» jours de septembre, sur la côte septentrionale.

» On ne peut guère apprécier qu'approximativement, la
» mortalité générale du royaume, pendant le cours de cette
» période. Ce qu'on peut affirmer (et je le rappelle avec
» amertume), c'est que dans la ville, plus de 960 malades
» descendirent dans la tombe en très-peu de jours..... J'é-
» tais témoin de ces scènes tragiques, et mon âme en était
» navrée. Outre que l'homme compatit naturellement aux
» souffrances de ses semblables, les malheurs qu'on a sous
» les yeux redoublent cette commisération si légitime.

» C'est dans ces dispositions que je résolus de tout obser-
» ver avec attention, et de recueillir minutieusement tous
» les faits, espérant, qu'en suivant l'exemple de nos pré-
» décesseurs, je serais assez heureux pour accommoder
» mes conseils pratiques aux exigences de ce nouveau
» désastre, et rendre mon dévouement utile, pendant ce
» temps de calamité publique (1)....

» Voici maintenant les symptômes caractéristiques de
» la maladie (2).

» L'invasion s'annonçait par des douleurs siégeant, chez
» les uns, au cou ou aux épaules, chez les autres, aux
» jambes ou aux bras. Un certain nombre éprouvaient la
» sensation d'un souffle ou d'une vapeur brûlante, circu-
» lant dans les membres. En même temps, et sans cause
» appréciable, une sueur profuse inondait soudainement
» la peau. Les malades commençaient par éprouver une
» chaleur intérieure, qui devenait bientôt ardente, en
» gagnant la périphérie. Dévorés par la soif, ils étaient en
» proie à une incessante agitation. Le cœur, le foie et l'es-
» tomac étaient principalement affectés. A tous ces symp-
» tômes, succédait une violente céphalalgie, accompagnée
» d'un délire vague et loquace, bientôt suivi d'un affais-
» sement général et d'une envie presque irrésistible de
» dormir (3) ; car cette maladie porte en elle une sorte

(1) R. de G., p. 352-356. On voudra bien ne pas oublier que je traduis, et que je me suis fait une loi de reproduire le texte de Kaye aussi littéralement que possible.

(2) *Ibid.*, p. 359.

(3) Le mot *marcor* que je rends, faute de mieux, par *affaissement général*, n'a pas un sens bien défini. A cette place, il me paraît représenter cette dépression subite du *turgor vitalis* de la peau, qui passe à juste titre pour un signe de mauvais augure, dans ce genre de maladie. M. Hæser s'est aussi arrêté à cette interprétation : « *Turgoris in collapsum quemdam corporis commutatio.* » (R. de G., p. 554. Note.)

Castelli, au mot *marcor* ou *marasmos* de son lexique, propose une version qui se rapproche de celle que j'ai adoptée.

» d'*acrimonie maligne*, provenant d'une viciation de l'air, » dont l'impression sur le cerveau a le double effet de » provoquer un transport furieux et un assoupissement » léthargique. Ainsi s'explique la violence de ce mal (1).

» Quelquefois la sueur s'arrêtait, et un léger refroidis» sement s'emparait des membres ; mais elle revenait bien» tôt exhalant une odeur forte ; sa couleur variait suivant » les sujets ; elle était plus ou moins abondante par inter» valles, et sensiblement épaisse.

» Certains malades avaient des nausées ; d'autres, de » véritables vomissements ; ceux-ci étaient pourtant rares, » et ne survenaient guère que chez les sujets dont l'esto» mac était chargé d'aliments.

» Tous avaient la respiration gênée et fréquente, et ils » ne cessaient de pousser des gémissements.

» L'urine était légèrement foncée, et plus épaisse que » d'ordinaire. Rien n'indiquait qu'elle apportât quelque » soulagement ; car la nature, opprimée par la force du » poison, ne suivait plus aucune règle. Enfin cette excré» tion se montrait, en certains cas, tout à fait normale (2). » En explorant le pouls, on le trouvait vif et fréquent.

» Tels étaient les symptômes qui traduisaient cette ma» ladie. »

La description que je viens d'emprunter à Kaye, forme sans doute un tableau saisissant de la suette anglaise ; et

(1) Le mot *virus*, employé par Kaye, est ici détourné de son acception technique, et n'est pas synonyme de *principe contagieux*. Il remplace le mot *venenum*, dont l'auteur s'est souvent servi. La qualification d'*acrius* qui lui est adjointe, représente une de ces *acrimonies* si souvent invoquées par l'ancien humorisme, dont le médecin anglais suit les inspirations. Je crois avoir bien rendu sa pensée, en traduisant *virus acrius*, par *acrimonie maligne*.

(2) Nous retrouvons ici, cette particularité séméiologique, notée dans les maladies malignes, où la sécrétion urinaire, à n'en juger que par son produit, semble s'opérer comme dans l'état de santé. Nous avons déjà eu occasion de renouveler cette remarque.

on peut s'en rapporter à un pareil peintre pour la ressemblance avec le modèle. Quelle que soit pourtant l'uniformité de l'empreinte qui marque les grandes affections populaires, et l'immutabilité de leur nature spécifique, il va sans dire, que leurs caractères extérieurs ne sont pas, si on peut s'exprimer ainsi, coulés dans le même moule; et que leur mobilité peut changer la physionomie habituelle de la maladie. Kaye nous raconte ce qu'il a vu; mais son observation, malgré la confiance que méritent sa sagacité et son tact pratique, n'a pas franchi un cercle restreint, et s'est forcément renfermée dans le règne d'une seule épidémie.

Pour compléter cette image, j'ai recueilli et rapproché les traits épars notés par les observateurs les plus autorisés, à toutes les époques et sur les principaux théâtres des évolutions de la suette. C'est le même objet envisagé sous divers points de vue; et, en matière d'épidémiographie, quelques dissentiments partiels, qui réfléchissent les contingences prévues des phénomènes secondaires, ne font que mieux ressortir le relief persistant du type morbide originel. Qu'on me permette donc d'appeler au débat, un supplément de témoignages, qui contribuera à confirmer ma conclusion finale.

Tous les auteurs sont d'accord sur la soudaineté de l'invasion et la rapidité de la marche. Ils sont bien moins unanimes sur les caractères des phénomènes avant-coureurs. « *Habet*, dit Schiller, *inconstantes notas morbus* » *hic* (1). »

Quelques malades ont paru pénétrés de *tristesse* ou de *terreur*. D'autres ont accusé une impression subite de *chaleur*. Chez la plupart, s'est montrée une *horripilation* plus ou moins marquée, semblable à celle qui précède les mala-

(1) Schiller, *Op. cit. de signis*, cap. I.

dies fébriles aiguës. Dans bien des cas, c'est un véritable *froid* qui a ouvert la scène, avec des différences de degré ou de mode qu'il me suffit d'indiquer.

Un grand nombre ont ressenti d'abord des *douleurs* à la *tête*, aux *épaules*, aux *bras* et aux *jambes*. D'autres éprouvaient la sensation d'une *vapeur chaude*, circulant dans les membres. Quelquefois cette impression était remplacée par un *fourmillement* des mains et des pieds. Enfin quelques auteurs mentionnent, parmi les signes précurseurs, les *vertiges* ou même la *syncope*.

Le phénomène le plus fréquent du début a été le *trouble du cœur*, sur lequel Kaye ne me paraît pas avoir suffisamment insisté. Ce viscère était agité de *tremblements* et de *palpitations*, qu'accompagnaient de violentes *anxiétés précordiales*. On a même parlé de *douleurs pongitives dans la région cardiaque*. A cela se joignait, chez plusieurs, une *anhélation* très-pénible (1).

Les *troubles digestifs*, nausées, vomituritions, vomissements, que Kaye s'est contenté d'indiquer, en les rapportant exclusivement à ceux qui avaient bien mangé au moment de l'invasion, paraissent avoir été plus communs et plus sérieux qu'il ne l'a dit.

Les symptômes qui surgissaient pendant la période de froid, avaient souvent un tel degré de gravité, qu'ils enlevaient le patient, en deux ou trois heures. Cette observation concerne principalement l'Angleterre. Dans les incursions de l'épidémie en Allemagne, le froid fut à peine sensible, et fit même complétement défaut, en bien des cas.

Ce froid, qui durait une demi-heure au plus, était suivi de la période de chaleur ou de sueur, très-variable aussi par ses caractères. La chaleur a été constante ; la

(1) Consulter pour les détails le R. de G., p. 550 et suiv.

sueur a manqué quelquefois, au dire de certains auteurs.

Divers épiphénomènes apparaissaient pendant la durée de la chaleur, chez quelques sujets. De ce nombre, la *tuméfaction* et la *rougeur*, ou même la *lividité de la face*, l'*enflure*, et la *tension des mains* qui empêchait de les fermer, et qui gagnait aussi les *pieds*. L'intumescence de l'arcade sourcilière ou des lèvres a été observée. Chez les femmes, elle portait sur la région inguinale. Un anonyme de Hambourg prétend même, que la peau prenait, dans toute son étendue, la *couleur noire du charbon;* assertion isolée, probablement apocryphe et tout au moins exagérée (1).

La sueur qui coulait par torrents dans une foule de cas, était quelquefois, au dire de Castricus, d'une horrible fétidité (*fœtoris horribilis*), et infectait la chambre du malade.

L'urine, s'il faut en croire Wier, aurait aussi exhalé une odeur repoussante. Cette remarque n'est confirmée par aucun des contemporains (2).

Les caractères du *pouls* ont été généralement peu étudiés, et par une raison particulière qu'on ne devinerait pas; c'est qu'on s'était assuré que le moindre accès de l'air, dans le lit du patient, au moment où l'on explorait la radiale, refoulait brusquement la sueur (3). Nous avons vu cependant que Kaye avait trouvé le pouls *vif* et *fréquent*, et, d'après Fernel, il était *inégal* (4).

(1) R. de G., p. 519, *Anonymi regimen*.

(2) R. de G., p. 554. — Note.

(3) Castricus, célèbre praticien d'Anvers, pendant l'invasion de 1529, insiste sur l'obligation reconnue par tous les auteurs, d'éviter la moindre impression de froid, qui suffisait pour répercuter mortellement la sueur. Les malades étaient astreints à uriner dans leur lit. Le médecin devait s'interdire de soulever les couvertures, pour tâter le pouls. (R. de G., p. 12.)

(4) J'ai déjà averti que Fernel n'avait pas eu occasion de voir la suette en France, puisqu'elle n'y était pas venue. Mais le rang qu'il occupait dans la médecine de son temps, lui imposait l'obligation de l'étudier indirectement, et il lui a en effet réservé quel-

Pendant la sueur, un symptôme extrêmement grave, de l'aveu de tous, était la *céphalalgie*, bientôt suivie de *délire* et de *sommeil*, ou mieux *d'état soporeux*. Ceux qui, malgré tous leurs efforts, n'avaient pu résister à cette envie de dormir, succombaient infailliblement.

Comme dans toutes les maladies, dont les cas se multiplient en grand nombre dans un temps donné, quelques symptômes accidentels se sont mis de la partie. Certains sujets, dès le début, se plaignaient moins de la tête et de la poitrine, que des *reins* et de l'*estomac*, qui étaient douloureux; d'autres étaient tourmentés par des *bâillements* et des *éternuments* répétés. Quelques-uns auraient même *craché du sang*.

Il est très-important de savoir qu'on a aussi parlé de *taches rouges* à la peau. Un seul auteur prétend que de *petites pustules* paraissaient aux extrémités après la sueur. Je dirai plus tard, ce que je pense de ces éruptions.

Rappelons toutefois, par anticipation, que Bacon signale, comme un caractère distinctif de la suette, l'*absence de toute éruption cutanée*. Gruner, qui avait lu tout ce qui, de son temps, avait été écrit sur cette maladie, déclare que sur *aucun malade*, on ne vit trace de *charbon* ou de *pustules* (1). Cette observation est d'un grand intérêt pour le diagnostic différentiel, qui est le but de mon étude actuelle.

Un fait curieux, et qui semble en contradiction avec

ques courts passages de ses œuvres. Nous y lisons même une consultation sur la suette, rédigée pour l'ambassadeur anglais, et qu'il a signée conjointement avec Houlier et Sylvius. La prophylactique y tient la plus grande place. Pour juger impartialement cet échantillon bien vieilli de l'humorisme et de la polypharmacie du XVIe siècle, dû à la collaboration de trois médecins illustres, on a bien besoin de se reporter à l'époque où il fut écrit. (*Consilium* LXIX, *ad pestem anglicam*, 1550. D. Fernelii, Jacob. Hollerii et Jacob. Sylvii, *pro legato anglico*. — J. Fernelii *Universa medicina*, p. 716. Coloniæ Allobrogum. MDCLXXIX.)

(1) Gruner, *Morborum antiquitates*, p. 66.

certaines données de la physiologie, c'est que la sécrétion urinaire ne fut pas diminuée pendant la période de sueur. On peut s'en rapporter à Castricus, qui l'affirme (1), et ce n'est pas, à mon avis, un des traits les moins imprévus de cette étrange maladie.

Quelques auteurs signalent des *crises* heureuses, par les *urines* ou par les *selles* (2).

Schiller, dont le texte latin n'est pas toujours d'une interprétation facile, a parlé de *tabes et decidentia membrorum*, survenant après la suppression de la sueur. Ces mots signifient-ils *paralysie?* C'est le sens que je suis disposé à adopter. M. Hæser aime mieux traduire par *sphacèle* ou *gangrène spontanée;* ainsi s'expliquerait, d'après lui, la *couleur noire* des cadavres, notée par certains auteurs (3).

Tel est, en résumé, l'ensemble des symptômes qui ont eu leur place dans le tableau nosographique. Kaye est d'accord avec la majorité de ses confrères; si sa description diffère des autres en quelques points, cela peut tenir, soit aux modifications réelles de la maladie qu'il peignait d'après nature, soit à sa manière d'observer, qui était toujours soucieuse des caractères vraiment pathognomoniques, et reléguait au second plan les épiphénomènes accidentels.

Ce qui paraît certain, c'est qu'un grand nombre de malades succombaient en deux, trois, six, neuf heures, tandis que d'autres, légèrement atteints, se rétablissaient promptement. Les cas les plus communs furent ceux où la maladie se termina, en bien ou en mal, dans les douze premières heures, et, au plus, en vingt-quatre. Enfin il ne manqua pas de malades qui, après avoir cessé de suer, depuis treize ou quatorze heures, furent repris, et ne se

(1) Castricus, *Op. cit.* (R. de G., p. 11.)
(2) Tertius Damianus, R. de G., p. 35.
(3) R. de G., p. 155.

trouvèrent débarrassés, qu'après vingt-quatre heures, terme en quelque sorte fixé d'avance.

Les récidives furent nombreuses, pendant le cours de la même épidémie.

Le retour à la santé ne s'effectuait qu'après de larges et abondantes sueurs. La crise, ainsi que je l'ai déjà dit, a paru se faire, dans quelques cas, par les urines. Elles annonçaient une heureuse issue, lorsqu'elles étaient limpides et de couleur dorée. Cette évacuation survenait le huitième ou le quatorzième jour, et son caractère médicateur se reconnaissait au sentiment de bien-être et d'allégement accusé par le patient.

La rechute menaçait surtout les sujets dont le mouvement sudoral avait été incomplet. On a compté, dans ces conditions, jusqu'à douze reprises de la sueur.

Les suites ont été souvent longues et sérieuses. On peut, sous ce rapport, établir trois catégories de malades : ceux qui se rétablirent immédiatement; ceux dont la convalescence se prolongea; ceux enfin qui ne recouvrèrent jamais leur santé première.

Parmi les reliquats de la maladie, figurent la *colique*, l'*ictère*, l'*hydropisie*. Kaye a vu survenir des *diarrhées* mortelles, chez ceux qui s'étaient trop hâtés de quitter la chambre.

Fernel nous apprend que tous les malades qui s'étaient tirés d'affaire, conservaient longtemps un grand état de faiblesse, et une palpitation du cœur qui durait parfois pendant deux ou trois ans.

On s'est demandé naturellement quelles étaient les causes appréciables de la mort. Il n'était guère possible de se faire illusion sur la gravité trop souvent irrésistible de la maladie. Mais on a vérifié l'influence funeste de l'excès du flux sudoral, provoqué par l'abus des couvertures, des alexipharmaques, des cordiaux et autres excitants du même ordre. On ne peut douter, d'après l'aveu de nombreux témoins, que cette méthode n'ait amené le délire et l'assoupissement, et bien peu de malades eurent le bonheur d'en triompher. A l'inverse, ceux qui ne suèrent pas suffisamment, ou dont la sueur se supprima, moururent *asphyxiés* ou *paralysés des membres*.

On n'a pas lieu d'être surpris que les altérations posthumes aient été passées sous silence. A cette époque, les nécropsies étaient très-négligées, et les contemporains sont à peu près muets sur ce point ; car ils ne nous apprennent rien, en nous disant que les cadavres devenaient noirs et se putréfiaient rapidement. On doit regretter, sans doute, la privation d'un détail qui aurait complété l'histoire nosographique de la suette. Mais nous savons trop, par expérience, combien l'anatomie pathologique est discrète, quand on l'interroge sur la nature des grandes maladies populaires, pour que la lacune qu'elle laisse, ait une importance sérieuse, au point de vue clinique.

Pour éviter des répétitions, je ne reviendrai pas sur la léthalité de la suette, qui s'affirme par le chiffre trop significatif de son nécrologe. Que faire contre un mal dont les attaques foudroyantes ne laissaient pas le temps d'engager la lutte ?

L'*étiologie* a été, comme on pouvait s'y attendre, le prétexte de bien des divagations. On a recherché l'origine du fléau inconnu, dans l'action de certaines provocations externes, parmi lesquelles les contemporains n'ont pas oublié les influences sidérales, si chères à l'astrologie de l'époque.

L'humidité constante du ciel de l'Angleterre a été alléguée aussi, sans se flatter de déterminer le rapport, qui serait censé relier cette constitution permanente de l'atmosphère, à la génération d'une épidémie insolite et nécessairement transitoire.

On a fait aussi intervenir la topographie de l'Angleterre, vaste plaine favorable à la stagnation des eaux. Dans cette hypothèse, l'immunité de l'Ecosse, de l'Irlande, de la France, de l'Espagne, de l'Italie, malgré la différence de ces régions, tenait aux grandes chaînes de montagnes qui étaient un obstacle à l'extension des marais. Les conditions inverses de la géologie, dans le nord et l'est de l'Allemagne, avaient favorisé le développement de l'épidémie.

Jean Fuller, rappelant les hypothèses analogues, qui eurent cours pendant l'invasion de 1551, signale celle qui attribuait la maladie « aux exhalaisons, pendant le » temps humide, des terrains de gypse et de plâtre (1). »

N'est-ce pas la même idée, appliquée de nos jours et avec le même succès, à l'étiologie de certaines endémies, et notamment du goître, etc.

Je n'ai cité ces diverses opinions que pour être historiquement exact. Il n'entrera assurément dans la pensée d'aucun de mes lecteurs, que de pareilles imaginations tiennent la clef du problème étiologique. Nous en sommes donc réduits à répéter avec Gruner, cette inévitable et monotone conclusion : « *Ignota et incognita ejus causa, obscura » prima origo est* (2). »

Tout ce qu'on peut avancer, c'est que les *intempéries humides* ont prédominé pendant les années, témoins des apparitions de la suette anglaise. Quelle qu'en soit la valeur, ce fait est généralement admis.

La *contagion* a-t-elle prêté son concours au génie épidé-

(1) J. Fuller, *Hist. cit. de l'Université de Cambridge*, p. 128. 1655.
(2) R. de G., p. 11.

mique? Nous n'en trouvons nulle part la démonstration. Kaye prononce bien, çà et là, le mot *contagio*, mais en lui donnant évidemment le sens d'*infection de l'air*, ou de *constitution régnante*. Quelques écrivains ont soupçonné l'*importation* d'un pays dans un autre, sans pouvoir citer aucune observation de transmission immédiate ou médiate, à l'appui de leur conjecture.

Ce qui résulte de l'examen de cette question, c'est que la contagion est formellement niée ou méconnue par la grande majorité des médecins. Castricus déclare, pour sa part, que « cette maladie n'est pas transmissible, comme » les autres pestes : *ut aliæ pestes non ita est contagiosa* (1) ; » mais il n'apporte aucune preuve en faveur de sa négation. Il se borne à constater que les personnes qui entourent les malades et leur donnent des soins assidus, ne sont pas atteintes, tandis qu'il en est qui n'ont pu être préservées par la fuite et l'isolement. Je ne perdrai pas mon temps à faire ressortir la faiblesse de cette argumentation, qui est en pleine discordance avec les principes de la doctrine ; ce qui n'empêche pas de l'invoquer à tout propos. Si j'avais à exprimer ma conviction personnelle, je dirais qu'*à priori* et par analogie, je crois à la contagiosité de la suette, bien entendu dans les conditions favorables à son exercice. Comme ce n'est là, après tout, qu'une simple présomption, je me hâte de passer outre.

On s'est enquis aussi des causes prédisposantes de l'ordre *interne*, et il n'est pas sans intérêt de prendre acte de certaines observations.

Inutile de dire que la suette, fidèle aux habitudes des grandes maladies populaires, a frappé toutes les conditions sociales, tous les tempéraments, tous les âges, tous les sexes. Mais il paraît qu'elle ménagea les vieillards et

(1) R. de G., p. 11.

les enfants, et qu'elle fut beaucoup plus grave chez les hommes que chez les femmes. Ses attaques portèrent de préférence sur les sujets forts et robustes. L'influence du genre de vie a été frappante : observation banale dans l'histoire de ces grands désastres. Les gens débauchés, adonnés à la boisson, les gros mangeurs, les personnes pourvues d'embonpoint, celles qui menaient une vie sédentaire et inactive, furent particulièrement atteintes. Une existence sage et réglée était une garantie de préservation.

Que faut-il croire de l'immunité des classes pauvres, observée à Lubeck, pendant l'épidémie de 1529 ? Ce fait, tout imprévu qu'il soit, n'est pas unique dans l'épidémiologie (1).

J'ai dit précédemment, que Kaye s'est porté garant d'une observation qui mériterait une place à part, si son authenticité était sans reproche. Il assure que la nation anglaise était la proie exclusive et comme prédestinée, de l'épidémie dont il était témoin. C'est ainsi que dans la ville de Calais, en Flandre, et dans quelques parties de la Belgique, la maladie n'aurait attaqué que les Anglais, sans toucher à la population indigène ou flottante, et elle aurait, de plus, respecté les Français qui résidaient alors en Angleterre. « Cette maladie nous suit, dit-il, » comme notre ombre, dans tous les pays, n'importe le » moment (2). »

Je soupçonne fort certains chroniqueurs étrangers à notre art, de n'avoir été que les échos de Kaye dont ils avaient lu la relation.

« C'étoit, dit Legrand, un fléau dont Dieu ne voulut

(1) Rembert Giltzheim, célèbre professeur de médecine au XVIe siècle, a consigné ce détail dans un manuscrit allemand inédit, annexé par M. Hæser au recueil de Gruner (p. 510).

(2) Kaye, édit. latine et anglaise. (R. de G., p. 367.)

» d'abord punir que les Anglois. En quelque lieu qu'ils » fussent, ils en étoient attaqués, sans que les étrangers » avec lesquels ils vivoient, en fussent incommodés (1). »

Cette observation a été répétée par les écrivains médicaux, qui l'ont acceptée de confiance, sur l'attestation de Kaye. J'avoue même qu'elle concorde parfaitement avec mes idées doctrinales ; mais il s'agirait avant tout de la vérifier. Gruner la nie formellement, après examen, et ses motifs me paraissent sans réplique (2).

Que le peuple anglais ait été désigné, pour ainsi dire, aux coups de la suette, par une *appropriation spéciale*, c'est ce qui ne semble pas contestable. Rien n'est mieux démontré que l'influence des races et des nationalités, sur la prédisposition ou la résistance aux maladies populaires. Si Kaye avait simplement signalé une nouvelle preuve à l'appui, il n'eût pas soulevé de contradiction ; il est sorti de l'observation, quand il a voulu aller plus loin.

Les incursions de la suette, dans une grande partie de l'Europe, sont en opposition manifeste avec le système du médecin anglais. Quand on suit attentivement le fléau hors de ses frontières primitives, on ne tarde pas à se convaincre, qu'il a également frappé les résidants de toute nation, tandis qu'en Angleterre, quoi qu'en dise Kaye, les Français n'ont pas été épargnés. Que devient alors le fatal privilége qu'il attribue exclusivement à ses compatriotes ?

Notre auteur rencontre bien certains faits qui l'embarrassent, mais il les arrange à sa manière pour se les rendre favorables.

(1) Legrand, *Hist. du divorce de Henry VIII*, etc., t. I, p. 93. Paris, 1688.

(2) Gruner, *Itinerar. sudoris angl*, p. 14.

On lui a appris qu'un *Italien* avait été atteint de la suette. C'est, dit-il, qu'*il était devenu Anglais* par ses habitudes et sa manière de vivre : « *Novi quemdam Italum, sed » vivendi ratione et consuetudine factum Britannum, hoc morbo » laborasse* (1). »

Un système est jugé quand il a recours à de pareils expédients. Quelle que soit d'ailleurs l'imagination de Kaye, on aurait pu le défier d'avoir une réponse prête, pour l'innombrable quantité d'observations analogues, qui déposaient péremptoirement contre lui.

En affirmant que la suette suivait partout ses compatriotes voyageant à l'étranger, et qu'elle les démêlait au sein des populations intactes, l'auteur anglais s'est laissé tromper par un fait très-connu aujourd'hui, mais qui n'avait pas encore reçu sa véritable interprétation. Les habitants de la Grande-Bretagne qui fuyaient le théâtre de l'épidémie, en emportaient avec eux le germe ; et ses manifestations n'éclataient qu'au lieu d'arrivée, après une période de latence plus ou moins prolongée. C'est à ces termes que se réduit l'illusion de Kaye. La seule concession qu'on puisse lui faire, c'est qu'au milieu des mêmes conditions d'épidémicité, le fléau a pesé plus lourdement sur les Anglais ; tout le reste est de pure invention.

Je serai bref sur le traitement qui, malgré les assurances contraires, a vainement épuisé toutes ses ressources.

Nous retrouverons encore ici ces prétendus préservatifs, ces antidotes, dont l'usage, répandu par la peur, fut plus nuisible qu'utile. L'époque était bonne pour le charlatanisme, et il ne faillit pas à sa mission, dans une circonstance aussi favorable. Mais laissons ces retours vers le

(1) R. de G., p. 368.

passé qui pourrait bien, à la rigueur, réclamer son droit de représailles sur le présent, et bornons-nous au côté scientifique de la question.

Deux méthodes se firent concurrence; l'une qui poussait à la sueur; l'autre qui prescrivait l'expectation et l'emploi des tempérants.

Les praticiens hollandais, partisans de la première, affirmaient la nécessité de prolonger le mouvement sudoral, au moins pendant vingt-quatre heures; ce qu'on obtenait à grand renfort de couvertures, en recommandant les précautions les plus minutieuses pour empêcher le moindre accès de l'air. La chambre était jour et nuit fortement chauffée, les portes et les fenêtres hermétiquement closes. On alla jusqu'à mettre certains malades dans des fours. Toute boisson était interdite, pendant cette période. Ce traitement incendiaire fit, dit-on, plus de victimes que la maladie, même dans les hautes régions de la société.

L'autre méthode, dite anglaise, passe pour avoir rendu de vrais services. Elle consistait à respecter la sueur, en évitant également tout ce qui pouvait l'exciter ou la comprimer. Les malades restaient modérément couverts dans leur lit. On prescrivait généralement peu de médicaments, parce que la guérison s'obtenait sans leur secours. La saignée et les relâchants étaient formellement contre-indiqués par la crainte de troubler ou de tronquer la crise sudorale, ce qui était une des causes les plus actives des localisations, portant sur les viscères et principalement sur le cœur. Il était essentiel de distraire les malades, et de les empêcher de se livrer au redoutable sommeil qui était comme un arrêt de mort. On avait recours à toutes sortes d'expédients, pour les tenir éveillés. On leur parlait sans cesse; on poussait des cris autour d'eux; on jouait de certains instruments; on agitait des sonnettes à leurs oreilles; on leur tirait les cheveux et la barbe; on les chatouillait légèrement; on leur tenait sous le nez, des acides volatils; on leur instillait dans l'œil quelques gouttes d'huile ou de vinaigre, etc. (1).

Le délire, ce sinistre précurseur de l'état soporeux, déjouait trop souvent, par sa rapide explosion, tous les moyens préventifs. Ce malade que la faiblesse allait bientôt clouer dans son lit, ne pouvait alors être contenu que par les efforts réunis de plusieurs personnes. Contre ce symptôme si grave, on conseillait l'application sur le front, de certains épithèmes ou fomentations aromatiques, qu'on laissait en place jusqu'à ce que le patient accusât des douleurs dans les reins ou le ventre, preuve, disait-on, que la fluxion cérébrale avait été déplacée. Damianus est un de ceux qui témoignent le plus de confiance dans l'emploi de ce topique (2).

On permettait des boissons pour calmer la soif, et on n'exigeait pas une diète absolue, parce que l'abstinence n'avait pas moins d'inconvénients que la surcharge de l'estomac.

La durée de la sueur devait être proportionnée à l'état des forces et à l'intensité de la maladie. Dans les atteintes légères, une heure de diaphorèse était suffisante. On la voyait souvent se prolonger, pendant vingt-quatre heures. Le médecin jugeait que la crise était accomplie, d'après l'impression de soulagement et de mieux être, ressentie par le malade, conjointement avec la disparition des enflures, vers la huitième ou la neuvième heure.

Quand tout danger était passé, quelques heures de sommeil produisaient le meilleur effet. Il était imprudent de

(1) Voir Castricus (p. 13), Schiller (p. 308), Nidepontanus et Laur. Frisius (p. 177.) (R. de G.)

(2) Voici la formule de ce remède : « *Medicatús sum epithemate vel fomentis ipsi admoto ex aqua rosarum calida, in qua radix zedoariæ et dictamni trita cocta sint composito.* » (R. de G., p. 37.)

quitter la chambre avant le troisième jour, sous peine de voir survenir une diarrhée qui menait le plus souvent à la mort. Kaye recommande de choisir un temps calme et serein pour la première sortie.

Le pronostic était donc très-grave, en dépit de la méthode de traitement. Nous connaissons trop bien les grandes épidémies, pour nous faire illusion sur nos moyens de les combattre. Si la thérapeutique avait eu, en réalité, l'efficacité que lui attribuent certains auteurs, le nécrologe eût été moins chargé. Mais l'art d'exploiter la crédulité humaine n'est pas de date récente; et pendant le règne du fléau, on promettait la guérison d'un air convaincu, comme nous avons vu de nos jours, certains médecins proclamer, sans sourciller, la cure facile du choléra indien, au milieu même de ses victimes. Ceci soit dit sans méconnaître le pouvoir des influences morales sur les prédispositions des masses, en temps d'épidémie.

Que penser maintenant de la nature de la suette, si diversement interprétée par les auteurs ? Quand on a l'habitude de ces problèmes, on laisse prudemment de côté les solutions impossibles, pour s'en tenir aux conditions et aux rapports des faits, qui intéressent les applications pratiques.

A l'aide des documents que je viens de rassembler, et des matériaux que j'ai mis en œuvre, je puis espérer de résoudre les questions suivantes, qui sont le but essentiel de mon travail.

La maladie, célèbre sous le nom de suette anglaise, était-elle connue des anciens?

A-t-elle été, pour le XVe siècle, une maladie nouvelle?

Après soixante-sept années de reprises intermittentes, a-t-elle abandonné la scène pathologique, pour suivre, dans leur retraite, les maladies éteintes?

Avant de proposer ma réponse, j'ai cru devoir prendre note de l'étrange opinion exprimée par Richard Mead, sur le compte de cette maladie.

« Quoiqu'elle ne fût, dit-il, accompagnée ni de *charbons,*
» ni de *bubons,* qui pussent annoncer une *véritable peste,* je
» crois néanmoins *qu'elle en était une production réelle,* altérée
» dans ses symptômes primitifs, et radoucie par la séré-
» nité de notre ciel (1). »

Voilà certes un singulier spécimen du patriotisme britannique! Ne dirait-on pas que Mead ne veut voir dans la *suette* qu'un *diminutif* de peste, pour avoir le plaisir d'attribuer cette atténuation, à l'action bienfaisante du climat de l'Angleterre, qui ne passe pourtant pas pour le beau idéal du genre, et qui, en définitive, n'en a pas moins réuni, comme par exception, les conditions les plus favorables au développement de l'épidémie?

Mead remarque qu'elle présentait bien des phénomènes, tels que la grande prostration des forces, l'anxiété, l'ardeur interne, qui n'appartiendraient, d'après lui, qu'à la *peste* proprement dite. La contagiosité serait aussi un trait commun aux deux maladies (2). Mead se croit donc très-

(1) Richard Mead, *Recueil des œuvres.* Trad. T. I, p. 339. 1774.

(2) Mead est-il aussi convaincu qu'il le paraît, de la contagiosité, fort douteuse, de la suette? Je croirais plutôt qu'il prend ce prétexte pour pouvoir soutenir, toujours en digne Anglais, que la suette n'a pénétré dans son pays que *par importation,* et que la désignation de *suette anglaise,* a consacré une calomnie. Aussi admet-il avec empressement, qu'elle n'est que la propagation de la maladie épidémique qui aurait attaqué l'armée des Turcs au siége de Rhodes. Grüner réfute péremptoirement cette opinion. (R. de G., p. 21.) L'histoire fait foi que le siége de Rhodes le plus rapproché de la première invasion de la suette, date de 1479, et aucun document ne parle d'une épidémie quelconque qui se serait déclarée alors parmi les assiégeants.

Quant à l'expédition de 1522, qui se termina par la reddition de la place, on sait qu'une épidémie meurtrière enleva plus de trente mille Turcs. Mais cette maladie, dont la source apparente se trouvait

conséquent en donnant à la suette le nom de *peste mitigée*. Il n'ignore pas qu'elle a fait plusieurs milliers de victimes ; il reconnaît même, sous la pression de l'évidence, que *sa marche est bien plus rapide que celle de la peste commune*, puisqu'elle emporte les malades en un jour. Il n'en persiste pas moins à confondre les deux maladies, sans s'apercevoir qu'il y a une flagrante contradiction à appeler *peste mitigée*, une maladie qui tue plus promptement que la peste.

L'exemple de Mead, dont personne ne récusera la compétence, prouve, une fois de plus, à quelles erreurs on s'expose, en nosologie, quand on exagère la valeur de quelques symptômes isolés, au détriment de ceux qui forment le vrai type du fait morbide. Que Bacon n'ait vu dans la suette, à son avénement, qu'une *agitation violente* de l'organisme, plutôt qu'une maladie grave et rebelle, cette assertion est pardonnable, de la part d'un philosophe, novice en matière de médecine pratique. Mais que Mead, qui s'y connaît, semble d'accord avec son illustre compatriote, pour flatter le portrait d'une maladie aussi redoutable, c'est ce qui ne s'explique que par l'influence des préventions sur les meilleurs esprits. « *Quandoque bonus » dormitat Homerus.* »

Je reviens à la nouveauté de la suette, et je reprends l'argumentation à laquelle j'ai eu recours, à l'occasion des grandes épidémies antérieurement étudiées.

En parcourant attentivement les livres d'Hippocrate, et des auteurs les plus rapprochés de lui, on ne trouve aucune trace, même douteuse, de la suette anglaise. Quelques analogies symptomatiques, entrevues, çà et là, dans

dans la réunion de toutes les conditions d'insalubrité, attachées aux armées en campagne, n'était autre que la *dysenterie*.

la description de certaines maladies où la sueur a pris une grande part, ne permettent pas de songer à une assimilation complète. S'il avait existé, à cette époque, une maladie épidémique réunissant les caractères originaux de la suette, elle n'aurait certainement pas été omise dans les récits des contemporains.

J'ajoute qu'à l'avénement de la maladie du xve siècle, les médecins ne dissimulèrent pas leur surprise, devant ce nouvel hôte de la pathologie. Rien dans leur pratique personnelle ou dans les souvenirs de leurs lectures, ne leur rappelait cet étrange concours de symptômes. Ce fut une étude à entreprendre, sans pouvoir s'aider d'aucun secours antérieur. L'art aux prises avec ce terrible ennemi de la vie de l'homme, se trouva au dépourvu. Plusieurs méthodes de traitement furent éprouvées avec des fortunes diverses. Enfin tout, dans l'histoire de cette maladie, démontre qu'elle prenait, pour la première fois, sa place dans la pathologie de notre espèce, et venait augmenter le nombre des grands fléaux qui jalonnent, à distance, la vie des sociétés humaines. Il fut évident pour tout le monde, que si le xve siècle devait léguer ce triste héritage aux siècles futurs, il ne le tenait pas des temps antiques. Il fallut donc, pour se reconnaître, donner un nom à la maladie nouvelle, et sa riche synonymie forme un témoignage qui n'est pas sans valeur.

Selon le point de vue où se sont placés les parrains, la dénomination a représenté la courte durée de la maladie, son origine locale, sa léthalité, son symptôme prédominant, etc. *Ephemera britannica*, *sudor anglicus*, *ephemera pestilens*, *pestis britannica*, *sudor epidemialis*, *morbus sudatorius*, *hydronose*, *febris sudorifica*, *hydropyreton*. En France, au xvie siècle, on l'appelait *suée* ou *sutin* (1).

(1) Inutile d'avertir que les deux mots ὑδρωπυρετός, ὑδρωνόσος (hydro-

La croyance à la nouveauté de la suette anglaise, professée par les auteurs contemporains ou très-voisins de son origine (1), est partagée, sans hésitation, par plusieurs écrivains plus récents, dont l'autorité renforce mon propre sentiment.

« Cette maladie, dit le savant Freind, était ce qu'on a » appelé *sweating sickness*, maladie suante, jusqu'alors in- » connue, aucun siècle ni aucune nation n'en ayant fourni » aucun exemple, laquelle, après être revenue visiter plu- » sieurs fois notre île, en différents temps, a enfin entiè- » rement disparu (2). »

L'historien de la médecine, Sprengel, qui a vécu dans le commerce des anciens, n'a pas entrevu dans leurs écrits la moindre mention de la suette. Le chapitre où il en fait la remarque expresse, porte le titre significatif de : *Maladies nouvelles* (3).

Tel est aussi le sentiment bien arrêté de Gruner, si familier avec ce genre de recherches : « Il est, dit-il, une » maladie que *les Grecs et les Latins n'ont pas connue* : je veux » parler de la suette anglaise.... Il fut un temps où les » médecins disputaient beaucoup sur sa nature. Pour » l'honneur des anciens, et dans l'intérêt de leur amour- » propre, ils ne pouvaient consentir à admettre la nou-

nose, hydropyreton) ne remontent pas au delà du xve siècle, puisque la maladie qu'ils servent à désigner, n'était pas connue des anciens médecins grecs.

Quant au mot *suette* (petite sueur) qui a survécu dans notre langue médicale, c'est un diminutif fort étonné, sans doute, de représenter un vrai déluge sudoral. Nous avons déjà rencontré un pareil euphémisme dans le mot *morbilli* (petite maladie) imposé, dans l'origine, à la *rougeole*, malgré la gravité de ses débuts.

(1) « *Insolentes sunt (morbi)..... sudorifica febris, hanc* ἱδρωπύρετον » *nonnulli dixere, qui nostro ævo in regiones plurimas invaserunt.* » (Joan. Fernelii *universa medicina*, p. 789, *Coloniæ Allobrogum.* M.DC.LXXIX.)

(2) Freind, *Hist. de la méd.*, 3e *part.*, p. 186. Leyde, 1727. Trad.

(3) Sprengel, *Hist. de la méd.*, t. II, p. 490-91. 1815. Trad.

» veauté de cette affection. Ils n'ont rien épargné pour
» sauvegarder l'omniscience des ancêtres de notre art, et
» leur défenseur le plus ardent a été Langius, qui s'est
» obstiné à soutenir qu'ils avaient observé cette espèce
» morbide, et qu'elle se rapportait à leurs fièvres *typhodes*
» ou *elodes*; mais les motifs qu'il allègue à l'appui de sa
» manière de voir, ne méritent pas une réfutation
» sérieuse (1). »

Sennert énonce une opinion moins absolue dans ces termes, mais qui aboutit, au fond, à la même conclusion:
« On a prétendu que cette fièvre (la suette anglaise)
» n'avait pas été observée par les anciens, *et cette assertion*
» *n'est pas dénuée de fondement.* En effet, lors même qu'on
» serait tenté de la rapprocher de quelques-unes des fiè-
» vres malignes qu'ils ont décrites, il est certain qu'ils
» n'en ont signalé aucune, qui puisse lui être assimilée
» sous le rapport de son excessive malignité (2). »

Dès les premières lignes de son article sur la suette anglaise, M. Ozanam prévient son lecteur que « cette ma-
» ladie pestilentielle est curieuse à connaître, par sa *com-*
» *parution momentanée en Europe* et sa *disparition subite* de nos
» climats où, *depuis près de trois cents ans, elle n'a plus été obser-*
» *vée* (3). »

Revenant plus loin à la même idée : « Il est heureux,
» dit-il, que cette maladie foudroyante ne se soit plus
» montrée en Europe depuis 1550 (sic), et il est à désirer
» *qu'elle se soit éteinte et anéantie*, comme plusieurs autres
» maladies de l'antiquité, inconnues de nos jours (4). »

Je borne là mes citations, et je crois pouvoir poser

(1) Gruner, *Morborum antiquitates*, p. 65.

(2) Danielis Sennerti *Opera omnia*, t. I, lib. IV, *de febribus*, cap. XV, *de sudore anglico*, p. 841. Lugduni, MDCLXVI.

(3) Ozanam, *Hist. méd. des malad. épid.*, t. IV, p. 93. 1835.

(4) *Ibid.*, p. 99.

comme un fait, que la suette anglaise fut pour le XVe siècle, une maladie nouvelle. Quelques notes discordantes troublent à peine le concert général des adhésions acquises à cette opinion.

Mais la nouvelle venue a-t-elle gardé, dans la pathologie, la place qu'elle s'y était faite à l'improviste? Ou bien a-t-elle déserté la scène nosologique, après avoir achevé son œuvre, en 1551?

Le débat s'est ouvert sur cette double question, et la solution est vivement controversée.

Les uns croient pouvoir affirmer que la suette anglaise s'est éclipsée sans retour, depuis le XVIe siècle, et qu'on doit la considérer comme éteinte, sans engager, bien entendu, les éventualités futures.

D'autres nient formellement l'extinction de cette maladie, et prétendent la retrouver, sous des traits bien altérés par le temps, dans la suette miliaire que nous observons. Ainsi serait complétement justifiée, d'après eux, l'homonymie vulgaire qui désigne les deux suettes, dont les similitudes symptomatiques incontestables impliqueraient l'identité.

Je commence par déclarer, que la confusion des deux maladies n'est pas une de ces conjectures gratuites qu'il serait permis de rejeter sans examen. C'est une opinion sérieuse avec laquelle il faut compter.

Comme j'ai été amené, pour ma part, à la conviction contraire, et que je conclus à une séparation radicale, il me reste à développer les raisons, selon moi décisives, sur lesquelles s'appuie ma manière d'interpréter ce diagnostic différentiel.

S'il est certain, à mon avis, que les anciens n'ont pas connu la suette anglaise, il est au moins fort douteux qu'ils aient observé la *suette miliaire*. Ce n'est pas qu'on ne trouve souvent, dans leurs écrits, la mention de certaines éruptions ainsi désignées (*miliaceæ*); mais il est probable qu'ils ne les considéraient que comme accidentelles ou symptomatiques. Les indications qu'ils nous donnent sont trop vagues et trop concises, pour suffire à préciser la nature des états morbides qui s'associaient ces localisations cutanées. En d'autres termes, rien ne prouve qu'ils aient fait de la *miliaire*, une maladie à exanthème, essentielle et spéciale.

M. Rayer qui a si bien étudié ce sujet, pense que la plupart des descriptions de boutons ou de taches miliaires, observées sur les malades des deux sexes par Hippocrate, Galien, Avicenne, se rapprochent plus du *typhus pétéchial* que de la miliaire de nos jours; d'où il déduit, que cette dernière maladie n'aurait pas régné *épidémiquement* dans l'antiquité, ou que du moins, il n'existe pas de documents scientifiques qui l'attestent (1).

Les praticiens de tous les temps, ont vu des éruptions à forme miliaire, survenant aux maladies les plus diverses. L'abus du régime échauffant en provoque, presque à coup sûr, l'apparition, dans des conditions déterminées. Les miliaires des femmes en couches, si communes pendant la saison chaude, n'ont pas souvent d'autre origine; on pourrait dire qu'il dépend de nous, dans une certaine mesure, de les faire naître ou de les prévenir. Mais ces éruptions

(1) Rayer, *Hist. de l'épid. de suette miliaire qui a régné en 1821, dans le département de l'Oise*, p. 476.

Voici les passages d'Hippocrate où l'on a cru reconnaître la *suette miliaire* :

« *Silenus octavo (die) frigidus per omnia membra difusus est, cum pustulis rubentibus, rotundis, parvis, varis, non absimilibus, quæ permanebant neque abscessum faciebant.* » (Hipp. Foës, *De morb. vulgaribus*, lib. I, æger 2. MDXCVI.)

« *In febribus autem æstivis, circa septimum, octavum et nonum diem, aspredines quædam miliaceæ, culicum morsibus fere similes, quæ tamen non admodum pruriebant, in summa cute subnascebantur, et ad judicationem usque perdurabant.* » (*Ibid.*, lib. II, sect. 3.)

symptomatiques sont trop distantes dans le sens pathogénique, de celles qui relèvent de la vraie suette miliaire, pour qu'on ait l'idée de les rapprocher.

Le champ des conjectures est donc ouvert sur ce point de nosologie historique. Quelle était la nature des éruptions décrites par les anciens? Avaient-ils songé à distinguer, sous l'identité de leurs formes apparentes, celles qui ne constituent que de simples épiphénomènes, et celles qui font partie intégrante de la maladie qu'elles accompagnent? La miliaire suante était-elle, pour eux, une entité morbide distincte, une espèce à part, dans l'ordre des pyrexies? Cette maladie s'est-elle bornée alors à des atteintes sporadiques ou individuelles, faute des conditions générales appropriées à son expansion épidémique, comme M. Rayer ne serait pas éloigné de le croire? Quelles sont les causes qui auraient donné à son rôle, si effacé dans l'origine, les proportions inattendues qu'il a prises dans la pathologie des masses, à partir du XVIIe siècle?

Je pose ces questions que je n'ai pas la prétention de résoudre, et je me hâte, sans autre préambule, de porter le débat sur le terrain plus solide, des pièces de conviction recueillies par les modernes, et dont il s'agit de rechercher le sens.

Pujol de Castres, que je consulte le premier, parce qu'il a vu et traité la suette miliaire épidémique qui régna dans le Languedoc, en 1782, exprime catégoriquement son opinion.

« La suette anglaise ou proprement dite, n'est pas une » maladie qui ait été encore assez observée. On ne peut » tirer des faits que les auteurs du Nord nous rapportent » à son sujet, des conséquences qu'on puisse raisonnable- » ment appliquer à notre épidémie.

» Comme les mots influent souvent sur les choses, et

» que la confusion des nomenclatures peut entraîner celle » des idées, il serait à désirer qu'on convînt de laisser le » nom exclusif de *suette*, à la *maladie pestilentielle* et terrible » qui en est en possession depuis longtemps; et qu'au lieu » d'appeler, avec Bellot et Boyer, *suette des Picards* ou de » *Picardie*, ou avec l'abbé Tessier, simplement *suette*, la » maladie épidémique que caractérisent la miliaire et les » *sueurs* abondantes, on se contentât de la nommer *miliaire* » *suante* ou *miliaire de Picardie*. Peut-être même serait» il mieux de la désigner sans aucune dénomination pro» pre, et de lui donner seulement le nom générique de » *fièvre miliaire rouge* (1). »

A Castelnaudary, berceau de l'épidémie, « elle fut d'a» bord prise pour la *véritable suette* (*sudor anglicus*)... La » faute qui fut commise à Castelnaudary, l'avait été autre» fois en Picardie, au rapport de Bellot, lorsqu'en 1718, la » *fièvre miliaire* dont il est question, y parut pour la pre» mière fois. En 1750, les médecins de Beauvais tombèrent » aussi dans une pareille méprise, en appliquant le trai» tement de la suette à la fièvre miliaire qui parut alors » dans cette ville..... M. Boyer, doyen de la Faculté de » médecine de Paris, y fut envoyé par le roi, reconnut » aisément l'erreur, et publia dans le temps, une méthode » curative qui lui fit le plus grand honneur, et qui eut le » plus grand succès (2). »

Tessier, qui avait étudié de près une épidémie de suette miliaire, régnant précisément en Picardie, et qui possédait à fond, l'histoire de la grande épidémie

(1) Pujol de Castres, *Œuvres diverses de méd. prat.*, t. III, p. 272. 1802. *Observations sur la fièvre miliaire épidémique qui régna dans le Languedoc et les provinces limitrophes, durant le printemps de* 1782. — Ce travail, que Pujol écrivit à l'occasion d'un concours, obtint un prix de la Société royale de méd.

(2) *Ibid.*, p. 281.

du XVe siècle, reconnaît expressément, que *la suette des Picards est une maladie bien différente de la suette anglaise*, qui est une « *fièvre pestilentielle* (1). »

M. le professeur Grisolle reste indécis; mais il penche vers la distinction des deux maladies. « *Il est très-douteux*, » dit-il, qu'on puisse rapporter à la suette miliaire, la » terrible maladie connue sous le nom de *peste ou suette bri-* » *tannique*, qui, pendant quarante années (*sic*), à dater de » 1486, exerça les plus grands ravages dans une partie de » l'Europe (2). »

M. Requin, dont j'apprécie le bon esprit médical, s'est un peu oublié en traitant légèrement la question dont je m'occupe. Il se défend de la pensée d'attribuer une nature identique aux épidémies de suette, grandes ou petites, anciennes ou modernes, mentionnées par la science. Il ne prétend pas rattacher leur origine « à la même espèce de » cause occulte, à la même espèce de virus ou de miasme.» Il lui suffit d'établir seulement entre toutes les épidémies ainsi désignées, « une analogie nosographique (3). »

Il est évident que M. Requin a senti toutes les difficultés du problème, et qu'il n'en a prudemment gardé que la partie la plus simple, celle qui ne relève que de l'observation externe; car un seul coup d'œil suffit, pour reconnaître les similitudes symptomatiques de toutes les suettes passées et présentes. Sur ce fait matériel, il n'est pas de dissentiment possible; mais on cesse de s'entendre quand on veut comparer les *natures* morbides, et déterminer le véritable caractère des rapports qui lient l'une à l'autre, la suette anglaise et la suette miliaire, considérées dans leur mode affectif. M. Requin s'est abstenu de rien déci-

(1) Tessier, *Mém. sur la suette qui a régné à Hardivilliers, en Picardie, au mois de mai* 1773. (*Mém. de la Soc. roy. de méd.* 1777, p. 48. Note.)

(2) Grisolle, *Pathol. interne*, t. I, p. 111. 1852.

(3) Requin, *Elém. de pathol. médicale*, t. II, p. 482. 1852.

der, et ce procédé peut bien avoir, comme il le confesse, « l'avantage d'abréger sa tâche. » On conviendra pourtant, que les pathologistes qui s'adressent à lui pour obtenir des éclaircissements, auraient le droit de se montrer plus exigeants, à l'égard d'un médecin qui possédait, comme dit Gui Patin, « les bons secrets du métier. »

MM. Littré et Robin n'hésitent pas à confondre la suette anglaise avec la suette miliaire, tout en reconnaissant que « *la première n'avait que peu ou point d'éruption* (1). » Cette affirmation est d'autant plus imprévue pour moi, que M. Littré qui revendique, sans doute, sa part de responsabilité dans la collaboration au Dictionnaire, avait déclaré dans un écrit antérieur, souvent cité, que « la suette n'a » plus reparu en Angleterre depuis 1551, et qu'elle y est » aujourd'hui aussi inconnue, qu'elle l'était avant le mois » d'août 1485. » Ce qui revient à dire, si j'ai bien compris, que la maladie du XVe siècle est éteinte, et n'a rien à démêler avec la fièvre miliaire, inscrite dans notre pathologie contemporaine (2).

Je me suis arrêté à cette dernière interprétation, après avoir longtemps et attentivement compulsé ce que j'appellerais volontiers le dossier de la procédure, et je viens de montrer par des citations, dont je n'aurais pas de peine à grossir le nombre, que je ne défends pas une opinion exclusivement personnelle.

(1) Littré et Robin, *Dict. de méd.* au mot *suette*. 12e édition. Paris, 1865.

(2) Voy. Littré, *Des grandes épidémies*. (T. V, *Revue des Deux-Mondes*, 1836.)

Un an auparavant, l'auteur avait exprimé la même opinion dans la *Gaz. méd. de Paris*, t. III, 1835, p. 335. — « Ce fut là, disait-il » (1551), la dernière apparition de la suette anglaise; depuis lors » elle ne s'est pas rencontrée en Angleterre, sans qu'on puisse dire » ni pourquoi elle naquit alors, ni pourquoi elle n'a pas reparu » depuis. »

Mais comme, après tout, je ne puis espérer avoir fait taire toutes les objections, dont je reconnais d'avance la valeur spécieuse, il me reste à tracer, en peu de mots, le signalement individuel de la *suette miliaire*. Le lecteur pourra ainsi mettre en regard, les deux termes du parallèle, et en tirer à bon escient, la conséquence qui lui paraîtra la plus vraisemblable.

La suette miliaire, qu'on avait déjà eu occasion d'observer en Allemagne et en Angleterre, sur la fin du XVIIe siècle, n'a régné épidémiquement en France, que vers le commencement du siècle suivant. La Picardie et la Normandie furent ses premiers théâtres. De là, le nom de *suette des Picards*, qui lui est resté. C'est de cette époque, que datent les premiers écrits sur cette maladie, et leur succession ininterrompue dans la bibliographie médicale, prouve que, depuis son inscription, pour ainsi dire officielle, dans les annales de notre art, elle n'a pas cessé de se montrer, tantôt dans une localité, tantôt dans une autre.

En 1782, elle envahit le Languedoc, où son souvenir n'est pas encore effacé. Notre illustre Fouquet, appelé sur les lieux, mit un frein à ses ravages, en stigmatisant, de sa voix respectée, le traitement incendiaire qui avait fait tant de victimes.

Le département de l'Hérault en a été frappé, à plusieurs reprises, pendant ces dernières années. La ville de Pézénas, envahie en 1851, fut le centre d'un rayonnement étendu. Une Commission de professeurs et d'agrégés, secondée par le dévouement toujours empressé de nos élèves, fut désignée, par la Faculté de Montpellier, pour porter secours aux populations en détresse. Les relations nombreuses qui se sont succédé depuis, constatent le service que rendirent nos mandataires, non-seulement en faisant revivre la tradition de Fouquet, contre les excès si funestes du régime échauffant, mais encore en prescrivant de hautes doses de sulfate de quinine, pour combattre l'élément rémittent, complication favorite et redoutée de cette maladie.

Grâce à cette foule de travaux justement estimés, dont s'est enrichie son histoire, la suette miliaire est aujourd'hui très-connue. Pour ne parler que de notre zone méridionale, les occasions de l'observer, qui se renouvellent assez souvent, depuis quelques années, montrent qu'elle s'y est établie en permanence, abstraction faite de ses reprises épidémiques qui éveillent, de temps à autres, les préoccupations plus sérieuses des médecins (1).

Elle éclata en France, pour la première fois, en 1718. Le docteur Bellot a décrit cette épidémie, qui, après avoir débuté à Abbeville, s'étendit à toute la Picardie et dans le voisinage (2). Il signale expressément l'éruption qui accompagna cette *fièvre putride.*

« La peau se couvre d'un grand nombre de pustules
» arrondies, rouges, et à peu près du volume d'une graine
» de moutarde.... Chez les uns, ces pustules apparaissent,
» le second jour de la maladie; chez d'autres, seulement
» le troisième; et quand tout marche bien, elles blanchis-
» sent vers le septième jour, et se détachent bientôt sous
» forme d'écailles furfuracées (3). »

(1) La suette miliaire paraît retrouver, dans le département de l'Hérault, les conditions favorables à son développement. Depuis 1864, certains arrondissements subissent l'influence d'une constitution stationnaire, qui y perpétue cette maladie, à des degrés divers d'extension et de gravité.

(2) Bellot, *An febri putridæ Picardiæ* suette *dictæ sudorifera?* (*Thèse de Paris.* 1733.) — On voit que, dès cette époque, les médecins discutaient déjà l'indication de sudorifiques, c'est-à-dire du régime échauffant.

(3) « *Efflorescunt supra cutem denso agmine pustulæ rotundæ, rubræ et*
» *ea magnitudine præditæ, cujus esse sinapi semen diceres ;... aliis, secundo,*
» *aliis, tertio tantum morbi die, erumpunt pustulæ, quæ ubi salva res est,*
» *septimo albescunt, mox furfuris cutem missuræ.* »

M. Rayer a tracé la description très-fidèle des symptômes de la suette épidémique, qu'il observa dans les départements de l'Oise et de Seine-et-Oise. Je n'ai pas besoin de dire dans quelle intention je fais ressortir les caractères de l'éruption concomitante (1).

« Dans l'un des trois premiers jours, et ordinairement » le troisième, le malade ressentait de légers *picotements*, » bientôt suivis d'une ***éruption de boutons miliaires rouges et*** » ***coniques***, dont le sommet blanchissait quelque temps » avant qu'ils s'affaissassent. Cette éruption ne durait, » en général, pas plus de deux ou trois jours. Plus rare- » ment, soit par l'effet d'un traitement perturbateur, soit » lorsque la maladie était livrée à elle-même, on ne voyait » aucune éruption, quoique le sujet accusât toujours le » picotement incommode qui précédait l'éruption, quand » elle avait lieu (2). »

A ce propos, M. Rayer remarque que, pour le médecin qui se serait borné à recueillir l'histoire des cas où l'éruption n'a pas paru, sa description portant sur les symptômes principaux offerts par les malades, aurait présenté plus d'analogie avec la suette anglaise qu'avec la suette miliaire (3).

Je n'ai rien à objecter; mais cela prouve toute la valeur séméiotique de l'éruption, pour la détermination du diagnostic différentiel. La même réflexion s'adapterait à toutes les autres fièvres éruptives, qui ne sont pas si étroi-

(1) Rayer, *Hist. de l'épid. de suette miliaire qui a régné, en 1821, dans les départements de l'Oise et de Seine-et-Oise.* (Paris, 1822.)

(2) Les praticiens recommandent, en pareil cas, de se méfier des apparences. L'éruption peut, en effet, être imperceptible à l'œil nu et visible à l'aide de la loupe : c'est là ce qui doit avoir lieu le plus souvent, quand les picotements précurseurs se sont fait sentir. Ce qui ne veut pas dire que je nie les faits où l'éruption a réellement manqué.

(3) Rayer, *Ouv. cit.*, p. 423.

tement liées à la localisation cutanée qu'elles ne puissent s'en passer, sans que leur personnalité primitive soit modifiée. Supposez une rougeole sans éruption, vous la prendrez pour une fièvre catarrhale. Une scarlatine, sans taches à la peau, simulera une fièvre inflammatoire, compliquée d'angine, etc. Il est clair, que quand on compare deux maladies, pour en apprécier les analogies et les différences, on ne peut se permettre de simplifier le rapprochement, en élaguant un caractère distinctif essentiel.

Pendant l'épidémie de suette que M. le docteur Parrot a observée en 1841, dans la Dordogne, et dont il a écrit une excellente relation, la période éruptive a suivi une marche moins régulière. La miliaire se montrait entre le deuxième et le troisième jour; plus fréquemment encore, entre le troisième et le quatrième ; souvent, entre le quatrième et le cinquième; rarement, entre le cinquième et le sixième. Elle était rouge, et, en apparence, papuleuse, surtout à sa naissance; à la loupe, elle était vésiculeuse. Le lendemain, les vésicules avaient grossi, et leur forme, semblable à celle des grains de millet, était appréciable à l'œil nu. Dans certains cas, elles étaient très-multipliées, souvent en nombre infini. Chez bien des sujets, on a vérifié un rapport réel entre l'abondance de l'éruption et le degré de l'hypersécrétion sudorale; mais on s'est assuré maintes fois, que des sueurs copieuses coïncidaient avec une éruption légère, et réciproquement. La durée totale de l'éruption ne dépassait pas deux, trois ou quatre jours. Elle se terminait par la desquamation de larges plaques, pareilles à celles de la scarlatine, ou de pellicules furfuracées, comme dans la rougeole, suivant que le millet avait été confluent ou discret (1).

(1) Parrot, *Histoire de l'épidémie de suette miliaire qui a régné en 1841 dans la Dordogne.* (*Mém. de l'Acad. royale de méd. de Paris*, 1843, T. X, p. 386.)

Il est impossible de refuser à une pareille maladie le titre de fièvre éruptive. Dans l'espèce, je dois prendre note d'une circonstance qui fortifierait, au besoin, cette conclusion, du moins par analogie.

Deux ans avant l'invasion de la miliaire dans la Dordogne, les praticiens avaient constaté, principalement dans trois arrondissements, une affluence insolite de *rougeoles*, de *scarlatines*, de *varioles* et de *varioloïdes*. Ces fièvres exanthématiques marchaient de compagnie, ou bien de deux en deux, ou encore se succédaient avec une sorte de régularité. Mais leur permanence traduisait le règne d'une constitution éruptive stationnaire, dont le retentissement se fit sentir, à son heure, sur le développement et la multiplicité des *fièvres miliaires*, qui vinrent, pour ainsi dire, combler la lacune et compléter le tableau.

Nous devons à MM. les docteurs Guéneau de Mussy, Barthez et Landouzy, une histoire très-intéressante de la grave épidémie de suette miliaire qui visita, aux mois de mai et juin 1839, quelques communes du département de Seine-et-Marne (1).

Vers le quatrième ou le cinquième jour, après un paroxysme fébrile, survenait une éruption, précédée d'une vive sensation de *picotement* à la peau. C'étaient d'abord de *petites vésicules* qui augmentaient graduellement de volume, et s'entouraient d'une aréole. Leur développement *était accompagné d'une notable diminution de la fièvre*, qui reparaissait plus tard, suivie d'une nouvelle éruption. Cet état durait de dix à douze jours, après lesquels les vésicules se fronçaient; l'épiderme se détachait, sur certains points, en larges plaques; sur d'autres, en écailles farineuses. Après cette desquamation, les malades recou-

(1) Guéneau de Mussy, Barthez, Landouzy, *Epidémie de suette de Coulommiers* (Seine-et-Marne). (*Gaz. méd. de Paris*, 1839, t. VII, p. 643.)

vraient l'appétit et le sommeil, et entraient bientôt en convalescence.

L'éruption fait donc partie intégrante de la suette miliaire, et l'épithète qui qualifie cette maladie, ne représente pas seulement un caractère superficiel et contingent; c'est un trait essentiel de son signalement. Les savants confrères que je viens de citer ne l'ont pas compris autrement. Ils ne répugnent pas, sans doute, à admettre, par analogie, la possibilité des suettes sans éruption; mais ils font remarquer qu'en pareil cas, « l'erreur est facile; » et ils croiraient volontiers que les faits ainsi spécifiés, « ont été mal observés. » Sans aller aussi loin, il est bien certain que la suette, dépouillée de son éruption, n'en représente pas moins la même modalité morbide; et c'est encore un point de contact avec les autres fièvres éruptives; car cette observation est de notoriété vulgaire dans leur histoire. Y a-t-il un praticien qui refusât de reconnaître, en temps d'épidémie, une variole, une rougeole, etc., sous le prétexte que l'éruption manquerait à leur symptomatologie habituelle? Or, si l'expérience clinique a sanctionné ces faits, et dicté la formule générale qui les exprime, je ne vois pas trop quel motif plausible on aurait, d'en distraire, par exception, la *fièvre miliaire sans millet*, *febris miliaris sine miliis*.

La suette picarde représente donc, n'en déplaise à de Haën, une entité morbide individuelle. On objecte que l'éruption qui affecte cette forme, n'est pas tellement propre à la fièvre de ce nom, qu'elle ne puisse s'associer à d'autres maladies; qu'elle s'observe plus souvent à l'état de symptôme qu'à l'état idiopathique; que l'abus du régime et du traitement échauffants peut la provoquer, etc., etc. Tout cela indique seulement que le travail local qui produit le millet, peut avoir sa source dans des affections très-différentes. Mais quand le processus cutané a été précédé d'une fièvre dont on ne peut trouver l'origine dans une lésion antérieure quelconque, cette fièvre possède, par cela même, l'attribut fondamental de l'essentialité, et mérite une place dans la pyrétologie.

Que certains traitements influent sur l'abondance de la miliaire, c'est ce que je n'ai nulle envie de contester. Il ne faudrait pourtant pas altérer, en l'exagérant, la signification de ce fait. Ne sait-on pas que Sydenham, en substituant, par une heureuse inspiration, la méthode tempérante à la méthode échauffante, multiplia les varioles discrètes, et réduisit notablement le nombre des varioles confluentes ; personne ne s'est avisé d'en conclure que l'éruption de la petite vérole n'est, dans sa constitution, qu'un accident dont l'art dispose à son gré. Et l'analogie la plus frappante n'autorise-t-elle pas à étendre le même raisonnement à la suette miliaire ?

En 1848, un concours pour une chaire de clinique interne, fut ouvert devant la Faculté de Montpellier. Un des sujets de thèse imposés par le jury, était ainsi formulé : « *Les maladies éruptives aiguës sont-elles des affections essentielles ?* »

Cette question échut à mon regretté collègue, Jaumes, qui défendit magistralement l'affirmative (1).

Il s'occupa d'abord, de réfuter les objections opposées par les adversaires de l'essentialité de ces fièvres. Il montra qu'elles ne pouvaient être rattachées à une lésion primitive des organes profonds ; qu'elles ne dépendaient pas d'une autre affection, et qu'on n'en trouvait pas non plus l'explication légitime, dans une altération appréciable du sang. Sa conclusion directe était, que les fièvres éruptives doivent, dans l'état présent de la science, être considérées comme *essentielles* ou *idiopathi-*

(1) Jaumes, *Thèse de concours de Montpellier*. Janvier 1848.

ques, c'est-à-dire, n'ayant pas, au-dessus d'elles, un état morbide du même ordre, capable d'en donner la raison suffisante.

Cette question générale qui englobait dans la même discussion, le groupe entier des fièvres éruptives, avait déjà frappé par son importance, l'ancienne Société royale de médecine, qui en restreignit seulement l'application à la *fièvre miliaire* elle-même, dont l'étude était à l'ordre du jour. La question qu'elle proposa pour le concours de 1779 était rédigée en ces termes : « *Existe-*
» *t-il véritablement une fièvre miliaire essentielle et distincte des*
» *autres fièvres exanthématiques ?* »

La réponse de M. le docteur Aufauvre obtint le prix (1). Si je n'accepte pas toutes les idées émises dans ce travail, écrit sous les inspirations d'un galénisme qui n'est plus de notre temps, je m'associe pleinement au sentiment de l'auteur, lorsqu'il fait justice de la prétention trop exclusive de de Haën, qui rapportait toujours l'éruption du millet, à l'influence du traitement excitant. Pour lui, au contraire, la fièvre miliaire est *éruptive de sa nature*, et constitue évidemment une fièvre essentielle, distincte par certains traits, des autres fièvres exanthématiques, mais rentrant dans leur classe par ses caractères généraux. Il est permis de penser que la savante compagnie qui jugea les compétiteurs, avait accueilli avec faveur, l'opinion de celui à qui elle avait décerné la palme.

Depuis cette époque, cette manière de comprendre la suette miliaire, si vivement disputée, a fait bien du chemin, et elle rallie aujourd'hui la grande majorité des

(1) *Dissertation* lue le 7 septembre 1779. (*Mém. de la Soc. roy. de méd.* MDCCLXXXV, p. 147.) — On trouvera (*passim*) dans la Collection de la Société royale, une série de Mémoires remarquables, dont le rapprochement éclaire l'histoire de la suette miliaire.

médecins. M. Rayer, quant à lui, n'hésite pas à mettre cette fièvre « à côté de la *petite vérole*, de la *scarlatine*, de » la *rougeole* et de la *varicelle* (1). »

D'après tout ce qui précède, je me crois autorisé à soutenir que l'éruption suffit à elle seule, pour séparer la suette miliaire actuelle, de la suette du XVe siècle.

Qu'on ne me reproche pas de transiger avec mes principes, en donnant à un symptôme isolé, une prépondérance décisive dans ce diagnostic comparé. En thèse générale, je professe que la détermination de la nature des maladies, est la résultante de tous les points de l'observation pathologique qui s'y rapporte. Mais il est des cas où le problème se simplifie, et on m'accordera bien, je l'espère, qu'une éruption à caractères tranchés, suffit seule à personnifier la maladie qu'elle traduit à sa manière. Est-ce que l'apparition de boutons varioliques, de taches scarlatineuses, de papules morbilleuses ne fixe pas, à l'instant, les doutes du praticien, sur la nature indécise de la fièvre qu'il observe? Que l'éruption manque au rendez-vous, en dehors de toute épidémie régnante, les autres symptômes, même les plus accentués, n'auront qu'une signification incertaine, souvent démentie par l'observation ultérieure.

Les auteurs du *Compendium de médecine* font remarquer, *que si l'on supprimait l'éruption de la suette des Picards*, sa symptomatologie se confondrait avec celle de la suette anglaise. Et grâce à cet expédient, ils prononcent que les deux suettes ne représentent « *que des combinaisons nouvelles,* » *survenues entre les élements pathologiques d'une seule et même* » *maladie* (2). »

Or, c'est là ce qu'il aurait fallu démontrer, autrement

(1) Rayer, *Ouv. cit.*, p. 384.
(2) Fleury et Monneret, *Compendium*, au mot *suette*.

que par une simple affirmation ; car, en procédant par analogie, on dégagerait plus rationnellement la conclusion contraire.

Que les formes des maladies subissent, par l'effet du temps, certaines modifications, c'est ce que je suis prêt à reconnaître. Mais quand il s'agit de maladies marquées d'un cachet indélébile de spécificité, il faut, pour rester dans le vrai, réduire de beaucoup la limite éventuelle de ces changements extérieurs. La peste d'Orient n'a-t-elle pas conservé, à travers les siècles, ses charbons et ses bubons pathognomoniques? Les fièvres éruptives de notre nosologie se sont-elles débarrassées en vieillissant, des boutons et des papules de leur premier âge ? De quel droit prétendrait-on que la suette anglaise, procédant à l'inverse, aurait surchargé sa symptomatologie originelle, d'une éruption spéciale, qui en serait devenue inséparable, sauf les cas d'exception confirmatifs de la règle ?

Les partisans les plus prévenus de l'identité des deux suettes comprennent bien que l'éruption miliaire est un fait qu'on ne peut supprimer d'un tour de main, pour s'épargner des embarras. Ils prétendent, en conséquence, la retrouver dans les descriptions de la maladie du xve siècle, et remplir ainsi le vide qui compromettait trop visiblement la ressemblance. Mais nous savons que les historiens de la grande épidémie, qui nous en ont transmis le signalement le plus exact, ont constaté d'un commun accord, l'absence de toute éruption.

Comme j'ai déjà eu occasion de rappeler à mon lecteur ce fait d'observation, je me contenterai de réunir ici un petit nombre de témoignages.

« Il n'y avait *ni charbons*, *ni pustules*, *ni taches pourprées ou* « *livides*, dit expressément Bacon, qui avait recueilli la tra- « dition la plus fidèle de l'épidémie de 1486. *Non car-*

» *bunculi, non pustulæ, non purpureæ aut lividæ maculæ* (1). »

Jean Nidepontanus et Laurent Frisius, qui ont vu et traité la maladie, pendant son invasion de 1529, ne sont pas moins affirmatifs : « Nulle éruption d'apostèmes ou » de tumeurs. *Nullo apostemate aut tumore ab extra per-* » *cepto* (2). »

Joachim Schiller déclare, qu'il n'a observé aucune éruption, et cherche même à en donner la raison théorique : « *Abscessus cur non ostendat ?* (3) »

Fernel est plus explicite encore : « Il n'y avait, dit-il, » *ni charbon, ni bubon, ni exanthème, ni ecthyma,* mais seule- » ment une hypersécrétion de sueur. *Nec carbunculo, nec* » *bubone, nec exanthemate, nec ecthymate, sed sudore solo pro-* » *rumpens* (4). »

Sennert, à son tour, note expressément, dans son étude de la *sueur anglaise*, le défaut de bubons, de charbons ou de tout autre exanthème : « *Correpti statim, sine bubone, car-* » *bunculo, exanthematibus, languore dissolvebantur* (5). »

La suette anglaise était donc dépourvue de toute espèce d'éruption cutanée, et en s'obstinant à soutenir le contraire, d'après quelques apparences mal interprétées, on fausse gratuitement la vérité clinique.

Je m'empresse pourtant d'avouer, que parmi les nombreux auteurs qui ont vu et décrit la suette, dans ses invasions intermittentes et dans ses principales stations, il

(1) Bacon. Op. cit.

(2) *Sudoris anglici... ratio observata, et cura* à Joanne Nidepontano et Laurentio Frisio præcipiti calamo conscripta. (Argentorate, 1529.) (R. de G., p. 166.)

(3) J. Schillerii... *De peste britannica commentariolus verè aureus.* Cap. IV. (R. de G., p. 283.)

(4) *De abitis rerum causis*, lib. II, cap. XII, *in* Fernelii *Universa medicina*, p. 794. 1679.

(5) Danielis Sennerti *Opera omnia cit.*, t. I, lib. IV, *de febribus*, cap. XV, *de sudore anglico.*

en est un, ni plus ni moins, qui aurait découvert ce que personne n'avait aperçu avant lui, et n'a vérifié depuis. J'ai déjà annoncé ce fait que je ne devais pas passer sous silence, ne fût-ce que pour prévenir les exagérations intéressées.

Tyengius, praticien renommé d'Amsterdam, pendant l'épidémie de 1529 (1), a consigné ses impressions médicales dans un manuscrit dont Pierre Forest (*Forestus*) a extrait une grande partie de l'histoire de la suette, qu'il nous a laissée dans ses propres œuvres (2). Celui-ci nous apprend, qu'étant encore enfant à l'époque où le fléau passa à Amsterdam, il n'était pas en état de recueillir ses observations personnelles. Mais il s'en est refait en puisant, *larga manu*, dans l'œuvre inédite de son compatriote, et c'est d'après lui, qu'il a ajouté au tableau des symptômes, la venue de *petites pustules* que la sueur laissait après elle, *sur la peau des extrémités*, présentant *diverses formes et prenant, suivant l'état des humeurs, un haut degré de malignité.* « *Febrem sudor finiebat, post se relinquens, in extremitatibus corporis, pustulas parvas, admodum exasperantes, diversas et malignas secundum humorum malignitatem.* »

Ce passage fourmille d'indécisions. Quelle était la *nature* de ces *petites pustules?* On n'en fait connaître que le volume, sans autre indication de leur forme, de leur coloration, de leur marche, de leur terminaison. Que signifie la malignité attribuée à une éruption, qui survenait après la sueur et la cessation de la fièvre, c'est-à-dire au moment

(1) J'ai déjà dit (p. 456) que le fléau n'avait séjourné à Amsterdam que trois ou quatre jours.

(2) R. de G., p. 503. Gruner dit, à ce propos, que toutes les recherches pour retrouver le manuscrit de Tyengius ont été sans résultat. Il ne fait pas de doute qu'il ne soit resté entre les mains de Forestus, qui s'en est réservé l'usufruit exclusif. (*Ibid.*, note de la p. 501.)

où la maladie touchait à sa fin? Ce n'est point ainsi que nous parlerions de la miliaire actuelle.

Quel sens le mot *pustulæ* implique-t-il dans la pensée du narrateur? Pris au pied de la lettre, il ne peut s'adapter aux *vésicules* que nous connaissons. De plus, celles-ci surgissent sur toute l'étendue de la peau, et sont souvent innombrables; nouveau contraste avec le siége circonscrit que leur assigne expressément Tyengius.

Gruner a donc eu d'excellents motifs, pour conclure qu'il ne s'agit que de *sudamina*, correspondant aux *morbilli* ou *taches* d'autres auteurs, et provoqués presque exclusivement par le traitement échauffant dont abusaient les médecins hollandais (1). Tel est aussi l'avis de M. Hæser, qui ne repousse pas néanmoins l'hypothèse d'une efflorescence exanthémateuse spéciale, dans les cas observés par Tyengius.

Je n'ai pas besoin de dire que mon opinion personnelle, bien des fois exprimée, n'est point ébranlée par cet incident, et c'est l'interprétation de Gruner qui me paraît la plus vraisemblable; je lis cependant dans le commentaire de Forestus une réflexion qui pourrait me venir en aide :

« La sueur, dit-il, poussait aisément le venin morbide » du centre à la périphérie. *Facile propellebatur venenum a* » *centro ad circumferentiam in omnibus per sudorem.* »

Dans l'humorisme du temps, cela ne signifie-t-il pas que l'acte éliminateur se passait fort bien d'un processus éruptif, et que les *pustules*, découvertes par Tyengius sur les malades d'Amsterdam, n'étaient qu'un épiphénomène accidentel, une complication insolite qui n'avaient pas franchi le cercle de sa pratique locale? Ce n'est pas la première fois qu'on vérifierait, dans l'épidémiologie, ces

(1) R. de G., p. 503. *Note*.

modifications phénoménales, surajoutées aux traits habituels de la maladie régnante, par l'intervention de certaines influences circonscrites, parmi lesquelles pourraient figurer les constitutions atmosphériques, antérieures ou actuelles, les prédispositions populaires et autres conditions du même ordre dont l'étiologie doit tenir grand compte.

En résumé, comme Tyengius s'est réservé le monopole exclusif de son observation, et qu'on cherche en vain quelque chose de pareil, dans les récits qui ont précédé ou suivi le sien, il est de toute évidence, sans mettre en cause sa véracité ou son expérience, que l'éruption qu'il a mentionnée n'est pas essentielle à la maladie qu'il avait sous les yeux. La responsabilité de son développement inattendu pesait sur des causes étrangères à la modalité constitutive de la suette anglaise.

Jacques Castricus d'Anvers, que j'ai déjà eu occasion de citer, a vu survenir, chez plusieurs malades, des *taches* ou un *crachement de sang* qui sont, ajoute-t-il, « des » symptômes de toute *fièvre pestilentielle* (1). »

La forme que l'auteur donne à cette remarque, montre clairement qu'il ne s'agit que de deux complications éventuelles. Le mot *morbilli*, rattaché à l'idée d'une fièvre pestilentielle, ne représente que les *pétéchies* ou *taches pourprées* ordinaires. Elles n'appartiennent pas plus en propre à la *suette*, que le *crachement de sang* conjointement signalé. Dans tout cela, il est impossible de soupçonner la moindre trace de miliaire spécifique.

Hasarderai-je ici une réflexion qui s'offre à mon esprit, et que je donne pour ce qu'elle peut valoir ?

(1) «... *Et in pluribus exeunt morbilli aut sanguinem, expuunt quæ » quidem propria sunt febris pestilentialis.* » (Jacobi Castrici *De sudore » epidemiali quem anglicum vocant, ad medicos gandenses*. Lutetiæ. 1529.) (R. de G., p. 6.)

D'après tout ce que nous savons de la suette, n'est-il pas évident qu'elle *répugnait*, qu'on me passe le mot, à former une éruption ? L'effervescence du sang, comme disaient les contemporains, l'hypersécrétion sudorale et la surexcitation consécutive de la peau, sembleraient annoncer l'élaboration d'un exanthème, bien spécifié par ses caractères, sa marche, son évolution, sa terminaison et surtout sa constance. Et cependant, ces prévisions expérimentales si rationnelles ont été démenties, par le fait clinique.

Pinel n'hésite pas, d'après ses lectures, à reconnaître qu'on n'observait dans la maladie du xve siècle « *ni* » *charbons, ni bubons, ni pustules, ni exanthèmes*. » Mais il n'a pas tiré de ce fait (et c'est pour cela que j'en parle), sa conséquence la plus naturelle et, en quelque sorte, la plus logique. Il se borne à poser, sans essayer de la résoudre, la question suivante : « Le cours très-prompt » et très-rapide de cette maladie, a-t-il empêché l'éruption des bubons et des exanthèmes, qui forment les » caractères distinctifs de la peste ? (1) »

Je n'insiste pas sur l'inexcusable confusion de la suette et de la peste, qui résulte de ce passage. C'est bien la peine, on en conviendra, d'orner un livre du titre pompeux de : *Nosographie philosophique*, pour n'être, à un moment donné, que l'écho d'une opinion banale, qui applique indifféremment à toute épidémie meurtrière, le nom générique de *peste*. Pinel a oublié deux choses quand il écrivait ces lignes. D'abord, que dans la peste la plus aiguë et la plus rapide, il n'est pas rare de voir surgir les bubons et les charbons dès les premières heures de l'invasion (2); et, en second lieu, que la suette procédait,

(1) Pinel, *Nosographie philosophique*, t. I, p. 247. 1810.

(2) Nous avons vu que Procope est très-affirmatif sur ce point : « *Die autem... eodem ipso... nascebatur ac tumescebat bubo.* » (*Op. cit.*)

dans une infinité de cas, avec plus de lenteur, et laissait ainsi aux éruptions, le temps de se former. Comment n'a-t-il pas vu aussi, que puisque la suette n'offrait pas ce qu'il appelle les *caractères distinctifs de la peste*, cela prouvait tout simplement qu'elle n'était pas la peste elle-même?

M. le docteur Jules Guérin, présentant à l'Académie de médecine, un *rapport sur différentes communications relatives à l'épidémie de suette miliaire qui a régné en* 1849, *dans plusieurs départements*, n'a pas laissé échapper l'occasion de dire son mot sur la question de diagnostic différentiel que je cherche à éclaircir. Dans ce travail, où l'élégance de la forme s'allie à la profondeur des pensées, l'auteur commence par prendre acte de ce fait, que, « depuis 1485, jusqu'à nos » jours, la maladie qui compte la sueur parmi ses princi» paux symptômes, a reparu, à plusieurs reprises, avec des » formes et *surtout une gravité* assez différentes, pour qu'on » se croie autorisé à en faire deux espèces distinctes : » *la suette anglaise* ou *suette proprement dite*, caractérisée » surtout par la léthalité et *l'absence de toute éruption* » *miliaire*; et la *suette des Picards*, dite *suette miliaire épidé*» *mique*, beaucoup moins dangereuse, et caractérisée par » la présence d'une *éruption miliaire très-abondante* (1). »

Résumé en ces termes, le rapprochement semblerait n'avoir d'autre conclusion que la séparaton nosologique des deux suettes.

Tel n'est pas cependant le sentiment de M. Guérin, et j'ai le regret de me trouver en désaccord avec lui, malgré ma déférence habituelle pour son autorité.

Mon honoré confrère a bien compris, qu'en pareille matière, on devait s'interdire toute affirmation trop abso-

(1) Jules Guérin, *Etude sur la suette miliaire épidémique et en particulier sur l'épidémie de* 1849. (*Gaz. méd. de Paris*, t. IV, p. 578. 1851. Et *Mémoires de l'Académie de médecine*. Paris, 1853, t. XVII, p. 1.)

lue, et il exprime avec une certaine réserve, sa manière de voir, implicitement très-arrêtée.

« L'examen comparatif des diverses épidémies de » suette anglaise et de suette picarde, porte à croire qu'il » s'agit, au fond, de la même maladie, ne différant que par » le *degré d'intensité*. L'absence et la présence de l'éruption » miliaire, d'une importance abusive au point de vue » nosologique, disparaît devant cette considération étio- » logique que, dans le premier cas, l'intoxication est telle, » qu'elle foudroie, pour ainsi dire, les malades, et pré- » vient toute réaction de l'organisme ; tandis que dans » le second, elle laisse à l'action éliminatoire de la peau, » le temps et le moyen de se manifester, comme elle le » fait dans toutes les affections fébriles éruptives. »

En principe général, quand on compare deux maladies, leur léthalité respective n'est pas un caractère *foncièrement* distinctif. Une variole simple et discrète est, au fond, la même entité morbide, qu'une variole confluente et maligne. Une fièvre pernicieuse et une fièvre intermittente simple, représentent la même affection, curable par le quinquina. Mais ici, à la différence de gravité, viennent s'adjoindre les autres caractères qui impliquent l'identité de nature. Quelles que soient leurs divergences apparentes, les deux ordres de maladies se rallient sur la base commune de l'étiologie, *virulente* pour les premières, *effluvienne* pour les autres.

Il n'en est pas de même pour les deux suettes, et on pourrait traduire le contraste radical de leur pronostic, en disant qu'il ne dépend pas de complications accidentelles, de circonstances propres aux sujets, etc. On n'en peut trouver la source que dans les tendances primordiales de leurs modalités respectives.

Ce n'est pas que la suette miliaire ne compte à son tour, comme les maladies les plus bénignes, ses jours de gravité insolite, dont nous sommes réduits, faute de mieux, à accuser l'influence du génie épidémique.

Dans la mémorable invasion du Languedoc, le nombre des morts, d'après la statistique recueillie par Fouquet, s'éleva à plus de trente mille (1). Mais il ne faut pas perdre de vue que ce gros chiffre, tributaire, dans une certaine mesure, du traitement excitant, a été relevé dans une circonscription très-étendue.

La vérité est qu'en général, le pronostic n'avait rien de bien alarmant. Pujol affirme que pendant les six jours où la maladie qu'il observait à Castres, était dans toute la force de son développement et de sa propagation, sur 900 malades environ, il n'en périt que 12 (2).

Dans l'épidémie relatée par M. Rayer, la mortalité totale des communes infectées, depuis l'origine jusqu'à la fin, a été de 116 sur 2,657 malades. Ce qui revient à dire qu'il n'est mort, en somme, qu'un malade sur 22 $\frac{9}{10}$ (3).

Certes, quand on se rappelle que la suette anglaise, dans ses paroxysmes de fureur, enlevait 99 malades sur 100, on ne peut faire bon marché d'un tel contraste (4).

Si j'accorde à M. Guérin que la léthalité relative des deux maladies, ne retentit pas sur leur ***nature intime***, je serai moins accommodant sur la valeur de l'éruption, comme élément de délimitation nosologique.

Pour le médecin de Paris, le défaut d'exanthème dans les manifestations de la suette ancienne, ne serait

(1) Pujol, *Ouv. cit.*, t. III, p. 262.
(2) Pujol, *Ouv. cit.*, p. 291.
(3) Rayer, *Ouv. cit.*, p. 246.
(4) « *Tanta fuit febris hujus malignæ initio truculentia, ut quamprimum* » *urbem aliquam invaderet, singulis diebus quingentos aut sexcentos occu-* » *paret, et ex ægris primo* VIX CENTESIMUS *quisque evaderet.* » (Sennerti *Op. omnia cit.*, p. 841.)

qu'une affaire de temps. Mais peut-on fixer, sous ce rapport, les limites indispensables aux réactions morbides? Ne varient-elles pas au gré d'une foule de causes, dont la vie garde le secret? Est-ce que l'éruption de certaines varioles suspectes n'est pas très-rapprochée des prodromes de l'invasion? Ne voit-on pas fréquemment, dans la scarlatine, éclater simultanément la fièvre, l'angine et l'exanthème? Enfin, n'avons-nous pas appris de Procope, non-seulement que les bubons des aines et des aisselles s'élevaient souvent dès le premier jour, dans la peste du VIe siècle; mais qu'un certain nombre de malades mouraient dans la première heure, le corps tout couvert de taches noires (1)?

Remarquez encore que la suette anglaise n'était pas toujours foudroyante ou rapidement mortelle. Un simple coup d'œil sur son histoire, montre qu'elle dépassait très-souvent ce terme, affectant même la marche chronique. Que devient, dans les cas de ce genre, l'interprétation de M. Guérin? Puisque la nature n'était plus entravée dans ses opérations, pourquoi donc est-ce la sueur seule, qui a invariablement accompli l'acte éliminateur, dont on voudrait laisser toute la charge à l'éruption miliaire?

M. Guérin rappelle bien, non sans intention, que sur *quelques sujets*, on avait vu des *taches rouges*, semblables, dit-il, à celles qui précèdent la miliaire. Comment se fait-il donc que cette fluxion cutanée, si activée déjà par le raptus sudoral, n'ait abouti qu'à cette ébauche avor-

(1) « *Quibus toto corpore atræ pustulæ magnitudine lentis erumperent,* » *hi ne unum quidem superarant diem, sed eadem hora animam omnes* » *efflabant.* » (Procopii *Op. cit.*)

« A six heures, » dit Pariset, qui parlait *de visu*, « un homme » est en pleine santé; à sept, il a fièvre et délire; *à huit, bubon* et » mort. » (*Discuss. sur la peste et les quarantaines,* p. 931.)

tée? Pourquoi la miliaire pathognomonique s'est-elle arrêtée en si beau chemin? Sans compter que ces prétendus préludes d'éruption n'ont été vérifiés que sur un nombre très-restreint de malades, et que tout indique qu'ils n'étaient autre chose que les *pétéchies* ou *taches pourprées*, compagnes assidues des fièvres graves.

Je ne puis clore cette discussion, trop prolongée peut-être, sans invoquer le concours de M. Hecker, qu'on retrouve toujours sur le terrain de la médecine historique.

Ce savant a étudié la suette des XVe et XVIe siècles, dans ses rapports avec les maladies qui s'en rapprochent par leurs apparences (1).

Après avoir puisé aux sources les traits de sa description, il ne cache pas que la maladie ancienne ressemblait beaucoup à la suette picarde; mais il déclare formellement, que l'éruption a tracé entre elles une ligne de démarcation qui ne peut être effacée.

Il a même poussé plus loin son analyse, et a cherché à mieux préciser le mode nosologique de la suette non éruptive, qui ne serait pour lui qu'une *fièvre rhumatismale* (*Rhumatische Fieber*).

Il faut savoir que l'Ecole allemande donne cette qualification, à des états morbides, généralement caractérisés par des flux, dont la cause initiale serait l'action du froid humide, et qui tendraient à se terminer par des sueurs abondantes et acides. Ces attributs répondent en tous points à nos affections *catarrhales*, et je m'imagine, qu'au fond, le mot *rhumatique* n'a pas pour les médecins allemands d'autre signification.

Quoi qu'il en soit, M. Hecker retrouverait ces caractères principaux dans la suette anglaise, où l'action du froid était si puissante, que son impression fugitive, pendant

(1) Hecker, *Der Englische Schweiss* (la suette anglaise). Berlin, 1834.

l'écoulement de la sueur, amenait la mort presque à coup sûr.

Je ne manquerais pas d'objections à cette manière de comprendre la suette. Une seule suffira.

Il est incontestable que la grande maladie populaire, envisagée dans sa pathogénie générale, porte au plus haut degré, comme toutes les maladies du même ordre, l'empreinte de la spontanéité la plus frappante. Que le froid ait influencé le développement, la marche, la terminaison des attaques individuelles, c'est ce que l'expérience a mis hors de doute. Mais, en présence du fléau et de ses reprises intermittentes, l'idée ne peut venir d'en rapporter la génération à des conditions extérieures, pas plus le froid que tout autre. On connaît là-dessus ma façon de penser. Toujours est-il, que la théorie telle quelle de M. Hecker, pose en fait la séparation des deux suettes, et j'ai tenu à m'en prévaloir.

Si l'on voulait maintenant les comparer de plus près, on n'aurait pas de peine à découvrir, en dehors de l'éruption, d'autres dissemblances qui ont leur valeur séméiotique.

Je n'ai pas à revenir sur la différence de leur léthalité. Je n'alléguerai pas non plus, à l'exemple de certains auteurs, que la suette du XVe siècle était *contagieuse*, tandis que celle du XVIIe serait exclusivement *épidémique* (1). Je ne puis accepter une proposition aussi absolue qui démentirait les principes que je professe en matière de contagion. Ce que je puis dire, c'est que je crois, par analogie, à la transmissibilité des deux maladies, dans les conditions requises pour son exercice. J'avoue cependant, que ce n'est qu'un préjugé qui ne s'appuie sur aucun témoignage démonstratif (2).

(1) Voy. *Dictionnaire des sciences méd.*, art. *Suette*.

(2) D'après Borsieri, il serait clairement prouvé que la maladie

Je serai plus affirmatif sur d'autres faits, qui sont loin d'être indifférents.

Dans la suette anglaise, la sueur était essentiellement *critique* et devait être livrée à elle-même. Dans la suette de notre temps, cette excrétion est purement *symptomatique*, sans influence résolutive, et il est de précepte général d'en modérer ou mieux d'en prévenir l'écoulement.

Malgré les assurances des médecins contemporains, la première suette déjouait toutes les ressources de l'art, non-seulement par sa marche effrénée, mais aussi par sa férocité naturelle. Les suffrages que paraît s'être conciliés la méthode tempérante comparée à son antagoniste, n'ont pu affaiblir la triste éloquence des nécrologes. On peut bien dire qu'il ne nous est resté sur sa thérapeutique, qu'un amas confus de recettes et de formules dont la multiplicité même, l'incohérence et les vertus imaginaires, trahissent la pénurie trop avérée des médications réellement efficaces.

Le traitement de la suette picarde nous épargne ce pénible aveu. Non pas qu'il n'y ait eu en présence plusieurs méthodes curatives, et qu'on doive accepter sur parole l'apologie des prôneurs intéressés; mais en les jugeant à l'œuvre, on ne peut contester qu'elles n'aient été, selon les cas, très-puissantes; et l'art ne s'est pas fait illusion, en s'attribuant rationnellement une part légitime, dans l'issue heureuse de la maladie (1).

Enfin, j'ajoute comme dernier trait allégué par certains auteurs, que les hémorrhagies, symptôme rare et excep-

miliaire n'est pas moins contagieuse que la variole. Les faits qu'il cite à l'appui, lui paraissent décisifs. (*Institutiones medicinæ practicæ quas... perlegebat* Bapt. Burserius, t. II, p. 465, § CCCXCVII. Lipsiæ, M.DC.LXXXVII.)

(1) J'aurais beau jeu si je parlais de la médication anti-périodique, dont les brillants succès ont permis de l'ériger en prescrip-

tionnel de la suette ancienne, s'associent fréquemment au contraire, à la suette moderne.

Il est temps de formuler ma conclusion définitive, qui exprime ma pensée tout entière.

La grande maladie populaire, célèbre sous le nom de suette anglaise, dont l'apparition première eut lieu en 1486, était une maladie nouvelle. Après cinq reprises épidémiques, espacées dans une période de soixante-cinq ans, elle a frappé ses derniers coups en 1551, et s'est retirée parmi les maladies éteintes, dont la pathologie humaine n'a plus qu'à graver, dans ses archives, le souvenir historique.

On pourrait reprocher à l'étude que je poursuis, une grave omission, si je gardais le silence sur une communication de M. Hecker, qui se recommande par plusieurs points de vue, à l'attention des pathologistes.

Dans l'introduction de sa belle dissertation latine sur la peste antonine, mon confrère de Berlin, après avoir fait ressortir les services que rend l'histoire de la médecine, et l'éclat des lumières qu'elle projette sur les évolutions séculaires de la pathologie, est amené à dire un mot en passant, de certaines *fièvres sudatoires* (*febrium sudatoriarum*) qu'on observerait actuellement dans le centre de l'Allemagne, principalement sur les bords du Mein, et qui auraient, assure-t-il, une ressemblance marquée avec la suette anglaise (1).

tion générale, dans les épidémies de suette miliaire où le rôle de l'élément rémittent a été bien dessiné. On m'objecterait avec raison, qu'à cet égard, la partie n'est pas égale entre les médecins du XVe siècle et nos contemporains, puisqu'ils étaient antérieurs à la découverte du quinquina. Il me paraît toutefois que la rapidité sidérante de la suette anglaise, exclut l'intervention de tout élément périodique, malgré l'importance vaguement attribuée à l'existence et aux émanations des marais, dans les lieux qu'elle a visités.

(1) Hecker, *De peste antoniniana commentatio. Introductio*, p. 7. Berolini, 1835.

Cette dernière affection a été pour l'auteur, le sujet d'une savante monographie, et c'est là qu'il faut chercher des éclaircissements précis sur ces *fièvres*, dont l'existence même était à peu près ignorée, avant sa révélation. Pour être bref, je me contente d'extraire de cet ouvrage, la relation d'une maladie singulière qui envahit une bourgade allemande, en 1802. Un médecin peu connu, du nom de Sinner, en donna la description l'année suivante, dans un travail spécial d'où M. Hecker l'a exhumée, au profit de la pathologie contemporaine (1).

« Après un été chaud et très-sec, suivi en novembre 1802, » de pluies continuelles, Rœttingen, sur la Tauber, petite » ville de Franconie, entourée de tous côtés par des mon» tagnes, fut attaqué le 25 du même mois, d'une maladie » très-meurtrière, sans exemple dans la mémoire des » habitants, et tout à fait inconnue aux médecins du » pays.

» Des jeunes gens pleins de force étaient subitement » saisis d'une indicible angoisse. Le cœur leur palpitait » fortement sous les côtes. Aussitôt s'exhalaient sur tout le » corps, des torrents d'une sueur acide et fétide. En même » temps, ils ressentaient une douleur déchirante dans le » dos. Cette douleur disparaissait quelquefois très-promp» tement, et si elle gagnait la poitrine, les palpitations et » l'angoisse se renouvelaient. Les malades défaillaient, et » les membres se raidissant, ils rendaient l'âme. Chez la » plupart, tout cela se terminait en vingt-quatre heures. » Tous cependant ne succombaient pas à la première » attaque ; mais chez quelques-uns, après que le pouls » était tombé à une faiblesse et à une petitesse extrêmes,

(1) L'écrit allemand de Sinner, est intitulé : « *Exposition d'une suette » rhumatismale qui a régné à Rœttingen en* 1802. Wurzbourg, 1803. C'est de là que M. Littré a tiré la description, que je lui emprunte à mon tour. (*Gaz. méd. de Paris*, t. III, 1835, p. 333 et suiv.)

» et que la respiration avait suivi la même diminution, » la douleur déchirante se faisait sentir de nouveau dans » les parties extérieures; ils éprouvaient de la pesanteur » et de la raideur dans le dos; le pouls et la respiration » reprenaient leur régularité; mais la sueur continuait à » ruisseler. Ce calme était excessivement trompeur; car, » à l'improviste, reparaissaient les palpitations et la peti- » tesse du pouls, et alors, le plus souvent, la mort était » inévitable. Chose frappante! Les malades, bien qu'inon- » dés de sueur, n'étaient que très-peu altérés; leur langue » n'était pas sèche, pas même sale, et elle conservait son » humidité naturelle; chez la plupart, il s'écoulait peu » d'urine.

» Quand la maladie suivait son cours, sans remèdes » échauffants, il ne survenait aucune éruption cutanée. » Ces éruptions, quand elles se manifestaient, étaient de » différentes natures : des vésicules miliaires de toute » forme et de toute couleur, de vraies bulles de pem- » phigus ou même des pétéchies. Il faut remarquer que les » malades n'éprouvaient jamais la démangeaison géné- » rale qui précède l'éruption de la suette miliaire, et » qu'il ne se faisait jamais non plus une desquamation » régulière. » D'où M. Hecker conclut, et je partage son sentiment, que ces éruptions cutanées étaient purement symptomatiques dans la maladie de Rœttingen, et qu'elles n'en faisaient pas une partie essentiellement nécessaire, comme elles le sont dans la suette de Picardie.

« Quand l'issue devait être heureuse, la sueur diminuait » dès le second jour, et perdait toutes ses mauvaises qua- » lités. De sorte qu'il ne restait plus qu'une transpiration » abondante sans accidents inquiétants, et tout finissait » vers le sixième jour.

» Le traitement suivi par le peuple aggrava beaucoup

» le mal. Comme au xve siècle, et comme dans la miliaire » moderne, dans l'intention d'activer la sueur, on échauffa » les malades par tous les moyens, au péril de leur vie. » C'est sous l'influence de cette méthode, que survenaient » diverses espèces d'éruption.

» Dans les premiers jours, la mortalité fut effrayante, et » les habitants des localités voisines du théâtre de l'épi» démie en évitèrent les approches, comme s'il s'agissait » d'une ville pestiférée. M. le docteur Sinner, sans lequel » le souvenir de cet événement pathologique se serait » probablement perdu, apporta les secours de son art, » protesta énergiquement contre la méthode en vogue, et » sauva, par des moyens plus doux, tous les malades qui » se livrèrent à lui.

» Il est à remarquer que l'épidémie se confina exclu» sivement à Rœttingen et qu'on ne compta pas un seul » cas au dehors. Le 5 décembre, par un beau temps, ac» compagné d'une forte gelée, elle disparut entièrement. »

Le simple exposé qu'on vient de lire, suffit pour établir une grande ressemblance entre cette maladie et la suette anglaise. M. Sinner lui assigne une nature *rhumatismale*, et j'ai dit que M. Hecker ne comprend pas autrement la suette. Mais il n'en reste pas moins vrai que, pour se prononcer dans le sens de l'identité complète, il faudrait fermer les yeux sur des différences importantes.

La maladie de Rœttingen s'est concentrée obstinément dans son enceinte; elle s'accompagnait d'une éruption symptomatique; sa durée commune était de six jours. Ces caractères sont en opposition avec les traits correspondants, inscrits au signalement de la suette anglaise : rayonnement rapide et lointain, absence d'éruption, soudaineté des attaques ou évolution *éphémère*, dans le sens littéral du mot.

Quelle que soit l'opinion que suggère cette confrontation

nosographique, on doit être d'accord pour convenir que ce fait isolé et passager d'une maladie, tombant à l'improviste sur une petite ville d'Allemagne, avec les principaux symptômes de la suette anglaise, et un air de nouveauté qui surprend les médecins et les habitants de la localité envahie, représente une observation des plus curieuses. Elle ne pouvait être séparée de l'histoire de la suette, lors même qu'on resterait en suspens sur la nature du rapport qui relierait les deux entités morbides, comparées à trois cents ans de distance.

Quand j'ai cru devoir fixer à la fin du XVe siècle, la première explosion connue de la grande épidémie de suette, je n'ai pas fait pressentir une restriction qui, dans la pensée de certains auteurs, pourrait insinuer des doutes sur l'authenticité de cette date. Quoique je sois bien éloigné de lui reconnaître cette portée, il est indispensable que je donne quelques explications.

On trouve, dans certains livres de médecine ancienne, la description d'une maladie spéciale qui porte le nom de *maladie cardiaque*, caractérisée par d'abondantes excrétions sudorales, et réunissant plusieurs des manifestations de la suette anglaise. Cette maladie intéresse doublement, comme on va le voir, le sujet de mes études.

M. Hecker, qui feuillette d'une main si sûre les écrits des vieux maîtres, n'a pas manqué d'arrêter au passage, cette espèce morbide originale, dont il s'est proposé de vérifier les rapports avec la suette.

Mais ce n'est pas uniquement à ce point de vue que cette maladie mérite notre attention. Elle nous offre un exemple de plus, de ces affections qui ne font que passer dans la série nosologique, et dont nous pouvons également noter l'entrée et la sortie, dans une période limitée de notre histoire médicale.

Il est positif que les recherches les plus sérieuses

n'en laissent apercevoir aucune trace dans les œuvres d'Hippocrate, qui n'aurait pas négligé d'en faire mention, s'il avait eu occasion de l'observer.

D'un autre côté, on peut s'assurer qu'après avoir pris place, pour la première fois peut-être, dans les écrits d'Erasistrate, trois siècles avant J.-C., son souvenir va s'effaçant de plus en plus à partir de Galien ; de sorte que cette maladie, selon toutes les vraisemblances, a dû naître sous les successeurs d'Alexandre, et cesser vers le IIe siècle de notre ère.

Voilà donc encore une affection morbide qui aurait apparu à un moment donné sur la scène médicale, s'y serait maintenue pendant un certain temps, et l'aurait enfin désertée, ne nous laissant que la tradition d'une sorte de curiosité pathologique.

Cette interprétation préjuge déjà la conclusion que je me propose de tirer du parallèle de la maladie cardiaque et de la suette. Après avoir bien pesé le pour et le contre, il ne m'est pas resté le plus léger doute sur leur distinction nosologique, et j'espère gagner l'adhésion du lecteur, en mettant sous ses yeux les éléments essentiels de ce diagnostic différentiel.

Les documents dont je vais me servir sont d'autant plus précieux, que la maladie qu'ils concernent, a été complétement négligée par les modernes, qui ont probablement trouvé, dans son défaut d'actualité, l'excuse de leur silence. On peut dire que lorsqu'on entreprend aujourd'hui cette étude, on s'engage dans une voie à peine frayée.

Sauvages, malgré sa prodigieuse connaissance des faits médicaux de tous les lieux et de tous les temps, n'a pas même nommé la maladie cardiaque dans sa nosologie méthodique, et Pinel a imité son exemple.

Fodéré et Ozanam n'en ont rien dit non plus, dans leurs histoires des épidémies.

Je constate la même omission dans les traités de pathologie interne les plus récents, tels que ceux de MM. Andral, Grisolle, Requin, etc.

La maladie cardiaque est à peine indiquée dans quelques articles de dictionnaires (1).

On ne sera pas surpris qu'au milieu de l'indifférence générale, M. Littré, fidèle à ses goûts, ait prêté plus d'attention à la maladie ancienne. Il en a tracé, d'après M. Hecker, dans la *Gazette médicale de Paris* (2) une description qu'il a reproduite l'année suivante dans un recueil littéraire, en la rapprochant de la grande maladie du xve siècle (3).

J'apprécie toute la valeur de ces indications que relève la compétence éprouvée de M. Littré; mais le sujet m'a paru réclamer un complément d'information, et je n'ai pas cru devoir déroger à mes habitudes de recherches directes. Ce qui va suivre est donc le résumé de mon enquête dans les écrits des auteurs, qui ont été témoins de la maladie cardiaque.

Galien, dont on regrette souvent le verbiage, et qui se tait, au contraire, dans bien des cas où l'on voudrait l'entendre, s'est abstenu de décrire spécialement cette maladie qu'il avait cependant vue et traitée. Il n'en parle qu'en passant, et en termes trop écourtés, pour qu'on puisse s'en représenter l'image, et déterminer le rang qu'elle tenait dans la pratique de son temps. Il signale cependant parmi ses caractères, les douleurs d'estomac, les sueurs excessives et la prostration des forces (4).

(1) Castelli la définit très-bien en peu de mots à l'article *Cardiaca passio* dans son *Lexicon medicum.*

(2) T. III, p. 336. 1835.

(3) *Revue des Deux-Mondes. — Des grandes épidémies.* 1836.

(4) « *Cardiaca passio est innati roboris liquefactio et languor. Fit plerumque prave affecto ore ventriculi et stomacho, cum sudoribus intolerandis.* » (Galien, t. XIX, p. 420.)

Cœlius Aurelianus a été heureusement moins discret; il a consacré onze chapitres de son ouvrage, *De morbis acutis et chronicis*, à l'histoire de cette espèce morbide qu'il avait eu de nombreuses occasions d'observer (1).

Quelques médecins de l'antiquité, notamment Erasistrate et Asclépiade, qui ont été les premiers à la décrire, l'attribuaient à une *tumeur*, ou, dans le langage de l'époque, à une *obstruction du cœur*, d'où lui était venue la qualification de *morbus cardiacus* (καρδιακον). Les Grecs, en raison de son symptôme dominant, l'appelaient aussi *diaphorèse* (διαφόρησις), mot qui a passé dans notre idiome médical, et qui se traduit littéralement par celui de *suette*. Aussi Cœlius désigne-t-il indifféremment sous le nom de *cardiaci* ou *diaphoretici*, les sujets atteints de cette maladie.

Je ferai tout d'abord remarquer, à la louange de ce savant écrivain, qu'après avoir montré l'insuffisance des raisons alléguées par certains auteurs, pour fixer le siége primitif de l'affection cardiaque dans le *cœur*, dans le *péricarde*, dans le *diaphragme*, ou même dans le *poumon* ou le *foie*, il déclare expressément qu'il la considère, d'après l'ensemble de ses symptômes, comme une maladie géné-

(1) Cœlius Aurelianus Siccensis...., libri VIII, cap. XXX et *seq. acutorum morborum.* — *De cardiacis*, p. 145. Amstelodami, MDCCLV.

Le lecteur désireux de faire des rapprochements instructifs, consultera avec fruit les auteurs anciens dont les noms suivent, réunis dans les *Medicæ artis principes d'Henri Estienne.* 1567 ;

Alexandre de Tralles, *De affectu cardiaco*, t. I, p. 217. — Arétée, *De curatione cardiacorum*, ibid., t. I, p. 71. — Oribase, *ad cardiacos*, ibid., t. II, p. 623. — Aétius, *De cardiacis*, ibid., t. II, p. 437. Cet auteur donne, en quelques mots, une description parfaite. — Celse, *De medicina. De cardiacis*, lib. III, cap. XIX. — Le traducteur français (*Encyclopédie des sciences méd.*) a cru qu'il s'agissait de la *cardialgie*, et a ainsi traduit le titre de ce chapitre; un peu d'attention lui eût épargné cette méprise. Il aurait vu que la description du médecin romain ne correspondait nullement à la maladie désignée, dans la nosologie ancienne et moderne, sous le nom de *cardialgie*, mais bien à la maladie cardiaque, dont l'image est nettement dessinée dans ce chapitre.

rale (*totum corpus necessario pati accepimus*) (1). Ce n'est pas d'aujourd'hui que le problème de la localisation et de la généralisation des maladies défraie les disputes des médecins.

Je ne pouvais donc choisir un meilleur guide que Cœlius Aurelianus, pour cette étude rétrospective. Cet auteur passe, à juste titre, pour exceller dans les descriptions nosographiques; ses tableaux, peints sur nature, révèlent un maître dont la touche se retrouve dans le portrait de la maladie ancienne, qui n'est nulle part aussi achevé. L'extrait qu'on va lire suffira largement aux exigences de la question que j'ai en vue (2).

« La maladie cardiaque (*cardiaca passio*), plus commune » en été que dans les autres saisons, attaque plus d'hommes » que de femmes, et principalement les jeunes gens forts » et pléthoriques.

» Parmi ses prodromes, on observe un violent mouve- » ment fébrile ; le pouls est fréquent, serré, petit, et con- » serve ce caractère, sans se relever, pendant toute la » durée du paroxysme, et même jusqu'à la fin de la ma- » ladie. Quelquefois les pulsations de l'artère sont désor- » données, inégales ou intermittentes. A ces symptômes » se joignent le dégoût, une soif ardente, un sommeil si » léger qu'il cède au moindre bruit, des hallucinations, » un air d'hébétude, une agitation incessante. En même » temps, les genoux, les coudes et les jambes sont » froids et engourdis.....

» Ces symptômes surprennent souvent les individus » dans la plénitude de leurs forces ; mais ils surviennent » aussi chez les sujets affaiblis par d'abondantes pertes de

(1) Cœlius. *Opus. cit.*, p. 155.

(2) Je n'ai pu avoir l'idée de reproduire *in extenso* la longue monographie de Cœlius. Je me suis borné à traduire littéralement les passages les plus afférents à mon sujet.

» sang, des flux copieux du ventre, ou autres déjections » humorales, comme cela a lieu dans les fièvres de mau- » vais caractère.

» A ces causes prédisposantes, on peut joindre la tem- » pérature élevée de l'atmosphère ; la constitution médi- » cale sous l'influence de laquelle se multiplient les états » asthéniques (1) ; le tempérament lymphatique prononcé; » la mollesse et la blancheur des chairs ; la pâleur du » teint ; la surabondance de graisse.

» Mais ces circonstances antécédentes et ces phéno- » mènes avant-coureurs sont assez mobiles et assez » vagues, pour laisser quelque incertitude sur la nature » de la maladie qui va éclater.

» Quand celle-ci est bien établie, elle présente des » caractères qui ne permettent pas de la méconnaître.

» Le malade accuse, dans les jointures, une sensation » de froid et d'engourdissement qui peut s'étendre aux » jambes, aux mains et à toute l'habitude du corps. Le » pouls est serré, fréquent, petit, faible, filiforme ; avec » les progrès de la maladie, il devient enseveli, obscur, » tremblotant, inégal, et disparaît entièrement. Les sens » sont troublés ; un profond désespoir s'empare des ma- » lades. L'insomnie est invincible ; et, dans la plupart des » cas, un torrent de sueur inonde soudainement la peau. » Chez quelques-uns, cette excrétion, d'abord ténue et » aqueuse, se montre, en premier lieu, sur le cou et à la » face, pour devenir bientôt générale, sous forme d'un » liquide épais, glutineux, visqueux, ayant l'aspect et » l'odeur désagréable de la lavure de chair (*lotura* » *carnis*) (2).

(1) Ce passage, quoique assez vague, est le seul où Cœlius donne à penser que cette maladie prenait parfois la forme épidémique.

(2) On voudra bien ne pas oublier que je traduis, et que je me fais scrupule de rien changer au texte original, même quand il pèche par sa redondance.

» La respiration courte et haletante s'accompagne » d'une oppression intolérable, et la voix devient faible, » tremblante et entrecoupée. Le visage est pâle, les yeux » enfoncés dans l'orbite (1). La poitrine comprimée ne » se dilate qu'avec effort. Une syncope précède souvent » les paroxysmes. Il n'est pas rare que la langue reste » humide, même chez les délirants. Chez d'autres, elle » est sèche et râpeuse, avec grande appétence de boissons » froides.

» Quand le danger est prochain, la vue s'obscurcit, » les articulations prennent une teinte livide; les ongles » se recourbent (ce que les Grecs appellent γρυπωσις). La » plupart des malades conservent, jusqu'au bout, toute » leur raison. Un petit nombre divague. Le cœur est agité » par de violentes palpitations (2). Enfin, aux derniers » moments, la surface de la peau se ride, et l'on voit » surgir les phénomènes ordinaires de l'agonie, entre » autres le dévoiement.

» Parmi les signes de mauvais augure, on doit compter » le *larmoiement involontaire*, c'est-à-dire sans motifs appré- » ciables, ou bien l'*écoulement par les yeux*, d'un liquide » *sanieux* ou *purulent*; ou enfin, la formation, sur la cor- » née, d'une *tache blanche*, en forme de croissant lunaire,

(1) Cet enfoncement des yeux qui a tant frappé les médecins dans le choléra asiatique, et que nous retrouvons dans la maladie cardiaque, peut être considéré comme l'effet local du spasme qui accompagne les grandes évacuations rapides, quelle que soit la maladie qui les provoque et la nature de l'humeur rejetée.

(2) Cœlius n'a pas vu la faiblesse des pulsations de la radiale coïncider avec l'énergie des battements du cœur : caractère commun des palpitations proprement dites. D'après lui, Asclépiade avait noté la coexistence des deux phénomènes, comme un attribut pathognomonique de la maladie cardiaque. Cœlius, de son côté, n'a signalé les palpitations qu'aux approches de la mort. Toujours est-il que l'anhélation, l'oppression insurmontable, les syncopes, attestent un trouble profond des fonctions du cœur, phénomène que nous avons aussi constaté dans la suette anglaise.

» qui s'arrondit peu à peu (ονυχα des Grecs)..... On peut » en dire autant d'un insurmontable dégoût, qui porte le » malade à refuser tout ce qu'on lui offre et à repousser » même le vin. C'est encore un mauvais signe de voir la » fièvre se rallumer, lorsqu'il a consenti à prendre un » peu de nourriture..... Le délire est aussi une complica- » tion très-alarmante.

» Quand la maladie se prolonge, les sujets finissent » par succomber dans le dernier degré du marasme, faute » de pouvoir réparer leurs forces à l'aide d'une alimen- » tation suffisante, qu'interdit l'altération grave de leurs » fonctions digestives.....

» Chez quelques-uns, la colliquation sudorale manque, » ce qui n'empêche pas les forces de s'épuiser par une » sorte de *dissolution cachée* (*disjectione occulta*) qui n'en est » pas moins mortelle. C'est ce que les Grecs appellent » αδηλον διαφορησιν (*diaphorèse latente*) (1).

» Si la maladie tend à une heureuse terminaison, le » pouls se relève avec le retour de la chaleur, la respi- » ration s'exécute plus facilement; le malade reprend cou- » rage; les aliments dont il fait usage restaurent sensi- » blement ses forces, et il tombe dans un profond som- » meil, semblable à celui qui succède à une grande » fatigue. »

La maladie dont on vient de lire la description, était assez généralement regardée comme incurable. Cœlius

(1) Cette *diaphorèse latente*, qui répond à ce que nous nommerions aujourd'hui *suette sans sueur* (observation qui n'est pas rare), est un fait analogue aux *fièvres éruptives sans éruption*, au *choléra sans évacuations*, à la *peste sans bubons*, au *typhus pétéchial sans pétéchies*, et autres faits du même ordre, si souvent notés par les épidémistes. Cœlius a très-bien vu, qu'il ne s'agit que d'une modification dans la *forme* habituelle de la maladie, qui *au fond* est restée la même: « *Differentia accidentium mutata videtur; genus autem passionis idem manet.* » (Op. cit., p. 170.)

proteste énergiquement contre ce pronostic (1). Il assure avoir obtenu de nombreuses guérisons, en suivant la méthode de son maître Soranus. Ce n'est pas ici le lieu de reproduire les détails de ce traitement; mais j'y découvre une prescription spéciale, sur laquelle il m'importe d'insister.

Après avoir établi les caractères généraux qui distinguent, en clinique, les sueurs salutaires et véritablement critiques, de celles qui aggravent au contraire la maladie (2), Cœlius pose comme indication principale et urgente, l'obligation d'*arrêter le mouvement sudoral* qui est, selon lui, un des symptômes les plus redoutables de la passion cardiaque. Dans ce but, il prescrit des *lotions d'eau froide et vinaigrée*, des applications de cataplasmes ou de linges, imbibés des *décoctions astringentes* les plus actives, sur les parties qui sont le siége de l'excrétion, et même sur toute l'étendue de la peau, avec la précaution de les renouveler, dès qu'ils commencent à s'échauffer. Les malades étaient couchés dans une chambre fraîche, sur un lit dur et légèrement couverts. On entretenait autour d'eux la libre circulation de l'air, activée par une ventilation convenable. Cœlius faisait même ouvrir les fenêtres, quand la température extérieure ne s'y opposait pas. Les *boissons* devaient être *froides*, prises en petite quantité, souvent réitérées, pour que la répétition de l'impression secondât l'effet styptique qui devait resserrer les pores cutanés et faire obstacle à la sueur. Le sol était jonché de feuilles de *vigne*, de *myrte*, de *chêne*, de *lentisque*, de *roses*, de *grenadier*, dont les émanations astringentes se répandaient dans l'air ambiant. On arrosait aussi le pavé avec des décoctions froides des mêmes plantes. A l'intérieur,

(1) « *Deridendi etenim sunt qui hoc passionis genus incurabile judicantes* » *reliquerunt.* » (Op. cit., p. 160.)

(2) Cœlius, *Op. cit.*, cap. XXXVI.

on remplissait la même indication par l'usage de *remèdes astringents très-énergiques* ; et l'on peut s'en rapporter à la polypharmacie de l'époque, pour la profusion des drogues entassées dans les formules (1).

Telle est, en raccourci, et débarrassée de bien des préceptes, aujourd'hui surannés, la méthode recommandée, avec conviction, par Cœlius. J'ai dû la faire connaître, parce que je la considère comme un argument décisif, à l'appui de la séparation de la maladie cardiaque et de la suette anglaise.

Le tableau que j'ai tracé renferme bien des traits de ressemblance. Des deux parts, mêmes troubles du cœur, même modification de la voix et de la parole, même agitation, même dyspnée, même sueur soudaine, abondante et fétide, même exhaustion mortelle des forces, provenant principalement de la colliquation sudorale. Mais lors même que leur symptomatologie comparée ne ferait pas ressortir aussi, bien des différences marquées, le contraste des méthodes curatives qui leur sont respectivement applicables, suffirait pour établir entre les deux maladies une démarcation infranchissable. Si le traitement mis en œuvre par Cœlius a montré, en réalité, comme il n'est pas permis d'en douter, l'efficacité qu'il lui attribue ; si la compression artificielle de la sueur est devenue une indication rationnelle justifiée par l'expérience, cette pratique est en contradiction formelle avec celle qui s'adaptait à la cure de la suette. Provoquer le refoulement du flux sudoral à l'aide des agents les plus énergiques de la médication astringente, y compris l'emploi des affusions froides, eût été un trait d'audace dont aucun médecin sé-

(1) Les phlébotomistes quand même, ne datent pas d'hier. On saignait largement dans la maladie cardiaque, sans considération pour la faiblesse des malades. Cœlius se récrie contre cette pratique, qu'il traite d'exécrable, *execrabilis* (p. 171).

rieux n'eût consenti à assumer la responsabilité, et que le patient aurait payé cher. On n'a pas oublié que l'impression la plus fugitive et la plus légère de refroidissement, suffisait pour répercuter la transpiration, et amenait presque instantanément la mort. La guérison, dans les cas trop rares où il était permis de l'espérer, tenait à l'art de respecter la sueur, tout en la maintenant, autant que possible, dans la mesure qu'elle ne devait pas dépasser pour être salutaire. L'application du précepte était ardue sans doute, et l'opiniâtre léthalité du mal ne le prouvait que trop. Mais il n'en est pas moins certain que de toutes les méthodes curatives tour à tour essayées en pure perte, la seule qui laissât quelques chances favorables, prescrivait de diriger et de surveiller la crise sudorale, en s'abstenant résolûment de toute intervention active, qui aurait pu la troubler, la tronquer et, à plus forte raison, la refouler.

M. Hecker a donc été en droit de conclure que la maladie cardiaque, fructueusement combattue par la réfrigération, différait foncièrement de la suette anglaise qu'il déclare *rhumatismale*, d'après le rôle prépondérant qu'il assigne au froid, dans son étiologie et dans son pronostic. Le même contraste ressortirait aussi de cette circonstance, que la suette a régné dans les pays froids et humides, tels que l'Angleterre, l'Allemagne et le nord de l'Europe, tandis que la maladie cardiaque n'a été observée que dans les contrées chaudes de l'Asie-Mineure, de la Grèce et de l'Italie.

On ne peut mettre en doute, conformément au célèbre aphorisme d'Hippocrate, que la différence des traitements éprouvés n'implique la différence de nature des deux entités morbides. A la rigueur, ce motif seul résoudrait la question en litige. Là pourtant, ne s'arrêtent pas les divergences.

Le nom d'*Ephémère* représentant à la lettre, la marche

de la suette qui aboutissait au salut ou à la mort, dans le court espace de vingt-quatre heures, donnerait, à ce point de vue, une fausse idée de la maladie cardiaque. Non pas certes qu'elle ne fût aussi une maladie aiguë. Mais quoique Cœlius ait négligé de préciser sa durée moyenne, on peut déduire de quelques indications, qu'elle se prolongeait habituellement pendant plusieurs jours, et il n'était pas rare de la voir passer à l'état chronique, chez certains malades dont on n'avait pu, ni calmer la fièvre, ni restaurer les facultés digestives, et qui succombaient au dernier degré du marasme.

Dans la suette, nous avons vu survenir, dès les premières heures, ce perfide sommeil qu'il fallait empêcher à tout prix, parce qu'il était l'avant-coureur de la mort.

Un des principaux symptômes de la maladie cardiaque était, au contraire, une insomnie opiniâtre.

Enfin, tant que la suette anglaise a gardé sa place dans le règne pathologique, elle n'a jamais dérogé à ses habitudes d'épidémicité. Rien du moins n'atteste, que dans les intervalles qui séparaient ses grandes invasions, elle ait révélé son existence par des atteintes sporadiques.

L'affection cardiaque ne nous apparaît jamais comme maladie populaire, dans la tradition contemporaine. Il serait imprudent d'imposer à cette éventualité une impossibilité absolue, que de nouvelles recherches pourraient démentir à l'improviste. Nous avons entendu Cœlius insinuer vaguement l'influence des constitutions médicales asthéniques, qu'on peut bien regarder comme un acheminement à l'épidémicité confirmée ; mais il n'en est pas moins vrai que, sous ce rapport, les deux maladies que je compare, n'ont ni les mêmes tendances, ni le même mode de généralisation.

Avant de clore cet article, je suis obligé de dire quelques mots d'une observation, dont la connaissance est encore due à M. Hecker, et qui jetterait, à l'entendre, un jour nouveau sur la maladie cardiaque, en la rattachant par un lien imprévu à notre pathologie actuelle. Quoique je sois loin d'être édifié sur le véritable caractère des faits signalés par l'inépuisable travailleur de Berlin, et que je n'accepte que conditionnellement, la conclusion nosologique qu'il en a tirée, je dois livrer ces documents à l'appréciation de mon lecteur (1).

M. Hecker nous apprend donc que la maladie cardiaque n'est pas éteinte, comme on l'admet généralement. Quelques médecins allemands en parlent bien encore, mais pour la confondre avec certaines maladies analogues, telles que la fièvre lente ou le typhus.

M. Hecker s'est proposé de rectifier ces idées, et il se flatte d'avoir déterminé une pathogénie plus conforme à l'ensemble des caractères de la maladie. Il a eu, ajoute-t-il, la satisfaction de voir son opinion confirmée avec empressement, par deux médecins russes d'une haute compétence, et bien placés pour observer les faits dont il croit avoir deviné le sens méconnu jusqu'à lui.

Mon érudit confrère venait à peine de livrer à la publicité, la description de la maladie cardiaque, annexée à sa monographie de la suette anglaise, lorsqu'il reçut une lettre du Dr Seidlitzius, célèbre médecin de Saint-Pétersbourg, qui lui faisait part de ses impressions, après la lecture de ce travail. Lui aussi, aurait eu occasion d'observer, plus de vingt fois, la maladie cardiaque dans les salles de l'hôpital de la marine dont il était médecin en chef, et, d'après les résultats des autopsies cadavériques qu'il avait pratiquées, il n'hésitait pas à partager l'opinion de M. Hecker sur la nature de cette

(1) On trouvera cette intéressante communication dans la préface de la dissertation de M. Hecker : « *De peste antoniniana commentatio.* » (*Introductio*, p. 7.)

maladie, et à la considérer comme une *cardite scorbutique.*

Il paraîtrait, d'après cette communication, que le scorbut, qui a presque délaissé les autres nations de l'Europe, règne encore en Russie, au point que ses formes les plus rares passent de temps en temps sous les yeux des médecins attentifs. Il en résulte, qu'en admettant la justesse de l'interprétation assignée par le docteur russe aux cas qu'il a observés, le nom primitif de la maladie antique devrait lui être restitué, après une longue série de siècles, et il faudrait rendre hommage à la sûreté du diagnostic local porté par les anciens, qui en avaient placé le siége dans le cœur. Ce fait, comme on le voit, ne laisserait pas que d'être assez curieux, et bien digne d'obtenir une place dans l'histoire de l'art.

La lettre dont je viens de parler, fut bientôt suivie d'une autre, adressée à M. Hecker par le premier médecin de l'empereur de Russie, praticien entouré de la considération publique. Il lui écrivait qu'il avait observé sur des militaires, quatre ou cinq cas de maladie cardiaque, et qu'il s'était assuré qu'elle était de nature *scorbutique* (1).

Cette opinion me suggère les réflexions suivantes :

D'abord, s'il était vrai que la maladie cardiaque ne fût qu'une forme spéciale du scorbut, elle devrait, par ce fait seul, être séparée de la suette à laquelle on n'a jamais eu, que je sache, la pensée d'attribuer cette pathogénie. Mais pour prendre une détermination, je ne puis me passer des éléments de diagnostic qui me manquent, et j'aurais besoin d'être mieux renseigné sur l'état de la pathologie

(1) Dans le *Dictionnaire de médecine pratique et de chirurgie* (4 vol. 1820), dédié à Chaptal, et rédigé par le Dr Pougens, médecin très-instruit et particulièrement versé dans tout ce qui concerne la médecine du midi de la France, je découvre au mot *Cardiaque* (maladie), l'indication ci-jointe, dont je lui laisse toute la responsabilité, mais qui m'a paru, à cette place, offrir un rapprochement inattendu : » Quelques auteurs ont cru que c'était une espèce de fièvre lente ner-

locale de la Russie. Le scorbut, ou, comme on le dit, la *cardite scorbutique*, pourrait, dans certains cas exceptionnels, revêtir les apparences de la maladie ancienne, et en reproduire les principaux symptômes, sans qu'on fût, pour cela, autorisé à les déclarer identiques. N'y aurait-il pas autant de motifs de la confondre avec la suette ?

Il y a plus ; rien ne prouve que le scorbut ait existé à l'époque où les médecins traitaient la maladie cardiaque. L'incertitude même qui nous est restée sur ce point, atteste au moins sa rareté relative, dans ces temps reculés. Sprengel est très-explicite : « On a prétendu, dit-il, le » trouver dans plusieurs passages des écrivains de la » Grèce ; mais toutes les preuves, accumulées en faveur » de l'antiquité de cette affection, ne sauraient soutenir un » examen sévère (1). »

Ce n'est pas, que certaines maladies répandues autrefois dans les armées, notamment dans celle de Germanicus, après le passage du Rhin, n'aient été qualifiées de scorbut par les modernes, qui n'y regardent pas toujours d'assez près ; mais les descriptions qui sont venues jusqu'à nous, renferment trop de lacunes, d'incertitudes, de cir-

» veuse ou de typhus. *M. Lordat la regarde comme une affection intermé-* » *diaire entre la fièvre putride et le scorbut.* » Je connais assez les ouvrages sortis de la plume de l'illustre professeur de Montpellier, pour être certain qu'il n'y exprime nulle part, cette opinion, sur la nature de la maladie cardiaque. Mais à l'époque où M. Pougens publia son dictionnaire qui, sous bien des rapports, mériterait d'être plus connu, M. Lordat attirait depuis longtemps, autour de sa chaire, un auditoire d'élite, auquel se mêlaient de nombreux docteurs, heureux de redevenir élèves un moment, pour entendre cette éloquente parole. Il est probable que M. Pougens aura recueilli, dans quelque leçon, l'opinion qu'il lui prête sur la maladie ancienne, en supposant qu'il n'ait pas été mal servi par ses souvenirs. On doit regretter, dans ce cas, qu'il nous ait privé des développements que le profond nosologiste n'a pas manqué de présenter à cette occasion.

(1) Sprengel, *Hist. de la méd.*, t. II, p. 494. Trad,

constances suspectes, pour qu'on souscrive, sans restriction, à ces affirmations nosographiques.

A entendre Sprengel, le scorbut serait clairement décrit dans l'histoire du voyage de saint Louis en Palestine, pendant l'année 1250, et l'on ne peut guère, en effet, interpréter autrement la relation de Joinville; mais il assure que depuis cette époque, il « n'en rencontre plus » aucune trace évidente jusqu'au xve siècle (1). »

Ce n'est pas le moment d'examiner à fond cette question incidente. On me permettra cependant d'ajouter qu'*à priori* il semble bien que le scorbut, si étroitement associé aux longues et lointaines expéditions maritimes, était privé, chez les anciens, des conditions les plus puissantes de son développement et de son extension. Comment donc admettre, sur la foi de quelques conjectures récentes, qu'il fût alors très-répandu, sous les traits de la maladie cardiaque, qui n'en serait, de nos jours, qu'une forme insolite, à peine entrevue, et confinée dans une région très-limitée? J'avoue qu'il ne me paraît pas aisé de répondre catégoriquement à ces objections. Elles tomberaient d'elles-mêmes devant un ensemble de faits bien analysés, attentivement confrontés, et surtout assez multipliés, dans la pratique, pour former une base solide d'observations. Nous n'en sommes pas encore là; et jusqu'à plus ample informé, malgré ma déférence pour les hommes éclairés qui paraissent s'entendre sur cette question obscure de clinique, j'ajourne mon assentiment. On m'accordera cependant, que ce nouvel exemple vient encore, après tant d'autres, attester les avantages que la médecine peut retirer, des relations qu'elle entretient avec la pathologie historique, dans l'espace et la durée.

(1) Voir dans le t. II, p. 495, de Sprengel, le texte du vieil historien.

CHAPITRE IX

DE LA GRANDE ÉPIDÉMIE SYPHILITIQUE DU XVe SIÈCLE

Les dissentiments sur l'origine de la syphilis ont commencé dès l'année 1493-1494, date de sa première explosion épidémique, et ils ne touchent pas encore à leur terme. Les uns la regardent comme une maladie récente; les autres soutiennent qu'elle a existé de toute antiquité. Il est évident que nous ne pourrons jamais obtenir une solution certaine, à moins que de nouvelles lumières ne surgissent de quelque document ignoré : ce qui n'est guère probable, après tant de travaux et de recherches.

Je ferai remarquer toutefois, qu'il ne faudrait pas mesurer la valeur des arguments pour et contre, à la notoriété syphiliographique des écrivains qui les invoquent. Il ne s'agit point ici du diagnostic et du traitement de la vérole, sous ses formes si variées et parfois si trompeuses; mais d'un fait historique. La meilleure condition de succès, quand on se propose de l'éclairer, serait l'absence de toute idée préconçue. Cette disposition d'esprit, si favorable à la recherche de la vérité, n'appartient pas plus aux syphiliographes en renom, qu'au reste des médecins.

En parlant de la sorte, je veux seulement donner à entendre, que sans avoir aucune prétention de spécialiste, en matière de syphilis, je ne me crois pas obligé de me taire, et de prendre humblement l'avis des monographes autorisés. J'avais eu un moment la pensée d'éviter une discussion un peu rebattue, après laquelle chacun garde religieusement son opinion. Mais j'ai compris que cette omission serait sans excuse dans un livre de la nature de celui-ci, et je n'ai plus hésité. *Judices judicabunt.*

Ce que je puis affirmer, c'est que j'ai apporté dans cette étude, un esprit libre de toute entrave systématique. J'ai eu des intelligences dans les deux camps, et je me suis renseigné à toutes les sources. J'ai écarté de mes yeux, ce prisme complaisant qui donne aux objets la couleur qu'on leur désire. En compulsant les pièces principales de cette longue procédure, je n'ai pas tardé à voir, que des raisons hardiment alléguées en faveur de l'ancienneté de la syphilis, ne résistent pas à l'épreuve d'un contrôle désintéressé. J'ai donc accepté l'origine moderne, comme l'expression la plus fidèle des faits recueillis par l'observation.

La question qui va être l'objet de ce chapitre semblait épuisée, lorsque M. le docteur Rosenbaum a entrepris, il y a quelques années, de nouvelles explorations qui ont ravivé le débat, en apportant un secours inattendu aux fauteurs de l'ancienneté (1).

Le travail qui en renferme les résultats, brille d'une immense érudition. On y retrouve la patiente sagacité d'un savant antiquaire, livré à une étude favorite; mais je dois avouer que cette lecture, entreprise avec curiosité et achevée avec profit, n'a rien changé à ma conviction.

(1) Julius Rosenbaum, *Histoire de la syphilis dans l'antiquité.* Trad. par Jos. Santlus. Bruxelles, 1847.

Il est évident que la fonction génitale, conforme au vœu primordial de la nature, ne peut échapper aux troubles divers et aux altérations organiques, qui tiennent à son essence même et à son mode d'exercice. De là, le groupe nombreux de ces maladies qu'on appelle *vénériennes*, pour représenter leur provenance commune. M. Rosenbaum a bien senti que les auteurs des travaux antérieurs sur la syphilis, s'étaient trop exclusivement occupés des rapports normaux des sexes, et avaient laissé une lacune qu'il était indispensable de remplir. Il a donc agrandi le champ de la syphilis ancienne, en multipliant les prétendues preuves de son existence. Il a regardé en face, ce culte éhonté de la Vénus antique, théâtre dressé à l'immoralité humaine. Il est descendu plus résolûment que ses devanciers dans ces bas fonds du libertinage et de la débauche. Il a mis à nu, avec le sang-froid du dévouement médical, cette plaie hideuse de la société gréco-romaine dégénérée. Il a contemplé, dans les tableaux des historiens et des poëtes de cette époque, tous les raffinements inventés par le génie de la luxure, pour réveiller des appétits blasés, et arracher des sensations nouvelles à d'ignobles succédanés (1).

Pour se faire une idée des ennuis qui attendent le médecin livré à cet ordre de recherches, il faut, comme on dit, prendre son courage à deux mains, et lire les chapitres où M. Rosenbaum a étudié, au point de vue philosophique, pathologique et thérapeutique, les maladies des organes génitaux dans les deux sexes, rattachées à leurs déportements effrénés. Je puis bien dire par anticipation, qu'une époque qui a toléré et encouragé même, de semblables infamies, jusque dans les hautes

(1) Voy. Jeannel, *de la Prostitution dans les grandes villes au* XIXe *siècle, ouvrage précédé de documents relatifs à la prostitution dans l'antiquité*. Paris, 1868.

régions du Pouvoir, devait ouvrir la voie aux maladies *vénériennes* les plus imprévues (1).

Plus il y a de vérité dans les tableaux peints sur nature par M. Rosembaum, plus je me raffermis dans ma manière de voir. Au milieu de cette effrayante dissolution des mœurs, la syphilis n'aurait-elle pas dû prendre des proportions gigantesques ; et ce type morbide qu'on cherche, la loupe à la main, dans la pathologie ancienne, n'aurait-il pas frappé tous les yeux ? La question qui va me retenir, ne serait-elle pas résolue depuis longtemps, ou pour mieux dire, aurait-on jamais songé à la poser ? L'évidence ne se discute pas.

Trois hypothèses ont été émises sur l'origine de la syphilis.

Inconnue dans notre hémisphère et endémique dans le nouveau monde, a-t-elle été importée chez nous par contagion ?

Est-elle née soudainement vers la fin du XVe siècle, par le concours fortuit de certaines causes indéterminées ?

A-t-elle existé de tout temps dans l'espèce humaine ?

Il est un fait sur lequel tout le monde est à peu près d'accord : c'est qu'elle ne s'est répandue épidémiquement que vers les dernières années du XVe siècle, et qu'elle produisit

(1) Je cache au bas de cette page et sous le voile discret du grec et du latin, les qualifications destinées à représenter, dans les archives de l'érotomanie, des manœuvres et des aberrations qui devraient n'avoir de nom dans aucune langue : *cinædus, pederastus, pathicus, androgyne, tribas, irrumator, fellator, cunnilingus, etc.* Tacite nous apprend, que sous le règne de Tibère, on inventa des noms nouveaux (*salles des sièges, spinthries*), pour exprimer l'obscénité de certains lieux ou les raffinements infinis du vice (*Annales VII*). Ce que dit Suétone des *petits poissons* de Tibère passe toute croyance. « *Pueros primæ teneritudinis quos pisciculos vocabat... ut natanti sibi inter » femina versarentur, ac luderent lingua morsuque sensim, appetentes.* » (*Duodecim Cæsares ; Tiberius Nero Cæsar*, XLIV. Paris, 1858.)

alors de grands désastres. Cette circonstance m'a toujours paru favorable à l'origine récente. Comment croire en effet, qu'une maladie pareille n'eût pas trouvé antérieurement, ses conditions de développement populaire, surtout aux époques où l'histoire étale les progrès de la démoralisation publique ?

Quoi qu'il en soit, les auteurs qui proclament l'existence de la syphilis dans les temps les plus reculés, s'appuient sur les textes des écrivains de l'antiquité, et se prévalent avec assurance du témoignage de Moïse, d'Hippocrate, de Celse, de Galien, d'Oribase, de Pline le jeune, d'Avicenne, etc.

L'argument serait sans réplique s'il se présentait toujours avec l'autorité d'une interprétation incontestable. Mais pour démêler dans les descriptions des anciens, quelques traits de la syphilis plus ou moins ressemblants, il a fallu faire violence au sens des mots, torturer les textes, les isoler des passages qui les éclairent. Notre expérience actuelle nous prouve tous les jours qu'il ne suffit pas de quelques apparences communes, de quelques similitudes extérieures, pour affirmer la filiation syphilitique de certaines affections. La pénurie de documents sérieux, l'obscurité même de ceux que nous possédons, attestent selon moi, que l'affinité qui rapproche certains symptômes, de ceux qui furent observés au xve siècle, n'est que superficielle, et n'a pas la valeur nosologique qu'on essaie en vain de lui donner.

Les auteurs qui prétendent retrouver la syphilis dans les écrits des anciens, ne sont pas assez en garde contre un cercle vicieux, qui pose comme un fait avéré, ce qui est en question.

Écoutons M. Cazenave, un des syphiliographes les plus opposés à l'origine récente.

« Il n'est pas permis, dit-il, d'objecter que les anciens

» n'avaient pas pu connaître la syphilis moderne, parce » qu'ils n'ont fait mention, nulle part, de cette maladie. » *J'ai démontré que tous les symptômes primitifs sont décrits par* » *les auteurs grecs et arabes, et surtout par les arabistes...* et » que, pour être méconnue, la syphilis n'en existait pas » moins avant l'épidémie du XVe siècle, comme en font » foi les observations, consignées dans les auteurs que j'ai » passés en revue (1). »

Il est clair que si l'auteur avait démontré tout cela, sans objection possible, son opinion serait acquise à la science, et je n'aurais pas eu l'idée de réclamer un nouvel examen. Mais s'il résultait au contraire, du rapprochement de ses recherches, que les textes, supposés décisifs, prêtent à la double entente, il faudrait bien en conclure, que M. Cazenave est trop affirmatif, quand il prétend que « *l'ancienneté de la syphilis ne peut pas plus être* » *mise en doute que son existence même.* »

Lorsque la maladie du XVe siècle éclata avec tant de violence, les médecins ne dissimulèrent pas leur surprise, à la vue de cet hôte inconnu qui venait frapper aux portes de la pathologie. Les peuples comprirent aussi, que l'épreuve qui leur était infligée, n'avait pas de précédents.

Ce fait a été si souvent contesté contre l'évidence historique, par ceux dont il gênait le sentiment, qu'il m'importe de ne pas laisser le moindre doute.

Je vais donner tour à tour la parole à quelques-uns des contemporains les mieux placés pour faire une réponse catégorique. On supposera, si l'on veut, qu'ils sont réunis en conseil, et que je recueille leurs avis (2).

(1) Cazenave, *Traité des syphilides*, p. 61. 1843.

(2) J'ai pris mes indications dans l'utile recueil de Luisinus : *Aphrodisiacus sive de lue venerea* ab excellentissimo Aloysio Luisino Utinensi, *continens omnia quæcumque hactenus de hac re sunt ab omnibus medicis conscripta*, T. I, Lugduni Batavorum, MDCCXXVIII.

Sébastien Aquilianus affirme que cette maladie *n'avait jamais paru parmi nous, et qu'on n'en trouve aucune trace chez les anciens* (1).

Nicolas Leoniceno en parle comme d'une *maladie de nature inconnue qui envahit l'Italie et une foule d'autres contrées* (2).

Nicolas Massa l'appelle une *maladie nouvelle pour nous* (*ægritudo nobis nova*). (3)

Jacques Catanée y voit une *maladie extraordinaire* (monstrosus) *inconnue aux siècles passés, et ignorée du monde entier* (4).

Jean Benoît dit que c'est une *affection grave* qui, selon toutes les probabilités, *n'a été vue, ni par le divin Hippocrate, ni par Galien, ni par Avicenne, ni par aucun des médecins de l'antiquité, lesquels sans cela, n'auraient pas manqué de la nommer et d'en donner une description spéciale, comme ils l'ont fait pour les autres maladies* (5).

Coradin Gilini déclare que la maladie qu'il observe, est *inconnue aux temps modernes* (6).

Laurent Phrisius n'hésite pas à dire que c'est une maladie pestilentielle atroce, dont l'aspect seul provoque la stupeur, et *qui est inconnue non-seulement du peuple, mais des hommes les plus versés dans tous les secrets de la médecine* (7).

Louis Lobera dit que le *mal français n'avait été observé nulle part, et qu'il était complétement inconnu aux anciens qui n'en ont consigné aucun indice*, quoiqu'ils aient mentionné et traité d'autres maladies analogues (8).

Selon Pierre Maynard, c'est une *maladie épidémique qui a éclaté pour la première fois de son temps* (9).

Antoine Benivenius commence son histoire, en disant

(1) Luisini *Op. cit.*, p. 1. — (2) *Op. cit.*, p. 18. — (3) *Op. cit.*, p. 40. — (4) *Op. cit.*, p. 139. — (5) *Op. cit.*, p. 167. — (6) *Op. cit.*, p. 342. — (7) *Op. cit.*, p. 345. — (8) *Op. cit.*, p. 371. — (9) *Op. cit.*, p. 389.

qu'une *maladie nouvelle* a envahi, en 1496 (*sic*) non-seulement l'Italie, mais presque toute l'Europe (1).

Alphonse Ferri n'a pas trouvé dans les écrits des anciens *un seul mot sur la maladie appelée mal français* (2). Cet auteur croyait à la provenance américaine.

Jean de Vigo pose en fait, que la maladie qui a envahi presque toute l'Italie, est d'une *nature inconnue*; ce qui lui a valu différents noms, chez diverses nations (3).

Léonard Fuchsius se flatte d'avoir démontré, que la maladie appelée tantôt *mal français*, tantôt *mal espagnol*, ou *mal napolitain*, est *nouvelle et complétement ignorée des temps antérieurs* (4).

Gabriel Fallope entre en matière, en réfutant l'opinion qui confondait le mal français avec la lèpre, et il conclut que c'est *une maladie qui n'existait pas dans les temps anciens, et dont on n'avait jamais entendu parler* (5).

Barthélemy Montagnana expose les raisons nombreuses d'après lesquelles il est probable, que la maladie dont il est témoin, *n'était pas connue d'Hippocrate, de Galien, d'Avicenne. C'est pour ce motif qu'elle n'a pas encore de nom spécial. Si Avicenne l'avait observée, il en aurait traité dans un chapitre à part, et lui aurait donné un nom, comme à tant d'autres maladies* (6).

Benoît Rinio, après avoir proposé quelques vues théoriques, en déduit que le *mal français doit être né de son temps et n'a pas existé autrefois. Cela est rendu évident*, dit-il, *par l'absence de tout indice de cette maladie dans les écrits des anciens; de même qu'on découvre chez les Arabes, des maladies complétement ignorées d'Hippocrate, de Galien, et même d'Avicenne* (7).

Pour Bernard Tomitanus, c'est une *nouvelle et insolite in-*

(1) *Op. cit.*, p. 399. — (2) *Op. cit.*, p. 433. — (3) *Op. cit.*, p. 499. — (4) *Op. cit.*, p. 597. — (5) *Op. cit.*, p. 761. — (6) *Op. cit.*, p. 960. — (7) *Op. cit.*, p. 975.

fection dont les hommes, et en particulier la nation italienne, n'avaient jamais entendu parler (1).

Michel Jean Paschal accentue sa conviction, en disant que cette maladie, qui n'est que trop connue de ses contemporains, *n'a pas été vue par les anciens, même en songe!* (2).

Voici enfin l'opinion du célèbre chevalier Ulrich de Hutten, le précurseur des adversaires du mercure. On sait que, sans être médecin, il avait acquis, à ses dépens, une grande expérience. Après avoir lutté pendant neuf ans, contre une syphilis rebelle, dont onze traitements mercuriels n'avaient pu le débarrasser, il eut le bonheur de se guérir par l'usage du gaïac. J'extrais les lignes suivantes de l'intéressant opuscule qu'il publia, en l'honneur de cet héroïque remède (3).

« Il a plu à Dieu de faire naître de notre temps des maladies qui, suivant les apparences, étaient inconnues à nos ancêtres. L'an 1493 environ de la naissance de Jésus-Christ, un mal pestilentiel se déclara... Les médecins évitaient non-seulement la vue de ceux qui en étaient attaqués, mais ils se gardaient bien d'en approcher, ce qu'ils n'avaient jamais fait pour aucune maladie (4).

» ..... On sait, par expérience, combien ce mal, en particulier, cause de perplexité aux médecins de notre temps: on n'en parla pas en Allemagne, pendant deux années entières, à partir de ses premiers débuts (5).

» ..... Dans cette consternation des médecins, les chirurgiens s'ingérèrent de mettre la main à un traitement si embarrassant (6). »

(1) *Op. cit.*, p. 1023. — (2) *Op. cit.*, p. 1113.

(3) Ulrich de Hutten, eq., *De guaiaci medicina et morbo gallico liber unus.* Moguntiæ, MDXXIIII.

(4) *Op. cit.*, cap. I. — (5) *Op. cit.*, cap. II. — (6) *Ibid.*, cap. IV.

J'aurais bien voulu épargner à mon lecteur, ou abréger du moins, ce long et fastidieux interrogatoire ; mais il m'a paru que le nombre, la concordance et l'authenticité de ces témoignages, leur donneraient uneva leur démonstrative.

M. Cazenave a pris le parti violent de s'inscrire contre l'histoire, en interprétant à sa manière, cette surprise des médecins contemporains de l'épidémie.

« Presque tous ceux, dit-il, qui ont écrit d'abord sur » l'invasion de cette maladie, n'ont vu là qu'une épidémie » qu'il faudrait ranger parmi les fléaux qui ravagent » quelquefois le monde. » (*populatim vagantes.*)

Qu'est-ce à dire, et en quoi cette réflexion est-elle favorable à l'opinion personnelle de l'auteur ? N'y a-t-il donc pas des épidémies *nouvelles* qui ravagent de temps en temps le monde ? Et comment peut-on affirmer que la syphilis n'est pas de ce nombre?

Il est vrai qu'il y a eu sur cette question quelques dissentiments, parmi les médecins de l'époque ; mais ne sait-on pas qu'on a vu de tout temps, des hommes qui se font un mérite de ne pas penser comme tout le monde ? Quel est d'ailleurs le problème médical qui puisse se flatter d'avoir réuni l'unanimité des suffrages ?

Dans l'espèce, il importe de remarquer que les rares contradicteurs s'appuient sur des théories plus ou moins arbitraires. Ou bien, ils considèrent la syphilis comme une forme de la lèpre. Ou bien, en comparant les maladies analogues de l'antiquité, ils confondent toujours, dans leur analyse superficielle, les désordres résultant de l'abus ou des écarts de la fonction génitale, avec ceux qui dépendent de l'action d'une cause spécifique.

J'apprécie aussi sans hésiter, dans un sens favorable à l'origine moderne de la syphilis, la masse des noms qui affluèrent de partout pour la désigner, au xve siècle. Jean de Vigo, qui écrivait en présence du fléau, nous apprend que les Génois l'appelèrent *lo male de le tavelle*; les Toscans, *lo male de le bulle;* les Lombards, *lo male de le brosule;* les Espagnols, *las buas* (1).

Je n'ai pas besoin de dire, que ces dénominations se tirent de l'éruption pustuleuse de la peau qui était alors un des principaux symptômes.

Le peuple ne sachant, dans son effroi, à quel saint se vouer, chercha, parmi eux, celui qui rassurait le mieux sa foi ou paraissait de meilleure composition; c'est ainsi que la syphilis se retrouve sous les noms de mal de *Sainte-Reine, Saint-Méve, Saint-Sément, Saint-Job, Saint-Rémi, Saint-Evagre, Saint-Roch,* etc. (2).

A l'inverse des villes de la Grèce, qui se disputaient l'honneur d'avoir donné le jour à Homère, les populations du xve siècle se renvoyaient la honte d'avoir été le berceau de la hideuse maladie.

Les Italiens l'appelèrent *mal français;* les Français ripostèrent par *mal de Naples.* Une fois en voie de représailles, on eut aussi le *mal espagnol*, le *mal des Turcs*, le *mal des Persans*, le *mal des chrétiens*, le *mal des Allemands*, le *mal des Polonais*, etc. N'était-ce pas dire clairement que c'était le mal de tout le monde; qu'il était né dans une tourmente épidémique; et qu'on perdait son temps à rechercher la patrie d'un fléau cosmopolite et universel?

(1) Joannis de Vigo Genuensis, t. V *Chirurgiæ practicæ : De morbo gallico tractatus,* cap. I.

(2) Voici, à ce propos, un singulier passage d'une lettre de Gui Patin. « Pour répondre à ce que vous me mandez, je vous dirai » que Bolduc, capucin, a écrit aussi bien que Pineda, jésuite espa- » gnol, que Job avoit la vérole. Je croirois volontiers que David » et Salomon l'avoient aussi. » (T. III, *lettre* DCLXXXII.) Il faut convenir que Gui Patin va vite en besogne. Quelle preuve aurait-il pu alléguer à l'appui de cette étrange croyance?

Les médecins hésitèrent longtemps pour le choix d'un nom scientifique. On lit çà et là dans leurs écrits : *Mentagra*, *mentulagra*, *pudendagra*, *patursa*, *gorre*, *grand' gorre*, etc. C'est l'illustre Fernel qui, par esprit de conciliation et pour régulariser la langue pathologique, imagina le nom de *mal vénérien* (*lues venerea*) qui indiquait sa source ordinaire, en ménageant les susceptibilités nationales.

Quant au mot *vérole*, usité en France, il servit, dans le principe, à représenter la bigarrure de la peau couverte de pustules. Mais comme l'exanthème varioleux est généralement qualifié de *petite vérole*, les partisans de l'ancienneté de la syphilis en ont déduit, qu'elle avait précédé chronologiquement la fièvre éruptive, et qu'elle remontait, pour le moins, au delà du VIe siècle.

Voici à quoi se réduit cet argument spécieux :

Laurent Joubert dit expressément que l'exanthème varioleux s'appelait autrefois *vérole* tout court. Ce nom, qui avait été donné aussi à la syphilis, dès son apparition, en 1493, fut bientôt remplacé d'urgence, par celui de *grosse vérole* qui prévenait toute confusion (1). Elle était donc postérieure à la variole. Plus tard l'épithète qui avait été surajoutée, fut abandonnée, lorsqu'on eut contracté l'habitude de désigner exclusivement la fièvre éruptive, par la dénomination de *petite vérole*, qui ne prêtait plus à l'équivoque (2).

Ambroise Paré, traitant des causes de la *petite vérole* et de la *rougeole*, écrit souvent *vérolle* sans qualificatif (3). Il est vrai que dans le XVIe livre de ses *Œuvres*, il écrit

(1) En date du 6 mars 1496. *Arresté du parlement de Paris, portant réglement sur le fait des malades de la* grosse vérole. (Lobineau, *Hist. de la ville de Paris*, t. IV, p. 613.)

(2) Voy. Laurenti Jouberti *Operum latinorum tomus secundus, De vairola magna*, lib. I, cap. I, p. 176. Francofurti, MDXCIX.

(3) A. Paré, *Œuv. compl.*, édit. Malgaigne, t. III, p. 256.

parfois *vérolle* au lieu de *grosse vérolle* (1). Ces négligences ne changent rien à la justesse de ma remarque.

On sait que le mot *syphilis*, qui est devenu le nom décent de la maladie, est né d'une fantaisie poétique de Fracastor, qui n'a pas cru devoir en indiquer l'étymologie. Il se borne à dire. « *Nos syphilidem in nostris lusibus appella-* » *mus* (2). »

Cette question n'a qu'un intérêt bien secondaire. Swédiaur et M. Ricord (3), après lui, ont adopté l'interprétation suivante : σῦς, *porcus*, φιλία, *amor*, comme qui dirait : *amor porcinus*.

Cette maladie si diversement dénommée parut céder à un traitement unique, qu'une fausse analogie désigna aux médecins. Le hasard justifia cet essai, et on se vit en possession d'un agent doué d'une admirable spécificité. L'emploi du mercure et de ses préparations, remonte à l'origine même du fléau, ainsi que l'attestent les auteurs contemporains; mais l'inexpérience des praticiens amena des abus qui discréditèrent dès ce moment le nouveau remède. Ulrich de Hutten, qui en avait fait personnellement la cruelle épreuve, trace un effrayant tableau de ses méfaits, et ses détracteurs actuels se prévalent encore de son autorité. Je ne veux pas insister sur un fait dont il serait facile aussi de tirer une preuve de plus, en faveur de la nouveauté de la syphilis. Je rappellerai seulement que François Chicoyneau, chancelier de la Faculté de médecine de Montpellier, dans la première moitié du siècle dernier, celui même dont le nom se rattache si honorablement au sou-

(1) Ambroise Paré, *Ibid.*, t. II, p. 250. *De la grosse vérolle.*

(2) Hieronymi Fracastorii *de syphilide, seu morbo gallico lucubratio, ex.* lib. II, *de morbis contagiosis descripta* cap. I. (*Luisini op.*)

(3) Ricord, *Lettres sur la syphilis*, 3e édition. Paris, 1863.

venir de la peste de Marseille, comprit le premier, et chercha à démontrer, contre l'opinion générale, non-seulement l'inutilité, mais encore les dangers de la *salivation*, dans la cure de la syphilis. C'est à lui qu'on doit la méthode *par extinction* qui, malgré ses services évidents, a eu tant de peine à supplanter la vieille routine. On sait qu'elle est devenue aujourd'hui la règle commune.

Je n'entre pas dans la discussion du traitement de la maladie syphilitique sans mercure. Je crois que les titres de cet héroïque agent sont assez solidement établis, pour résister aux paradoxes qui depuis trois cents ans s'efforcent de les ébranler. C'est tout ce que je me permettrai d'en dire.

Apprécions maintenant les preuves directes de l'antiquité de la syphilis, qu'on prétend avoir trouvées dans les vieux écrits.

Je rappellerai d'abord une réflexion fort juste de Swédiaur.

Il semblerait, en lisant les auteurs qui ont traité des maladies vénériennes après le XVIe siècle, que depuis l'époque où le terrible fléau a infecté le monde, il a fait taire ou a aboli toutes les autres altérations fonctionnelles ou organiques qui ont attaqué les parties génitales, dans tous les temps et dans tous les pays. Les médecins et les malades ont oublié qu'il existe une autre cause que le virus syphilitique, capable de provoquer des maladies dans ces organes, ou de manifester ses effets après l'acte vénérien (1).

On a beaucoup parlé de l'*écoulement uréthral* (*fluxus seminis immundus*) signalé par Moïse, qui prescrit une foule de précautions préservatrices.

(1) Swédiaur, *Traité complet des maladies syphilitiques*, t. I, p. *ij*. 1798.

Je regrette ces redites vulgaires ; mais je suis bien obligé de répéter ici ce que tout le monde sait. La maladie dont il s'agit, et qui n'est autre que notre *blennorrhagie*, dépend d'une foule de causes complétement étrangères à la syphilis. L'usage ou l'abus de certains excitants suffit pour la provoquer. On en a accusé la bière et autres boissons fermentées. Certains états morbides se l'associent souvent comme complication. Lorsque ce phènomène se montre chez des sujets entachés du vice scrofuleux ou dartreux, sa durée peut en faire soupçonner à tort la nature syphilitique. Cette blennorrhagie partage alors la chronicité des diathèses dont elle dépend.

Je dois mentionner aussi certaines causes externes qui agissent mécaniquement sur l'organe, et en modifient ou en activent la sécrétion. L'acte vénérien trop répété, la disproportion de volume des parties, les manœuvres brutales de l'onanisme, le passage ou le séjour d'une sonde, l'expulsion lente et difficile d'un gravier hérissé d'aspérités, etc., toutes ces actions peuvent amener un écoulement de muco-pus, plus ou moins abondant et prolongé.

Swédiaur voulant résoudre expérimentalement une question douteuse, s'injecte, dans le canal, de l'eau chargée d'ammoniaque, et voit survenir à la suite, un flux blennorrhagique accompagné de tous les symptômes subjectifs et objectifs observés en pareil cas (1).

Ne faut-il pas aussi admettre l'action plus ou moins irritante de certaines humeurs anormales ou morbidement secrétées, qui ont acquis une âcreté particulière? Sans revenir aux idées des anciens sur la mauvaise qualité du sang des règles, il paraît assez plausible, que son contact, pendant l'éréthisme des rapports sexuels, n'est pas indifférent. J'en dirai autant du liquide des lochies, de l'ichor

(1) Swédiaur, *Trait. cit.*, t. I, p. 37.

cancéreux, des humeurs leucorrhéiques dont l'*acrimonie* peut être assez prononcée, chez certaines femmes entachées de diathèses, pour corroder, à la manière d'un caustique, la peau sur laquelle elles coulent. J'ai vu dans le temps, un de ces exemples connus de tous les praticiens. Il s'agissait d'une petite fille, dont un écoulement vaginal habituel excoriait profondément les téguments des cuisses, qu'aucun moyen ne pouvait mettre à l'abri.

Le témoignage de Moïse n'est donc pas démonstratif. On peut ajouter que la blennorrhagie, qui est, pour nous, la manifestation habituelle de la syphilis, fut très-rare dans les premiers temps qui suivirent sa venue.

Il est à croire, d'après l'excès de précautions prescrites par le législateur, que la *gonorrhée* simple tenait, dans la pathologie des Hébreux, une place plus grande que dans la nôtre. La cause en était probablement dans l'influence du climat, leur mauvais régime et leur incontinence, certifiée par l'histoire.

Je peux citer à l'appui, un fait qui s'est passé de nos jours.

En 1840, une colonne de troupes françaises faisant une expédition dans la province de Constantine, eut beaucoup de soldats et un grand nombre d'officiers, atteints tout à coup d'uréthrites très-douloureuses, avec dysurie plus ou moins intense, et même suppression d'urine. L'écoulement concomitant était peu abondant, et les accidents se dissipaient ordinairement en quelques jours.

M. le docteur Guyon, auteur de ce récit, fait remarquer qu'on ne pouvait attribuer la cause de ces maladies à une contagion, puisque la colonne à laquelle appartenaient les malades, était, depuis près d'un mois, éloignée de toute population.

On chercha, selon l'habitude, une cause extérieure bien palpable, qui pût donner l'explication de cette petite épidémie. On crut pouvoir la rapporter à ce que les malades s'étaient nourris de grenouilles. Rien de pareil ne s'observe pourtant, dans les localités nombreuses où ce batracien fait partie de l'alimentation quotidienne. M. Guyon assure de plus, que parmi les militaires qui n'avaient rien éprouvé, il en était bien peu qui n'eussent mangé de ces animaux, très-multipliés sur tous les cours d'eaux voisins des campements.

Je ne vois là, qu'une de ces influences épidémiques dont on ne détermine pas nettement l'origine, mais qui a été certainement activée par la chaleur torride de la saison, le souffle fréquent du sirocco, et le régime plus ou moins échauffant auquel les troupes étaient soumises. On connaît l'action de ces causes sur la sécrétion de l'urine et son appareil excréteur.

Hippocrate mentionne sous le nom de *mal féminin* (*morbus femineus*) une maladie très-répandue chez les Scythes, et qui a donné lieu à de nombreux commentaires. On a prétendu qu'il avait voulu indiquer ce qu'on appelle aujourd'hui, en langage familier, *une maladie de femmes*. Il a fallu renoncer à cette explication. La maladie des Scythes n'est pas même une forme du mal vénérien simple; *à fortiori*, elle n'a rien de commun avec la syphilis moderne. Il s'agit, selon toute apparence, d'une atrophie locale qui amortit ou éteint tout appétit vénérien.

Je lis dans Alibert, une observation qui me paraît bien placée ici.

« Je trouve quelque part, la note suivante : il règne » parmi les Nogarys, qui sont actuellement les sujets » de la Russie, une maladie que l'on nomme *mal féminin*. Elle n'attaque que les individus du sexe masculin » et d'un âge avancé. Elle offre les symptômes suivants :

» la peau devient ridée, la barbe tombe, et la personne at- » teinte prend complétement l'apparence d'une femme. Le » patient perd la faculté de propager son espèce, et ses » sentiments et ses actions se dépouillent du caractère » propre à son sexe primitif. Dans cet état, il est forcé de » fuir la société des hommes et de rechercher celle des » femmes, auxquelles il ressemble singulièrement. Cette » bizarre dégénérescence n'est pas inconnue en Turquie, » où elle porte, comme parmi les Nogarys, le nom de » *Coss* (1). »

J'ai cité cet exemple pour montrer qu'on ne sous-entend pas toujours la syphilis, lorsqu'on dit *mal féminin.*

Quant aux *ulcères des parties honteuses*, décrits par Hippocrate (2), il est évident, qu'ils ne sont que des manifestations spéciales de certaines maladies aiguës et épidémiques, que l'auteur rapportait à l'influence d'une *constitution pluvieuse.* Ces maladies étaient fébriles et rapides dans leur cours, tandis que la syphilis est d'ordinaire chronique et sans fièvre. Leur guérison était spontanée, ce qui n'appartient pas non plus à la vérole. Dans le cas où l'art intervenait avec succès, les moyens employés n'étaient pas de ceux qui ont une action antisyphilitique (3).

Celse décrit exactement la *balanite*, le *phymosis*, le *paraphymosis* avec *ulcères sous-jacents nets et secs, humides ou purulents*, les *petits tubercules* (φυματα) *de la couronne du gland*, le *chancre*, les *végétations*, les *ulcères phagédéniques*, le *charbon de la verge*, l'*orchite*, le *condylome*, les *rhagades de l'anus*, etc. (4).

(1) Alibert, *Monogr. des derm.*, t. I, p. LX. 1832.

(2) Hippocrate, *Epid.*. lib. III, sect. 3.

(3) Ce passage d'Hippocrate est résumé dans cet aphorisme : « *En été règnent..... des pourritures des parties génitales.* » A-t-on jamais dit pareille chose de la syphilis ?

(4) Celsi *de medicina* lib. VI, cap. XVIII.

Le phymosis, réduit à lui-même, ne passera jamais pour un symptôme de syphilis. Il peut résulter d'une foule de causes, parmi lesquelles figure souvent, une conformation vicieuse du prépuce qui l'empêche de découvrir le gland, surtout quand celui-ci est tuméfié par l'inflammation. Or, c'est précisément le cas auquel Celse fait allusion (1).

Les ulcères et autres altérations concomitantes qu'il signale, peuvent n'être que des formes de scrofule, de charbon, de cancer, ou bien, des fissures, des tumeurs anales simples, hémorrhoïdales ou autres. En lisant sans prévention, le chapitre où Celse étudie les *maladies des parties honteuses* (*obscœnarum partium vitia*), on n'y voit rien qui indique quelque chose de spécial ; rien surtout qui laisse soupçonner des relations sexuelles normales ou illicites.

M. Cazenave reproduit sans commentaire, l'histoire racontée par Pline le jeune, d'une femme qui s'était noyée dans le lac de Côme, parce que son mari avait les *parties secrètes rongées par des ulcères chroniques* (2).

Cet acte de désespoir, inspiré par un insurmontable dégoût, a-t-il quelque rapport avec la nature présumée syphilitique, de la maladie du mari ?

Remarquez que Pline ne nous dit pas que la femme eût été elle-même contaminée. Observe-t-on de pareils faits aujourd'hui, en plein règne de la syphilis ? Que de femmes cependant paient cher leur soumission à certains devoirs, quand leurs maris sont plus exigeants avec

(1) « ..... *Si ex inflammatione coles intumuit, reducique summa cutis » aut rursus non potest, multâ calidâ aquâ fovendus locus est*, etc. » (*Ibid.*, § 2.)

(2) *Maritus ex diutino morbo circa velanda corporis ulceribus putrescebat.* (Lib. VI, epist. 24.)

elles, qu'ils n'ont été prudents, dans leurs infidélités conjugales !

L'historien Josèphe nous apprend qu'Hérode avait, avant de mourir, les *aines gonflées par des phlegmes humides, et les parties génitales en pourriture* (1).

Prétendre retrouver dans cette description, les indices certains de la syphilis, ce serait affirmer, contrairement à l'observation, que les mêmes désordres ne sont jamais l'effet de maladies absolument étrangères à l'imprégnation virulente.

Cette objection s'applique à la plupart des faits du même genre, dont on grossit le nombre, sans ajouter à la valeur de leur témoignage.

Apion, le blasphémateur, succombe aux suites d'un ulcère qui avait envahi ses parties génitales (2). Valère Maxime, très-porté à la débauche, meurt couvert d'*apostèmes* et dévoré par des *ulcères fistuleux* (3). Dans tout cela, je ne vois rien qui démontre la syphilis.

Héron, se rendant à Alexandrie, se livre à des excès de table, et s'abandonne, en état d'ivresse, à toutes les ardeurs du coït : un anthrax se forme au gland, et amène promptement la gangrène et la chute spontanée des organes génitaux (4).

N'est-ce pas ici un exemple de ces mortifications soudaines, qu'on a appelées *gangrène des gens riches*, pour faire entendre qu'elle se rattache aux excès de tous genres, que peut entraîner le mauvais usage de la fortune? Ce n'est point ainsi que se comporte la syphilis.

(1) « *Similiter phlegmate humido tumebant inguina, ipsa quoque verenda* » *putrefacta scatebant.* » (*Antiquit. judaïc.* XVII, 8, p. 1611.)

(2) « *Ulcere ei circa naturam facto.* » (Josèphe, *Op. cit.*)

(3) Eusèbe, *Hist. ecclesiast.*, lib. VIII, cap. XXVIII. 1639.

(4) « *Virilia membra computruerint et sua sponte cecidcrint* » (Pallade, *Histor. lausiaca*, lib. B, cap. 32. 1616.)

Il est bon de noter que dans la plupart des observations analogues, rapportées par les auteurs, on ne découvre aucune indication de rapprochements suspects, de contaminations accidentelles. On signale vaguement la vie dissolue des sujets : circonstance qui implique leur prédisposition à des maladies ulcératives ou gangréneuses, abstraction faite de tout principe syphilitique.

Les poëtes latins, dont la plume est sans retenue, renferment, dit-on, des allusions directes à la vérole. Juvénal et Martial entre autres, ont désigné des désordres locaux, qu'on a voulu attribuer à cette origine.

Juvénal reproche à un individu de s'être fait couper des *marisques* ou *fics*, sortes d'excroissances charnues qui siégent au fondement :

« ..... Castigas turpia cum sis
» Inter socraticos notissima fossa cinædos :
» Hispida membra quidem et duræ per brachia setæ.
» Promittunt atrocem animum ; sed podice lævi,
» Cæduntur tumidæ, MEDICO RIDENTE, mariscæ (1). »

Martial, en plusieurs endroits, tourne en ridicule ceux qui avaient ces excroissances, et raille vertement un certain Cecilianus qui était coutumier du fait :

« Cum dixi FICOS rides quasi barbara verba,
» Et dici FICUS, Ceciliane, jubes.
» Dicemus FICUS quos scimus in arbore nasci :
» Dicemus FICOS, Ceciliane, tuos (2). »

Il est évident que les deux poëtes n'ont eu en vue que la source ignoble de ces tumeurs, et qu'ils ont voulu venger la morale publique.

Si le chirurgien sourit, comme dit Juvénal, en excisant des marisques, c'est qu'il devine les habitudes infâmes du sujet. Ce n'est pas ainsi que le médecin de nos jours

(1) Junii Juvenalis *Satyræ. Satyra II*, vers 9-13, p. 25. Lugduni Batavorum, MDCXCV.

(2) Valerii Martialis *Epigrammata*, lib. I. LXVI. p. 47, Amstelodami, MDCCI.

accueille les confidences de son client, quand il est appelé à réparer les méfaits de la syphilis.

Lorsque Martial poursuit aussi de ses moqueries, ceux qui avaient des végétations anales, indice certain de leur dépravation, sa censure ne tombe pas sur une maladie réputée honteuse, mais sur les mœurs d'une société qui tolérait de pareils écarts.

Aujourd'hui encore, on n'a que trop d'occasions de s'assurer que les mêmes désordres locaux ont la même origine, sans que la syphilis, dont on saurait bien découvrir l'empreinte, ait rien à réclamer.

On a beau élever de simples analogies au rang de caractères essentiels, on ne fera jamais sortir des textes anciens, une image complète de l'affection syphilitique de notre temps.

Ici se présente une remarque qui n'est pas indifférente: c'est que les auteurs antérieurs au XVe siècle, emploient souvent le mot *virulence* (*virulentia*) en parlant des maladies qui peuvent provenir des rapports sexuels. Ce mot n'a pas, sous leur plume, le sens que nous lui donnons aujourd'hui, et il n'était point à cette époque, synonyme de *faculté contagieuse*. On s'en servait pour exprimer l'action corrosive de certaines humeurs, abstraction faite de toute contagiosité. Cette inexactitude du langage médical reparaît aussi chez quelques auteurs plus récents, qui ne donnent pas au mot dont il s'agit, la signification bien arrêtée qui lui appartient (1).

Il ne faut pas perdre de vue, quand on confronte les documents historiques, que la lèpre n'avait pas complétement abandonné l'Europe au XVe siècle, et qu'en qualité de

(1) Telle était aussi, d'après Castelli, l'acception du mot *virus*, en usage de son temps : « *Usitatior est acceptio in malam partem qua* » *idem significat quod* venenum, *sive malignam et deleteriam qualitatem;* » *ita et ichor ex ulcere fluens maligno, vocatur* virus, *notante Foresto.* » (Lexicon, au mot *Virus*.)

maladie héréditaire et contagieuse, elle a pu, dans les premiers temps, se confondre avec la syphilis.

Michel Scot, qui écrivait en 1477, c'est-à-dire seize ans avant la naissance de l'épidémie, s'exprime comme il suit :

« Les femmes deviennent livides et ont des écoule- » ments. Si une femme est en cet état, et si un homme » vient à la connaître, sa verge est facilement viciée, » comme on le voit pour les jeunes adolescents qui, *igno-* » *rant cela*, ont souvent la verge malade *ou sont pris de la* » *lèpre*. Il faut savoir aussi, que si un écoulement existait » à l'époque de la conception, le fœtus est plus ou moins » vicié, et en ce cas, l'homme doit s'abstenir de tout rap- » port, et la femme doit lui résister par prévoyance (1). »

M. Cazenave, qui cite ce passage, y trouve non-seulement la théorie de la blennorrhagie virulente, mais aussi la doctrine de l'hérédité.

Je ne conteste pas les apparences ; mais comme je me range du côté de ceux qui reconnaissent à la lèpre ces deux attributs, virulence et transmission héréditaire, j'en déduis qu'il n'est peut-être question que de cette maladie. Quand Michel Scot dit que les jeunes gens ont la verge viciée (*vitiantur virga*), ces expressions sont bien vagues pour représenter les altérations imputables à la vraie syphilis. D'un autre côté, il n'y a plus d'équivoque, lorsqu'il assure qu'ils peuvent prendre la lèpre (*quandoque leprâ*). Or, une femme syphilitique pourrait-elle donner tantôt la syphilis, tantôt la lèpre ? Cette éventualité, inconciliable avec l'observation, n'établit-elle pas que l'auteur a eu exclusivement en vue, les dangers et les suites du commerce d'un homme sain avec une lépreuse ? On sait que de ces rapports, naissait souvent une maladie des parties génitales, nommée vulgairement *arsure*, qui

(1) Michel Scot, *De procreatione hominis physionomia*, cap. VI. 1477.

s'accompagnait de phlogose érysipélateuse, d'exulcérations miliaires, de phlyctènes, etc. (1).

Les médecins arabes, en maints endroits de leurs livres, affirment que le commerce avec une femme infectée de la lèpre, provoque la formation d'ulcères à la verge.

L'Anglais Jean de Gaddesden insiste sur ce fait, dans un livre où il traite de la cohabitation avec les lépreuses (2).

On ne comprend pas aussi pourquoi Scot ne parle que des jeunes gens ignorants et novices. L'expérience, même celle de l'âge, a-t-elle jamais été une garantie d'immunité? Les syphiliographes du jour font-ils entrer cette considération, dans les anamnestiques qui leur servent à éclairer le diagnostic des cas douteux?

Je néglige d'autres citations qui laissent les mêmes motifs d'incertitude, pour reproduire un passage sur lequel comptent beaucoup les défenseurs de l'antiquité de la syphilis. Ce passage appartient à Guillaume de Salicet, célèbre médecin du XIIIe siècle, dont la *Chirurgie* fut imprimée pour la première fois, en 1476 (3).

En parlant des bubons ou abcès de l'aine, qu'il attribue, soit à une matière froide descendue du foie, soit à une matière chaude, soit à une humeur sanieuse, Guillaume de Salicet dit, que cette tumeur inguinale survient « quand l'homme a reçu une corruption à la verge, » pour avoir cohabité avec une femme *sale ou pour toute » autre cause.* » (*Propter concubitum cum muliere fœda, aut ob aliam causam.*)

De ce texte, dont je ne contesterai pas la valeur, on pourrait en rapprocher plusieurs autres, remontant à peu près à la même époque.

(1) Astruc, *Ouv. cit.*, t. I, p. 157.

(2) Jean de Gaddesden, *De concubitu cum muliere leprosa*, in *Rosa anglica practicæ medicinæ a capite ad pedes*. 1492.

(3) *Incipit cyrurgia* magistri Guilielmi de Saliceti, Placentini, 1476, I, 42.

Lanfranc, élève et copiste de Guillaume de Salicet (1295), parle aussi de bubons survenus à la suite d'ulcères de la verge (*propter ulcera virgæ*) (1).

En 1320, Jean de Gaddesden (2); en 1360, Guy de Chauliac (3); en 1418, Valescus de Tarenta (4); et en 1480, Pierre de Argellata (5), décrivent des *ulcères nés du commerce avec une femme sale, impure et cancéreuse* (*ex coïtu cum fœtidâ vel immunda vel cancrosâ muliere*).

Ces passages si explicites en apparence, restent cependant très-vagues. S'agirait-il du cancer à la matrice? Rien ne prouve qu'il soit communicable, et l'on sait que les rapports conjugaux n'ont aucun inconvénient pour l'homme qui s'y livre dans ces conditions. D'un autre côté, l'ichor cancéreux ne peut-il acquérir accidentellement une âcreté spéciale, dont le gland découvert ressentirait les effets irritants, surtout dans les cas d'excoriation, et chez certains sujets plus susceptibles, ou conformés de manière à rendre le contact plus direct et plus durable? Mais on ne pourrait donner à ces faits exceptionnels, le caractère de généralité que semblent leur assigner les textes que j'ai cités.

L'impureté de la femme représente-t-elle un de ces flux lépreux dont nous avons déjà constaté les effets possibles (6)?

D'autre part, on sait que les bubons peuvent être le

(1) *Parva cyrurgia* magistri Laufranci. Venetiis. 1490. Tract. III, doct. II, cap. II.

(2) Gaddesden, *Rosa anglica practicæ medicinæ a capite ad pedes*. 1492.

(3) *Cyrurgia* Guidonis de Cauliaco. Venet. 1490.

(4) *Practica* Valesci de Tarenta *quæ alias philonium dicitur*, Venet. 1502.

(5) P. de Argellata, *Chirurgiæ libri sex*, t. VI. Venet. 1480.

(6) Les auteurs parlent souvent de femmes suspectes de saleté (*suspecta de immunditia*). Ce dernier mot est loin d'avoir un sens précis. « *Immundities* (dit Castelli) *idem et quod impuritas, sordes tam* » *interna quam externa. — Sordes, ex quo ulcus redditur sordidum.* »

symptôme d'affections très-différentes, et succéder, chez des individus prédisposés, à l'irritation réflexe, provoquée par de simples écorchures du gland ou par de légères ulcérations sans caractère spécifique. On a vu même que Guillaume de Salicet, après avoir attribué ce symptôme aux rapports sexuels, ajoute : « *ou pour toute autre cause.* » Voilà certes une étiologie bien élastique.

Dans tout ce qui précède, je ne trouve aucun motif de modifier mes idées sur l'avénement moderne de la syphilis. Les maladies non virulentes spontanées ou puisées dans les rapprochements intimes, ont nécessairement existé de tout temps, en vertu même de la destination des organes génitaux, de leur structure, de leur mode de sécrétion, de leurs conditions d'exercice, etc. Sur ce point, il ne saurait y avoir de désaccord, pas plus que sur l'existence, à toutes les époques, de maladies de l'estomac ou du cerveau. On a toujours observé des lésions purement locales et de formes diverses, résultant du coït trop souvent répété, ou pratiqué dans des conditions défavorables.

Ne sait-on pas que ces divers désordres, qui n'ont rien de spécifique, ont acquis une intensité insolite, sous le règne de cette constitution, à la fois érysipélateuse et typhique, dont on trouve de nombreux exemples dans les écrits des anciens. C'est ainsi que des ulcérations, provoquées dans la bouche ou l'arrière-gorge par certaines manœuvres, ont pu tourner à mal et dévorer les parties où elles siégeaient, sans qu'on soit autorisé à les identifier aux localisations qui suivent actuellement l'impression originelle du virus.

Que de fois la syphilis qui tient une si grande place dans notre pathologie, est faussement soupçonnée, même par l'expérience la plus sûre. Les femmes si sujettes aux écoulements simples des organes génitaux, sont la source la plus fréquente, chez l'homme, des écoulements qui ne peuvent être considérés alors comme un effet d'imprégnation virulente (1).

Il n'est pas rare de trouver, dans la région vulvo-anale, des végétations qui prennent souvent de grandes proportions, qu'on croirait, au premier abord, syphilitiques, et qui sont survenues chez des femmes notoirement exemptes de toute affection suspecte. C'est un accident local, résultant de causes très-diverses, peut-être combinées, et dont il n'est pas facile de saisir le mode d'action. La preuve qu'elles ne sont pas l'expression d'une diathèse, syphilitique ou autre, c'est qu'un traitement exclusivement local suffit pour les guérir. L'excision est la meilleure méthode. En cas de repullulation, on les excise de nouveau, et, sans traitement général, on obtient leur disparition complète.

Il n'y a pas de raison pour que ces maladies *syphiliformes* n'aient existé dans l'antiquité; et, comme de nos jours, elles ont été combattues avec succès par des topiques. Cette dernière circonstance est, selon moi, un argument décisif dans le sens de ma thèse, et je m'en empare pour en faire ressortir toute l'importance.

Quand on consulte les anciens sur la thérapeutique qu'ils appliquaient aux maladies qu'on prétend rattacher au germe de la vraie syphilis, on voit qu'ils s'adressent uniquement aux organes génitaux, et ils sont unanimes pour proclamer l'efficacité de leur méthode. Si le traitement est la pierre de touche de la nature des maladies, on peut affirmer que celles qu'ils ont guéries, n'étaient pas syphilitiques.

Contre les ulcères et les végétations, on conseille, dans les cas les moins graves, de simples lotions *émollientes*,

(1) Ricord, *Lettres sur la syphilis*, 3e lettre, 3e édit. Paris, 1863, p. 47.

détersives, *astringentes* ou légèrement *caustiques*. Les baumes, les liniments qu'on emploie, ne diffèrent en rien de ceux qui remplissent banalement la même indication, dans les maladies les plus diverses.

On dira que les anciens privés de spécifique se trouvaient réduits, malgré eux, au pis-aller de la cure palliative. Mais il est prouvé que ces agents ne se bornaient pas à atténuer momentanément les symptômes, à plâtrer, comme on dit, la maladie. Leur action était suivie d'une guérison complète, sauf, bien entendu, les cas, extrêmement rares, où la gravité des désordres locaux était au-dessus des ressources de l'art.

Est-ce ainsi que les choses se passeraient dans la pratique actuelle, si le traitement se bornait au pansement de la verge ou du vagin? Ce fait seul n'ébranle-t-il pas l'échafaudage des partisans de l'ancienneté?

Dans les cas plus sérieux, on obtenait la guérison par l'application du feu et l'excision des parties altérées. On amputait le membre viril, quand il était dévoré par des ulcères phagédéniques; et Celse recommande d'enlever, à l'aide du bistouri, toute la partie malade, en empiétant un peu sur la partie saine (1). Oribase répète le même conseil, à l'occasion des ulcères du pénis.

S'il avait été question de véritable syphilis, est-il croyable que ces moyens chirurgicaux eussent suffi, sans autre traitement ultérieur, pour guérir l'affection morbide traduite par l'altération locale? Aujourd'hui, dans les cas devenus rares, où les ravages de la vérole ont assez profondément compromis la verge pour en exiger le sacrifice, le chirurgien croirait-il avoir achevé son œuvre, en déposant le fer rouge ou le couteau? Serait-il aussi ras-

(1) « *Scalpello quidquid corruptum est sic, ut aliquid etiam integri trahat, præcidi debet.* » (Celse, *Op. cit.*, cap. XVIII, § 3, p. 296.)

suré sur les suites probables, que l'étaient Celse, Oribase et leur école clinique?

J'entends qu'on m'oppose la localisation primitive de la syphilis, et la possibilité de la détruire sur place, avant son irradiation dans le reste de l'organisme. Je n'ai pas à juger ici cette théorie pathogénique, l'indication qu'elle suggère, les moyens qui la remplissent. Ce qui est certain pour tout le monde, c'est que la vérole est essentiellement une maladie générale, à un moment donné plus ou moins rapproché de l'imprégnation, et qu'un traitement systématiquement topique, condamnerait le médecin à l'insipide corvée des Danaïdes.

Les honorables confrères qui pratiquent dans notre colonie algérienne, sont témoins, tous les jours, de ces revanches de la syphilis intempestivement répercutée. Les Arabes, en pareil cas, se livrent à des empiriques qui appliquent sur les chancres, le feu ou tout autre caustique. Cette suppression des manifestations extérieures de la maladie, ressemble à la guérison complète, jusqu'au moment où les accidents secondaires dissipent brutalement l'illusion.

En résumé, quand on dit que la syphilis ancienne était locale et cédait aux moyens chirurgicaux ou externes, on dresse entre elle et la vérole de nos jours, une séparation radicale que les textes les plus complaisants et les hypothèses les plus subtiles, ne parviendront pas à supprimer.

En 1811, parut, sans nom d'auteur, et sous le patronage du broussaisisme naissant, un livre (1) qui n'était à l'époque

(1) *Sur la non-existence de la maladie vénérienne; ouvrage dans lequel il est prouvé que cette maladie, inventée par les médecins du* XVe *siècle, n'est que la réunion d'un grand nombre d'affections morbifiques de nature différente dont on attribue faussement la cause à un virus contagieux qui n'a jamais existé.* Paris, 1811. (L'auteur anonyme était Richond des Brus.)

de sa publication, qu'un paradoxe révoltant, mais qui aurait eu sa raison d'être dans l'antiquité, c'est-à-dire à l'époque où les maux *vénériens*, très-divers de nature, ne pouvaient se rallier au centre commun de l'entité syphilitique. Tel est pour moi, jusqu'à preuve contraire, le dernier mot de la question.

M. Rosenbaum, que son bon esprit médical n'a pas assez tenu en garde contre le désir bien naturel d'avoir raison, s'efforce de prouver que les médecins anciens n'ont eu que de rares occasions, surtout chez les femmes, d'observer la marche naturelle des maladies du système génital, parce qu'ils n'ont eu ordinairement affaire qu'avec leurs formes les plus opiniâtres dont le nombre était toujours restreint. Le motif qu'il en donne et qui me paraît presque puéril, c'est la retenue des malades, obligés de révéler leurs maux, et de montrer à nu les organes qui en sont le siége. N'est-il pas plus rationnel d'admettre qu'il n'y avait pas alors ces maladies protéiformes, centralisées par le mode syphilitique? Si la vérole avait occupé dans la pathologie ancienne, le rang qu'elle a conquis dans la nôtre, comment supposer que les répugnances de la pudeur eussent été un obstacle à l'observation médicale? Ne voyons-nous pas tous les jours, l'obstination ou les progrès des symptômes, triompher de ces résistances peu réfléchies? A qui fera-t-on croire que dans cette société si dissolue, les malades honteux ont mieux aimé souffrir en silence, que faire, à un homme de l'art, des confidences qui révèlent, après tout, des secrets devinés à demi-mot?

M. Rosenbaum va plus loin; mais ici la pathologie doit protester au nom des principes. « Quant aux symptômes » secondaires, dit-il, les médecins en rendaient la nais- » sance presque impossible, dans les cas qu'ils avaient à

» traiter, parce que le couteau et le cautère détruisaient » la contagion avec ses substratum matériels, ou ils » étaient enlevés avant qu'ils pussent être résorbés (1). »

Que M. Rosenbaum veuille bien me dire ce qu'il fait de l'état général ou diathésique? Est-ce ainsi qu'il conseillerait de procéder aujourd'hui, pour prévenir sûrement l'explosion consécutive des symptômes secondaires? Que devient dès lors cette longue discrétion des malades dont on nous parlait tout à l'heure, si l'on avoue que le médecin attaquait le mal avant toute résorption des produits virulents?

Toujours poursuivi par son idée fixe, M. Rosenbaum prétend que, malgré l'influence du climat, favorable aux sécrétions nuisibles du vagin et de l'utérus, les affections, par excès dans l'acte vénérien, devaient être en général assez rares chez les anciens, et se guérissaient bientôt d'elles-mêmes, grâce aux soins excessifs de propreté et à la vie tranquille des femmes de ce temps (2).

Si l'auteur n'entend parler que des états simplement vénériens, observés chez des individus sains et purs de diathèses, il n'est pas douteux que le repos et les soins de la personne suffisent souvent pour guérir certaines maladies des organes sexuels. Mais il en est tout autrement des états morbides dont le principe virulent a été la cause initiale, et qui se retrempent à leur source. La cure radicale de l'affection générale qu'ils manifestent, est la seule garantie assurée contre leur retour. En dernière analyse, les assertions si controversables de M. Rosenbaum, se retournent, si je ne m'abuse, contre l'opinion dont il a embrassé la défense.

Avant d'aller plus loin, je débarrasserai la discussion

(1) Rosenbaum, *Ouv. cit.*, p. 296.
(2) Rosenbaum, *Ouv. cit.*, p. 280.

que je poursuis, d'un témoignage qui a été souvent allégué comme une preuve démonstrative de l'ancienneté de la syphilis, et qui, en effet, semble au premier abord avoir cette signification. Je veux parler des *statuts de la reine de Naples, Jeanne Ire*, relatifs à l'établissement d'un lieu de débauche à Avignon, en l'an 1347, c'est-à-dire cent quarante-six ans avant l'épidémie du XVe siècle. Ce document, écrit en provençal, fut publié par Astruc pour la première fois. M. Cazenave l'a transcrit tout au long dans son *Traité des syphilides*, publié en 1843.

Dans ces statuts, qui règlent les mesures de police applicables aux mauvais lieux, on lit à l'article 4, cette disposition catégorique. (Je traduis le texte provençal.)

« La reine veut que tous les samedis, la baillive et » un barbier député par les consuls, visitent toutes les » filles débauchées qui sont au bordel ; et s'il s'en trouve » quelqu'une qui ait le mal provenant de paillardise, » qu'elle soit séparée des autres filles et logée à part, afin » que personne ne puisse avoir commerce avec elle, et » qu'on évite ainsi le mal que la jeunesse pourrait » prendre (1). »

M. Cazenave prétend qu'on ne peut voir autre chose dans ce *mal venu de paillardise*, que la syphilis moderne, contre laquelle on prenait déjà les précautions préservatives, tant recommandées et surveillées de nos jours.

A cette conjecture très-plausible, il n'y a qu'une réponse à faire, et elle est péremptoire : ces statuts sont de pure invention. Quelques mystificateurs avignonnais ont mis assez d'adresse dans leur supercherie, pour qu'elle ait duré longtemps, sans éveiller de doutes sérieux. Astruc, en citant cette pièce, telle qu'elle lui fut commu-

(1) M. Cazenave traduit *mal vengut de paillardiso* par ces mots : *mal vengeur*... Le vrai sens est : *mal venu*.

niquée sur sa demande, par un de ses amis, semble pourtant se méfier de son authenticité. Comme on prétendait l'avoir découverte dans un vieux manuscrit, copié sur les registres d'un certain notaire d'Avignon, du nom de Tamarin, y résidant en 1392, Astruc fit, dit-il, prendre des informations, dans la localité, sur ce notaire et sur la véracité de ces statuts; mais il n'obtint aucun renseignement précis. Il n'hésita pas cependant à les insérer dans son livre à cause de leur importance apparente, et pour échapper au reproche d'avoir dissimulé un fait contraire à son opinion personnelle, sur l'importation américaine de la syphilis (1).

Le soupçon d'Astruc est devenu une certitude, grâce aux recherches du docteur Yvaren (d'Avignon), très-bien placé, sous tous les rapports, pour démasquer la fraude. Son enquête a prouvé avec évidence la valeur purement imaginaire de ce document (2). Malgré la publicité des journaux où il avait consigné ce résultat, M. Yvaren se plaignait avec juste raison, en 1847, que l'erreur durât encore, et il reproduisait patiemment sa découverte, dans sa belle traduction du poëme de Fracastor (3). J'ai peine à comprendre qu'en 1843, c'est-à-dire huit ans après la curieuse rectification dénoncée par mon confrère du Midi, M. Cazenave, qui aurait dû être aux écoutes de tout ce qui se disait sur l'origine de la syphilis, ait rapporté ces statuts dans le texte provençal accompagné de la version française, et qu'il s'en soit prévalu, dans l'intérêt de son thème, sans avoir l'air de suspecter la nullité de ce témoignage apocryphe. C'est ainsi que la capitale traite souvent les produits de la province!

(1) Astruc, *Traité cit.*, t. I, p. 186.

(2) *Journal des Connaissances médico-chirurgicales*, numéro d'octobre 1835; *Revue médicale de Paris*, numéro du même mois.

(3) Fracastor, *La syphilis*, poëme, etc., p. 135. 1847.

Mon lecteur pourra prendre connaissance *in extenso* de la communication de M. Yvaren. Je me contente d'extraire le passage où sont résumées les preuves flagrantes de la fausseté de ces statuts :

« 1° Le notaire Tamarin, des registres duquel on les disait tirés, n'a jamais existé.

» 2° Une note écrite par M. Joseph-Gabriel Teste de Vénasque, sur un exemplaire de la *Cacomonade* de Linguet, rapporte comment ces statuts furent composés par M. de Garcin, aidé de quelques amis avignonnais, au nombre desquels était le père de M. Gabriel Teste. M. G. Teste a souvent entretenu de ce fait, M. César Teste d'Avignon qui vit encore, et qui possède cet exemplaire de la *Cacomonade*.

» 3° L'original de ces statuts supposés, existe dans un magnifique cartulaire de M. de Cambis-Velleron, à la bibliothèque d'Avignon.

» La miniature qu'ils portent en tête, est la reproduction exacte de celle qui se trouve dans l'ouvrage publié en 1624, par M. de Chasteuil-Gallaup, sur les arcs de triomphe érigés à Aix, en l'honneur de l'arrivée de Louis XIII dans cette ville.

» 4° L'écriture usitée au XIVe siècle, est très-gauchement contrefaite. Le langage n'est pas celui du temps. Le mot *paillardiso* n'est pas un mot de langue provençale ; à lui seul, il suffirait pour déceler la fraude, etc., etc. »

Je m'associe donc à M. Yvaren pour demander que, dans les discussions qui pourront désormais s'élever sur l'origine de la syphilis, les statuts de la reine Jeanne soient de plein droit hors de cause.

M. Littré a publié, il y a quelques années, des extraits de manuscrits, datant du XIIIe siècle, où il a cru trouver la preuve qu'à cette époque « la maladie vénérienne avait

» une forme très-analogue à celle qu'elle a aujourd'hui. » Ces manuscrits font partie de la Bibliothèque impériale (1).

Je dois me borner, et je laisserai de côté les diverses pièces dont M. Littré apprécie la valeur. Il me suffira de citer un passage d'un opuscule en vers français, remontant à la même date, et publié, en 1833, par M. Francisque Michel. Ce poëme a pour titre : *Des XXIII manières de vilains.*

Dans une sorte d'imprécation, l'auteur souhaite aux vilains et vilaines, une infinité de maladies :

« Qu'ils aient. . . . .
» . . . .
» Rogne, vairole et apostume
» Et si aient plenté de grume,
» Plenté de fièvre et de jaunisse,
» Et si aient la chade-pisse! (2). »

M. Littré reconnaît lui-même que le mot *vairole* peut signifier variole. On n'a pas oublié que ce fut le nom primitif de cette fièvre éruptive.

Quant à la dénomination de *chaude-pisse,* qui est resté de nos jours le synonyme familier de blennorrhagie, il n'exprime littéralement que l'ardeur ressentie par le malade qui se plaint d'*uriner chaud.* Or, ce symptôme a dû exister de tout temps, puisqu'un simple échauffement, l'abus de certaines boissons, une fluxion purement catarrhale, etc. peuvent le produire. Je ferai seulement remarquer que ce nom vulgaire ne s'est répandu dans le langage du peuple, qu'un certain nombre d'années après l'explosion de la syphilis. Etait-il tombé en désuétude, et reprit-il sa place

(1) Littré, *Note sur la syphilis au* XIIIe *siècle* (*Gazette médicale de Paris,* t. I, p. 928. 1846).

(2) En langue moderne : . . . qu'ils aient
La gale, la vérole et des abcès,
Et qu'ils aient une abondante gourme,
La fièvre et la jaunisse,
Et qu'ils aient la chaude-pisse.

à l'époque où la blennorrhagie devint beaucoup plus commune dans la pratique? C'est ce que je ne saurais dire; toujours est-il qu'on ne peut induire de l'emploi de ce mot, l'existence de la vraie syphilis au XIIIe siècle.

Les autres documents découverts et conjointement publiés par M. Littré, donnent sans doute à réfléchir; mais ils ne font que grossir le nombre des observations à double entente, dont il n'est pas permis de tirer une conclusion certaine.

Il y a dans l'histoire de la syphilis, un fait qui a été très-contradictoirement interprété, et qui me paraît une preuve de plus en faveur de sa nouveauté. Je veux parler de l'influence exercée par l'épidémicité sur sa symptomatologie. On la voit, en effet, revêtir des caractères insolites jusqu'au moment où, libre de cette entrave, elle prendra les formes qui lui sont aujourd'hui familières. M. Ricord dit vrai, lorsqu'il reconnaît que l'épidémie du XVe siècle, qu'il appelle avec esprit, à raison de sa date et de son épouvantable gravité, le *quatre-vingt-treize* de la syphilis, ne ressemble pas à nos maux vénériens actuels. Ce qu'on remarquait le plus dans le principe, c'était l'état pustuleux de la peau, et les douleurs des membres, qui étaient une véritable torture pour les malades. Les lésions des organes génitaux n'étaient qu'en sous-ordre, et manquaient quelquefois complétement.

Des pustules assez dures ou proéminentes et de mauvais aspect, se montraient sur toute l'étendue de la tête, sur le front, autour de la racine des cheveux, ou dans d'autres parties du corps, et principalement aux angles des lèvres; et c'est ce symptôme qui a frappé le plus l'attention des observateurs. Jean Lemaire, poëte français du commencement du XVIe siècle, nous a laissé le portrait de ces malades :

« Il leur naissait de gros boutons sans fleur,
» Si très ideuls, si laits et si énormes
» Qu'on ne vit onc visaiges si difformes;
» Ni onc ne reçeut si très mortelle injure
» Nature humaine en sa belle figure,
» Au front, au col, au menton et au nez :
» Onc on ne vit tant de gens boutonnez. »

Le malade éprouvait dans la tête et dans les membres, surtout aux jambes, des douleurs qui augmentaient toujours pendant la nuit. Il y avait aux aines, des bubons dont la suppuration était salutaire. On observait des crevasses, avec écailles sèches, à la paume des mains et aux pieds. Le plus souvent se formaient, sur le pénis, des ulcères de mauvaise apparence, durs et calleux, lents à guérir. En explorant la gorge, on constatait le relâchement de la luette, et la présence d'ulcères sordides qui suppuraient rarement. Il faut ajouter à tout cela, l'éruption de certaines tumeurs dures, adhérentes à la peau et aux os, et qui portaient le nom de *gommes*. Ces tumeurs pouvaient s'ulcérer, et amener des caries osseuses.

Nicolas Massa, à qui j'emprunte ce tableau, fait remarquer que ces divers symptômes n'étaient pas réunis sur le même sujet. Un seul, tel que la pustulation, l'ulcère du pénis, le bubon inguinal ou les écailles des mains, suffisait au diagnostic. Quand ces indices étaient nombreux, le doute n'était plus possible (1).

Les pustules de la peau qui grossissaient peu à peu, laissaient couler, en s'ouvrant, une grande quantité d'humeur fétide, et dégénéraient en ulcères phagédéniques. Fracastor, grave autorité par la date de ses écrits et sa spécialité syphiliographique, nous apprend que depuis

(1) Nicolaï Massæ *De morbo gallico* cap. VII.

environ six ans (1538-1539), il ne voyait de pustules que sur quelques rares malades. En revanche, les tumeurs gommeuses augmentèrent de fréquence. Alors aussi apparut l'*alopécie* générale qui fut un grand sujet de surprise. Le médecin poëte a dépeint, en vives couleurs, la physionomie bizarre des sujets, privés absolument de cheveux, de sourcils et de barbe, et il a grand soin d'avertir que ce n'était pas l'effet du mercure, comme on l'avait supposé d'abord (1).

La gonorrhée virulente, plus rare antérieurement, et disséminée, pour ainsi dire, dans la pratique, devint si commune, vers le milieu du XVIe siècle, qu'elle compta parmi les symptômes ordinaires. Brassavole, en 1553, et Fernel, en 1555, ont tant insisté sur la nouveauté de ce caractère, qu'on a pu croire, ce qui est une erreur, qu'il s'était montré alors pour la première fois.

Ces diverses modifications symptomatiques de la vérole ont aggravé sans doute l'embarras des médecins. Ils n'en ont pas moins fidèlement suivi la filiation des phénomènes, sans perdre de vue leur foyer commun. En présence des mêmes faits, l'observation des anciens aurait su, quoi qu'on en ait dit, débrouiller leur enchaînement et leur dépendance réciproque; mais on ne surprend dans leurs écrits aucune trace d'une analyse pareille.

M. Cazenave ne sait comment expliquer certaines circonstances tout à fait insolites, dans l'histoire de la syphilis, qui ont été notées expressément par les premiers témoins de l'épidémie; et il a cru tout concilier, par une hypothèse, dont la priorité revient pourtant à Gruner.

Il suppose qu'à la fin du XVe siècle, les Maures chassés

(1) Fracastor, *De morbis contagiosis*. Lib. II, cap. II, *de morbo gallico*.

d'Espagne par Ferdinand le Catholique, et réfugiés, dans le plus complet dénûment, sur les côtes d'Afrique et d'Italie, apportèrent avec eux, le germe d'un fléau qui les décimait déjà. C'était l'époque où Charles VIII conduisait en Italie ses armées triomphantes. La contagion devait redoubler d'énergie, au milieu de ces grands mouvements de troupes, qui traînaient après elles la licence la plus effrénée, et semaient partout les fruits de leurs débauches. Ces masses armées auraient été le véhicule le plus puissant de l'épidémie, qui s'étendit bientôt aux pays environnants; et la *teinture vénérienne* qu'elle prit alors, aurait eu sa source dans l'effroyable débordement des mœurs.

Reste à savoir quelle était l'épidémie apportée par les Maures. M. Cazenave opine pour « *une espèce de typhus* » dont tant de circonstances avaient favorisé le développement. Dans tous les cas, c'était, selon lui, une affection morbide, étrangère à la syphilis coexistante, et qui n'en fut pas distinguée : confusion d'autant plus facile, que les deux maladies pouvaient frapper simultanément les mêmes individus. A ce compte, la maladie populaire du XVe siècle, aurait été composée de plusieurs maladies différentes, dont les effets réunis et combinés expliquent l'inexactitude des traditions qui nous sont parvenues. C'est ainsi que la syphilis, antérieure à la maladie intercurrente, aurait pu acquérir par cette complication accidentelle, une intensité inouïe, traduite par des symptômes typhiques qu'elle aggravait à son tour (1).

Telle est, brièvement résumée, la version de M. Cazenave : version embarrassée, malgré le talent de l'auteur, qui ne parvient pas à dissimuler tout le mal qu'il se donne, pour imprimer à cette hypothèse un air satisfaisant de vraisemblance.

(1) Cazenave, *Ouv. cit.*, p. 45-48.

On pourrait répondre que depuis lors, ni les grandes guerres, ni les mélanges de peuples, ni les graves épidémies n'ont manqué au monde. Les mœurs actuelles peuvent s'être adoucies ; mais on conviendra qu'elles n'ont point encore atteint leur âge d'or. De son côté, la syphilis n'est pas prête à se déssaisir de ses droits. La *suette*, la *fièvre jaune*, le *choléra*, ont à diverses reprises ravagé les populations. Sur la fin du premier empire, le *typhus* décima cruellement nos troupes en campagne, au milieu des hasards des batailles, des désastres d'une retraite et des conditions nosogéniques, résultant de ces grands rassemblements d'hommes, en proie aux influences matérielles et morales les plus délétères.

Pendant l'expédition de Crimée, le typhus, le scorbut, la pourriture d'hôpital, la dysenterie, le choléra, ont tour à tour et simultanément frappé nos soldats, livrés, sur une plage lointaine, aux fatigues et aux anxiétés d'un siége long et meurtrier. On n'a pourtant pas vu dans ces conjonctures si graves, la *teinture* vénérienne, dont M. Cazenave colore arbitrairement le prétendu typhus du xve siècle.

Parmi les faits qui appartiennent à la syphilis nouvelle et sur lesquels on a beaucoup discuté, quand on n'a pas jugé plus commode d'en nier l'authenticité, il en est deux que je tiens à placer dans leur véritable jour. Je veux parler de sa communication par l'intermédiaire de l'air, et de la spontanéité de son développement, sans contagion directe ou médiate appréciable.

Dès les premiers temps, l'on reconnut que la transmission pouvait s'opérer par les voies les moins prévues. Les auteurs signalent les baisers lascifs, la communauté du lit, sans approches intimes, l'emploi d'un vêtement ou de tout autre objet à l'usage d'un vérolé, etc. Torella, Montesaurus,

Jean Benoît, Jean-Baptiste Montanus, etc., tous témoins oculaires, s'expriment à cet égard de la manière la plus positive. Ils ne sont pas moins unanimes, sur la *communication par l'intermédiaire de l'air*, admise par tout le monde, pendant un certain nombre d'années qui suivirent l'invasion du fléau. Les médecins qui sont venus plus tard, et qui ont vu la syphilis affranchie du joug de l'épidémicité, se propager surtout par les voies sexuelles, ont généralisé cettê observation et l'ont étendue à tous les temps. On n'a pas même épargné le ridicule aux anciens auteurs qu'on a accusés de crédulité et d'inattention. C'est pour le même motif qu'on a blâmé les gouvernements, qui s'empressèrent de reléguer les vérolés hors des villes, et de les interner dans des endroits séparés du commerce des hommes : mesure fort sage, même dans le doute, et qui faisait la part des propriétés accidentelles, que l'épidémicité semblait donner à la nouvelle maladie (1).

Ce fait de contagion par l'air, n'est pas plus incroyable que les autres affirmations des contemporains. Il prouve que le virus vénérien était alors doué d'une halituosité très-active. En 1529, le Cardinal Wolsey, ministre de Henri VIII, fut mis en jugement devant la Chambre haute, pour avoir parlé bas à l'oreille de son maître, avec l'intention de lui communiquer la syphilis dont il se savait atteint (2). Il est évident que si le roi prit ce prétexte pour se défaire de son conseiller, c'est que l'opinion publique reconnaissait alors ce mode d'imprégnation à distance.

Benoît de Victoriis parle d'un jeune homme qui fréquentait depuis longtemps une femme entachée de syphilis. Il s'était toujours contenté de la baiser sur la bouche,

(1) Voir dans Astruc (t. I, p. 328), *Arresté du Parlement de Paris portant règlement sur le fait des malades de la grosse vérole*, du 6 *mars* 1496.

(2) Hume, *Hist. of England*, t. IV, p. 451. *Note* C.

sans se permettre de privautés plus intimes, et c'est par l'inspiration de son haleine (*solo flatu et spiritu*) qu'il contracta la maladie (1). Je sais bien que ce fait pourrait recevoir une autre interprétation ; mais celle que donne l'auteur avait cours dans la pratique.

On a prétendu que les médecins avaient imaginé ce moyen de sauvegarder la moralité des grands personnages, dont la vie privée n'était pas sans reproches. Ils auraient été ainsi les dupes volontaires de leurs clients intéressés au secret. On a même tourné en dérision certains faits où la vérité paraissait trop maladroitement travestie. Des plaisanteries ne sont pas des arguments.

Heureusement la volatilité du virus vénérien n'a pas survécu à l'influence épidémique qui en avait été la cause, et n'est plus aujourd'hui qu'une tradition historique. Ce poison morbide représente le type des virus fixes. Sous ce rapport comme sous tant d'autres, l'empreinte du temps a été profonde.

Ce n'est pas tout. Les médecins qui ont observé de près le fléau naissant, n'ont pas hésité à reconnaître qu'il pouvait se développer *spontanément*, c'est-à-dire, sans imprégnation virulente et par la seule influence épidémique. Quand on voyait sous le même toit, le père, la mère, les enfants des deux sexes, subir le niveau commun, il était impossible d'incriminer un commerce impur ou de se rejeter sur des transmissions médiates.

Fracastor, qui peut être considéré comme l'organe de l'opinion médicale, à une époque très-voisine des débuts de la maladie, affirme expressément sa spontanéité :

« ... Quoniam imprimis ostendere multos
» Possumus, attactu qui nullius hanc amen ipsam
» Sponte sua sensere luem, primique tulere (2). »

(1) Benedicti Victorii Faventini liber, cap. II, *De gallici morbi causis*.

(2) Fracastor, *Syphilidis lib. primus, vers.* 56.

Il reproduit la même pensée dans son traité en prose de la syphilis :

« Quoique la plupart des sujets prennent la maladie » par le contact, on en a observé un très-grand nombre » (*innumeros*) qui ont été atteints sans contagion » préalable (1). »

Je sais que la spontanéité des maladies à virus et principalement de la syphilis, provoque le sourire de certains esprits forts qui ont fait leur thème, et sont décidés à n'en pas démordre. Cet accueil ne m'a jamais beaucoup ému, parce qu'il faut bien reconnaître, malgré tout, qu'une maladie contagieuse nouvelle a éclaté, à un moment donné, sans virus préexistant. Quand on refuse d'y croire, à une certaine distance de sa première apparition, on ne fait que reculer la difficulté (2). Est-ce que des maladies transmissibles ne se montrent pas tous les jours, sous nos yeux, étrangères à la provocation initiale d'un contagium? La rage serait, à elle seule, une preuve sans réplique. La création spontanée du virus rabique est un fait quotidien. En ce qui concerne la syphilis, ne faut-il pas reconnaître, de toute nécessité, que le premier qui l'a conçue ne la tenait de personne? De nos jours même, où elle paraît dépendre exclusivement d'une imprégnation directe ou médiate, abstraction faite de l'hérédité, des observations nombreuses ont révélé la possibilité de sa formation de toutes pièces.

Vers la fin du XVIIIe siècle, et dans les premières années du siècle actuel, on a signalé des épidémies de maladies vénériennes, qui par la rapidité de leur diffusion et leur circonscription dans certaines localités, ont dérogé à leur

(1) Fracastorii *de syphilide seu de morbo gallico lucubratio*, lib. II *de morbis contagiosis, inscripta*, cap. II.

(2) Ch. Anglada, *Traité de la contagion*, t. I, chap. III, p. 58.

mode habituel de propagation. Ces épidémies offrent d'autant plus d'intérêt, qu'elles ont été étudiées sur les lieux, et décrites par nos contemporains. Parmi les médecins qui leur ont donné leur signification la plus rationnelle, et dont l'avis est d'un grand poids, on compte Fodéré, Cullerier et la Commission chargée par la Société royale de médecine, d'éclairer cette question nosologique (1).

Il me paraît impossible d'expliquer l'irradiation comme soudaine, de l'épidémie du xve siècle, sans recourir, dans une certaine mesure, à sa spontanéité. Aurait-on la prétention de remonter de proche en proche, jusqu'au foyer générateur dont la maladie, dans son ensemble, représenterait le produit collectif ? Où se serait allumée l'étincelle qui devait provoquer cet embrasement général? Ne retrouve-t-on pas ici le génie épidémique avec ses procédés mystérieux, que le temps n'a pu encore sonder?

Cette spontanéité de la syphilis, pressentie *à priori*, et surabondamment prouvée par les faits, est inconciliable avec l'origine américaine qui compte encore tant de partisans : hypothèse défendue par Astruc, dans un livre que M. Ricord appelle un *immense roman*, et qui n'en est pas moins une œuvre très-remarquable (2). On sait que cette

(1) Voy. rapport de la Commission. (*Journal général* de Sédillot, t. XLII, p. 1.) — Voy. aussi la description des épidémies observées dans la Turquie d'Europe, etc., dans le *Journal complém. des sc. méd.* (t. I, p. 376). — Celle de Fiume, en 1800, décrite par le Dr Gambieri, sous le nom de *maladie du Scherlievo*. — Celle de Falcade (*syphilis falcadina*), étudiée par le Dr Zecchinelli (*Annales cliniques de Montpellier*. 1820. T. IX, p. 189). — Celle de 1819, dans la commune de Chavanne, en France, par le Dr Flamand. (*Journ. compl. des sc. méd.*, t. V, p. 134.) — Voyez encore G. Lagneau, *Recherches comparatives sur les maladies vénériennes dans les différentes contrées.* (*Annales d'hygiène publique*. 1867. 2e série, t. XXVIII, p. 96.)

(2) Astruc, *Traité des mal. vénér.*, *Trad.* T. Ier. Paris, M.DCC.LXXIII.

opinion a été victorieusement réfutée par Sanchez, qui n'a rien laissé sans réponse (1).

Comme les dates sont ici d'une importance majeure, on s'est donné bien du mal pour en établir la concordance. De son côté, M. Bœrsch a prétendu prouver, par des chiffres, l'impossibilité matérielle de l'importation exotique à l'époque indiquée (2). L'épidémicité seule est un argument décisif qui renverse tous les calculs, quel que soit leur habile agencement.

« La vraie syphilis, dit Sprengel, se manifesta dans » l'été de 1493, et presque simultanément dans toutes les » parties de l'Europe. Or, il est impossible qu'en trois » mois, elle ait été transportée à Berlin, à Halle, à Bruns- » wick, dans le Mecklembourg, la Lombardie, l'Auvergne » et autres pays. » Sprengel en déduit qu'il faut joindre à toutes ses autres causes, une *constitution épidémique* (3).

L'auteur allemand n'est ici que l'écho de la plupart des contemporains, et il est impossible, après cela, d'attribuer à l'équipage de Colomb, le transport des premiers germes. M. Cazenave infère même du rapprochement de plusieurs documents historiques, que l'épidémie parcourait l'Italie, un ou deux ans avant l'arrivée des marins espagnols, et qu'elle y était déjà regardée comme un fléau terrible (4).

L'objection que M. Ricord a opposée à la fable de la provenance américaine, serait peu sérieuse. Partant de l'idée que l'accident primitif est seul contagieux, il trouve fort étrange, que cet accident ait conservé sa virulence pendant la longue navigation de Colomb, et pendant le

(1) Sanchez, *Dissertation sur l'origine de la maladie vénérienne dans laquelle on prouve qu'elle n'a point été apportée de l'Amérique, et qu'elle a commencé en Europe par une épidémie*. Paris, 1752.

(2) Bœrsch, *Ouv. cit.*, p. 106.

(3) Sprengel, *Hist. de la méd.*, t. II, p. 505.

(4) Cazenave, *Ouv. cit.*, p. 38.

temps que ses matelots ont mis pour arriver en Italie (1).

Il est facile de répondre que la contagion des accidents secondaires n'est pas moins avérée, et que la syphilis de l'armée d'Italie s'étant manifestée par des pustules, celles-ci auraient bien pu naître sur les Espagnols, pendant la traversée qui les ramenait en Europe.

Il est du reste une circonstance qu'il ne faut pas perdre de vue, quand on étudie la question de l'origine étrangère de la syphilis du XVe siècle ; c'est que cette invention ne fut lancée dans le public, que quarante ans environ après la découverte du nouveau monde, et sous le patronage d'Oviedo, que je veux bien croire innocent des intentions malveillantes qu'on lui a prêtées.

Après avoir discuté le pour et le contre, Swédiaur est amené à cette conclusion éclectique, qui n'est évidemment que l'aveu déguisé de l'épidémicité : « Le lecteur » peut choisir pour le pays natal de la vérole, l'Asie, » l'Afrique, l'Amérique ou bien l'Europe même, sans » nuire à la prétention que l'une ou l'autre de ces parties » du monde pourrait avoir à se rejeter la priorité de cette » infernale et détestable maladie (2). »

Rien ne prouve mieux la nouveauté de la syphilis, que la diversité et l'absurdité même des hypothèses imaginées pour l'expliquer.

On n'y vit d'abord qu'un effet de la vengeance divine :

« Un mal qui répand la terreur,
» Mal que le ciel en sa fureur
» Inventa pour punir les crimes de la terre. »

Mais cette explication n'était satisfaisante à aucun

(1) Ricord, *Lettres sur la syphilis. Onzième lettre.* 3e édition, Paris, 1863.

(2) Swédiaur, *Ouv. cit.*, t. II, p. XX.

point de vue, et la science, tenue de donner son avis, sans sortir de sa sphère, comprit qu'elle devait chercher des causes générales, pour un fléau dont la progression semblait sans limites.

L'astrologie resta digne d'elle-même. Aux yeux du plus grand nombre, Saturne, l'ogre de la légende païenne, fut l'auteur responsable de tous ces maux (1). On ne pouvait seulement se mettre d'accord sur les conjonctions des planètes, accusées de présider à ce grand désastre. C'était tantôt Saturne et Mars, Jupiter et Mars, Jupiter, Mars et Mercure, Mars et Vénus, etc.

Les médecins, mécontents des astrologues, reprirent leurs théories favorites. On invoqua la prédominance d'une des quatre humeurs radicales, et principalement le transport d'une matière bilieuse, du foie sur les parties génitales. Ces désordres fonctionnels avaient été provoqués par certaines causes externes, parmi lesquelles on donnait le premier rang aux pluies longues et abondantes qui avaient marqué l'année 1493, et avaient été suivies d'inondations générales. Cependant, le caractère insolite de la maladie ne s'accordant pas avec cette pathogénie vulgaire, la fertile imagination des contemporains voulut, à tout prix, combler la lacune.

On prétendit que l'eau des puits qui avaient abreuvé l'armée française, sous les murs de Naples, avait été empoisonnée ; que la cupidité des fournisseurs avait mélangé au pain des soldats, non-seulement du plâtre, mais du sang de lépreux. Fioravanti, célèbre empirique d'Italie, raconte qu'on eut la pensée de nourrir les troupes avec la chair des cadavres, et que ce fut l'action de cette alimentation abominable qui produisit une maladie nouvelle, en rapport avec la nouveauté même de la cause : fable

(1) Petrus Martyr, *epist.* 65, p. 34.

absurde dont on regrette que Bacon ait été la dupe (1).

On me permettra de ne pas m'appesantir sur ce dévergondage d'hypothèses. Mais j'en conclus sans hésiter, que les médecins n'auraient pas mis ainsi leur esprit à la torture, s'ils n'avaient eu devant eux qu'une vieille connaissance. A tout prendre, ceux qui s'inspirèrent des rêveries astrologiques furent peut-être les moins déraisonnables. N'était-ce pas dire que cette épidémie, comme tant d'autres, *était tombée des nues*, et qu'on s'évertuait vainement à en chercher ailleurs l'origine? Au fond, l'influence maligne des astres représentait-elle autre chose que le *quid divinum* hippocratique, mais sous une forme prétentieuse que le Père de la médecine avait soigneusement évitée?

On a soutenu aussi, sur la maladie du xve siècle, une opinion que je dois arrêter au passage, parce qu'elle est en contradiction directe avec mes principes pathologiques (2).

Quelques auteurs considèrent, en effet, la syphilis comme une transformation de la lèpre, qui commençait dès lors à s'éloigner de l'Europe. Les rapports des manifestations cutanées dans les deux maladies, leur paraissent favorables à cette interprétation. Jacques de Catane prétend avoir vu deux fois la syphilis se métamorphoser en lèpre (3). Ce fait, avec la réciproque, ne serait pas unique, au dire de certains auteurs, qui ont cité des cas analogues.

Cette opinion est acceptée par M. Bœrsch : « Elle ne » répugne, dit-il, ni à l'histoire, ni à la raison, et elle est

(1) Voy. Leonardo Fioravanti, *Capricci medicinali*. Venet., 1564.

(2) Voy. C. M. Gibert, *Remarques historiques et critiques sur la lèpre*. (*Revue méd. de Paris*, t. III, p. 19-161. 1840.)

(3) J. de Catane, *Tractatus de morbo gallico*.

» en harmonie avec la loi générale de transformation, à la-
» quelle l'homme et tous les êtres qui l'entourent, sont
» également soumis (1). »

M. Bœrsch fausse, en l'exagérant, le principe de cette loi. Des modifications successives, quels que soient d'ailleurs leurs caractères, ne vont pas jusqu'à amener une transformation de l'homme, c'est-à-dire jusqu'à anéantir son individualité et la remplacer par une autre. J'en dirai autant des maladies. La spécificité qui les fait ce qu'elles sont, et qui leur imprime une sorte de personnalité pathologique, ne se laisse jamais absorber par une autre spécificité substitutive. Des similitudes, des affinités aussi étroites qu'on voudra les supposer, ne peuvent, par gradation, se fondre dans une identité complète. Un métal, malgré les traits de ressemblance qui le rapprochent d'un autre métal, ne cesse jamais d'être lui-même, et conserve, au milieu des caractères communs, les attributs tranchés et indélébiles qui le constituent en corps simple, individuellement distinct par sa nature intime. Jamais la rougeole ne devient une variole, quelles que puissent être leurs analogies symptomatiques, dans certains cas. L'entité morbilleuse diffère radicalement de l'entité variolique. On peut constater l'union intime des deux fièvres sur un sujet donné; hésiter même pour le diagnostic, dans tel cas particulier; mais elles n'en resteront pas moins invariablement elles-mêmes. Qu'on suppose un spécifique éprouvé de la rougeole et de la variole, on peut être certain que jamais l'agent antivarioleux ne guérirait radicalement la rougeole, et réciproquement.

Par tous ces motifs, je rejette, au nom des principes immuables de la doctrine, l'opinion qui ne veut voir dans la syphilis, qu'une transformation ou dégénération de la

(1) Bœrsch, *Thèse cit.*, p. 110.

lèpre. Leur association a dû se faire dans bien des cas, et de là est venue l'idée contre laquelle je m'élève. La syphilis n'en a pas moins conservé dans tous les temps, sous les formes les plus insidieuses, son identité affective. Elle a remplacé la lèpre; mais, je le répète, cette substitution n'a rien de commun, dans l'ordre médical, avec la transmutation des métaux, rêvée par les alchimistes.

Ce qui démontre, au surplus, que la confusion de la lèpre et de la syphilis était née dans l'esprit d'une minorité de médecins trop prompts à juger sur les apparences, c'est que les hôpitaux des lépreux, connus sous les noms de *léproseries* ou *maladreries*, fondés alors à Paris, furent fermés aux individus qui présentaient les symptômes propres à la *grosse vérole.* Ceux-ci furent exclusivement reçus dans des établissements réservés. L'opinion publique était donc bien édifiée sur la différence des deux maladies, et elle avait exigé de l'administration, cette mesure préventive. Gabriel Fallope s'est posé, dans sa nouveauté, cette question de diagnostic différentiel, et l'a résolue conformément aux vrais principes de la nosologie (1).

En résumé, je n'ai trouvé nulle part aucun motif de changer d'avis sur l'origine récente de la syphilis, et je maintiens, dans toute la sincérité de mes convictions, que « la Vénus antique fut exempte de cette peste » immonde (2). »

Non! Les Grecs et les Romains, qui avaient poussé jusqu'aux plus extrêmes limites le débordement des mœurs, n'eurent pas à compter avec cette triste plaie de l'humanité. Les courtisanes célèbres, les Phryné, les Laïs, les

(1) Gabrielis Fallopii Mutinensis *De morbo gallico tractatus.* Cap. III, *an idem (morbus iste) cum lepra Arabum?*

(2) Requin, *Path. méd.*, t. III, p. 352.

Flora, n'ont pas subi cette expiation. On n'a jamais dit que Messaline, dont le nom seul est devenu une obscénité, ait laissé à ses nombreux amants, des souvenirs amers de ses rendez-vous. Les écrivains du temps dont le cynisme est sans pudeur, et qui n'ont pas flatté le tableau de la dépravation publique, auraient montré la peine à côté de la faute, et cette nouvelle épée de Damoclès, menaçant le débauché dans l'ivresse des plaisirs.

Je pourrais tout au plus accorder qu'aux approches de son irruption historique, la syphilis avait commencé à poindre, comme pour préluder par des essais sporadiques à sa prise de possession définitive. Je me rappellerais que l'origine des épidémies remonte souvent assez loin du moment où elles éclatent. Avant de s'implanter avec tous leurs caractères, elles s'annoncent par le cachet particulier qu'elles impriment aux états morbides de tous les ordres; et cette empreinte se dessine d'autant plus nettement, que le génie épidémique prend plus d'énergie et d'indépendance.

Il ne me répugnerait donc pas d'admettre, par analogie, que l'espèce humaine n'est pas devenue tout à coup et sans transition, la proie de ce nouvel ennemi. Le feu dévorant qui couvait sourdement dans le sein des organismes, préparés par une longue élaboration, commençait peut-être à jeter quelques lueurs éparses et incertaines, avant d'éclater dans un vaste incendie, qui ne devait plus manquer d'aliments, jusque dans notre temps. Inutile de dire que je propose cette hypothèse conciliante, sans y tenir beaucoup.

Une dernière question reste à examiner. La syphilis qui s'empara si résolûment de la race humaine, et qui l'a trop fidèlement accompagnée depuis lors, est-elle destinée à s'éteindre un jour?

Astruc fait observer, que le feu Saint-Antoine ou mal des ardents du moyen âge a disparu depuis plusieurs siècles ; que la suette anglaise n'est plus qu'un souvenir ; il exprime conséquemment l'espoir que la syphilis se retirera à son tour : « ce qui, ajoute-t-il, n'est peut-être pas » une vaine conjecture (1). » Il cite, en effet, une foule de témoignages qui tendent à prouver que cette maladie s'adoucit graduellement depuis longtemps ; et son expérience personnelle lui a donné la confirmation de ce fait. Il énumère ensuite les raisons qui laissent prévoir les progrès de cette atténuation, quoiqu'il se garde bien d'indiquer, même approximativement, la date qui marquera cette éventualité plus ou moins lointaine.

Fracastor, fidèle à son hypothèse purement arbitraire sur les intermittences, à très-long terme, des apparitions de la syphilis, aime mieux croire que le moment viendra où elle se séparera des maladies régnantes, pour renaître après une longue série de siècles.

« Namque iterum cum fata dabunt labentibus annis
» Tempus erit, cum nocte atra sopita jacebit
» Interitu data. Mox iterum, post sæcula longa,
» Illa eadem exurget, cœlumque aurasque reviset,
» Atque iterum ventura illam mirabitur ætas (2). »

Cette prévision n'est pas pour Fracastor une fiction poétique, puisqu'il la reproduit, quelques années après, dans un autre écrit :

« *Hic idem morbus* (*Gallicus*) *interibit et extinguetur; mox etiam et nepotibus nostris rursus visendus renascetur, quemadmo-*

(1) Astruc, *Ouv. cit.*, t. Ier, p. 28.
(2) Fracastor, *Syphilis*, lib. I, vers. 298.

dum et præteritis ætatibus visum à majoribus nostris fuisse credendum est (1). »

Comment Fracastor, si rapproché de l'explosion épidémique, et témoin de ses ravages qui semaient partout l'épouvante, a-t-il hasardé une prophétie en faveur de laquelle il n'aurait pu alléguer aucune raison sérieuse?

Fernel, qui a si bien étudié la nouvelle maladie, est moins optimiste, parce qu'il n'a pas à défendre d'opinion préconçue. Son seul espoir est dans la clémence de Dieu; mais l'affection dont il déplore les fureurs ne lui permet guère de compter sur un amendement persévérant, quand il la voit se retremper sans relâche à sa source, et entretenir sa vigueur dans la démoralisation effrénée de l'homme :

« *Hanc luem*, dit-il, *nisi Deus optimus maximus, sua clementia, ipse extinguet, aut effrenatam hominum libidinem temperet, nunquam extinctam iri, sed fore humano generi comitem et immortalem crediderim* (2). »

Il est certain que Dieu seul connaît le secret de l'avenir. Cependant, si la nouveauté de la syphilis devenait une vérité absolue, ce fait ne renfermerait-il pas, par analogie, la probabilité de sa disparition future?

Dire que la syphilis n'a pas existé de tout temps, c'est reconnaître qu'elle n'a pas toujours trouvé les conditions indispensables à son développement. Il est bien permis de supposer, que cet ensemble de circonstances réfractaires pourra se reproduire un jour, et la syphilis rentrerait dans les ténèbres dont elle était sortie, à une autre époque, sans qu'on pût en déterminer la cause.

Le professeur Trousseau, comparant la vérole actuelle à celle du XVe siècle, est frappé de l'énorme différence qu'il

(1) Fracastor, *De morbis contag.*, lib. II, cap. XII.
(2) Johannis Fernelii *Universa medicina. De luis venereæ curatione*, cap II. Coloniæ Allobrogum, MDCLXXIX.

constate. Dans les premiers temps, ses ravages étaient effrayants. Peu à peu sa violence diminue, on eût dit que les générations qui se succédèrent, avaient usé en partie l'action énergique de la cause virulente. Il est rare aujourd'hui, que les individus affectés de vérole constitutionnelle, présentent des symptômes d'une véritable gravité (1).

Trousseau reconnaît bien que les moyens de traitement, dus au progrès de l'art qui fut pris au dépourvu dans le principe, sont devenus plus rationnels et plus puissants; mais il est convaincu aussi que cette raison seule n'expliquerait pas complétement la bénignité des accidents syphilitiques modernes. La cause la plus probable lui paraît être dans la dégénération du virus (2).

Telle est aussi mon opinion. Si dans les temps qui ont suivi son entrée en scène, la syphilis a été plus grave qu'elle ne l'est aujourd'hui, c'est qu'elle était plus près de son origine, et en quelque sorte, dans toute la vigueur de sa jeunesse. Elle s'est affaiblie en vieillissant, et elle a obéi à cette loi générale, qui semble condamner les principes contagieux à la perte graduelle de leur activité. Si la variole et la vaccine nous en ont fourni les plus frappants exemples, c'est que ce sont les maladies dont l'art a multiplié indéfiniment les transmissions dans un but prophylactique. Mais les observations qui ont donné l'idée de raviver l'énergie des virus en les reprenant à leur source, foisonnent dans la pratique; et on les a vérifiées expérimentalement, pour bien d'autres maladies contagieuses, après des transplantations successives. Rien ne s'oppose donc à ce qu'on admette l'affaiblissement pro-

(1) Du temps de Fracastor, on voyait souvent des malades perdre les lèvres, les yeux, le nez, les parties génitales.

(2) Trousseau, *Gazette des Hôpitaux*, 28 avril 1853, et *Clinique médicale de l'Hôtel-Dieu*, 3e édition. Paris, 1868.

gressif de la vérole, jusqu'à l'époque de son extinction complète. J'avoue cependant qu'après avoir mis à part la question dogmatique, cette prévision ressemble un peu à ce qu'on appelle un rêve d'homme de bien.

Si la syphilis suivait une décroissance régulièrement continue, on pourrait entrevoir, dans le lointain, son dernier terme. Mais pour peu qu'on fréquente les asiles spéciaux, ouverts à ses victimes, on retrouve, avec regret, certains tableaux dont la hideuse composition réveille les plus tristes souvenirs du passé. L'art, devenu si habile et si riche de ressources héroïques, est réduit encore à rester spectateur impuissant d'horribles mutilations qui n'ont d'autre issue que la mort. D'où il suit, qu'on aurait peut-être autant de motifs pour craindre qu'à un moment donné et par une impulsion ignorée, la grande épidémie ne renaquît de ses cendres, en généralisant de nouveau ses premiers ravages.

Il faut remarquer toutefois, que la syphilis actuelle diffère essentiellement des autres fléaux dont j'écris l'histoire, par cette circonstance capitale que l'homme sera très-puissant contre elle, quand il aura pris la ferme résolution de se défendre.

On peut s'en rapporter, au moins pour une atténuation infaillible, aux progrès incessants de l'hygiène publique et privée, et à la vigilance de jour en jour plus éclairée de la police médicale.

M. Ricord, dont l'affirmation est un argument sérieux, attribue à l'usage du spéculum une grande amélioration dans la santé des prostituées. Ainsi, d'après Parent-Duchâtelet, on rencontrait, en 1800, une fille malade sur neuf; on n'en rencontre plus, depuis 1834, qu'une sur soixante (1).

(1) Ricord, *Lettres sur la syphilis*, 3e édition. Paris, 1863, 23e lettre.

Un pareil résultat est très-encourageant. Comme il ne tient qu'à l'usage plus répandu d'un simple instrument de diagnostic local, il est permis de supposer que des perfectionnements nouveaux contribueront à réduire peu à peu le vaste domaine de la syphilis. Mais il faudra toujours compter avec l'irrésistible entraînement d'une passion, dont le règne ne paraît pas encore toucher à sa fin.

CHAPITRE X

DE LA GRANDE ÉPIDÉMIE CHOLÉRIQUE DU XIXe SIÈCLE

La doctrine des grandes épidémies nouvelles se résume dans l'histoire du choléra. Les principes sur lesquels elle est fondée, y trouvent leur confirmation la plus éclatante. Nous les voyons, pour ainsi dire, à l'œuvre dans une de leurs plus formidables applications. Tous les doutes qu'on aurait pu garder sur l'authenticité et l'interprétation des documents que j'ai rassemblés, tombent devant l'irrésistible éloquence de ce grand événement pathologique.

La suette anglaise s'est éteinte après ses foudroyantes reprises, et trois cents ans nous en séparent. La syphilis qui, par une fatale dérogation à la loi générale, l'avait suivie de si près, n'a pas déserté, il est vrai, son nouveau domaine ; mais elle n'a pas renouvelé ce mémorable débordement qui marqua d'une si triste date la fin du xve siècle. Depuis ce temps, les archives des grands fléaux populaires étaient restées fermées. Le choléra les a rouvertes pour y écrire cette sombre page, qui inflige un si cruel démenti aux promesses trop ambitieuses de notre civilisation.

Il n'entre pas heureusement dans le plan de cette étude,

de passer en revue, l'innombrable essaim d'hypothèses qui s'agitent autour de cette question toujours neuve. Les plus ingénieuses sont restées à la surface ; et certes, ce ne sont pas les faits, ce substratum indispensable, qui ont manqué à ces fantaisies. Dans l'ordre scientifique, et la médecine ne fait pas exception, les créateurs de théories prennent volontiers pour épigraphe cette sentence commode : *Se non e vero, bene trovato*; ce qui revient à dire que quand on ne découvre pas la vérité, on doit se contenter de sa parodie. Proclamer une cause quelconque, fictive ou réelle, occulte ou ostensible, l'assigner à l'ordre des phénomènes dont on cherche la raison, et conclure hardiment que cette cause est capable de produire les effets qu'elle est destinée à expliquer, tel est le procédé qui se prévaut de l'autorité de Descartes, et qu'on est sûr de mener à bonne fin, quand on a de l'esprit, et une certaine faculté d'invention.

Nous en voyons un nouvel exemple dans ces essais de parasitisme, appliqué à l'épidémie de notre siècle; mais je déclare qu'il m'est impossible de partager l'expansive jubilation qui déborde dans les écrits des patrons de cette hypothèse.

Ce n'est pas d'aujourd'hui qu'on cherche dans les régions de l'invisible, le germe animé des maladies. J'en puis citer un curieux échantillon.

La bibliothèque de la Faculté de médecine de Montpellier possède un immense recueil, désigné sous le titre de *Mélanges*, et composé de 354 volumes, qui renferment près de 9,000 pièces, parmi lesquelles il en est un grand nombre qu'il serait impossible de se procurer aujourd'hui. On trouve dans le tome 71 (pièce 7) un mémoire qui a pour titre : *Système d'un médecin anglais sur la cause de toutes les espèces de maladies, avec les surprenantes configurations des différentes espèces de petits insectes qu'on voit par le moyen d'un bon microscope dans le sang et dans les urines des différents malades, et même de tous ceux qui doivent le devenir, recueilli par M. A. C. D. Paris, MDCCXXVI.*

On ne contestera pas à l'auteur anonyme de cet écrit, le mérite d'avoir précédé, dans cette voie, les micrographes de notre temps. Le texte est illustré de 91 figures sur bois, représentant autant d'espèces d'animalcules qui sont censés engendrer des maladies. (*Migrainiste*, *fleuriste blanc et rouge*, *dartrifiant*, *rougeoliste*, *vérolique*, *petit vérolique*, *ragifiant*, *érysipéliste*, *écrouelliste*, *épilepsique*, *apoplectique*, etc.) L'auteur exalte beaucoup l'excellence du microscope dont il a fait usage pour ses observations, et je n'ai pas de peine à le croire, quand je vois avec quel aplomb il raconte ce voyage au pays des chimères. Je dois avouer pourtant, que parmi les êtres fantastiques dont il exhibe l'image, on reconnaît à un énorme grossissement, le *sarcopte de la gale*, tel qu'il a été décrit et dessiné par les modernes. Remarquons, en passant, que ce texte et la planche qui l'accompagne, datent de 1726.

On n'avait alors, dira-t-on, ni les vraies méthodes d'exploration, ni les instruments perfectionnés qui les servent. Je ne troublerai pas cette satisfaction d'amour-propre ; mais je n'admettrai jamais ces réticences du microscope, qui donne pour certain ce qu'il s'engage à découvrir, et s'adresse à l'imagination, quand il ne peut frapper les yeux.

J'attends donc que le principe cholérigène, microphyte ou microzoaire, prenne une existence réelle, comme l'*achorion* de la teigne et l'*acarus* de la gale. J'attends surtout qu'on ait déterminé avec certitude, le rapport pathogénique qui lierait la cause à l'effet, l'antécédent au conséquent. D'ici là, je me permettrai de parler du choléra comme des autres grandes épidémies, dont la véritable cause n'est pas sortie des ténèbres qui recouvrent, dans la série des âges, leur acte de naissance. Laissons la science contemporaine approfondir ce mystère avec courage. Mais jusqu'au moment où elle pourra répéter enfin l'exclamation historique d'Archimède, nous aurons le temps d'appliquer à l'étude du fléau cosmopolite, les éléments rationnels dont nous pouvons disposer. On voudra bien ne pas oublier, que je n'écris pas une monographie qui surchargerait inutilement la littérature médicale. Je viens essayer d'éclaircir un seul point de l'histoire de la grande épidémie, sans sortir des limites bien définies de mon programme (1).

C'est en 1817, vers le mois de mai ou d'août, que le choléra a éclaté à Jessore, ville située dans le delta du Gange, à 120 kilomètres de Calcutta. Dès son apparition, il a tout frappé autour de lui, les naturels et les étrangers. La mortalité qui l'a suivi a été effroyable et digne des grandes épidémies historiques. Après avoir débordé dans l'Asie, il s'est élancé de l'est à l'ouest, à travers la Syrie, la Perse, l'Arabie. Cinq ans après sa première explosion, c'est-à-dire en 1822, l'Europe se voyait menacée par Astrakhan et la Méditerranée. Ce n'est qu'après plusieurs années qu'il pénètre dans la Pologne et la Russie, l'Autriche, la Hollande. En 1831, il envahit l'Angleterre où Magendie (2) et Delpech (3) vont, chacun de son côté, faire leurs premières observations et se préparer à le recevoir. L'année suivante, il entre en France d'où il se

(1) Voyez pour plus de détails, Briquet, *Rapport sur les épidémies du choléra morbus, qui ont régné de* 1817 *à* 1850 (*Mémoires de l'Académie de médecine*. Paris, 1867-68, tome XXVIII, p. 55). — Fauvel, *le Choléra, origine, endémicité, transmissibilité, etc. Exposé des travaux de la conférence sanitaire de Constantinople*. Paris, 1868, in-8, avec une carte.

(2) Magendie, *Leçons sur le Choléra-morbus*. Paris, 1832.

(3) Delpech, *Etude du choléra-morbus en Angleterre et en Ecosse pendant* 1832. Paris, 1832.

répand en Espagne, dans le Portugal, dans l'Algérie, dans l'Italie. Il se porte bientôt en Amérique et dans l'archipel de l'Océanie, et on peut dire qu'en 1840, il régnait à la fois sur les cinq parties du monde. Dix-sept ans après sa première invasion, le fléau revient vers nous, du fond de l'Indoustan. Paris en est frappé en 1849, depuis le printemps jusqu'en automne. En 1850, on le revoit de nouveau en Californie, en Algérie, en Hongrie. On sait qu'en 1853, notre capitale luttait encore contre ses atteintes. En 1865, nouvelle invasion, remarquable par la lenteur de sa marche et sa longue durée.

Les droits du choléra au titre de grande épidémie, se révèlent de prime abord par l'obscurité de sa cause. Toutes les hypothèses qui ont défrayé l'ardente imagination des médecins, semblent destinées à prouver que les influences nosogéniques de l'ordre commun sont incapables de le produire. Je puis le démontrer, dès à présent, par un seul exemple relatif à l'action présumée de la température atmosphérique. Dans l'Inde et au Bengale, il a sévi par 30 *degrés de chaleur*. Le thermomètre marquait 30 *degrés sous zéro*, pendant qu'il dévastait la Russie. *Ab uno disce omnes.*

J'ai eu, dans le cours de ce livre, bien des occasions de vérifier la loi générale, qui paraît rattacher les grandes épidémies à l'influence combinée des perturbations cosmiques et morales. Ces antécédents ont été fidèles à l'épidémie cholérique.

De grands bouleversements météorologiques ont été observés depuis près d'un siècle, et le monde a vu éclater, en même temps, cette révolution sans exemple, qui a emporté la société féodale, et l'a remplacée par un ordre nouveau dont l'évolution s'opère sous nos yeux, sans qu'on puisse en prévoir le point d'arrêt.

L'influence qu'on attribue à ce concours de conditions nosogéniques reste sans doute inexplicable. Mais il ne faut pas se lasser de constater la coïncidence, qui répond une fois encore aux enseignements de l'histoire et aux prévisions logiques de la science.

Comme cette étiologie, plutôt pressentie que démontrée, élève peut-être au rang de causes, de simples successions, et qu'elle ne conclut pas à une pratique, le champ reste ouvert aux recherches analytiques, qui s'efforcent de pénétrer plus profondément dans la constitution des phénomènes, et d'atteindre à la nature de la maladie, par la voie de sa cause prochaine. M. le docteur Marchal (de Calvi) s'est emparé d'une théorie qui a rallié de nombreux suffrages, et il se l'est appropriée, selon moi, par la forme dont il l'a revêtue. Il pense que la cause spécifique du choléra réside exclusivement dans le *miasme paludéen élevé à sa plus haute puissance* (1).

Cette opinion, présentée et défendue avec un talent que je me plais à reconnaître, n'est à mes yeux qu'une hypothèse comme tant d'autres, dont la vérification est encore éloignée, si tant est qu'elle soit jamais permise.

Quelle est la modification qu'a dû subir le *miasme paludéen* pour s'élever à cet état qu'on appelle *sa plus haute puissance?* S'agit-il, comme paraît le croire M. Marchal, d'un accroissement de concentration et d'intensité? Mais une mutation *quantitative* ne saurait expliquer la spécificité originale de la maladie qu'on lui attribue, et la distance nosologique qui l'éloigne du groupe naturel des affections marécageuses. Serait-ce la *nature* du miasme qui aurait changé? Rien de plus facile que d'imaginer des altérations moléculaires qui transforment la constitution intime des corps, et font, par exemple, d'un ali-

(1) Marchal, *Lettres et propositions sur le choléra*. 1866, 4e lettre.

ment réparateur, un poison mortel. Il est bien moins aisé d'en donner la preuve matérielle; et dans l'espèce, on conviendra que cette chimie mystérieuse garde bien son secret.

Ce que je sais, à n'en pas douter, parce que les faits quotidiens me l'apprennent, c'est que les préparations de quinquina triomphent merveilleusement des fièvres pernicieuses, dont la terminaison serait, sans leur secours, promptement et infailliblement funeste, tandis qu'elles échouent toujours contre l'affection cholérique. Quelques essais, entrepris comme par manière d'acquit, ont dissipé toute illusion. Il va sans dire qu'on ne confond pas le choléra avec ces fièvres *mali moris* ou *comitatæ* de Torti, qui en empruntent accidentellement les traits principaux. Ces observations sont fréquentes dans l'Algérie et dans notre zone méridionale. Pendant l'automne de 1765, Leroy vit les tierces *cholériques* régner épidémiquement à Montpellier (1). Contre cette forme spéciale du mode intermittent, le quinquina est tout puissant et n'a pas de succédané.

Mon confrère de Paris avoue que « le miasme produc-
» teur du choléra n'est point connu matériellement; il est
» imperceptible et insaisissable. Mais, ajoute-t-il, il s'affirme
» devant la raison par ses effets, et cela suffit (2). »

J'accepte ce langage; je ne suis pas de ceux qui ne croient qu'au témoignage des sens. En médecine, comme dans tous les ordres des connaissances humaines, les yeux de l'esprit sont souvent plus clairvoyants que ceux du corps. Je dois pourtant renoncer à suivre M. Marchal, lorsque, forçant l'analogie, il prétend que ce miasme est vivant à la manière des ferments, puisqu'il se multiplie.

(1) Leroy, *Mém. sur les fièvres aiguës.*
(2) Marchal, *Ouv. cit.*, p. 455, XXVII.

J'ai tant d'éclaircissements à demander, que je crois prudent de ne pas m'aventurer dans une voie dont j'ignore l'issue.

Si le choléra que nous observons est celui qui règne endémiquement dans les Indes, depuis les temps les plus reculés, sans sortir de ses limites naturelles, d'où lui est venue cette impulsion nouvelle, qui l'a précipité sur le monde, où il devait retrouver partout ses conditions de développement? Comment, après cette première évasion, reprend-il, par intervalles, sa course momentanément interrompue, sans qu'on puisse affirmer qu'il soit allé se rallumer dans son foyer originel?

On pressent que M. Marchal a une réponse prête pour cette question, comme pour bien d'autres, et je dois prévenir qu'il faut se tenir en garde contre les séductions de sa dialectique.

Il compare les communications avec l'Inde, jusqu'à la fin du siècle dernier, à celles qui ont lieu aujourd'hui. Tant que ces communications restent lentes et rares, l'Europe ignore jusqu'à l'existence du fléau qui la menace. Les relations s'étendent, et le mal vient, une première fois, mais lentement encore, en proportion même du progrès graduel de ces communications. Puis, les rapports deviennent de plus en plus nombreux et rapides, et les invasions épidémiques se succèdent à bref intervalle (1).

Certes, cet argument ainsi formulé semble indiscutable, et je dirai que l'erreur ne s'est jamais mieux dissimulée sous les dehors de la vérité. Il ne faut cependant qu'un mot pour détruire cet ingénieux échafaudage.

Au XIVe siècle, s'est élancée de la Chine, une horrible maladie, qui a envahi le monde, sans oublier le moindre coin de terre connue. Trois ans ont suffi à la peste noire

(1) Marchal, *Ouv. cit.*, p. 64.

pour ce long pèlerinage. Je n'ai pas besoin de dire que les communications étaient infiniment plus restreintes, plus rares et plus lentes que de nos jours. Il faut donc, de toute nécessité, que la maladie ait été portée sur des ailes plus rapides que la marche des caravanes, des corps d'armée, des navires de guerre ou de commerce, auxquels on prétend imposer la charge tout entière des pérégrinations du choléra. Comment peut-il se faire alors que celui-ci ait mis quatorze ans à arriver parmi nous, si le transport en nature du principe cholérigène est, comme on l'assure, le seul mode de propagation de l'épidémie dans toutes les directions? Quelque lenteur qu'on suppose aux relations de l'Inde avec l'Occident, depuis 1817 jusqu'en 1831, il faudrait bien convenir que la longueur de ce délai serait inconcevable. Je ne me charge pas d'expliquer le contraste que je signale entre la locomotion de la peste noire et celle du choléra. Je me permets seulement de constater que le nœud qu'on a cru délier est encore solidement serré, et que la part de l'inconnu reste toujours bien large.

J'apprécie autant que personne, le désappointement d'un esprit positif, qui cherche une cause de maladie appropriée à son effet présumé, et à qui l'on vient proposer cette énigme indéchiffrée du génie épidémique. Mais n'est-ce donc rien que d'écarter les fictions théoriques (*verba et voces*) qui usurpent les droits de la vérité, et dont l'observation patiente et désintéressée finit, tôt ou tard, par faire justice? Comme l'a dit Malebranche : « Il est bon de comprendre clairement qu'il est des choses qui sont absolument incompréhensibles (1). »

Cette réflexion m'amène, par association d'idées, à dire encore un mot sur le même sujet.

Un de nos écrivains les plus justement estimés, M. le

(1) Malebranche, XIe *Entretien sur la métaphysique*

docteur Max. Simon a touché récemment à la grande question de la prophylaxie du choléra (1).

Pour lui, cette maladie n'est pas contagieuse; elle est exclusivement épidémique. D'où il suit logiquement, que l'épidémicité et la contagion seraient deux faits inconciliables.

L'observation affirme, au contraire, que leur réunion est à peu près inévitable, et doit toujours être prévue dans les grandes maladies populaires. Le livre que j'écris en a recueilli bien des preuves. L'opinion contraire pourrait être taxée d'hérésie pathologique, si le mot n'était pas trop gros pour la chose, et si le talent avec lequel l'auteur l'a défendue, ne lui assurait le bénéfice des circonstances atténuantes.

Je regrette le dissentiment qui m'éloigne de mon savant confrère sur cette question fondamentale. Je suis convaincu que quelques concessions mutuelles, qu'il serait facile d'établir sur le terrain de la langue médicale, nous rapprocheraient d'une manière définitive. Ce ne serait pas la première fois qu'une causerie loyale, sur ce sujet, aurait commencé par une dissonance passagère, et fini par l'accord parfait. Mais ce n'est pas là l'objet actuel de mon insistance.

Persuadé que le miasme producteur du choléra est répandu dans l'air, M. Max. Simon en déduit que les chances d'en être atteint sont, toutes choses égales, d'autant plus grandes qu'on vit plus longtemps à l'air libre. La conséquence pratique est, qu'il faut se tenir renfermé chez soi autant que possible, pour mettre de son côté les chances favorables.

M. le professeur Fonssagrives, dont la parole fait auto-

(1) Max. Simon, *De la préservation du choléra épidémique et d'une hygiène spéciale, applicable au traitement de la maladie réalisée.* Paris, 1865.

rité en matière d'hygiène, n'accepte pas, sans résistance, cette théorie du confinement ou plutôt, comme il le dit si bien, de l'*aérophobie*, contre laquelle il a l'habitude de protester dans sa chaire et dans ses écrits. Il ne peut consentir à l'absoudre de tout inconvénient, quand on la transporte dans la prophylaxie spéciale du choléra (1).

J'aime à me rencontrer en parfaite communion d'idées avec mon collègue. La médecine a toujours proclamé les avantages de l'aération, en temps d'épidémie. Le conseil de M. Max. Simon est trop imprévu pour qu'on puisse y souscrire sans arrière-pensée. On dit que les individus séquestrés ont fourni moins de victimes au choléra que ceux qui ont vécu à l'air libre. Ce fait, en le supposant certain, pourrait recevoir une interprétation bien différente de celle qu'on lui donne. Ne serait-il pas plutôt la preuve indirecte de la contagion, ou, si l'on veut, de la transmissibilité, par les hommes et par les choses?

Mais comme il ne serait pas juste de repousser, par un simple *à priori* dogmatique, le système préventif, imaginé par M. Max. Simon, je vais tâcher de motiver mon scepticisme, en recherchant quelle peut être au fond, la valeur du moyen, dans cette application particulière.

Je dirai d'abord franchement que si l'on adoptait, sans objection, le point de départ de l'auteur, c'est-à-dire, la présence, dans l'air, des germes cholérigènes, le confinement en serait, sans doute, le corollaire naturel, et je ne vois pas trop quelle fin de non-recevoir on pourrait lui opposer. Quand l'air, cet aliment de la vie, *pabulum vitæ*, renferme, à un moment donné, un principe délétère qui le transforme en foyer mortel, *pabulum lethi*, le plus sûr est de s'abstenir de le respirer. C'est ainsi qu'on enjoint expressément aux habitants des localités marécageuses, de

(1) Fonssagrives, *Bulletin général de thérapeutique*, t. LXX, p. 35. 1866.

ne pas sortir aux heures où l'atmosphère ambiante est le plus imprégnée d'effluves palustres. L'exercice en plein air, si justement recommandé par l'hygiène, serait alors un danger. M. Max. Simon ne se prévaudra pas de cette similitude, parce qu'il sait bien que les conditions ne sont plus les mêmes, quand il s'agit de l'infection cholérique.

Il est permis d'assigner aux exhalaisons des marais une sphère d'activité qu'elles n'ont pas l'habitude de dépasser. D'autre part, l'expérience nous a appris qu'elles ont des alternatives quotidiennes de dégagement et de condensation. L'indication préventive se déduit d'elle-même.

Ces données nous manquent absolument à l'égard du choléra. La dissémination problématique de ses germes générateurs dans l'océan aérien, laisse à la prophylaxie qui prescrit de s'y soustraire, une incertitude décourageante. M. Max. Simon ne prétend pas que l'intérieur des habitations reste fermé à l'invisible poison. Qu'aurait-il à répondre, si on lui disait que cet air concentré est peut-être plus chargé de miasmes que l'air extérieur sans cesse renouvelé ?

C'est peut-être, après tout, parce que je suis, comme M. Fonssagrives, édifié par une longue conviction, sur les salutaires effets de la vie en plein air, que je me sens peu favorable à l'opinion ingénieuse qui propose une dérogation exceptionnelle. J'ai goûté, comme tous ses lecteurs ordinaires, l'art avec lequel M. Max. Simon manie les sujets les plus austères; j'apprécie comme je le dois, le nouvel effort qu'il a tenté pour rendre moins inégale la lutte de l'homme contre un impitoyable fléau. Mais je suis bien persuadé que cet honorable confrère ne se dissimule pas les desiderata que sa méthode n'a pas encore comblés.

Ce n'est donc pas tout à fait ma faute, si je suis encore obligé de répéter, provisoirement si l'on veut, que le choléra a son activité propre. Comme toutes les grandes épidémies qui l'ont précédé, il obéit à une impulsion occulte, apparaît brusquement, se retire et revient sans cause sensible. C'est tout ce que je me pique de savoir sur son mobile général.

Je me trompe pourtant : il est une influence qui lui vient en aide, et qui nous permet de tempérer par quelques restrictions la négation absolue de notre pouvoir prophylactique. Cette influence si longtemps méconnue c'est la *contagion*. La multiplicité et la concordance des témoignages qui la démontrent, ont forcé la conversion des incrédules les plus obstinés. En France, où cette question avait été, dans l'origine, si dédaigneusement accueillie, un revirement, depuis longtemps prédit, a conquis à la minorité contagioniste l'assentiment presque unanime de l'opinion (1). Cependant, comme en toute chose c'est la mesure qui manque, les partisans du mode virulent n'ont pas su se défendre de certaines exagérations, qui amplifient le rôle de l'importation, au détriment du génie épidémique. La petite secte dissidente a essayé de profiter de cette faute pour regagner sa position; mais cette reprise d'hostilité n'aura qu'un temps. Sa base d'opération lui a été enlevée désormais par la conférence internationale de Constantinople, qui a reconnu la contagion sous toutes ses formes, dans toutes ses circonstances. On peut dire avec M. Marchal (de Calvi), que la contagion du choléra est aujourd'hui un fait officiel (2).

(1) Ch. Anglada, *Traité de la Contagion*, t. II, ch. 3, p. 99-150.

(2) Voy. A. Fauvel, *le Choléra, étiologie et prophylaxie... exposé des travaux de la conférence sanitaire internationale de Constantinople....* Paris, 1868.

Affirmer la contagiosité, c'est établir conjointement l'indication et l'efficacité des mesures préventives contre l'introduction des germes. Il n'est pas de monographie qui n'en ait recueilli des exemples démonstratifs dans des cas bien définis. Comme ce n'est pas la première fois que je traite cette question, et que j'ai eu le regret de ne pas être toujours compris, malgré mes efforts pour rester clair, je saisis l'occasion de revenir sur ce point de vue, et je tâcherai d'ôter tout prétexte à mes contradicteurs.

Le choléra que je qualifie de moderne, parce que c'est le titre qui le caractérise le mieux, est épidémique et contagieux; ce qui veut dire qu'il a à son service deux modes de propagation.

Jean Varandal, professeur de Montpellier, qui écrivait au XVIIe siècle, de belles pages sur les grandes épidémies, s'est servi d'une image qui s'applique parfaitement au choléra. « C'est, dit-il, une sorte de trait mortel (*quædam » sagitta mortifera*) décoché par un invisible archer sur » les peuples de toute la surface du globe (1). »

On ne peut pas plus se préserver du *trait épidémique* que d'un éclat soudain de la foudre ou du courant d'une trombe. Contre cet ennemi qui nous guette dans l'ombre et ne laisse jamais prévoir la direction de ses coups, il n'y a pas d'égide possible. On ne l'entendait pas autrement dans l'origine, lorsqu'on refusait au choléra toute faculté contagieuse, et qu'on lançait l'anathème sur l'impuissance absolue de nos méthodes sanitaires.

Tout le monde sait aujourd'hui que les relations par mer ou par terre, individuelles ou en groupes, peuvent importer la maladie, en l'absence de toute constitution

(1) Joannis Varandæi *Opera omnia, Patholog. universalis* pars II, cap. XIV, p. CXXXIX. Lugduni MDCLVIII.

épidémique, et la science est tenue de prévoir cette éventualité menaçante. Quand certains signes en annoncent l'approche, elle pose une indication précise. La séquestration et l'isolement des sujets malades ou suspects, la prolongation prudente des quarantaines, la purification des foyers virulents, etc., sont autant de moyens qui ont fait leurs preuves. Que de fois, les germes de mort sont venus s'abattre au pied des barrières qu'il leur était interdit de franchir !

En résumé, l'épidémicité et la contagion sont les deux modes de propagation du choléra.

Contre l'épidémicité, les mesures préventives sont inutiles. Elles sont très-puissantes contre les chances d'importation par les malades ou les objets infectés. Si le principe cholérique venu du dehors, trompe la vigilance de la douane de santé, deux faits bien différents peuvent se produire.

Le choléra, réduit en quelque sorte à son mode contagieux, formera un foyer d'un faible rayon, qui s'éteindra bientôt, faute d'aliments. En d'autres termes, quelques cas importés ne seront pas le signal d'une épidémie, si les prédispositions latentes de la population sont réfractaires.

Dans les conditions inverses, je veux dire, quand la constitution régnante, sourdement élaborée, fécondera l'impression morbide déterminante, la maladie prendra l'extension et la gravité de l'épidémie. L'étincelle tombée sur des matériaux combustibles allumera un vaste incendie.

Concluons que, dans toute épidémie cholérique, le nombre des malades et des morts est, comme en temps de peste, la résultante des deux influences nosogéniques, dont on ne peut déterminer la participation proportionnelle.

Il est temps d'aborder l'étude nosologique de la grande épidémie, dont ces préliminaires m'ont un peu distrait.

Le choléra-morbus a été appelé *asiatique* ou *indien*, à raison de sa provenance géographique. Le fait matériel n'est pas contestable ; mais, en droit, le fléau n'est pas plus oriental ou asiatique, qu'occidental ou européen. Il est parti de l'Orient, comme toutes les grandes épidémies. La peste d'Athènes, la peste antonine, la peste du IIIe siècle, la peste bubonique, la peste noire, sont orientales au même titre. Le choléra, cette autre peste, retrouve aussi partout ses conditions d'existence. Ne le voit-on pas surgir à l'improviste dans certaines contrées, au sein de l'immunité générale ? Pour expliquer ces invasions soudaines, on allègue je ne sais quels germes mal éteints, dont il n'est pas toujours facile de démontrer la réalité. Au besoin, on ne manque pas de faux-fuyants pour contester l'identité du choléra qu'on observe. La vérité est, qu'il a momentanément trouvé, dans ce milieu, tous ses éléments pathogéniques. Je ne me charge pas de pénétrer ce mystère ; mais il n'est pas de praticien qui n'ait inscrit de pareils faits dans ses éphémérides médicales.

Je dois ajouter qu'en donnant au choléra cette qualification d'*indien*, on l'a confondu avec la maladie qui est endémique, de temps immémorial, sur les bords du Gange, et dont nous devons la description à Bontius, historien médical de cette région. Nous verrons bientôt qu'il n'y a de commun entre ces deux affections, que leur nom et quelques analogies symptomatiques.

Le choléra a été aussi nommé *choléra bleu* ou *cyanique*, pour rappeler la teinte dont il colore certaines parties. Il s'en faut que ce symptôme soit constant, et il se retrouve dans bien d'autres maladies. Je ne veux pas parler de la cyanose congénitale liée à certains vices de conformation, mais de celle qui accompagne souvent les maladies accidentelles du cœur et des gros vaisseaux. Elle peut tenir aussi à un trouble passager de la respiration. La première période de certains accès de fièvre bleuit la face et les ongles. Nous avons vu que la suette anglaise présentait aussi ce caractère. La peau des malades frappés par la peste noire, avait parfois un aspect assez analogue à celle des cholériques.

Victor Bally, qui aimait les néologismes, avait proposé le nom de *choladrée lymphatique*. Cette *diarrhée blanche*, ou, comme il le dit aussi, cette *leucorrhée intestinale* serait, d'après lui, le caractère pathognomonique du choléra. Quelle que soit la valeur de ce symptôme, on sait que d'autres maladies provoquent des évacuations analogues, et que le vrai choléra s'en passe souvent (1).

Le nom qui a décidément prévalu pour désigner le grand fléau de ce siècle, est étymologiquement, historiquement et nosologiquement vicieux. Je ne le dis pas pour conseiller une réforme que l'habitude rendrait impraticable; l'essentiel est de s'entendre. Mais le seul nom qui convienne est celui de *grande épidémie cholérique*; et c'est seulement à ce titre que je lui ai donné une place dans ce livre.

Comme je suppose, sur de trop bons motifs, que le signalement du choléra est connu, je me contenterai d'en isoler les traits principaux.

Je mets en première ligne ses deux périodes *algide* et *réactive*, sur lesquelles j'aurai à revenir.

Sa marche est essentiellement aiguë. Tout médecin, témoin d'une de ses épidémies, a vu la mort survenir en quelques heures ou d'une manière soudaine.

Le plus souvent, on observe certains prodromes qui se

(1) Bally, *Etudes sur la choladrée lymphatique*. Paris, 1833.

prolongent deux ou trois jours, et dont l'ensemble prend le nom de *cholérine*. C'est à M. le docteur Jules Guérin (1) qu'appartient l'honneur d'avoir fixé l'attention des médecins sur cette période prémonitoire ; et bien des existences ont dû leur salut à cette heureuse inspiration : *principiis obsta !* Ce qui ne veut pas dire que tout flux diarrhéique, livré à lui-même, doive nécessairement conduire au choléra confirmé.

Le chiffre nécrologique atteste l'excessive gravité du pronostic. On n'a cependant pas vu en général, les effroyables hécatombes des épidémies antérieures. Notre civilisation aime à s'en faire un mérite. Ne serait-ce pas plutôt que la contagiosité des pestes anciennes était bien plus subtile que celle du choléra ? Toujours est-il, qu'en 1832, du mois de mars au mois d'octobre, on enregistra à Paris, 18,402 décès, sur une population de 759,135 habitants. Le 9 avril, le maximum des morts était monté à 814 (2). En 1849, l'épidémie sévit de nouveau dans la capitale depuis le printemps jusqu'en automne. Sa progression fut moins rapide, mais le maximum des recensements quotidiens s'éleva encore à 721, et le total des victimes ne différa guère du précédent. On en compta 19,069, sur une population portée alors au chiffre de 995,504. De 1853 à 1854, il y eut 9,096 décès sur 1,174,000 habitants. En 1865, le nombre des atteintes a été moins grand qu'antérieurement. Le maximum de la mortalité qui répondit au 20 octobre, ne dépassa pas 206. Depuis les premiers jours de ce mois jusqu'à la fin de novembre, la somme des pertes a été d'environ 6,000. Le même nombre est imputable à la prolongation de l'épidémie, en 1866.

(1) Jules Guérin, *Bull. de l'Académie de médecine*. Paris, 1865-66, tome XXXI, p. 11.

(2) *Rapport sur la marche et les effets du choléra-morbus dans Paris*. Année 1832. Paris, MDCCCXXXIV.

L'anatomie pathologique a largement pris sa revanche du passé : le cadavre des cholériques a été fouillé dans ses replis les plus profonds. La bouche, l'œsophage, l'estomac, les intestins, le mésentère, l'épiploon, la rate, le pancréas, le foie, la vésicule biliaire, les reins, la vessie et ses annexes, l'appareil respiratoire, le système nerveux cérébral ou ganglionnaire, l'appareil locomoteur, le liquide sanguin, ont paru le siége d'altérations très-diverses dont on n'a pu déterminer que l'inconstance. Dans un grand nombre de cas, les observateurs les plus scrupuleux affirment n'avoir trouvé aucune altération appréciable(1).

La muqueuse intestinale est diversement colorée, depuis la teinte rosée jusqu'à la couleur noirâtre. On l'a trouvée ramollie, moins épaisse, ou sensiblement épaissie dans une certaine étendue. En dépit de Broussais et de ses fidèles, elle s'est montrée dans une infinité de cas *pâle et exsangue*. Magendie, l'enfant terrible de la doctrine, s'avisa même de prouver par des expériences, que certaines colorations plus marquées, n'étaient qu'un effet purement cadavérique.

Delpech, trop pressé de généraliser le résultat de quelques nécropsies, crut avoir trouvé la cause anatomique du choléra dans la *phlegmasie des ganglions semi-lunaires*. Ce qui le mit sur la voie, ce fut la constriction douloureuse accusée à l'épigastre, par le plus grand nombre des malades. Sur cette indication, il examina attentivement le plexus solaire ; et les ganglions semi-lunaires qui concourent à le former présentèrent une couleur rouge. Il n'en fallut pas davantage à cet esprit ardent, pour proclamer ce fait avec toutes ses conséquences ; et c'est sur la région épigastrique

(1) Double, *Rapp. sur le choléra-morbus épid.*, p. 147. MDCCCXXXI.

qu'il prescrivît désormais l'application des agents antifluxionnaires. Cette opinion du grand chirurgien a rejoint depuis longtemps dans l'oubli, tant d'autres spéculations qui ne méritaient pas un meilleur sort (1).

Le sang du sujet qui a succombé dans la période algide est épais et visqueux. Le microscope et l'analyse ont prouvé à leur manière ce qui était évident, c'est-à-dire, l'altération physique et chimique de cette humeur, et on en a tiré naturellement une induction pratique. Puisque le sang des cholériques a perdu son sérum et ses principes salins, il faut les lui rendre par des transfusions appropriées. Qu'on nie après cela la liaison intime de la science et de l'art! Les premiers essais de ce genre donnèrent de bruyantes espérances. Les déceptions ne se firent pas attendre, et Magendie annonça encore, preuves en main, qu'on s'était trop hâté d'élever la voix.

Toutes les données que nous devons à l'anatomie pathologique ont sans doute leur valeur; elles sont le complément naturel de l'histoire de la maladie (2). Mais quel est le rapport direct qui rattache les lésions matérielles qu'on a observées à l'état morbide dont elles dérivent? La clinique ne peut se permettre qu'une réponse évasive.

La nature du choléra reste donc inconnue. Ceux qui ne peuvent se résigner à cet aveu, trop dur pour leur amour-propre, ont cherché à se refaire par le ton d'assurance avec lequel ils se prétendent mieux renseignés. Les

(1) Voici, à ce propos, ce que dit Broussais, donnant les résultats d'un certain nombre de nécroscopies rédigées sous ses yeux : « Ayant examiné douze ou quinze fois le plexus solaire, et ne » l'ayant trouvé que deux fois un peu injecté, et une seule fois un » peu ramolli, sans que ces lésions se rapportassent à des symp- » tômes spéciaux, j'ai cessé cette recherche, qui, continuée par » d'autres, n'a pas donné des résultats différents. » (*Le choléra-* » *morbus épid.*, etc., p. 97. 1832.) »

(2) Voyez Griesinger, *Traité des maladies infectieuses*, trad. par G. Lemattre. Paris, 1868.

uns ont affirmé l'existence d'une *gastro-entérite;* d'autres ont accusé une *lésion du grand sympathique;* ceux-ci parient pour une *lésion du prolongement rachidien;* ceux-là s'accommodent mieux d'une *entéralgie*. Il en est qui admettent vaguement une *modification morbide du sang*, sous l'impression d'un principe délétère, et qui se montrent particulièrement satisfaits de cette idée. Quelques-uns, s'arrêtant à la nature apparente du liquide des déjections, réduisent le choléra à une *maladie des vaisseaux lymphatiques du système digestif*, sous l'influence de laquelle les liquides blancs qu'ils charrient, s'épancheraient dans le tube intestinal, au lieu de se mêler au sang, conformément à leur destination normale.

Toutes ces hypothèses et une foule d'autres, *ejusdem farinæ*, attestent leur insuffisance par leur multiplicité même; la plupart ne constatent que les localisations éventuelles et changeantes d'un mode interne général, dont la cause initiale est complétement ignorée.

Le choléra est donc une affection spécifique dans toute l'étendue du mot, et le jour pourra venir où il aura sa vaccine ou son quinquina.

En attendant la réalisation de ce rêve consolant, la thérapeutique flotte dans une désespérante indécision. Je n'en veux pour preuve que la remarque suivante de Broussais. D'après lui, le choléra abandonné à lui-même est constamment mortel. Pour avoir quelques bonnes chances, le médecin doit agir n'importe comment, et provoquer une perturbation quelconque. Inutile de dire que la méthode curative qui s'inspire de la doctrine physiologique, est de beaucoup la plus sûre et la plus efficace, dans la pensée de son inventeur; mais il s'est convaincu que les médications les plus opposées obtiennent des succès. Il va même jusqu'à reconnaître que les malades, *excessivement stimulés* par l'emploi des agents appropriés, peuvent éprouver des crises salutaires qui attestent les ressources de la nature humaine : aveu significatif et fort inattendu sous la plume du grand réformateur (1)!

Ces notions rapides sur le choléra moderne suffisent pour le moment. Avant de dire mon opinion sur le choléra que je veux lui comparer, il est opportun de corriger une irrégularité du langage médical dont ne sont pas exempts les auteurs même les plus irréprochables sous ce rapport.

On parle beaucoup aujourd'hui du choléra *sporadique* et du choléra *épidémique*. Le premier représente le choléra vulgaire ou indigène ; le second est le choléra nouveau ou cosmopolite (2).

Cette formule consacre une erreur de fait qu'il m'importe de signaler. Il n'existe pas de choléra exclusivement sporadique. Celui qu'on qualifie ainsi a pris, à diverses époques, la forme de maladie populaire. Qu'il soit sporadique ou épidémique, il reste, sous ces deux états, foncièrement identique à lui-même.

Quant au choléra qu'on prétend caractériser par son épidémicité absolue et inaliénable, on sait aujourd'hui qu'il peut surprendre les populations par quelques attaques éparses. Les premiers faits de ce genre ont été méconnus ou dissimulés; on refusait de croire au véritable choléra. Il a bien fallu se rendre lorsqu'on a vu se produire, en dehors de toute influence épidémique apparente, des cas isolés parfaitement dessinés, dont on ne pouvait suspecter l'importation. On a dit alors, pour ne pas rester bouche close, que le choléra laisse après lui, partout où il a passé, un germe qui peut rester assoupi et se réveiller,

(1) Broussais, *le Choléra-morbus épidémique*, etc., p. 50 (*passim*).

(2) *Dict. de médecine*, 12e édition, par Littré et Robin, art. CHOLÉRA.

avec toutes ses propriétés, à la première occasion propice. Cette persistance des principes morbides, conservant leur puissance virtuelle sans la manifester, n'a rien de contraire à la doctrine; mais que d'obscurités encore à dissiper ! Ce qui est certain, c'est que ces cas sporadiques, éclatant à l'improviste, sans indices avant-coureurs, ne compromettent pas sérieusement la santé publique.

Ce n'est donc point sur la base de la sporadicité et de l'épidémicité, qu'on peut élever la question de diagnostic différentiel dont je poursuis l'examen. Elle ne se réduit pas, comme on va le voir, à des termes aussi simples.

Le choléra-morbus dont il va être question, remonte dans le passé le plus lointain. On exprime un fait irrécusable en l'appelant, par opposition avec son homonyme, choléra *ancien.*

Au XVIe siècle (1529) régna en France et dans diverses parties de l'Europe, une grave maladie dont Mézeray fait mention sous le nom populaire de *Trousse-galant*, qui représentait la rapidité avec laquelle l'homme le plus robuste était enlevé. Peut-être voulait-on aussi faire entendre que beaucoup d'individus étaient frappés au sortir des lieux de débauche.

Il est généralement reçu que cette maladie était le choléra-morbus vulgaire, et j'avais jusqu'à présent accepté cette assertion sur parole. Cependant je déclare, après avoir consulté l'historien français, qu'on serait fort embarrassé pour donner un nom à l'affection qu'il décrit, si l'on n'avait pas d'autre renseignement.

Pendant cinq ans, une horrible famine avait désolé l'Italie et la France, et causé une énorme mortalité. La classe indigente avait été réduite à faire du pain de glands et de racines de fougère. Après avoir tracé le plus sombre tableau de ce désastre, Mézeray poursuit en ces termes :

« De cette mauvaise nourriture, s'engendra une nou-
» velle maladie qui estoit si *contagieuse* qu'elle saisissoit
» incontinent quiconque approchoit de ceux qui en es-
» toient frappez. Elle portoit avec soy une grosse *fièvre*
» *continue* qui faisoit mourir son homme en peu d'heures,
» d'où elle fut dite *trousse-galand*. Que si quelqu'un en
» échappoit, elle lui arrachoit tous les poils et les ongles,
» et lui laissoit une langoureuse foiblesse, six semaines
» durant, avec un si grand dégoût de toutes sortes de
» viandes, qu'il ne pouvoit en avaler que par force (1). »

Si cette maladie a été véritablement le choléra-morbus nostras, il faut, de toute nécessité, que la famine qui l'a précédé ait profondément modifié sa physionomie ordinaire, en lui associant peut-être une de ces maladies typhiques qui étaient en permanence dans les cités. L'historien ne dit pas un mot des évacuations par le haut et par le bas, qui sont le caractère pathognomonique du choléra. Il lui attribue une contagiosité des plus actives à laquelle cette maladie n'a jamais prétendu. La chute des poils et des ongles ne compte pas parmi ses effets consécutifs. On n'observe pas non plus dans la convalescence, cette longue faiblesse et ce dégoût insurmontable. Je sais que Mézeray n'était pas médecin, et qu'il a répété, sans critique, bien des traditions populaires ; mais il est vrai aussi qu'il nous a laissé des images plus fidèles de certaines maladies épidémiques dont nous lui devons le souvenir historique. Et après tout, l'exactitude du signalement est le seul moyen que nous ayons pour vérifier la nature des entités morbides dont il parle. Quoi qu'il en soit, on ne serait pas plus en droit de reconnaître dans ce trousse-galant, le fléau que la destinée réservait au XIXe siècle.

(1) Mézeray, *Hist. de France*, t. II, p. 966.

Quelques médecins ont prétendu retrouver encore le trousse-galant dans une maladie mentionnée par Zacutus Lusitanus, sous le nom de *colicus dolor, pestilens, contagiosus, lethalis* (1). L'auteur se borne à dire que cette colique qui désolait l'Europe en 1600, emportait tous les malades en quatre jours. Il la présente comme une de ces épidémies dont la cause est inconnue, et qui portent leur action meurtrière sur le cœur, source de la vie, et sur les fonctions nutritives. J'avoue qu'il m'est impossible de deviner la nature de la maladie qui se cache sous ces vagues indications (2).

La preuve qu'il ne s'agit nullement du choléra ou trousse-galant, c'est que Zacutus a consacré à cette affection, qu'il avait eu de nombreuses occasions d'observer, un article qui ne laisse rien à désirer. J'y découvre même une remarque dont je puis par avance faire mon profit. D'après lui, cette maladie souvent très-grave (*ad mortis fauces deducit*) l'est beaucoup moins pour les personnes qui en sont atteintes par reprises, et qui en ont, en quelque sorte, contracté l'habitude (3). Ce trait ne pourrait évidemment s'appliquer au choléra de notre siècle. J'en dirai autant des effets du traitement dont Zacutus promet le succès, pourvu qu'on ne temporise pas. Il cite à l'appui, le fait d'une femme qu'il arracha ainsi à une mort imminente (4).

Le choléra-morbus a dû probablement le nom hybride qu'il porte en nosologie, à son symptôme le plus saillant, c'est-à-dire au *flux de bile* rejetée simultanément par le haut

(1) Voy. le *Compendium de méd.*, au mot *choléra*.

(2) Zacutus Lusitanus *Praxeos med. admir.*, lib. II, obs. XXIII. Lugduni, 1643.

(3) Zacuti Lusitani *Operum tomus secundus*, p. 622, *numerus* VII, *De cholera*.

(4) Zacutus, Ibid., *Praxeos med. admir.*, lib. II, observ. XVI. *Choleræ sævissimæ curatio.*

et par le bas. Cette étymologie était déjà discutée du temps de Cœlius Aurelianus (IIIe siècle de J.-C.) « *Choleri-* » *cam passionem aiunt aliqui nominatam a fluore fellis per os* » *atque ventrem effecto, veluti fellifluam passionem; nam* χολην, » *fel appellant,* ροιαν, *fluorem* (1). »

Pour d'autres, ce mot ne préjugeait pas la nature, mais la *couleur bilieuse* des matières évacuées.

Alexandre de Tralles (VIe siècle) accepte l'étymologie de Cœlius, tout en pensant que le mot choléra pourrait bien dériver aussi du mot χολας, employé par les anciens pour désigner l'intestin; et il cite à l'appui un vers d'Homère (2).

Les médecins qui ont eu occasion d'observer ce choléra-morbus, ont vérifié la remarque de Sydenham. « Il arrive » presque aussi constamment sur la fin de l'été et aux ap- » proches de l'automne, que les hirondelles au commence- » ment du printemps, et le coucou vers le milieu de l'été (3). » Il éclate, en effet, à ce moment de l'année où la température élevée du jour est remplacée par la fraîcheur des nuits. Dans les régions tempérées comme la nôtre, il est généralement sporadique. En 1669, il prit à Londres, sous les yeux de Sydenham, une extension insolite. Voici la description fidèle qu'il en donne :

« Ce mal se fait aisément reconnaître par des vomisse- » ments énormes, et par des déjections alvines d'humeurs » corrompues, qui s'opèrent avec beaucoup de peine et de » difficultés. Il s'accompagne en outre des symptômes » suivants : violentes douleurs d'entrailles, gonflement » et tension du ventre, cardialgie, soif, pouls vite et fré-

(1) Cœlius Aurelianus, *De morbis acutis et chronicis*, lib. III, cap. XIX.

(2) *Medicæ artis principes*, t. I, p. 236. — Alexandri Tralliani *De arte med.*, lib. secundus, cap. XIII, *de cholera*.

(3) Thomæ Sydenham *Opera medica*, t. I, sect. quarta, cap. II.

» quent, avec chaleur et anxiété, assez souvent petit et » inégal. A tout cela, viennent s'adjoindre des nausées » extrêmement pénibles, quelquefois des sueurs colliqua- » tives, des contractions des jambes et des bras, des dé- » faillances, le refroidissement des extrémités et autres » symptômes du même genre, qui terrifient les assistants, » et emportent souvent le malade, dans le court espace de » vingt-quatre heures (1). »

Tel est sans méprise possible, notre choléra indigène, dont l'endémie des Indes-Orientales n'est qu'une variété.

Les médecins, qui n'ont pas pris le temps de la réflexion, se sont hâtés de le confondre avec la grande maladie épidémique qui venait s'imposer à leur observation. Ce qui a contribué à les fourvoyer, c'est que le fléau moderne est parti précisément des lieux où le choléra indien proprement dit a fixé sa résidence. Avec un peu d'attention, on aurait pressenti au moins, que l'endémie qui tient à des causes locales et circonscrites, pouvait bien ne pas être la même que l'épidémie voyageuse qui entreprenait sa course autour du monde.

Le seul choléra qui mérite le nom d'*asiatique* est nettement signalé dans les plus anciens livres sanscrits. Les médecins anglais, attachés à la Compagnie des Indes, l'ont étudié et décrit depuis bien longtemps. Ils nous le montrent, passant de son état endémique habituel, à la forme accidentelle de maladie populaire, mais sans franchir ses limites topographiques. Jacques Bontius, qui a publié au XVIIe siècle, un traité *ex professo* sur les maladies des pays chauds où il pratiquait son art, parle comme il suit de cette endémie. J'ai traduit littéralement ce chapitre, dont il est bon de peser les termes (2).

(1) Sydenham, *Op. cit.*, t. I, sect. IV, cap. II.

(2) Bontii *de medicina Indorum*, lib. IV, *de cholera*, cap. VI, p. 136. Lugduni Batavorum. 1642.

« Le choléra est une maladie dans laquelle *une matière*
» *bilieuse surchargeant l'estomac et les intestins* est rejetée si-
» multanément par la bouche et l'anus, d'une manière
» continue et en grande abondance. Cette affection est
» très-aiguë et réclame un prompt remède. Sa principale
» cause, *à part l'humidité et la chaleur de l'air*, est dans
» *l'abus des fruits*. Outre qu'ils se gâtent promptement, ils
» abondent *en sucs aqueux dont l'action trouble les fonctions de*
» *l'estomac et provoque la formation de cette bile œrugineuse*. On
» pourrait croire, non sans raison, que cette excrétion de-
» vient utile, en éliminant des matières de mauvaise na-
» ture; mais leur évacuation est si excessive, qu'elle épuise
» en peu de temps les esprits vitaux, et porte une profonde
» atteinte au cœur, source de la chaleur et de la vie.
» D'où il résulte que beaucoup de malades sont enlevés
» très-rapidement. La mort survient souvent en vingt-
» quatre heures ou même moins. Entre autres exemples,
» je puis citer celui de Cornélius Van Royen, économe de
» l'hôpital des malades, qui tout à coup, en pleine santé,
» fut pris du choléra vers six heures du soir, et expira mi-
» sérablement avant minuit, *n'ayant pas cessé d'évacuer par*
» *le haut et par le bas, avec d'atroces douleurs d'entrailles et des*
» *mouvements convulsifs*. La violence et la rapidité de la
» maladie déjouèrent tous les moyens. *Si cependant cet état*
» *grave se prolonge au delà d'un jour, il y a grand espoir de gué-*
» *rison*. Parmi les autres symptômes, je noterai la petitesse
» du pouls, la gêne de la respiration, le refroidissement
» périphérique. Les malades accusent une grande chaleur
» intérieure et une soif ardente. L'insomnie est opiniâtre,
» l'agitation incessante; et si elle s'accompagne d'une
» sueur froide et fétide, c'est un signe certain des appro-
» ches de la mort.

» Le premier soin du médecin doit être de calmer la
» surexcitation humorale qui produit ces évacuations dés-

» ordonnées. On y parvient à l'aide de médicaments » astringents et toniques.... »

Bontius énumère ici quelques remèdes indigènes empiriquement employés à Java, et appropriés en effet, au traitement de tous les flux abondants. Mais il associe à ces prescriptions rationnelles, des agents dotés de vertus imaginaires, tels que la *pierre de bézoard*, la *corne de rhinocéros*, les *pierres précieuses préparées*, etc.

« Si ces moyens échouent, dit-il ensuite, il faut prescrire » sans retard l'*extrait de safran* (1), soit pour provoquer » le sommeil, devenu bien nécessaire dans un pareil état » de prostration, soit pour atténuer la surexcitation hu- » morale et donner à la nature la force de vaincre son » ennemi. Les cholériques expirent presque toujours dans » les convulsions.

Après avoir lu cette description du choléra endémique des Indes-Orientales, tel que l'ont vu de leur temps les médecins anglais, on ne peut s'empêcher d'y reconnaître, sauf les nuances imputables à certaines influences locales, le choléra observé par Hippocrate (2), Paul d'Egine (3), Celse (4), Arétée (5), Cœlius Aurelianus (6), Alexandre de Tralles (7), etc., etc.

(1) La préparation officinale que Bontius prescrit sous le nom d'*extrait de safran* (*extractum croci*) a pour base l'*opium* (*opium electissimum.*) L'auteur en donne la formule à la page 131.

(2) Hippocrate, edit. Foës, *de morbis vulgaribus*, lib. VII, sect. VII, p. 1106. — *Choleræ origo et causa.* — *De affectionibus* lib., sect. V, p. 587. — *Choleræ curatio.* Francofurti. MDXCVI.

(3) Pauli Æginetæ *de re medica*, cap. XXXIX, *de cholera*, in *medicæ artis principes* (t. I, p 458. MDLXVIII).

(4) Celsi *de medicina*, lib. IV, cap. XI.

(5) Aretæi Cappadocis medici *de causis et signis acutorum morborum*, cap. V, *de cholera*, in *med. art. principes*, t. I, p. 11.

(6) Cœlii Aureliani *de morbis acutis et chronicis*, lib. III, cap. XIX, p. 253, *de cholericis*.

(7) Alexandri Tralliani *De arte medica*, lib. secundus, cap. XIV, *de cholera*, in *med. art. princip.*, t. I, p. 236.

Parmi les modernes, Baillou l'a parfaitement dépeint en quelques mots : « *Cholera morbus est cum sursum deorsum » magno impetu bilis fertur, ut magna brevi tempore spirituum » fiat evacuatio et dolores acerbissimi sint; hinc mors* (1). »

J'ai dit qu'on observe cette maladie pendant la saison où les journées chaudes et humides sont suivies de nuits humides et froides. Quand ces alternatives se prolongent avec un certain degré d'intensité, la constitution médicale qui se dessine, multiplie peu à peu les cas individuels, et il en résulte bientôt une petite épidémie. Tel fut le choléra-morbus observé à Nîmes par Lazare Rivière, pendant l'été de 1564. Malouin le vit régner à Paris, dans le mois de juillet 1751. La ville de Lyon en souffrit pendant l'été de 1822. Nous en recueillons annuellement des cas plus ou moins nombreux, sur notre littoral méditerranéen, et toujours à l'époque d'élection fixée par Sydenham. Cette maladie peut prendre un haut degré de gravité qui impose une grande circonspection au diagnostic. Le *cholera infantilis*, si funeste au jeune âge, était fréquent dans notre pathologie locale, bien longtemps avant l'apparition du choléra moderne. Depuis cette époque, on a souvent pris, à tort, ces cas de choléra nostras, pour des attaques de la grande épidémie.

Les auteurs qui ont étudié la topographie médicale de l'Inde, y ont constaté l'accentuation plus marquée des conditions spéciales qui favorisent chez nous le développement du choléra. La gravité relative de cette endémie s'explique par les mœurs et le régime des populations indigènes, conjointement soumises à l'action de la chaleur et de l'humidité, entrecoupée de brusques variations atmosphériques. Ces causes, dont l'ensemble forme le

(1) Ballonii *opera omnia med.*, t. II, consilium LV, p. 252.

caractère propre de la climatologie de ces régions, ont un puissant auxiliaire dans l'intoxication effluvienne des rizières et des marais.

Dans certaines circonstances, les symptômes principaux du choléra-morbus, et notamment les déjections bilieuses, manifestent un acte médicateur que les hommes du métier, d'accord avec les gens du monde, considèrent comme un *bénéfice de nature*. En dehors de ces cas qu'il faut savoir apprécier, le choléra ancien, asiatique ou européen, serait toujours très-grave si on l'abandonnait à lui-même; mais un traitement très-simple dissipe promptement cet effrayant appareil de symptômes. C'est, qu'on me passe l'expression familière, un feu de paille qu'il est facile d'éteindre. Requin souhaite comme une bonne fortune aux débutants dans la carrière, d'être appelés pour cette maladie qui est le triomphe de l'art, malgré ses apparences si menaçantes (1).

Des données que j'ai réunies sur la pathogénie du choléra nostras, la prophylaxie déduit des indications précises. Eviter les transitions brusques de température pendant la saison d'élection; user d'un régime sobre, suffisamment substantiel; s'abstenir des boissons froides ou glacées, quand on est en sueur; avoir la précaution de se couvrir la peau d'un vêtement de flanelle, pour amortir les impressions extérieures; se tenir en garde contre toutes les causes d'affaiblissement : tels sont les préceptes dont l'observance est la garantie la plus sûre, pendant le règne de certaines constitutions catastatiques.

M. le professeur Moreau, de Paris, communiqua, il y a quelques années, à l'Académie impériale de médecine, un vieux quatrain, qu'il avait lu dans un auteur du

(1) Requin, *Pathol. méd.*, t. II, p. 568.

XVIIe siècle, et qui résumait les prescriptions essentielles pour se préserver du choléra-morbus :

« Tiens tes pattes en chaud;
» Tiens vides tes boyaux;
» Ne vois pas Marguerite;
» Du choléra tu seras quitte (1). »

Cet échantillon de poésie populaire qui dérida un moment la grave assemblée, renferme, comme on le voit, les conseils les plus sages. Cela veut dire, en humble prose, qu'on doit éviter tout refroidissement, surveiller son régime et se garder de tout excès énervant. Mais ce n'est pas par ce côté que ces vers m'intéressent.

Il faut savoir qu'ils furent cités, pendant une séance où s'agitait l'inépuisable question de la grande épidémie cholérique. M. Moreau oublia un moment que la Compagnie, dont il était un des membres les plus distingués, avait été fondée, dans l'origine, pour étudier tout ce qui se rapporte aux épidémies, à leur histoire comparée dans leur succession à travers les siècles, etc. (2). Il se laissa entraîner à dire que ce quatrain avait été fait du temps de la peste noire, « qui n'était probablement autre que » le choléra. » Cette proposition, qui offensait également l'histoire et la nosologie, fut lancée sans réflexion. M. Moreau était trop instruit, pour confondre, après examen, deux époques si distantes et deux maladies aussi disparates.

Le traducteur de *Lucrèce*, M. de Pongerville, se demande si le choléra, qui débutait alors, « envahissait nos climats » pour la première fois, ou bien, s'il fallait reconnaître

(1) Moreau, *Gaz. méd. de Paris*, t. IV, 3e *série*, p. 213.
(2) *Ordonnance du roi. Arrêtés et règlement pour l'Acad. roy. de médecine. Art.* 2. 1820.

» dans ses effets, l'épidémie qui désola l'Europe, au » XIVe siècle, sous le nom de peste noire (1). »

Cet anachronisme, excusable sous la plume d'un membre de l'Académie française, est plus difficile à disculper quand il vient d'un professeur faisant partie de l'Académie de médecine.

Du reste, l'exemple avait été donné par Broussais, que ses préjugés doctrinaux avaient brouillé avec les recherches d'érudition. « Cette épidémie, dit-il en parlant » du choléra, avait sans doute paru à plusieurs autres » époques. Il est probable que c'est cette peste noire, » qui, d'après Villani, parcourut presque tout le monde » au XIVe siècle, et enleva les deux tiers des hommes. » Cette peste noire offre effectivement les plus grands » rapports avec le choléra asiatique (2). » Le lecteur qui a bien voulu suivre la description que j'ai donnée de la célèbre peste, sait à quoi s'en tenir sur ces prétendues similitudes.

Toujours est-il, que le moment choisi par M. Moreau pour sa lecture, n'est pas une circonstance indifférente. Il est évident, qu'en s'occupant du choléra régnant, on croyait avoir affaire à une reprise du trousse-galant du XVIe siècle, opinion qu'on ne peut soutenir, quand on a bien pesé les termes du parallèle qui va suivre.

Je placerai d'abord sous les yeux de mon lecteur, à titre de pièce justificative, l'extrait d'une dissertation présentée le 4 janvier 1823, à la Faculté de Strasbourg, par M. le docteur Gravier, chargé en chef du service médical à Pondichéry (3). Ce document, qui est à mes yeux

(1) Lucrèce, *De la nature des choses*. Trad. par Pongerville, *Note 43 du livre sixième*. 1845.

(2) Broussais, *le Choléra-morbus épidémique*, p. 2. 1832.

(3) Victor Gravier (de Marseille), *Dissertation sur le choléra-morbus de l'Inde, 30e vol. de la collect. des Thèses de Strasbourg*. Première partie. 1823.

du plus grand prix pour la question que j'étudie, avait déjà été cité par Fodéré, l'année de sa publication, c'est-à-dire à une époque où l'Europe ne songeait pas au choléra, et où l'auteur des *Leçons sur les épidémies* ne prévoyait aucune application prochaine de ces renseignements (1).

En 1832, Broussais essaya d'en tirer parti, quand il s'évertua à appliquer sa doctrine au choléra. M. Gravier, qui était un de ses fervents disciples, avait pris ses conseils avant de livrer sa thèse à l'argumentation de ses juges. Broussais était donc son collaborateur; et il est curieux de voir, neuf ans après, par quelles subtilités il prétend rallier les faits racontés par M. Gravier, aux principes dont il défend l'infaillibilité (2).

L'auteur de la thèse décrit l'épidémie de choléra qu'il observa dans l'Inde, en 1817, et qui y enleva plus de 600,000 personnes. C'est précisément celle qui donna le signal de l'entrée en campagne du grand fléau. Les médecins qui pratiquaient alors dans cette région, furent complétement désorientés, à la vue d'une maladie qui ne portait plus les traits de l'endémie traditionnelle. Ils furent surtout frappés de ne plus trouver dans l'estomac et les intestins, les matières bilieuses et âcres qu'ils avaient constatées jusque-là, *sans exception*, pendant la vie, ou après la mort. M. Wise, médecin anglais du Bengale, fut le premier à décrire la maladie nouvelle. M. Corbyn, médecin de la même résidence, l'étudia après lui, et chercha à prouver que *ce ne pouvait être le choléra-morbus de Sydenham* (3). On peut dire que le corps médical fut unanime pour refuser à la maladie son nom habituel. On n'y vit qu'un *choléra spasmodique*, dont l'indication urgente

(1) Fodéré, *Leç. sur les épidémies*, t. II, p. 394. 1823.
(2) Broussais, *le Choléra-morbus épidémique*, etc. 1832 (*passim*).
(3) Gravier, *Thèse citée*, p. 8.

prescrivait de *relever par tous les moyens possibles*, *les puissances vitales*, que les douleurs et les convulsions avaient rapidement anéanties. En conséquence, le Conseil de santé de Madras fit publier une instruction, qui commençait par ces mots, que je recommande :

« *La pratique*, *dans cette maladie*, *doit être absolument contraire* » *à celle suivie dans le choléra-morbus*, le but principal devant » être de ranimer les pouvoirs vitaux languissants, de » rétablir la circulation, d'empêcher l'état violent spas- » modique, de rétablir l'action de l'estomac et des intes- » tins (1). »

Suivent les prescriptions appropriées :

« Frictionnez l'épigastre avec l'esprit de térébenthine, » des vésicatoires liquides et des esprits camphrés..... » Prenez trente grammes de laudanum dans une très- » petite quantité d'esprit de menthe ; faites ensuite un » opiat avec quinze grains de protochlorate de mercure. » Vous pouvez répéter les mêmes doses jusqu'à quatre » fois.

» Si les symptômes s'exaspèrent, un bain chaud avec » un dixième d'arack et un large vésicatoire sur le thorax. » sont indispensables.

» Si le malade est tellement affaibli, que le pouls ne » soit plus sensible au poignet, il est à propos, pour » tenter de rétablir les pouvoirs vitaux, de donner des » liqueurs fortes avec du laudanum, de l'éther, du » calomelas et du chili en poudre fine (2). »

Telle fut la méthode officiellement recommandée par l'autorité médicale. Les médecins anglais l'adoptèrent d'un commun accord, et les *mestres* ou médecins indiens, n'eurent rien de mieux à faire que de suivre leur exemple.

(1) Gravier, *Th. cit.*, p. 16.
(2) Gravier, *Th. cit.*, p. 17.

Il ne faut pas perdre de vue que M. le docteur Gravier était imbu des principes de la doctrine physiologique. « Il n'y a pas d'exemple, dit-il, qu'un malade abandonné » à lui-même ait guéri ; mais il y a eu beaucoup de termi- » naisons favorables *malgré l'influence perturbatrice d'un trai-* » *tement stimulant* (1). » Moins esclave de ses préjugés médicaux, l'auteur n'eût pas hésité à reconnaître que les succès des stimulants justifiaient leur emploi. Mais comme il fallait expliquer leur efficacité irrécusable, sans faire infidélité au maître, il l'attribue à la révulsion, c'est-à-dire, au déplacement de l'irritation morbide provoqué par l'irritation médicamenteuse. On se rappelle que Broussais avait imaginé cet accommodement fantastique, quand il voyait ses prétendues phlegmasies gastro-intestinales céder aux excitants ; ce qui était un véritable non-sens dans sa doctrine, puisque l'identité constante du mode irritant en est le dogme capital. Prétendre donc qu'une irritation en détruit une autre en s'y ajoutant, c'est proclamer cet étrange résultat arithmétique, qu'une addition aboutit à une soustraction. N'était-il pas plus logique d'admettre que la nouvelle maladie qui venait d'éclater aux Indes, n'était pas foncièrement inflammatoire, puisqu'elle était heureusement combattue par la méthode stimulante ?

La page que je viens de détacher de la thèse de M. Gravier nous fait assister, en quelque sorte, à la surprise des médecins anglais devant une maladie inconnue. Au premier coup d'œil, ils s'assurent qu'elle n'est point la vieille endémie cholérique ; et ils lui opposent un traitement nouveau, dont les cordiaux et les excitants font la base. L'indication capitale commande de ranimer les forces qui s'éteignent ; les moyens propres à suspendre les évacua-

(1) Gravier, *Th. cit.*, p. 19.

tions ne viennent qu'en sous-ordre. Les médecins de la station, premiers témoins de l'épidémie qui allait envahir le monde, étaient d'autant mieux placés pour la distinguer de l'endémie séculaire de l'Inde, qu'ils avaient sous leurs yeux les deux termes de comparaison. Cette opinion si juste a été perdue de vue quand le choléra s'est éloigné de son premier théâtre. Les médecins européens, trompés par les apparences, crurent à un vaste débordement du choléra-morbus, jusque-là confiné dans le delta du Gange. On garda l'ancien nom, sans prendre le temps de vérifier l'identité, et cette confusion a poussé de si profondes racines qu'en protestant contre elle dans l'intérêt de la vérité, on a l'air de se pourvoir en cassation contre un verdict rendu sans appel. Il faut cependant être juste envers tout le monde et signaler d'heureuses exceptions.

M. le professeur Fuster a parfaitement exposé et résolu cette question nosologique. Le lecteur me saura gré de lui indiquer le beau chapitre qui renferme cette argumentation décisive (1).

Le langage de Requin ne saurait être plus explicite : « Le choléra pestilentiel, choléra épidémique proprement dit... doit être regardé... comme une maladie essentiellement, radicalement distincte du choléra vulgaire. Quoique sous des apparences symptomatiques fort semblable à celui-ci, il a assurément une tout autre nature. Comment méconnaître cela, rien qu'en considérant le degré incomparablement plus élevé de la léthalité, rien qu'en méditant sur le fait même de l'épidémie? Il y a là quelque cause morbifique extraordinaire, θειον τι d'Hippocrate, je ne sais quel empoisonnement occulte et miasmatique (2). »

Et ailleurs : « Il y a une distinction profonde, une distinc-

(1) Fuster, *des Maladies de la France*, etc., *Appendice*, p. 276. 1840.
(2) Requin, *Path. médicale*, t. II, p. 565.

» tion radicale entre le choléra vulgaire et le choléra pestilentiel. Il faut reconnaître en celui-ci une spécificité véritablement hors ligne, en un mot, ce que je proposais dernièrement d'appeler une spécificité pathogénique de premier ordre (1)... Dans l'Indostan même, le choléra vu et décrit par Bontius, il y a de cela près de deux siècles, n'était pas encore le choléra pestilentiel; ce n'était qu'un choléra sporadique, le choléra d'Hippocrate et de Sydenham. Il apparaissait là de temps immémorial sans doute, comme partout ailleurs; peut-être seulement plus commun que partout ailleurs (2). »

Il est impossible de mieux dire, et d'exprimer d'un ton plus affirmatif l'énergie d'une conviction; mais il faut reconnaître que le corps médical de Paris s'est en général montré peu favorable à cette interprétation.

M. le professeur Grisolle déclare « qu'il ne veut pas discuter si le choléra est une affection nouvelle ou bien si elle remonte à une haute antiquité, » et jusqu'à preuve contraire, il considère la grande épidémie de ce siècle, comme une extension accidentelle de l'endémie indienne décrite par les auteurs qui ont tracé la topographie médicale de sa circonscription originelle. Il prend dans son sens littéral la qualification d'*asiatique* qui l'a accompagnée dans son voyage (3).

M. le professeur Andral est parfaitement édifié sur les différences symptomatiques des deux choléras; mais ces différences ne lui suffisent pas, pour en reconnaître deux espèces. Il préfère admettre, comme moyen terme, deux variétés de la même maladie (4).

(1) Requin, *de la spécificité dans les maladies,* Thèse de concours. Art. V, prop. I. 1851.

(2) Requin, *Pathol. méd.*, t. III, p. 495-496.

(3) Grisolle, *Traité de pathol. interne,* t. I, p. 708. 1852.

(4) Andral, *Cours de pathologie interne*, rédigé par Am. Latour, t. I, p. 120. 1836.

J'espère établir solidement l'opinion contraire sur l'ensemble des données pathologiques qui se rapportent aux deux faits que je vais comparer.

La simultanéité des vomissements et des déjections alvines est un trait qui leur est commun, et rend parfaitement compte d'une série de symptômes congénères. Les crampes douloureuses des membres, l'extinction de la voix, l'enfoncement des globes oculaires, l'amaigrissement rapide de la face, la petitesse du pouls, la suppression de la sécrétion urinaire, sont autant de phénomènes étrangers à la nature de l'affection initiale, et qui tiennent uniquement à l'état convulsif des voies digestives et à l'abondance des matières rejetées par l'estomac et l'intestin. En médecine pratique, c'est un fait d'observation générale que la surexcitation des premières voies provoquant des évacuations répétées et excessives, donne naissance aux divers troubles morbides que je viens d'énumérer. La même cause les reproduit dans les maladies les plus disparates. On les retrouve dans l'empoisonnement par les substances âcres, qui a pu passer pour un vrai choléra, jusqu'au moment où la découverte de la cause toxique a redressé la méprise. Certaines indigestions graves peuvent aussi présenter la même forme. Enfin, ce groupe de phénomènes caractérise quelques attaques névropathiques, notamment celles qui dépendent de l'hystérie. Cet appareil de symptômes n'a donc, au point de vue de la pathognomonie, qu'une valeur très-secondaire.

Ce qui constitue le caractère individuel et distinctif du choléra moderne, c'est sa division en *deux périodes* bien tranchées.

Voici le signalement de la première période ou période *algide* : résolution des forces, abolition du pouls, froid visqueux cadavérique, couleur cyanique ou bleuâtre de la face et des membres, arrêt presque complet de la circusation générale, conversion du sang en une bouillie noire et épaisse.

Tous ces phénomènes apparaissent dès les premières heures de l'invasion, et trahissent l'énergie antivitale de l'impression qui a étreint l'organisme. Les mouvements musculaires conservent toute leur liberté. L'intelligence reste intacte; le malade assiste à son agonie. Les traits décomposés, la face livide, l'œil terne et flétri, la peau glacée et ridée comme celle des batraciens, la voix rauque, d'un timbre fêlé caractéristique, l'anxiété inexprimable manifestée par l'attitude générale du patient : telle est l'image monstrueuse d'un cholérique pendant la période algide. Cet aspect annonce une maladie extraordinaire, et Magendie a parfaitement rendu l'impression générale des témoins de cet émouvant tableau, en disant qu'il présente quelque chose de *diabolique*. Rien de semblable ne s'observe dans le choléra-morbus ancien.

J'en dirai tout autant de la seconde période qui a reçu le nom de période *réactive* ou *æstueuse*, et qui est aussi l'attribut exclusif du choléra moderne.

Lorsque le médecin appelé à traiter un choléra-morbus vulgaire, est parvenu à suspendre les vomissements et les selles, la guérison est complète dès ce moment. La physionomie se recompose à vue d'œil ; le pouls se relève ; les crampes disparaissent ; les forces opprimées se réveillent, et le malade, tout à l'heure en proie aux symptômes les plus alarmants, est déjà sur pied, conservant à peine un reste de fatigue, après l'assaut qu'il vient de subir.

Il en est bien autrement du choléra nouveau. Lors même que l'issue doit être heureuse, elle se fait bien plus attendre. Si le sujet a franchi la période algide, la réaction qui la remplace apporte avec elle d'autres périls, et n'atténue en rien la gravité du pronostic. Tant qu'elle dure, on doit toujours craindre le retour constamment mortel de l'algidité. Quelquefois cette réaction se présente avec un caractère encourageant de régularité. Souvent elle est entrecoupée de bons et de mauvais signes, véritable conflit entre la vie et la mort. Dans les cas trop fréquents où elle mérite le nom de *typhoïde*, elle s'accompagne de délire, d'agitation, en un mot, de tous les symptômes de la fièvre ataxo-adynamique la plus grave. Des fluxions congestives menacent les viscères des grandes cavités, et quand elles s'y portent avec violence, la terminaison est infailliblement funeste.

Si le malade est sorti vivant de cette épreuve, l'ébranlement qu'il a reçu a laissé une profonde empreinte. La convalescence est lente, chanceuse. Le réservoir des forces radicales a été épuisé; il faut, pour les restaurer, du temps et des soins assidus. Que de personnes qui ne peuvent se rétablir complétement et restent valétudinaires !

Les phénomènes secondaires que nous allons comparer, gardent le reflet de ces différences fondamentales.

Les gens les plus étrangers à la médecine savent que les déjections du choléra moderne sont constituées en général, par un *liquide blanchâtre, à odeur fade, semblable à une décoction de riz, dans laquelle nagent quelques flocons albumineux.*

MM. les docteurs Haspel et Mortoin, témoins de l'épidémie cholérique qui éclata à Toulon en 1849, eurent l'idée de traiter par la potasse et la chaux, la matière des déjections rizacées. Ils en dégagèrent une sorte d'arome ou principe odorant particulier, qu'ils n'étaient pas éloignés de considérer comme le germe reproducteur du choléra. Je cite en passant ce fait qui laissait pressentir la contagiosité, aujourd'hui certaine, de ces évacuations (1).

(1) Cette observation est extraite d'un mémoire manuscrit présenté par les auteurs que j'ai nommés, à la section médicale de l'Académie des sciences et lettres de Montpellier.

Dans le choléra-morbus vulgaire de l'Inde ou de l'Europe, les matières rejetées offrent une tout autre apparence. Elles sont *odorantes*, *bilieuses*, *jaunes* ou *verdâtres* et *mêlées de sang*. Leur expulsion est préparée et provoquée par de violentes douleurs abdominales. Dans le choléra nouveau les liquides excrétés sont rendus avec de légères tranchées, ou même sans aucune douleur, et ils jaillissent sans efforts. On dirait une cavité trop pleine qui se vide d'elle-même par regorgement.

Dans ce choléra, la face est *noire* ou *bleue*, le ventre *souple* et *indolent*, le pouls *imperceptible*, la peau *glacée.*

Dans les autres choléras, la face est *pâle*, le ventre *très-sensible*, le pouls *faible*, mais toujours *appréciable*, la chaleur *âcre* et *mordicante.*

Au point de vue de la symptomatologie posthume, les différences ne sont pas moins saillantes des deux parts.

La mobilité des altérations organiques trouvées sur les victimes de la grande épidémie, contraste avec la constance des lésions laissées sur le cadavre par le choléra asiatique ou européen.

Dans la plupart des cas, en effet, l'estomac et le tube digestif sont contractés et parsemés de traces de phlogose plus ou moins prononcées. Le foie et les conduits biliaires participent aux mêmes désordres. La bile dont l'hypersécrétion était si marquée, pendant la vie, teint en vert la surface gastro-intestinale et distend fortement la vésicule du fiel. Il n'est pas rare de découvrir çà et là, dans le foie ou sur la muqueuse de l'estomac et de l'intestin grêle, de véritables eschares gangréneuses.

Rapprochons maintenant les deux maladies au point de vue de leurs causes, nous verrons surgir les mêmes divergences.

Je les résume en deux mots : notre ignorance est absolue sur l'étiologie du choléra moderne. Nous possédons au contraire des notions très-précises sur les conditions qui provoquent ou favorisent le développement du choléra ancien. Quelle que soit la partie du globe où on l'observe, c'est la chaleur de l'atmosphère entrecoupée matin et soir, par les brises fraîches de la mer ou des grands fleuves, qui en est la cause évidente. Dans notre région pathologique, nous vérifions, chaque année, l'observation de Sydenham sur la préférence significative de cette maladie pour les mois d'août et de septembre.

Arétée fixe aussi la même époque de l'année : « *Id genus* » dit-il, *maximè æstate grassari consuevit; secundò per autum-* » *num; minus vere; hyberno tempore minimè*(1). »

On a vu que Bontius, énumérant les causes provocatrices de l'endémie indienne, fait une grande part à l'action de certains aliments et surtout des fruits qui n'ont point atteint leur maturité. Cette observation se reproduit annuellement parmi nous. Certains fruits dont l'usage est très-répandu sont vulgairement réputés très-malfaisants. Les abricots et les melons jouissent à cet égard d'un fort mauvais renom qui n'est pas tout à fait immérité. Le peuple lui-même, toujours prêt à enfreindre la défense, recommande de s'en abstenir aux époques où la multiplicité des vomissements, des diarrhées, des dysenteries, semble annoncer les approches d'une épidémie cholérique. Vienne un cas de choléra, ancien ou moderne, on se rassure en l'attribuant à un écart gastronomique. L'attaque a toujours été précédée d'un repas imaginaire qui a fait cruellement expier à la victime sa passion pour le melon.

Il va sans dire que le public qui n'est pas au courant de nos disputes nosologiques, confond les deux choléras

(1) Aretæi Cappadocis medici *de causis et signis acutorum morborum*, cap V.

dans la proscription d'une alimentation insalubre. Mais l'expérience prouve qu'il y a une distinction à faire, et que l'abus des fruits verts et des mets indigestes, est une des causes le plus directement actives du choléra-morbus vulgaire, quand les prédispositions lui viennent en aide.

Plus on y réfléchit, et plus on s'assure qu'en dépit du préjugé populaire, les antécédents ordinaires du choléra nostras ne sont point ceux du choléra épidémique de ce siècle. Quand on a voulu annoncer la venue de celui-ci, prédire sa marche, ou l'expliquer après coup, on n'a eu que des démentis ou des mécomptes. Je fais mes réserves pour la propagation contagieuse, sans absoudre les fausses inductions qu'on n'a pas toujours su éviter.

On ne peut suspecter la préférence de la grande épidémie pour les pays chauds et la période estivale. Elle s'est établie à Moscou au cœur de l'hiver. Quand on la suit attentivement dans sa course, on voit qu'elle dissémine indifféremment ses étapes, sans distinction de climat, de saison, d'exposition, de circonstances topographiques. Elle a porté ses coups en même temps sur le monde entier. Les relevés comparés du nombre des atteintes et des morts, n'ont pas donné partout le même chiffre; mais on doit être convaincu, après de longs débats, que l'observation rigoureuse ne peut expliquer ces divergences par des conditions locales déterminables. Ici encore la science est obligée de se rejeter sur les *caprices* du fléau.

Dans l'origine, la proximité de la mer ou des grands cours d'eau, parut exercer une sorte d'attraction sur la maladie nouvelle. L'expérience a bientôt fait justice de cette hypothèse.

Dans une foule de cas, cette condition réputée si puissante, n'a exercé aucune influence sensible. On peut se passer de tout autre preuve, quand on a vu l'imperturbable immunité de la ville de Lyon, située précisément au confluent de deux grands fleuves, plongée une partie de l'année dans d'épais brouillards, et renfermant notoirement, dans ses murs, des éléments d'insalubrité très-menaçants.

Le pronostic des deux choléras est un de leurs traits différentiels les plus frappants.

Livrés à la nature, ils sont incontestablement très-graves, et le vieux nom de trousse-galant leur convient également; mais il faut distinguer.

Le traitement du choléra moderne est d'une impuissance proverbiale, et les variations de l'art n'ont abouti qu'à l'anarchie la plus absolue.

J'abuserais de la patience de mon lecteur, si je renouvelais ici mes doléances. On a compté, sauf erreur, plus de cinquante méthodes pleines de promesses, tour à tour démenties à l'épreuve. Tout a été essayé parce que tout avait échoué.

Plus heureuse contre le choléra vulgaire, la thérapeutique possède l'arme qui assure sa victoire : c'est l'*opium*. Nul remède, on peut le dire, ne mérite mieux cette qualification d'héroïque dont l'expérience clinique n'est pas prodigue. Administré par la bouche, par le rectum, par la voie endermique et sous toutes les formes, il remplit directement l'indication fondamentale. Il va droit à l'affection; et s'il ne rentre pas dans les instruments de la méthode spécifique, c'est qu'on peut se rendre compte, par l'analyse, du mode d'action qu'il exerce.

L'usage de l'opium contre le choléra-morbus, était expressément recommandé par les anciens. Cœlius Aurelianus, qui prescrivait les astringents *intus et extra*, conformément aux principes de la secte méthodique dont il était le fervent adepte, nous apprend que les praticiens de son temps employaient conjointement le *suc de pavot blanc*, la *jusquiame* et l'*opium* en bols et en pilules (1).

Sydenham qui vantait les effets de l'anodyn avec tant de conviction, avait le tort de temporiser, au début, en administrant les délayants. Ses préjugés humoristes lui interdisaient d'arrêter trop tôt le vomissement. L'expérience a surabondamment démontré qu'il faut se hâter de donner le narcotique, sans quoi les symptômes empirent rapidement et deviennent irrémédiables.

Joseph Quarin dont l'exemple ne manque pas d'autorité, avait compris les dangers de la lenteur de Sydenham, contre une maladie aussi aiguë dans sa marche. Il avait renoncé à l'emploi préalable des délayants, et se félicitait hautement des succès nombreux qu'il avait obtenus, en prescrivant, dès sa première visite, les préparations d'opium, à dose rapprochée (2).

Pierre Frank, si haut placé en médecine pratique, après avoir jugé les diverses médications vulgairement appliquées au choléra-morbus, met au-dessus de tout, l'opium qu'il déclare, en pareil cas, un *remède divin*. Quoiqu'il soit d'avis de ne pas supprimer trop brusquement les évacuations, il fait très-justement remarquer que le médecin qui est mandé, n'arrive qu'un certain temps après l'invasion, et qu'en conséquence l'emploi de l'opium ne doit point être différé (3).

Lind, si familier avec les maladies des pays chauds, n'avait pas renoncé encore aux anciens errements, et commençait le traitement du choléra-morbus en ordonnant une tisane délayante; mais, immédiatement après quelques vomissements et quelques selles, il faisait prendre le

(1) Cœlius Aurelianus, *De morbis acutis et chronicis*, lib. III, cap. XIX.

(2) Josephi Quarin *animadversiones practicæ in diversos morbos*, cap. X, p. 205. Viennæ, 1786.

(3) P. Frank, *Traité de médecine pratique*, t. III, p. 469. 1820. Trad.

narcotique, combiné avec la potion de Rivière. Si la teinture thébaïque qu'il préférait, était rejetée, il prescrivait cinq centigrammes d'opium en pilules. Dans le cas où le remède était encore vomi, il l'injectait dans le rectum en doublant la dose. Il assure avoir été quelquefois obligé de mettre dans les lavements jusqu'à quinze grammes de teinture thébaïque. Il appliquait aussi sur l'épigastre, des topiques dont l'opium faisait partie (1).

Fodéré suivait, depuis trente-cinq ans de pratique, la méthode de Quarin, et n'avait eu qu'à s'en louer. Vers la fin du siècle dernier, il avait observé, dans les environs de Nice, une épidémie de choléra-morbus qui enleva beaucoup de malades, tant qu'ils furent traités par les délayants, les laxatifs et les clystères. Il n'y eut plus de décès, lorsqu'on suivit le conseil qu'il donna de recourir sans retard à l'opium. Dans le canton des Martigues, où le choléra-morbus est commun, Fodéré avait eu aussi de nombreuses occasions de vérifier les heureux effets de ce mode de traitement (2).

Sydenham était trop médecin pour ne pas modifier sa méthode habituelle quand l'indication était urgente. Je lui emprunte le récit d'un fait de sa pratique particulière, qui peut servir de modèle pour l'administration des narcotiques dans les cas très graves de choléra nostras :

« Vers la fin de l'été (1676), le choléra-morbus était
» épidémique ; et comme la chaleur extraordinaire de la
» saison augmentait sa violence, il était accompagné de
» convulsions si terribles et si prolongées, que je n'en
» avais jamais vu auparavant de semblables. Elles n'atta-
» quaient pas seulement le ventre, comme c'est l'ordinaire

(1) Lind, *Essai sur les maladies des Européens dans les pays chauds*, trad. par Thion de la Chaume. T. II, p. 48. Paris, 1785. Voyez Dutroulau, *Traité des maladies des Européens dans les pays chauds*, 2e édition. Paris, 1868.

(2) Fodéré, *Leçons sur les épidémies*, t. II, p. 426.

» dans cette maladie, mais encore tous les muscles du
» corps et principalement ceux des bras et des jambes,
» en sorte que pour se soulager, le malade se jetait
» quelquefois hors du lit et prenait toutes les positions.
» Quoique le traitement de ce choléra-morbus ne réclamât
» que la méthode généralement usitée, on était obligé de
» donner les narcotiques à dose plus élevée et plus sou-
» vent réitérée que d'habitude. En voici un exemple :

» Je fus appelé pour voir un homme attaqué des symp-
» tômes atroces que je viens de décrire. Ce malade était
» exténué et semblait prêt à rendre l'âme; il avait un
» vomissement affreux, des convulsions horribles avec une
» sueur froide, et son pouls était à peine perceptible. Je
» lui donnai vingt-cinq gouttes du laudanum liquide dont
» j'ai autrefois indiqué la préparation, dans une cuillerée
» d'eau spiritueuse de cannelle, craignant qu'une plus
» grande quantité de véhicule ne fît vomir le remède; ce
» qui arrive souvent dans cette maladie, par suite des
» efforts incessants des patients. Après quoi, je restai
» une demi-heure auprès de son lit; et voyant que la
» dose que j'avais administrée ne suffisait pas encore
» pour arrêter le vomissement et apaiser les convulsions,
» je fus obligé de répéter plusieurs fois le remède et d'en
» augmenter toujours la dose, en ayant soin de laisser
» assez d'intervalle entre chaque prise, pour voir ce que
» je pouvais attendre de la précédente, avant d'en donner
» une nouvelle.

» Par ce moyen, je parvins à calmer complétement les
» cruels symptômes dont il s'agit. Mais comme ils étaient
» prêts à revenir au moindre mouvement que faisait le
» malade, je lui ordonnai très-expressément de garder le
» repos le plus absolu, pendant quelques jours. En même
» temps, il devait prendre, par intervalles, le médicament
» susdit, mais à moindre dose, et en continuer l'usage,

» même après sa guérison, pour éviter une rechute : ce qui » réussit à souhait (1). »

Le traitement dont on vient de voir l'heureuse issue entre les mains de Sydenham, ressemble-t-il à celui du choléra moderne ? L'opium sous forme de laudanum liquide en a eu tout le mérite, et son action est si sûre, en pareil cas, que l'habile praticien se contente de proportionner la dose du remède, à l'intensité et à la résistance des symptômes. Est-il aujourd'hui, après tant d'épreuves démonstratives, un médecin qui se croirait maître d'une attaque de choléra pestilentiel, après avoir prescrit de fortes doses de cette préparation d'opium ou de toute autre ? Je sais bien que la médication anodyne a gardé sa place dans la cure symptomatique de la terrible maladie. On en préjugeait l'efficacité probable, d'après ses succès reconnus contre la maladie du même nom. On se souvient que Velpeau s'en servait contre la diarrhée prémonitoire ; mais sa confiance n'allait pas au delà, et l'Académie des sciences fut visiblement scandalisée et peut-être un peu émue, lorsque l'éminent chirurgien fit, devant elle, l'aveu sincère de son profond découragement. La vérité est, que l'opium ne peut revendiquer aucun avantage contre le choléra confirmé. S'il a paru atténuer quelques épiphénomènes, il n'a jamais ralenti sa marche fatale.

Dans le choléra nostras, l'opium répond par ses effets, aux prévisions de l'analyse pathologique ; il remplit à la fois deux indications majeures. Il modère et suspend les évacuations par une appropriation spéciale ; il tempère en même temps l'éréthisme nerveux général et local, qui est un des éléments dominants de la maladie.

Quel est le praticien qui, ayant vu guérir (je n'ose pas

(1) Thomæ Sydenham *Opera med.* T. I, p. 184. *Epistola* Roberto Brady.

dire, ayant guéri) un malade frappé par le choléra moderne, prétendrait en faire honneur à l'action isolée d'un remède, à moins qu'il ne fût infatué de quelque panacée dont il serait décidé, bon gré mal gré, à proclamer l'infaillibilité curative? Quel contraste entre nos hésitations, nos embarras, nos craintes, notre méfiance, notre désespoir quand nous sommes en présence de l'inflexible maladie, et l'assurance calme et confiante de Sydenham, attaquant de front le choléra de son temps!

Les anciens ne se laissaient pas émouvoir non plus par la gravité des symptômes; ils comptaient sur les ressources de l'art. Encore une preuve que leur choléra n'était pas de même nature que celui de notre siècle.

Alexandre de Tralles sait bien que si la maladie débute avec violence, elle compromet la vie : « *acutissima si oboritur, subito periculum inducit;* » mais il a foi au traitement qu'il prescrit. En suivant ces conseils, dit-il, on doit guérir sûrement : « *eo pacto, choleræ curatione non frustraberis* (1). » Un médecin consciencieux (*eris magnus Apollo*) oserait-il promettre en ces termes, l'heureuse solution d'une attaque de choléra?

Je trouve enfin dans Baillou, une observation qui peut, à un autre point de vue, confirmer la distinction nosologique dont je rassemble les preuves.

Il s'agit d'un haut personnage qui avait essuyé *plusieurs atteintes de choléra-morbus* dont Baillou avait été lui-même témoin, ainsi que quelques confrères. Ces crises étaient si violentes que sa vie paraissait ne tenir qu'à un fil (c'est l'expression de l'auteur). Sa face était hippocratique, ses traits décomposés, ses yeux caves. Baillou rédige pour lui une consultation, dans laquelle il se borne à indiquer

(1) Alexandri Tralliani *de arte med.*, lib. secundus, cap. XIIII, *de cholera.*

quelques moyens prophylactiques contre le retour menaçant de ces accidents. N'est-il pas évident qu'un choléra qui récidive, à plusieurs reprises, chez le même sujet, avec des caractères aussi alarmants et sans devenir mortel, ne peut être qu'un choléra vulgaire, essentiellement différent du choléra de ce siècle (1)?

En dernière analyse, la distinction radicale de ces deux espèces morbides est un fait irrécusable, en conformité complète avec les principes élémentaires des classifications nosologiques. Que leur rapprochement ait vérifié des analogies frappantes, c'est ce qui n'est pas contestable. Il faut bien que les médecins qui les ont confondues, aient eu au moins de leur côté, le prétexte des apparences. Mais quand on se pique de distinguer les objets surtout par leur nature, on doit élever, entre le choléra des temps hippocratiques et celui de notre époque, une barrière inamovible. Ce n'est point ici une de ces spéculations théoriques que renverse l'hypothèse du lendemain; c'est le dernier mot de l'observation pathologique consultée sans esprit de système. J'ai fondé ma démonstration sur la différence des causes appréciables de ces maladies, de leurs prodromes, de leurs principaux symptômes, de leur marche, de leur mode de propagation, de leur léthalité, de leur traitement, de leurs lésions posthumes, de leurs suites. Pour la nosologie, la conclusion est forcée. Quelques similitudes se perdent au milieu de tant de divergences. Comme l'a dit Montaigne, « la ressemblance ne fait pas » tant un, que la différence fait aultre. »

Mais si le choléra du présent n'est pas le même que celui des siècles passés, quelle est donc cette maladie?

J'ai déjà confessé mon ignorance, et je demande la permission d'en éviter un nouvel aveu. Le seul dédommage-

(1) Ballonii *Op. omnia medica*, t. III, consilium LXV.

ment qui me reste, c'est que personne n'est, sur ce point, plus avancé que moi; et comme je n'ai pas d'hypothèse à défendre, je suis bien à l'aise pour dire toute ma pensée.

J'entends quelques confrères qui se récrient, et m'accusent peut-être, Dieu sait avec quelle justice, de prendre mon horizon personnel pour les bornes de la science. Je demande à m'expliquer.

On ne peut avoir l'idée de mesurer le progrès accompli, à la multitude de travaux sur le choléra, qui ont inondé notre littérature médicale. Si je redisais que ce luxe apparent dissimule une déplorable indigence, je ne serais que l'écho de l'opinion générale.

Nul doute que depuis l'apparition de la maladie nouvelle, la pathologie n'ait eu le temps de la mieux connaître. L'observation et l'expérience se sont prêté leurs lumières, et l'*histoire naturelle* du fléau s'est rapidement enrichie. Nous avons appris tout ce qu'il nous importait de savoir sur sa symptomatologie, et nous le démêlons sans peine, sous ses formes les plus insolites. L'anatomie pathologique n'a gardé d'autre secret que celui d'une lésion caractéristique et constante, jusqu'à ce jour insaisissable. La contagion, si vivement disputée, est devenue un fait imprescriptible, dont la pratique s'est avidement emparée. La prophylaxie doit de salutaires inspirations à la découverte de la période prémonitoire, etc., etc.

Loin de moi la pensée de rabaisser le prix de ces conquêtes ! Mais le grand problème posé au monde médical, est-il sorti de ses ténèbres ? La nature intime de l'entité morbide, n'est-elle pas restée impénétrable ? L'analyse peut-elle se flatter d'atteindre séparément ses éléments constitutifs, dans l'ordre de leur prédominance ? Possédons-nous, après tant de vaines assurances, un spécifique capable de la combattre en bloc ? En un mot (et c'est là qu'il faut toujours en venir) guérit-on mieux aujourd'hui le choléra confirmé, qu'aux premiers jours de son règne? Je m'en rapporte aux praticiens sérieux qui ne cherchent que la vérité clinique, et qui se méfient, à bon escient, du sophisme : *post hoc ergo propter hoc*, père de tant d'illusions, conseiller de tant de fautes.

J'aime à reconnaître que l'hygiène, secondée par les vastes assainissements qu'elle dirige, donne déjà plus que des promesses. Si les dernières épidémies ont paru, à certains égards, moins cruelles, je n'hésite pas à lui en laisser tout l'honneur. Quant à la thérapeutique, elle n'a aucun motif de s'enorgueillir, en comparant sincèrement ses états de services, dans les diverses campagnes qu'elle a entreprises contre l'indomptable maladie. On sait que l'Académie des sciences dispose, depuis quelques années, d'un prix de cent mille francs destiné à l'auteur d'un remède efficace contre le choléra. Les prétendants affluent; mais l'heureux lauréat se fait toujours attendre. Le hasard, qui est le véritable inventeur des spécifiques, réserve peut-être cette surprise à l'humanité. Espérons que la disparition de la maladie devancera la grande découverte; cette solution serait encore la plus sûre.

Parvenu au terme de ma tâche, je m'aperçois que le chapitre qu'on vient de lire, me dispense de formuler une conclusion générale.

Le choléra est, dans l'ordre chronologique, le dernier représentant des grands fléaux dont j'ai tracé la sinistre biographie. C'est une affection nouvelle, ubiquitaire, originale, implacable. Il échappe par tous ses côtés, aux lois de la pathologie commune, ou, pour mieux dire, nous n'avons pu saisir le lien secret qui l'y rattache. L'actualité donne un intérêt exceptionnel à son étude. Il est né sous nos yeux, et nous l'avons suivi depuis lors dans sa course vagabonde à travers tous les peuples de la terre. Il constitue une pièce de conviction unique, qui certifie et légalise, si je puis parler ainsi, tous les documents que j'ai exhumés des siècles antérieurs. Je tiens surtout à faire remarquer, que son avénement a été la réhabilitation la plus manifeste de la sage circonspection d'Hippocrate. La science actuelle qui a fait tant de conquêtes sur le passé, s'incline encore devant un mystère qui excède la mesure de ses pouvoirs. Aujourd'hui comme autrefois, les hypothèses se sont succédé sans relâche. Aucune, quoi qu'on en dise, n'a même entrevu la vérité. Pendant la peste d'Athènes, Thucydide fut frappé de la surprise et de l'embarras des médecins en présence d'un mal inconnu. Si cet homme illustre revenait au monde, il retrouverait le même étonnement et la même indécision devant cette peste nouvelle. Après plus de deux mille ans, le problème des grandes épidémies n'a point encore été effleuré. Le modeste aveu d'Hippocrate était une prévision du génie.

Une question d'avenir s'offre à l'esprit et je dois dire ce que j'en pense.

Le choléra finira-t-il par se naturaliser en Europe, et comptera-t-il désormais parmi les endémies indigènes?

Cette prédiction menaçante n'est pas, il faut bien en convenir, absolument dépourvue de fondement. On y est amené malgré soi, quand on observe, depuis un demi-siècle, les allées et venues du fléau, ses retours inopinés que rien n'annonce et que rien n'explique, ses invasions si prolongées dans certaines localités, donnant lieu à des foyers secondaires d'une assez longue durée. La conférence internationale de Constantinople s'en est aussi préoccupée : « N'y a-t-il pas lieu de craindre, dit-elle, » que le choléra ne vienne à s'acclimater dans nos » pays? » La réponse a été unanime : « La Commis-

» sion, sans rejeter la possibilité du fait, le regarde » comme problématique (1). » Cette opinion est sagement exprimée; mais sa forme dubitative fournit matière à réflexion.

Pendant treize cents ans, à dater de sa mémorable irruption du VIe siècle, la peste inguinale a élu domicile dans nos cités.

La fréquence de ses attaques éparses, leur périodicité attestée par les contemporains, semblent incompatibles avec l'importation constante de ses germes exotiques. Il est même une opinion très-répandue qui n'a peut-être contre elle que son exagération; c'est que les villes d'une autre époque, livrées sans défense à toutes les influences délétères, constituaient des foyers permanents de peste. La dévorante maladie s'y formait de toutes pièces, après une sorte d'incubation plus ou moins prolongée. N'est-ce pas ainsi que les anticontagionnistes endurcis persistent à expliquer l'explosion de l'épidémie de Marseille, en 1720?

Je n'invoque ici qu'une analogie. Avant d'admettre décidément que le choléra a acquis son droit de cité parmi nous, j'aurais besoin d'être éclairé sur le sens encore débattu de certaines observations. Mais il n'en est pas moins vrai, que cette éventualité, considérée, par quelques médecins très-compétents, comme un fait accompli, n'est pas en désaccord avec les précédents. J'ajoute qu'elle se concilie fort bien avec l'idée que je me suis faite des grandes épidémies en général, et de l'épidémie cholérique en particulier.

Eloignons les tristes pressentiments, pour entrevoir une perspective plus rassurante.

Si l'on en juge par la dernière épidémie dont nous sommes à peine délivrés, on est tenté de croire que le cho-

(1) Voy. Fauvel, *Ouv. cité*, p. 134.

léra prélude à sa disparition par une atténuation graduelle de ses ravages. Il a frappé moins de victimes, et la préservation inespérée de plusieurs contrées qu'il menaçait de près, accuse une propagation moins active. La proportion plus rare des cas foudroyants a été aussi remarquée. En somme, on croit avoir constaté une amélioration sensible. On m'opposera sans doute quelques invasions locales qui nous ont reportés aux plus mauvais jours. Certaines statistiques ont vérifié aussi la persistance du nombre habituel des décès, eu égard au chiffre total des atteintes. Le fait général d'une sorte de décroissance n'en subsiste pas moins, et on peut l'accepter, à condition de n'en point exagérer la valeur actuelle.

La progression sera-t-elle continue, ou doit-elle rétrograder ? Le temps seul peut nous l'apprendre. Nous savons par expérience qu'il est prudent, en matière d'épidémies, de ne pas anticiper sur ses décisions.

Mais sans oublier la réserve commandée par l'observation, on peut exprimer une conjecture, que justifient d'avance les antécédents inscrits aux annales des grands fléaux populaires.

Nous savons que leur règne, quelle qu'en soit la longue durée, n'est que temporaire. Le moment venu, ils rentrent dans l'ombre d'où ils étaient sortis à l'improviste, et la cause de leur éclipse définitive est aussi insaisissable que celle de leur apparition première. Rien n'indique que le choléra doive échapper à la loi commune.

Le jour viendra donc, et puisse-t-il être prochain, où la grande épidémie nouvelle, dont le XIXe siècle était fatalement prédestiné à faire l'épreuve, abandonnera la scène médicale, et se retirera dans le groupe historique des maladies éteintes.

FIN

BIBLIOTHÈQUE IMPÉRIALE IMPR.

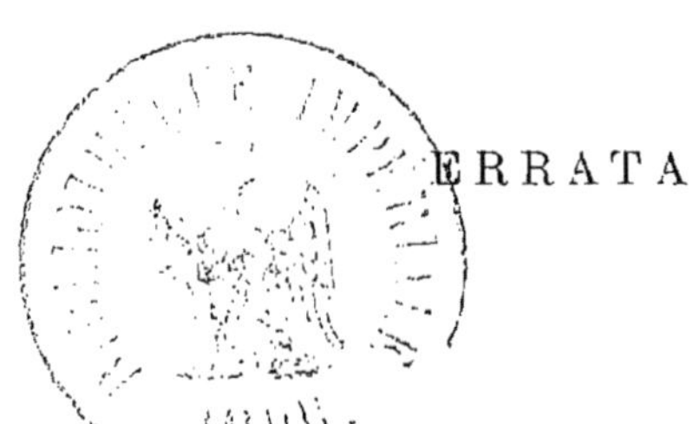

ERRATA

Page 88, note 3, *au lieu de :* Thucydide, *lisez :* de Pongerville.

Page 125, ligne 8, *au lieu de :* manière irritante, *lisez :* matière irritante.

Ibid., ligne 19, *au lieu de :* érésipèle, *lisez :* érysipèle.

Page 340, note 2, ligne 1re, *au lieu de :* præfocante puero, *lisez :* pueros.

Page 474, note, *au lieu de :* p. 11, *lisez :* p. XI.

Page 503, note 4, ligne 1re, *au lieu de :* de abitis, *lisez :* de abditis.

Page 508, ligne 24, *au lieu de :* séparaton, *lisez :* séparation.

Page 576, ligne 31, *au lieu de :* hanc amen ipsam, *lisez :* hanc tamen ipsam.

TABLE DES MATIÈRES

BIBLIOTHÈQUE IMPÉRIALE IMPR.

FIN DE LA TABLE DES MATIÈRES

IMPRIMERIE L. TOINON ET Ce, A SAINT-GERMAIN.

T FILS,
LIBRAIRES DE L'ACADÉMIE IMPÉRIALE DE MÉDECINE,
Rue Hautefeuille, 19, à Paris.

LONDRES,	MADRID,	NEW-YORK,
HIPPOLYTE BAILLIÈRE.	C. BAILLY-BAILLIÈRE.	BAILLIÈRE BROTHERS.

Leipzig, E. Jung-Treuttel, Querstrasse, 10.

Janvier 1869.

ŒUVRES COMPLÈTES D'HIPPOCRATE

TRADUCTION NOUVELLE AVEC LE TEXTE EN REGARD

COLLATIONNÉ SUR LES MANUSCRITS ET TOUTES LES ÉDITIONS

ACCOMPAGNÉE D'UNE INTRODUCTION

de Commentaires médicaux, de Variantes et de Notes philologiques

SUIVIE

D'UNE TABLE GÉNÉRALE DES MATIÈRES

PAR É. LITTRÉ

Membre de l'Institut (Académie des inscriptions et belles-lettres), de l'Académie impériale de médecine, de la Société de biologie de Paris, et de la Société d'histoire naturelle de Halle.

OUVRAGE COMPLET, 10 forts volumes in-8°. – 100 fr.

En publiant cet ouvrage, M. LITTRÉ a eu pour but de mettre les œuvres hippocratiques complétement à la portée des médecins de notre temps; il a voulu qu'elles pussent être lues et comprises comme un livre contemporain. Deux difficultés principales s'y opposaient : la première gisait dans des théories antiques qui, depuis longtemps, ont cessé d'être familières aux esprits, et dont l'intelligence est nécessaire pour l'interprétation d'une foule de passages; la seconde était dans l'emploi d'une ancienne langue médicale où les mots ont quelquefois une acception mal déterminée, et quelquefois aussi une acception trompeuse, attendu qu'ils ont changé de signification en passant dans le langage moderne. Pour remédier à ces difficultés, en tête de chaque traité, M. Littré a exposé dans un *Argument* ce qui est nécessaire à l'intelligence de ce traité ; puis il a précisé, autant que la nature des choses le permettait, le langage antique, et, à cet effet, il a souvent essayé un diagnostic rétrospectif qui n'est pas entouré de moindres obscurités que le diagnostic au lit du malade. Ceci dit, nous croyons que la meilleure et la plus simple manière de faire connaître un ouvrage est d'exposer ce qu'il contient.

Le *tome I*er est consacré presque entièrement à une *Introduction* (pages 1-478). Là sont traitées les questions préliminaires dont la solution importe à l'intelligence des livres hippocratiques. Le volume est terminé par le traité *De l'Ancienne médecine*, ouvrage important de philosophie scientifique, et où la collation des manuscrits a permis de combler une lacune considérable et de rétablir une mention d'Empédocle.

Le *tome II* renferme le traité *Des Airs, des Eaux et des Lieux*, le *Pronostic*, le livre *Du Régime des maladies aiguës*, et le premier livre *Des Épidémies*. La polémique d'Hippocrate contre les médecins de Cnide est trop importante pour n'être pas appréciée : l'école de Cos note surtout les symptômes généraux, l'école de Cnide surtout les symptômes particuliers ; la première a pour doctrine une sorte de physiologie pathologique, la seconde est essentiellement descriptive. Voilà pour le système d'Hippocrate ; voici pour un point considérable de sa médecine, la Pyrétologie. Les pays chauds sont affectés endémiquement de fièvres intermittentes, rémittentes et continues, marquées d'un caractère à peu près étranger aux régions tempérées non marécageuses. M. Littré a montré, dans un *Argument*, que les fièvres décrites par Hippocrate y devaient être rapportées. Cette remarque a jeté un jour tout nouveau sur la pyrétologie du vieux médecin grec, et donne un élément de plus à l'étude des maladies suivant leur distribution géographique.

Dans le *tome III* sont le troisième livre des *Épidémies*, le traité *Des Plaies de tête*, le livre *De l'Officine du médecin* et celui *Des Fractures*, un des traités les plus importants, le moins connu, qui par une révision des textes et une savante interprétation, en fait un livre que tous les chirurgiens doivent consulter. M. Littré, recherchant si Hippocrate avait connu la peste à bubons, a établi, à l'aide de textes irréfragables, que cette maladie, regardée jusqu'à présent comme récente, comparativement et comme datant du VIe siècle de l'ère chrétienne, devait être reportée plus haut et qu'elle avait sévi d'une manière épidémique dans le premier siècle au moins de cette ère et sans doute beaucoup plus tôt.

Le *tome IV* comprend le traité *Des Articulations*, le *Mochlique*, les *Aphorismes*, le *Serment* et la *Loi*. De nombreuses corrections dans le texte ont rendu très-facile à lire le grand et important traité *Des Articulations*. M. Littré a terminé le volume par des *Remarques rétrospectives* ; là, il classe les livres qu'il regarde comme étant d'Hippocrate lui-même, suivant les objets qui y sont traités ; là, enfin, sont appréciées les connaissances physiologiques d'Hippocrate, sa doctrine de la crase et la tentative de physiologie pathologique qu'il a faite dans le *Pronostic*.

Dans le *tome V* se trouvent les IIe, IVe, Ve, VIe et VIIe livres *Des Épidémies*, le traité *Des Humeurs*, le premier livre du *Prorrhétique* et les *Prénotions de Cos*. Ces cinq livres *Des Épidémies* donnent lieu à des études sur la pratique, la clientèle et le mode de travailler des médecins hippocratiques : ils donnent lieu aussi à un essai sur le caractère de plusieurs des grandes épidémies qui ont affligé l'antiquité.

Le *tome VI* renferme un grand nombre de traités relatifs à des objets différents : le traité *De l'Art*, destiné à combattre ceux qui prétendent que la médecine n'existe pas ; *De la Nature de l'homme* ; *Du Régime salutaire*, qui donne des préceptes hygiéniques ; *Des Vents*, qui attribue toutes les maladies à une cause unique (le vent ou *pneuma*) ; *De l'Usage des liquides* ; le livre premier *Des Maladies*, ouvrage dont le but est de donner au médecin des idées générales sur les nécessités pathologiques qui font qu'une maladie a telle ou telle issue, et sur les conditions que le médecin doit remplir pour exercer habilement ; les livres *Des Affections* ; *Des Lieux dans l'homme*, qui renferme une proposition dont l'homœopathie s'est emparée ; *De la Maladie sacrée*, remarquable surtout par deux points de doctrine : le premier, c'est que toutes les maladies sont de cause naturelle ; le second, c'est que toute fonction intellectuelle et morale appartient au cerveau ; *Des Plaies ; Des Hémorrhoïdes et des Fistules*, traités où il est parlé du spéculum de l'anus et de la membrane tapissant les trajets fistuleux ; enfin le grand traité *Du Régime et des Songes*.

Tome VII. Des Maladies, livres II, III (162 pages). — Des Affections internes (140 pages). — De la nature de la Femme (50 pages).— Du Fœtus à sept, huit et neuf mois, de la Génération, de la nature de l'Enfant (80 pages).— Des Maladies, livre IV (70 pages), etc.

Tome VIII. Maladies des Femmes, des Femmes stériles, des Jeunes Filles, de la Superfétation, de l'Anatomie, de la Dentition, des Glandes, des Chairs, des Semaines, etc.

Tome IX. Prorrhétique. — Du Cœur. — De l'Aliment. — De la Vision. — De la nature des Os. — Du Médecin. — De la Bienséance. — Préceptes. — Des Crises, Jours critiques, Décrets, Harangues, Lettres et Discours. — Appendice.

Tome X et dernier. Dernières remarques. — Table générale alphabétique, travail considérable de 400 pages, complément indispensable dans une collection qui comprend, comme les OEuvres d'Hippocrate, 70 traités sur des sujets variés.

Les OEuvres complètes d'Hippocrate forment dix forts volumes in-8 de 700 pages chacun. Prix de chaque volume. . . . . 10 fr.

Il a été tiré quelques exemplaires sur grand papier jésus vélin. Prix de chaque volume. . . . . 20 fr.

On peut encore souscrire en retirant un volume à la fois.

HISTOIRE DE LA MÉDECINE GRECQUE DEPUIS ESCULAPE, jusqu'à Hippocrate exclusivement, par le docteur M. S. HOUDART. Paris, 1856, in-8 de 320 pages (6 fr.). 3 fr.

ÉTUDES HISTORIQUES ET CRITIQUES sur la vie et la doctrine d'Hippocrate et sur l'état de la médecine avant lui, par le docteur HOUDART, membre correspondant de l'Académie de médecine ; 2e *édition augmentée*. Paris, 1840, in-8. 4 fr. 50

MOSCHIONIS. **DE MULIERUM PASSIONIBUS.** Libri græce et latine edente, F. DEWETZ. Viennæ, 1793, in-8. 3 fr.

ALBUCASIS. **DE CHIRURGIA**, arabice et latine cura J. CHANNING, Oxonii. 1778, 2 vol. in-4 avec figures. 50 fr.

LA CHIRURGIE D'ALBUCASIS, traduite par le docteur Lucien LECLERC, médecin major, précédée d'une introduction. Paris, 1861, in-8, 342 pages avec pl. 6 fr.

LA MÉDECINE DU PROPHÈTE, traduit de l'arabe par PERRON, ancien directeur de l'école de médecine du Caire, directeur du collége français arabe à Alger, etc. 1860. In-8 de 228 pages. 4 fr.

LA MÉDECINE A TRAVERS LES SIÈCLES. Histoire et philosophie, par J. M. GUARDIA, docteur en médecine et docteur ès lettres, bibliothécaire adjoint de l'Académie de médecine. 1 vol. in-8 de 800 pages. 10 fr.

Table des matières : HISTOIRE. La tradition médicale. La médecine grecque avant Hippocrate. La légende hippocratique. Classification des écrits hippocratiques. Documents pour servir à l'histoire de l'art. — PHILOSOPHIE. Questions de philosophie médicale. Nos philosophes naturalistes Sciences anthropologiques. Buffon. La philosophie positive et ses représentants. La métaphysique médicale. Asclépiade, fondateur du méthodisme. Esquisse des progrès de la physiologie cérébrale. De l'enseignement de l'anatomie générale. La méthode expérimentale et la physiologie. Les vivisections à l'Académie de médecine. Les misères des animaux. Abus de la méthode expérimentale. Philosophie sociale.

Envoi FRANCO, par la poste, contre un Mandat.

ŒUVRES
ANATOMIQUES, PHYSIOLOGIQUES ET MÉDICALES
DE GALIEN

Traduites sur les textes imprimés et manuscrits

ACCOMPAGNÉES DE SOMMAIRES, DE NOTES, DE PLANCHES, ETC.

Par le Dr Ch. DAREMBERG

Bibliothécaire de la bibliothèque Mazarine, Bibliothécaire honoraire de l'Académie de médecine, etc.

Déjà M. Littré a fait revivre Hippocrate : le prenant pour guide, M. Daremberg a fait revivre Galien, le plus illustre médecin de l'antiquité après Hippocrate.

Galien était un grand anatomiste ; il suffit, pour s'en convaincre, de suivre ses descriptions sur la nature dans le livre *De l'Utilité des parties;* — c'était un habile physiologiste, ses ingénieuses expériences sur les systèmes nerveux et sanguins en sont un irrécusable témoignage ; — c'était un pathologiste éminent, son beau traité *Des Lieux affectés* ne laisse aucun doute à cet égard.

Le traité de l'*Utilité des parties du corps*, dont on ne paraît pas avoir compris le vrai caractère, se résume dans cette sentence d'Aristote : *Que la nature ne fait rien en vain.* Aussi Galien, loin d'y traiter les questions de physiologie proprement dite, ne s'y occupe qu'à découvrir et à démontrer que les parties ne pouvaient être mieux disposées qu'elles ne le sont, et qu'elles sont parfaitement adaptées aux fonctions qu'elles ont à remplir. — Une conception hardie, et jusqu'à un certain point nouvelle, de la parfaite harmonie entre les diverses parties du corps, est une des qualités qui distinguent cet ouvrage.

Dans le *Traité des Lieux affectés*, Galien a devancé l'école moderne, en démontrant, par la théorie et par les faits, combien il importe d'abord à la connaissance des maladies, puis à la thérapeutique, de savoir exactement le siége du mal, en d'autres termes, d'arriver au diagnostic local. Cet admirable ouvrage, l'un des plus beaux titres de gloire de Galien, est pour la première fois traduit en français, il figure tout entier dans le second volume.

Les traités *Des Facultés naturelles*, *Du Mouvement des muscles*, *Des Sectes, aux étudiants*, *De la meilleure Secte à Thrasybule* nous présentent une idée à peu près complète de la physiologie théorique et expérimentale de Galien.

Le traité *De la Méthode Thérapeutique à Glaucon* donnera une idée de la manière dont il concevait et exposait les généralités sur la médecine.

Les *OEuvres de Galien* forment 2 forts volumes grand in-8 de 700 pages. Prix de chaque, 10 francs.

Envoi FRANCO, par la poste, contre un Mandat.

ŒUVRES D'ORIBASE

TEXTE GREC, EN GRANDE PARTIE INÉDIT

COLLATIONNÉ SUR LES MANUSCRITS

Traduit pour la première fois en français, avec une Introduction, des Notes, des Tables et des Planches,

PAR LES DOCTEURS

BUSSEMAKER ET DAREMBERG.

6 forts vol. in-8, gr. papier, imprimé à l'Imprimerie impériale.

Les tomes I à IV, chacun de 750 pages, sont en vente. — Prix du vol. : 12 fr.

Les amis des lettres et de la médecine ancienne applaudiront à la publication des Œuvres complètes d'Oribase; c'est pour la première fois qu'elles ont été réunies avec de notables augmentations. — Une partie seulement de la *Collection médicale*, véritable *encyclopédie* de la médecine ancienne, avait été publiée en grec. Le *Synopsis* en neuf livres, et le traité *Ad Eunapium* en quatre livres, n'ont jamais été publiés qu'en latin.

Pour entreprendre un travail de cette importance, il fallait les longues études, les laborieuses recherches et le dévouement de MM. Daremberg et Bussemaker; il fallait, de plus, les heureuses circonstances où s'est trouvé M. Daremberg, qui a été chargé par le ministre de l'instruction publique de quatre missions littéraires dans les principales bibliothèques d'Allemagne, de Belgique, d'Angleterre et d'Italie, pour y recueillir de nombreux matériaux.

On sait qu'un des grands mérites des Œuvres d'Oribase est d'être formées d'extraits textuels de médecins et de chirurgiens anciens, dont plusieurs nous seraient à peu près inconnus, si ces précieux fragments n'avaient été sauvés par le médecin et l'ami de l'empereur Julien.

Les livres Chirurgicaux d'Oribase ont un intérêt tout particulier : cependant ils sont peu connus : cela tient à ce que les uns ne sont publiés qu'en grec, et que pour les autres la traduction latine est souvent aussi difficile à entendre que le texte.

Les livres publiés par Cocchi et par le cardinal Ang. Mai ont été revus sur les manuscrits de Florence et du Vatican par MM. Bussemaker et Daremberg.

Les fragments retrouvés par M. Bussemaker, trois livres de la *Collection médicale* entièrement inconnus et découverts par Dietz et par M. Daremberg, ajoutent un nouveau prix aux œuvres d'Oribase.

Les quatre volumes publiés comprennent :

Tome Ier. Plan de la collection des médecins grecs. — Les rapports de l'Académie des inscriptions et belles-lettres et de l'Académie impériale de médecine. — Collection médicale, livres comprenant les aliments, les boissons, les exercices (avec des notes sur la Gymnastique chez les anciens).

Tome IIe. Collection médicale, livres comprenant les émissions sanguines, les évacuations; de l'air et des localités; des médicaments externes; des

---

ENVOI FRANCO CONTRE UN MANDAT SUR LA POSTE.

bains; médication topique ; médicaments simples, médicaments composés (avec des notes importantes).

Tome IIIe. Physiologie et Pathologie générales, physiologie de la Génération ; hygiène, pathologie et symptomatologie générales ; Splanchnologie ; Nomenclature, os, muscles, nerfs, vaisseaux ; Tumeurs contre nature (abcès, sinus, vésicules, fistules, gangrène, etc., du sphacèle, de l'érysipèle, des squirrhes, de l'herpès, de la phagédéenne, de l'œdème, des furoncles, etc.).

Tome IVe. Comprenant : des Tumeurs enkystées ; des contractures de la langue ; des varices, des scrofules, de l'emphysème, de l'anévrysme, du traitement de l'éléphantiasis, des dépôts, des fractures, des luxations, du déplacement des os du pied, des lacs, des bandages et des machines, du plinthium de Nilée, du glossocome de Nymphadore, machine de l'artisan, du banc d'Hippocrate, de l'hypospadias, de la hernie, des ulcères, etc.

PUBLICATIONS DE J.-B. BAILLIÈRE ET FILS.

HISTOIRE GÉNÉRALE DES SCIENCES MÉDICALES. Résumé du cours fait au Collége de France par M. Ch. DAREMBERG, chargé du cours d'histoire de la médecine au Collége de France, membre de l'Académie de médecine. Paris, 1869, 1 vol. in-8 de 750 pages.

RECHERCHES SUR L'ÉTAT DE LA MÉDECINE DURANT LA PÉRIODE PRIMITIVE de l'histoire des Indous, par le docteur Ch. DAREMBERG, professeur chargé du cours d'histoire de la médecine au Collége de France, bibliothécaire de la Bibliothèque Mazarine. Paris, 1867, in-8 de 24 pages. 1 fr. 25

NOTICES ET EXTRAITS DES MANUSCRITS MÉDICAUX GRECS, LATINS ET FRANÇAIS, des principales bibliothèques d'Europe, 1re partie, BIBLIOTHÈQUES D'ANGLETERRE, par le docteur Ch. DAREMBERG. Paris, 1853, in-8. 7 fr.

GLOSULÆ QUATUOR MAGISTRORUM SUPER CHIRURGIAM ROGERII ET ROLANDI, publiées pour la première fois par le docteur Ch. DAREMBERG. *Napoli*, 1854, in-8 de LXIV-228 pages. 4 fr. 50

DE SECRETIS MULIERUM, De chirurgia, de modo medendi, libri septem. Poema medicum ; nunc primum ad fidem codicis Mazarinæi, edidit C. DAREMBERG. *Napoli*, 1854, in-8 de 178 pages. 3 fr. 50

HISTOIRE DE LA MÉDECINE depuis son origine jusqu'au XIXe siècle, Paris, 1846, 2 vol. in-8. — **LETTRES PHILOSOPHIQUES ET HISTORIQUES SUR LA MÉDECINE AU XIXe SIÈCLE**, par le docteur P.-V. RENOUARD. Troisième édition, corrigée et considérablement augmentée. Paris, 1861. In-8 de 240 pages. 15 fr. 50

— Séparément, *Lettres philosophiques et historiques*. 3e édition. 1861, in-8. 3 fr. 50

Ces lettres traitent : I. La médecine jugée par les médecins. — II. Est-il, en médecine, un moyen de discerner le vrai du faux, le certain de l'hypothèse? — III. Des causes qui engagèrent les médecins à quitter la voie primitive de l'observation pure. — IV. La physiologie pathologique peut-elle être, oui ou non, en totalité ou en partie, le fondement direct et immédiat de la thérapeutique?— V. De l'éclectisme en médecine. — VI. De l'homœopathie. — VII. Des méthodes thérapeutiques. — VIII. Réponse à quelques objections concernant la doctrine empiri-méthodique.— IX. Du rang que la médecine doit occuper dans un système général des connaissances humaines, et du degré de certitude qu'elle peut atteindre. — X. Les doctrines médicales devant l'Académie impériale de médecine. — XI. Les doctrines médicales devant les Facultés de médecine de France.

ENVOI FRANCO CONTRE MANDAT SUR LA POSTE.

HISTOIRE DES SCIENCES NATURELLES AU MOYEN AGE, ou Albert le Grand et son époque considérés comme point de départ de l'école expérimentale, par F.-A. POUCHET, directeur du Muséum d'histoire naturelle de Rouen. Paris, 1853. 1 beau vol. in-8. 9 fr.

Table des matières : Introduction. — Ecole scandinave. — Ecole franco-gothique. — Ecole bizantine. — Ecole arabe.— ÉCOLE EXPÉRIMENTALE : Albert le Grand, St-Thomas d'Aquin, Roger Bacon, Alfred le Philosophe, Raymond de Lulle, Duns Scott, Trithème, Bazile Valentin, Nicolas Flamel, Vincent de Beauvais, Abélard, Barthélemy, Brunelo Latini, Richard de Furnival, Agricola, Platearius, Simon de Cordo, Leoniceno, J. de Dondis, P. Sanctinus, Léonard de Vinci, Arnaud de Villeneuve, P. d'Abano, Lanfranc, Guy de Chauliac, J. de Vigo, Mundinus, Béranger de Carpi, Achillini, Marco Polo, etc.

L'ÉCOLE DE SALERNE. Traduction en vers français, par CH. MEAUX SAINT-MARC, avec le texte latin en regard (1870 vers), précédée d'une introduction par M. le docteur Ch. Daremberg. — **DE LA SOBRIÉTÉ**, conseils pour vivre longtemps, par L. CORNARO, traduction nouvelle. Paris, 1861, 1 joli vol. in-18 jésus de LXXII-344, avec 5 vignettes. 3 fr. 50

LETTRES DE GUI PATIN. Nouvelle édition augmentée de lettres inédites, précédée d'une notice biographique, accompagnée de remarques scientifiques, historiques, philosophiques et littéraires, par RÉVEILLÉ-PARISE, membre de l'Académie impériale de médecine. Paris, 1846, 3 vol. in-8, avec le *portrait* et le fac-simile de GUI PATIN, 21 fr.

Les lettres de Gui Patin sont de ces livres qui ne vieillissent jamais, et quand on les a lues, on en conçoit aussitôt la raison. Ces lettres sont en effet l'expression la plus pittoresque, la plus vraie, la plus énergique, non-seulement de l'époque où elles ont été écrites, mais du cœur humain, des sentiments et des passions qui l'agitent. — Tout à la fois savantes, érudites, spirituelles, profondes, enjouées, elles parlent de tout : mouvements des sciences, hommes et choses, passions sociales et individuelles, révolutions politiques, etc. C'est donc un livre qui s'adresse aux savants, aux médecins, aux érudits, aux gens de lettres, aux moralistes, etc.

CELSI (A.-C.) **DE RE MEDICA LIBRI OCTO**, editio nova, curantibus P. FOUQUIER, in Facultate Parisiensi professore, et F.-S. RATIER, D. M. Parisiis, 1823, in-18. 2 fr.

LA MÉDECINE ET LES MÉDECINS, philosophie, doctrines, institutions, critiques, mœurs et biographies médicales, par Louis PEISSE. Paris, 1857. 2 vol. in-18 jésus. 7 fr.

Cet ouvrage comprend : Esprit, marche et développement des sciences médicales. — Découvertes et découvreurs. — Sciences exactes et sciences non exactes. — Vulgarisation de la médecine. — La méthode numérique. — Le microscope et les microscopistes. — Méthodologie et doctrines. — Comme on pense et ce qu'on fait en médecine à Montpellier. — L'encyclopédisme et le spécialisme en médecine. — Mission sociale de la médecine et du médecin. — Philosophie des sciences naturelles. — La philosophie et les philosophes par-devant les médecins. — L'aliénation mentale et les aliénistes.— Phrénologie : bonnes et mauvaises têtes, grands hommes et grands scélérats. — De l'esprit des bêtes. — Le feuilleton. — L'Académie de médecine. — L'éloquence et l'art à l'Académie de médecine. — Charlatanisme et charlatans. — Influence du théâtre sur la santé.— Médecins poëtes. — Biographie.

ÉTUDES SUR LE TRAITÉ DE MÉDECINE D'ABOUJAFAR AH'MAD, intitulé : *Zad Al-Mocafir*, « La provision du voyageur », par G. Dugat, membre de la Société asiatique. Paris, 1853, in-8 de 64 pages (2 fr. 50). 1 fr.

STORIA DELLA MEDICINA IN ITALIA, dell dott. Salvator RENZI, medico napolitano. *Napoli*, 1845 à 1848. 5 forts vol. in-8. 40 fr.

FLOS MEDICINÆ, scholæ salertina, seconde édition entièrement refondue, comprenant les travaux inédits de Baudry de Balzac, et les vers nouvellement recueillis par Ch. Daremberg et S. de Renzi, publié par les soins du docteur S. DE RENZI. Naples, 1859, in-8 de LXVIII-128 pages. 4 fr.

STORIA DOCUMENTA DELLA SCOULA MEDICA DI SALERNO, seconda edizione. *Napoli*, 1857, in-8 de 608-CLXXXIV pages. 12 fr.

MAGISTRI SALERNI. Tabulæ et Compendium, extraits des manuscrits de la Bibliothèque impériale de Paris, enrichis de notes et de notices bibliographiques et historiques de Baudry de Balzac. Naples, 1859, in-8 de 68 pages. 2 fr. 50

ENVOI FRANCO CONTRE MANDAT SUR LA POSTE.

HISTOIRE DES FEMMES-MÉDECINS depuis l'antiquité jusqu'à nos jours, par H. SCOUTETTEN, docteur et professeur en médecine, officier de la Légion d'honneur, etc. Paris, 1868, in-18 de 24 pages. 75 c.

LE CHARLATANISME ET LES CHARLATANS EN MÉDECINE, étude psychologique, par le docteur VERDO. Paris, 1867, 1 vol. in-12 de 48 pages. 1 fr.

OEUVRES COMPLÈTES D'AMBROISE PARÉ, revues et collationnées sur toutes les éditions, avec les variantes; *ornées de 217 figures* et du portrait de l'auteur, accompagnées de notes historiques et critiques, et précédées d'une introduction sur l'origine et les progrès de la chirurgie en Occident du VIe au XVIe siècle, et sur la vie et les ouvrages d'Ambroise Paré, par J.-F. MALGAIGNE, chirurgien de l'hôpital de la Charité, professeur à la Faculté de médecine de Paris. Paris, 1840, 3 vol. grand in-8 à deux colonnes. 36 fr.

ÉLOGES LUS DANS LES SÉANCES PUBLIQUES DE L'ACADÉMIE ROYALE DE CHIRURGIE DE 1750 A 1792, par A. LOUIS, recueillis et publiés pour la première fois, au nom de l'Académie impériale de médecine, et d'après les manuscrits originaux, avec une Introduction, des notes et des éclaircissements, par FRÉD. DUBOIS (d'Amiens), secrétaire perpétuel de l'Académie impériale de médecine. Paris, 1859, 1 vol. in-8 de 548 pages. 7 fr. 50

Cet ouvrage contient: Introduction historique par *M. Dubois*, 76 pages; Eloges de J.-L. Petit, Bassuel, Malaval, Verdier, Rœderer, Molinelli, Bertrandi, Foubert, Lecat, Ledran, Pibrac, Benomont, Morand, Van Swieten, Quesnay, Haller, Flurent, Willius, Lamartinière, Houstet, de la Faye, Bordenave, David, Faure, Caqué, Fagner, Camper, Hevin, Pipelet, et l'éloge de Louis, par Sue.

Embrassant tout un demi-siècle et renfermant, outre les détails historiques et biographiques, des appréciations et des jugements sur les faits, cette collection forme une véritable histoire de la chirurgie française au XVIIIe siècle.

HISTOIRE DES MEMBRES DE L'ACADÉMIE ROYALE DE MÉDECINE, ou Recueil des éloges lus dans les séances publiques, par E. Pariset, secrétaire perpétuel de l'Académie de médecine, etc., *édition complète*, publiée sous les auspices de l'Académie, précédée de l'éloge de Pariset, par F. DUBOIS (d'Amiens), secrétaire perpétuel de l'Académie de médecine. Paris, 1850, 2 beaux vol. in-12. 7 fr.

Cet ouvrage comprend : Discours d'ouverture de l'Académie royale de médecine. — Éloge de Corvisart, — Cadet de Gassicourt, — Berthollet, — Pinel, — Beauchêne, — Bourru, — Percy, — Vauquelin, — G. Cuvier, — Portal, — Chaussier, — Dupuytren, — Scarpa, — Desgenettes, — Laennec, — Tessier, — Huzard, — Marc, — Lodibert, — Bourdois de la Motte, — Esquirol, — Chevreul, — Larrey, — Lerminier, — A. Dubois, — Alibert, — Geoffroy Saint-Hilaire, — A. Paré, — Broussais, — Bichat, etc.

CODE MÉDICAL, ou Recueil des Lois, Décrets et Règlements sur l'étude, l'enseignement et l'exercice de la médecine civile et militaire en France, par AMÉDÉE AMETTE, secrétaire de la Faculté de médecine de Paris. *Troisième édition*, revue et augmentée. Paris, 1859, 1 vol. in-12 de 560 pages. 4 fr.

Ouvrage traitant des droits et des devoirs des médecins. Il s'adresse à tous ceux qui étudient, enseignent ou exercent la médecine, et renferme dans un ordre méthodique toutes les dispositions législatives et réglementaires qui les concernent.

TRAITÉ DE LA CONTAGION, pour servir à l'histoire des maladies contagieuses et des épidémies, par Ch. ANGLADA, professeur à la Faculté de médecine de Montpellier. Paris, 1853, 2 vol. in-8. 12 fr.

DOCUMENTS INÉDITS SUR LA GRANDE PESTE DE 1348. (Consultation de la Faculté de Paris. — Consultation d'un praticien de Montpellier. — Description de G. de Machault), par le docteur Joseph MICHON. Paris, 1860, in-8. 2 fr. 50

ÉTUDE PRATIQUE, RÉTROSPECTIVE ET COMPARÉE, SUR LE TRAITEMENT DES ÉPIDÉMIES au XVIIIe siècle. Appréciation des travaux et éloge de Lepecq de la Cloture, médecin épidémiographe de la Normandie, par le docteur Max SIMON. Paris, 1853, in-8 de 348 pages. 5 fr.

ENVOI FRANCO CONTRE MANDAT SUR LA POSTE.

Paris. — Imp. de E. MARTINET, rue Mignon, 2.

www.ingramcontent.com/pod-product-compliance
Ingram Content Group UK Ltd.
Pitfield, Milton Keynes, MK11 3LW, UK
UKHW021924210726
13857UKWH00008B/69